中华医学百科全书

临床医学

肿瘤学（三）

国家出版基金项目
NATIONAL PUBLICATION FOUNDATION

中国协和医科大学出版社

北 京

图书在版编目（CIP）数据

中华医学百科全书·肿瘤学．三／赫捷主编．—北京：中国协和医科大学出版社，2022.6
ISBN 978-7-5679-1966-2

Ⅰ．①中…　Ⅱ．①赫…　Ⅲ．①医学—百科全书②肿瘤学—百科全书　Ⅳ．①R-61②R73-61

中国版本图书馆CIP数据核字（2022）第060799号

中华医学百科全书·肿瘤学（三）

主　　编：赫　捷

编　　审：张之生

责任编辑：孙文欣

出版发行：**中国协和医科大学出版社**
（北京市东城区东单三条9号　邮编100730　电话010-6526 0431）

网　　址：www.pumcp.com

经　　销：新华书店总店北京发行所

印　　刷：北京雅昌艺术印刷有限公司

开　　本：889×1230　1/16

印　　张：16.75

字　　数：490千字

版　　次：2022年6月第1版

印　　次：2022年6月第1次印刷

定　　价：288.00元

ISBN 978-7-5679-1966-2

刘伏友	刘华平	刘华生	刘志刚	刘克良	刘迎龙	刘建勋
刘胡波	刘树民	刘昭纯	刘俊涛	刘洪涛	刘桂荣	刘献祥
刘嘉瀛	刘德培	闫永平	米 玛	米光明	安 锐	祁建城
许 媛	许腊英	那彦群	阮长耿	阮时宝	孙 宁	孙 光
孙 皎	孙 锟	孙少宣	孙长颢	孙立忠	孙则禹	孙秀梅
孙建中	孙建方	孙建宁	孙贵范	孙洪强	孙晓波	孙海晨
孙景工	孙颖浩	孙慕义	纪志刚	严世芸	苏 川	苏 旭
苏荣扎布	杜元灏	杜文东	杜治政	杜惠兰	李 飞	李 方
李 龙	李 东	李 宁	李 刚	李 丽	李 波	李 剑
李 勇	李 桦	李 鲁	李 磊	李 燕	李 冀	李大魁
李云庆	李太生	李曰庆	李玉珍	李世荣	李立明	李汉忠
李永哲	李志平	李连达	李灿东	李君文	李劲松	李其忠
李若瑜	李泽坚	李宝馨	李建兴	李建初	李建勇	李映兰
李思进	李莹辉	李晓明	李凌江	李继承	李董男	李森恺
李曙光	杨 凯	杨 恬	杨 勇	杨 健	杨 硕	杨化新
杨文英	杨世民	杨世林	杨伟文	杨克敌	杨甫德	杨国山
杨宝峰	杨炳友	杨晓明	杨跃进	杨腊虎	杨瑞馥	杨慧霞
励建安	连建伟	肖 波	肖 南	肖永庆	肖培根	肖鲁伟
吴 东	吴 江	吴 明	吴 信	吴令英	吴立玲	吴欣娟
吴勉华	吴爱勤	吴群红	吴德沛	邱建华	邱贵兴	邱海波
邱蔚六	何 维	何 勤	何方方	何志嵩	何绍衡	何春涤
何裕民	余争平	余新忠	狄 文	冷希圣	汪 海	汪 静
汪受传	沈 岩	沈 岳	沈 敏	沈 铿	沈卫峰	沈心亮
沈华浩	沈俊良	宋国维	张 泓	张 学	张 亮	张 强
张 霆	张 澍	张大庆	张为远	张玉石	张世民	张永学
张华敏	张宇鹏	张志愿	张丽霞	张伯礼	张宏誉	张劲松
张奉春	张宝仁	张建中	张建宁	张承芬	张琴明	张富强
张新庆	张潍平	张德芹	张燕生	陆 华	陆 林	陆 翔
陆小左	陆付耳	陆伟跃	陆静波	阿不都热依木·卡地尔		陈 文
陈 杰	陈 实	陈 洪	陈 琪	陈 楠	陈 薇	陈 曦
陈士林	陈大为	陈文祥	陈玉文	陈代杰	陈尧忠	陈红风
陈志南	陈志强	陈规化	陈国良	陈佩仪	陈家旭	陈智轩
陈锦秀	陈誉华	邵 蓉	邵荣光	邵瑞琪	武志昂	
其仁旺其格	范 明	范炳华	茅宁莹	林三仁	林久祥	林子强
林天歆	林江涛	林曙光	杭太俊	郁 琦	欧阳靖宇	尚 红

果德安	明根巴雅尔	易定华	易著文	罗 力	罗 毅	罗小平
罗长坤	罗颂平	帕尔哈提·克力木		帕塔尔·买合木提·吐尔根		
图门巴雅尔	岳伟华	岳建民	金 玉	金 奇	金少鸿	金伯泉
金季玲	金征宇	金银龙	金惠铭	周 兵	周永学	周光炎
周利群	周灿全	周良辅	周纯武	周学东	周宗灿	周定标
周宜开	周建平	周建新	周春燕	周荣斌	周辉霞	周福成
郑一宁	郑志忠	郑金福	郑法雷	郑建全	郑洪新	郑家伟
郎景和	房 敏	孟 群	孟庆跃	孟静岩	赵 平	赵 艳
赵 群	赵子琴	赵中振	赵文海	赵玉沛	赵正言	赵永强
赵志河	赵彤言	赵明杰	赵明辉	赵耐青	赵临襄	赵继宗
赵铱民	赵靖平	郝 模	郝小江	郝传明	郝晓柯	胡 志
胡 明	胡大一	胡文东	胡向军	胡国华	胡昌勤	胡盛寿
胡德瑜	柯 杨	查 干	柏树令	钟翠平	钟赣生	
香多·李先加		段 涛	段金廒	段俊国	侯一平	侯金林
侯春林	俞光岩	俞梦孙	俞景茂	饶克勤	施慎逊	姜小鹰
姜玉新	姜廷良	姜国华	姜柏生	姜德友	洪 两	洪 震
洪秀华	洪建国	祝庆余	祝蕙晨	姚永杰	姚克纯	姚祝军
秦 川	秦卫军	袁文俊	袁永贵	都晓伟	晋红中	粟占国
贾 波	贾建平	贾继东	夏术阶	夏照帆	夏慧敏	柴光军
柴家科	钱传云	钱忠直	钱家鸣	钱焕文	倪 健	倪 鑫
徐 军	徐 晨	徐云根	徐永健	徐志云	徐志凯	徐克前
徐金华	徐建国	徐勇勇	徐桂华	凌文华	高 妍	高 晞
高志贤	高志强	高金明	高学敏	高树中	高健生	高思华
高润霖	郭 岩	郭小朝	郭长江	郭巧生	郭宝林	郭海英
唐 强	唐向东	唐朝枢	唐德才	诸欣平	谈 勇	谈献和
陶永华	陶芳标	陶·苏和	陶建生	陶晓华	黄 钢	黄 峻
黄 烽	黄人健	黄叶莉	黄宇光	黄国宁	黄国英	黄跃生
黄璐琦	萧树东	梅 亮	梅长林	曹 佳	曹广文	曹务春
曹建平	曹洪欣	曹济民	曹雪涛	曹德英	龚千锋	龚守良
龚非力	袭著革	常耀明	崔 蒙	崔丽英	庾石山	康 健
康廷国	康宏向	章友康	章锦才	章静波	梁 萍	梁显泉
梁铭会	梁繁荣	谌贻璞	屠鹏飞	隆 云	绳 宇	巢永烈
彭 成	彭 勇	彭明婷	彭晓忠	彭瑞云	彭毅志	
斯拉甫·艾白		葛 坚	葛立宏	董方田	蒋力生	蒋建东
蒋建利	蒋澄宇	韩晶岩	韩德民	惠延年	粟晓黎	程天民

程仕萍　　程训佳　　焦德友　　储全根　　童培建　　曾　苏　　曾　渝
曾小峰　　曾正陪　　曾国华　　曾学思　　曾益新　　谢　宁　　谢立信
蒲传强　　赖西南　　赖新生　　詹启敏　　詹思延　　鲍春德　　窦科峰
窦德强　　褚淑贞　　赫　捷　　蔡　威　　裴国献　　裴晓方　　裴晓华
廖品正　　谭仁祥　　谭先杰　　翟所迪　　熊大经　　熊鸿燕　　樊　旭
樊飞跃　　樊巧玲　　樊代明　　樊立华　　樊明文　　樊瑜波　　黎源倩
颜　虹　　潘国宗　　潘柏申　　潘桂娟　　薛社普　　薛博瑜　　魏光辉
魏丽惠　　藤光生　　B·吉格木德

《中华医学百科全书》学术委员会

主任委员　巴德年

副主任委员（以姓氏笔画为序）

汤钊猷　　吴孟超　　陈可冀　　贺福初

学术委员（以姓氏笔画为序）

丁鸿才	于明德	于是凤	于润江	于德泉	马　遂	王　宪
王大章	王之虹	王文吉	王正敏	王邦康	王声湧	王近中
王政国	王晓仪	王海燕	王鸿利	王琳芳	王锋鹏	王满恩
王模堂	王德文	王澍寰	王翰章	毛秉智	乌正赉	方福德
尹昭云	巴德年	邓伟吾	石一复	石中瑗	石四箴	石学敏
平其能	卢世璧	卢圣栋	卢光琇	史俊南	皮　昕	吕　军
吕传真	朱　预	朱大年	朱元珏	朱晓东	朱家恺	仲剑平
任德全	刘　正	刘　耀	刘又宁	刘宝林（口腔）		
刘宝林（公共卫生）	刘彦信	刘敏如	刘景昌	刘新光	刘嘉瀛	
刘镇宇	刘德培	闫剑群	江世忠	汤　光	汤钊猷	许　琪
许彩民	阮金秀	孙　燕	孙汉董	孙曼霁	纪宝华	严隽陶
苏　志	苏荣扎布	杜乐勋	李亚洁	李传胪	李仲智	李连达
李若新	李钟铎	李济仁	李舜伟	李巍然	杨　莘	杨圣辉
杨克恭	杨宠莹	杨瑞馥	肖文彬	肖承悰	肖培根	吴　坚
吴　坤	吴　蓬	吴乐山	吴永佩	吴在德	吴军正	吴观陵
吴希如	吴孟超	吴咸中	邱蔚六	何大澄	余森海	谷华运
邹学贤	汪　华	汪仕良	沈　岩	沈竟康	张乃峥	张习坦
张月琴	张世臣	张丽霞	张伯礼	张金哲	张学文	张学军
张承绪	张俊武	张洪君	张致平	张博学	张朝武	张蕴惠
陆士新	陆道培	陈　虹	陈子江	陈文亮	陈世谦	陈可冀
陈立典	陈宁庆	陈在嘉	陈尧忠	陈君石	陈松森	陈育德
陈冶清	陈洪铎	陈家伟	陈家伦	陈寅卿	邵铭熙	范乐明
范茂槐	欧阳惠卿	罗才贵	罗成基	罗启芳	罗爱伦	罗慰慈
季成叶	金义成	金水高	金惠铭	周　俊	周仲瑛	周荣汉
周福成	郑德先	房书亭	赵云凤	胡永华	胡永洲	钟世镇
钟南山	段富津	侯云德	侯惠民	俞永新	俞梦孙	施侣元
姜世忠	姜庆五	恽榴红	姚天爵	姚新生	贺福初	秦伯益
袁建刚	贾弘禔	贾继东	贾福星	夏惠明	顾美仪	顾觉奋

顾景范	徐文严	翁心植	栾文明	郭　定	郭子光	郭天文
郭宗儒	唐由之	唐福林	涂永强	黄秉仁	黄洁夫	黄璐琦
曹仁发	曹采方	曹谊林	龚幼龙	龚锦涵	盛志勇	康广盛
章魁华	梁文权	梁德荣	彭小忠	彭名炜	董　怡	程天民
程元荣	程书钧	程伯基	傅民魁	曾长青	曾宪英	温　海
强伯勤	裘雪友	甄永苏	褚新奇	蔡年生	廖万清	樊明文
黎介寿	薛　淼	戴行锷	戴宝珍	戴尅戎		

临床医学

总主编

高润霖　　中国医学科学院阜外医院

肿瘤学

总主编

赵　平　　中国医学科学院肿瘤医院

赫　捷　　中国医学科学院肿瘤医院

学术委员

孙　燕　　中国医学科学院肿瘤医院

程书钧　　中国医学科学院肿瘤医院

本卷编委会

主　编

赫　捷　　中国医学科学院肿瘤医院

副主编（以姓氏笔画为序）

马建辉　　中国医学科学院肿瘤医院

吴令英　　中国医学科学院肿瘤医院

编　委（以姓氏笔画为序）

马建辉　　中国医学科学院肿瘤医院

马绍康　　中国医学科学院肿瘤医院

王晓雷　　中国医学科学院肿瘤医院

田　军　　中国医学科学院肿瘤医院

白　萍　　中国医学科学院肿瘤医院

邢念增　　中国医学科学院肿瘤医院

朱一鸣　　中国医学科学院肿瘤医院

向　阳　　中国医学科学院北京协和医院

刘　杰	中国医学科学院肿瘤医院
刘　洋	中国医学科学院肿瘤医院
刘卓炜	中山大学肿瘤医院
关有彦	中国医学科学院肿瘤医院
安菊生	中国医学科学院肿瘤医院
孙　力	中国医学科学院肿瘤医院深圳医院
孙克林	中国医学科学院肿瘤医院
寿建忠	中国医学科学院肿瘤医院
李　斌	中国医学科学院肿瘤医院
李晓光	中国医学科学院肿瘤医院
杨　昆	中国医学科学院肿瘤医院
吴令英	中国医学科学院肿瘤医院
张　蓉	中国医学科学院肿瘤医院
张智慧	中国医学科学院肿瘤医院
张溪微	中国医学科学院肿瘤医院
袁光文	中国医学科学院肿瘤医院
袁祖阳	中国医学科学院肿瘤医院
倪　松	中国医学科学院肿瘤医院
高禹舜	中国医学科学院肿瘤医院
黄进丰	中国医学科学院肿瘤医院
黄曼妮	中国医学科学院肿瘤医院
鄢丹桂	中国医学科学院肿瘤医院
雷呈志	中国医学科学院北京协和医院
赫　捷	中国医学科学院肿瘤医院
管考鹏	中国医学科学院肿瘤医院

前　言

《中华医学百科全书》终于和读者朋友们见面了！

古往今来，凡政通人和、国泰民安之时代，国之重器皆为科技、文化领域的鸿篇巨制。唐代《艺文类聚》、宋代《太平御览》、明代《永乐大典》、清代《古今图书集成》等，无不彰显盛世之辉煌。新中国成立后，国家先后组织编纂了《中国大百科全书》第一版、第二版，成为我国科学文化事业繁荣发达的重要标志。医学的发展，从大医学、大卫生、大健康角度，集自然科学、人文社会科学和艺术之大成，是人类社会文明与进步的集中体现。随着经济社会快速发展，医药卫生领域科技日新月异，知识大幅更新。广大读者对医药卫生领域的知识文化需求日益增长，因此，编纂一部医药卫生领域的专业性百科全书，进一步规范医学基本概念，整理医学核心体系，传播精准医学知识，促进医学发展和人类健康的任务迫在眉睫。在党中央、国务院的亲切关怀以及国家各有关部门的大力支持下，《中华医学百科全书》应运而生。

作为当代中华民族"盛世修典"的重要工程之一，《中华医学百科全书》肩负着全面总结国内外医药卫生领域经典理论、先进知识，回顾展现我国卫生事业取得的辉煌成就，弘扬中华文明传统医药璀璨历史文化的使命。《中华医学百科全书》将成为我国科技文化发展水平的重要标志、医药卫生领域知识技术的最高"检阅"、服务千家万户的国家健康数据库和医药卫生各学科领域走向整合的平台。

肩此重任，《中华医学百科全书》的编纂力求做到两个符合。一是符合社会发展趋势：全面贯彻以人为本的科学发展观指导思想，通过普及医学知识，增强人民群众健康意识，提高人民群众健康水平，促进社会主义和谐社会构建。二是符合医学发展趋势：遵循先进的国际医学理念，以"战略前移、重心下移、模式转变、系统整合"的人口与健康科技发展战略为指导。同时，《中华医学百科全书》的编纂力求做到两个体现：一是体现科学思维模式的深刻变革，即学科交叉渗透/知识系统整合；二是体现继承发展与时俱进的精神，准确把握学科现有基础理论、基本知识、基本技能以及经典理论知识与科学思维精髓，深刻领悟学科当前面临的交叉渗透与整合转化，敏锐洞察学科未来的发展趋势与突破方向。

作为未来权威著作的"基准点"和"金标准"，《中华医学百科全书》编纂过程中，制定了严格的主编、编者遴选原则，聘请了一批在学界有相当威望、具有较高学术造诣和较强组织协调能力的专家教授（包括多位两院院士）担任大类主编和学科卷主编，确保全书的科学性与权威性。另外，还借鉴了已有百科全书的编写经验。鉴于《中华医学百科全书》的编纂过程本身带有科学研究性质，还聘请了若干科研院所的科研管理专家作为特约编审，站在科研管理的高度为全书的顺利编纂保驾护航。除了编者、编审队伍外，还制订了详尽的质量保证计划。编纂委员会和工作委员会秉持质量源于设计的理念，共同制订了一系列配套的质量控制规范性文件，建立了一套切实可行、行之有效、效率最优的编纂质量管理方案和各种情况下的处理原则及预案。

《中华医学百科全书》的编纂实行主编负责制，在统一思想下进行系统规划，保证良好的全程质量策划、质量控制、质量保证。在编写过程中，统筹协调学科内各编委、卷内条目以及学科间编委、卷间条目，努力做到科学布局、合理分工、层次分明、逻辑严谨、详略有方。在内容编排上，务求做到"全准精新"。形式"全"：学科"全"，册内条目"全"，全面展现学科面貌；内涵"全"：知识结构"全"，多方位进行条目阐释；联系整合"全"：多角度编制知识网。数据"准"：基于权威文献，引用准确数据，表述权威观点；把握"准"：审慎洞察知识内涵，准确把握取舍详略。内容"精"："一语天然万古新，豪华落尽见真淳。"内容丰富而精练，文字简洁而规范；逻辑"精"："片言可以明百意，坐驰可以役万里。"严密说理，科学分析。知识"新"：以最新的知识积累体现时代气息；见解"新"：体现出学术水平，具有科学性、启发性和先进性。

《中华医学百科全书》之"中华"二字，意在中华之文明、中华之血脉、中华之视角，而不仅限于中华之地域。在文明交织的国际化浪潮下，中华医学汲取人类文明成果，正不断开拓视野，敞开胸怀，海纳百川般融入，润物无声状拓展。《中华医学百科全书》秉承了这样的胸襟怀抱，广泛吸收国内外华裔专家加入，力求以中华文明为纽带，牵系起所有华人专家的力量，展现出现今时代下中华医学文明之全貌。《中华医学百科全书》作为由中国政府主导，参与编纂学者多、分卷学科设置全、未来受益人口广的国家重点出版工程，得到了联合国教科文等组织的高度关注，对于中华医学的全球共享和人类的健康保健，都具有深远意义。

《中华医学百科全书》分基础医学、临床医学、中医药学、公共卫生学、军事与特种医学和药学六大类，共计144卷。由中国医学科学院/北京协和医学院牵头，联合军事医学科学院、中国中医科学院和中国疾病预防控制中心，带动全国知名院校、科研单位和医院，有多位院士和海内外数千位优秀专家参加。国内知名的医学和百科编审汇集中国协和医科大学出版社，并培养了一批热爱百科事业的中青年编辑。

回览编纂历程，犹然历历在目。几年来，《中华医学百科全书》编纂团队呕心沥血，孜孜矻矻。组织协调坚定有力，条目撰写字斟句酌，学术审查一丝不苟，手书长卷撼人心魂……在此，谨向全国医学各学科、各领域、各部门的专家、学者的积极参与以及国家各有关部门、医药卫生领域相关单位的大力支持致以崇高的敬意和衷心的感谢！

《中华医学百科全书》的编纂是一项泽被后世的创举，其牵涉医学科学众多学科及学科间交叉，有着一定的复杂性；需要体现在当前医学整合转型的新形式，有着相当的创新性；作为一项国家出版工程，有着毋庸置疑的严肃性。《中华医学百科全书》开创性和挑战性都非常强。由于编纂工作浩繁，难免存在差错与疏漏，敬请广大读者给予批评指正，以便在今后的编纂工作中不断改进和完善。

刘德培

凡　例

一、《中华医学百科全书》（以下简称《全书》）按基础医学类、临床医学类、中医药学类、公共卫生类、军事与特种医学类、药学类的不同学科分卷出版。一学科辑成一卷或数卷。

二、《全书》基本结构单元为条目，主要供读者查检，亦可系统阅读。条目标题有些是一个词，例如"炎症"；有些是词组，例如"弥散性血管内凝血"。

三、由于学科内容有交叉，会在不同卷设有少量同名条目。例如《肿瘤学》《病理生理学》都设有"肿瘤"条目。其释文会根据不同学科的视角不同各有侧重。

四、条目标题上方加注汉语拼音，条目标题后附相应的外文。例如：

fèi liángxìng zhǒngliú
肺良性肿瘤（pulmonary benign tumor）

五、本卷条目按学科知识体系顺序排列。为便于读者了解学科概貌，卷首条目分类目录中条目标题按阶梯式排列，例如：

肺恶性肿瘤 ··

　肺癌 ···

　　非小细胞肺癌 ···

　　肺瘢痕癌 ···

　　肺腺样囊性癌 ···

　　肺黏液表皮样癌 ···

　肺肉瘤 ···

六、各学科都有一篇介绍本学科的概观性条目，一般作为本学科卷的首条。介绍学科大类的概观性条目，列在本大类中基础性学科卷的学科概观性条目之前。

七、条目之中设立参见系统，体现相关条目内容的联系。一个条目的内容涉及其他条目，需要其他条目的释文作为补充的，设为"参见"。所参见的本卷条目的标题在本条目释文中出现的，用蓝色楷体字印刷；所参见的本卷条目的标题未在本条目释文中出现的，在括号内用蓝色楷体字印刷该标题，另加"见"字；参见其他卷条目的，注明参见条所属学科卷名，如"参见□□□卷"或"参见□□□卷□□□□"。

八、《全书》医学名词以全国科学技术名词审定委员会审定公布的为标准。同一概念或疾病在不同学科有不同命名的，以主科所定名词为准。字数较多，释文中拟用简称的名词，每个条目中第一次出现时使用全称，并括注简称，例如：甲型病毒性肝炎（简称甲肝）。个别众所周知的名词直接使用简称、缩写，例如：B超。药物名称参照《中华人民共和国药典》2020年版和《国家基本药物目录》2018年版。

九、《全书》量和单位的使用以国家标准 GB 3100—1993《国际单位制及其应用》、GB/T 3101—1993《有关量、单位和符号的一般原则》及 GB/T 3102 系列国家标准为准。援引古籍或外文时维持原有单位不变。必要时括注与法定计量单位的换算。

十、《全书》数字用法以国家标准 GB/T 15835—2011《出版物上数字用法》为准。

十一、正文之后设有内容索引和条目标题索引。内容索引供读者按照汉语拼音字母顺序查检条目和条目之中隐含的知识主题。条目标题索引分为条目标题汉字笔画索引和条目外文标题索引，条目标题汉字笔画索引供读者按照汉字笔画顺序查检条目，条目外文标题索引供读者按照外文字母顺序查检条目。

十二、部分学科卷根据需要设有附录，列载本学科有关的重要文献资料。

肿瘤学（三）卷缩略语表

缩略语	英文全称	中文
ABS	American Brachytherapy Society	美国近距离放疗协会
ACEI	angiotensin converting enzyme inhibitor	血管紧张素转化酶抑制剂
ACI	adoptive cellular immunotherapy	过继细胞免疫治疗
ACOG	American College of Obstetricians and Gynecologist	美国妇产科医师学会
ACTH	adrenocorticotropic hormone	促肾上腺皮质激素
ADT	androgen-deprivation therapy	雄激素阻断疗法
AFP	alpha-fetoprotein	甲胎蛋白
AGC	atypical glandular cell	非典型腺细胞
AIPC	androgen-independent prostate cancer	雄激素非依赖性前列腺癌
AJCC	American Joint Committee on Cancer	美国癌症联合委员会
APA	aldosterone-producing adenoma	醛固酮腺瘤
APC	aldosterone-producing adrenocortical carcinoma	分泌醛固酮的肾上腺皮质癌
ASC	atypical squamous cell	非典型鳞状细胞
ASCCP	American Society for Colposcopy and Cervical Pathology	美国阴道镜及宫颈病理学会
ASC-H	atypical squamous cell cells cannot exclude high-grade squamous intraepithelial lesion	不能排除高级别鳞状上皮内病变的非典型鳞状细胞
ASCO	American Society of Clinical Oncology	美国临床肿瘤学会
ASCP	American Society for Clinical Pathology	美国临床病理学会
ASC-US	atypical squamous cells of undetermined significance	意义不明确的非典型鳞状细胞
ATA	American Thyroid Association	美国甲状腺协会
AUPD	amine precursor uptake and decarboxylation	胺前体摄取和脱羧
AUS	atypia of undetermined significance	意义不明的非典型增生
BCG	bacillus Calmette-Guerin	卡介苗
BDR	basic dose rate	基准剂量率
BIR	biochemical incomplete response	疗效不满意（血清学）
BTLA	B and T-cell lymphocyte attenuator	B/T 淋巴细胞衰减因子
CA	carbohydrate antigen	糖类抗原
CCRT	classical conformal radiation therapy	经典适形治疗
CDFI	color Doppler flow imaging	彩色多普勒血流显像
CgA	chromogranin A	嗜铬粒蛋白 A
CHEP	cricohyoidoepiglottopexy	环状软骨–舌骨–会厌固定术
CIN	cervical intraepithelial neoplasia	宫颈上皮内瘤变
CK	cytokeratin	细胞角蛋白
COPD	chronic obstructive pulmonary disease	慢性阻塞性肺疾病
COX-2	cyclooxygenase-2	环氧合酶 2

缩略语	英文全称	中文
CPA	cyproterone acetate	醋酸环丙孕酮
CPE	Clostridium perfringens enterotoxin	产气荚膜梭菌肠毒素
CPS	combined positive score	联合阳性评分
CR	complete response	完全缓解
CRH	corticotropin releasing hormone	促肾上腺皮质激素释放激素
CRT	conformal radiation therapy	适形放射治疗
CTLA-4	cytotoxic T lymphocyte-associated antigen-4	细胞毒性T淋巴细胞相关抗原
CTV	clinical target volume	临床靶区
DDP	cisplatin	顺铂
DES	diethylstilbestrol	己烯雌酚
DGRT	dose guided radio therapy	剂量引导放射治疗
dMMR	mismatch repair deficient	错配修复缺陷
DSA	digital subtraction angiography	数字减影血管造影
DVH	dose volume histogram	剂量体积直方图
EAU	European Association of Urology	欧洲泌尿外科协会
EBER	Epstein-Barr virus encoded RNA	EB病毒编码的核糖核酸
ECC	endocervical curretage	子宫颈管诊刮
ECE	endothelin-converting enzyme	内皮素转换酶
ECOG	Eastern Cooperative Oncology Group	美国东部肿瘤协作组
EGFR	epidermal growth factor receptor	表皮生长因子受体
EGJ	esophagogastric junction	食管胃交界部
EMA	epithelial membrane antigen	上皮膜抗原
EMPD	extra mammary Paget disease	乳腺外佩吉特病
EMR	endoscopic mucosal resection	内镜下黏膜切除术
EORTC	European Organisation for Research and Treatment of Cancer	欧洲癌症研究和治疗组织
EQD2	equivalent dose in 2 Gy/f	2Gy分次放射等效剂量
ESD	endoscopic submucosal dissection	内镜黏膜下剥离术
EUD	equivalent uniform dose	等效均一剂量
EUS	endoscopic ultrasonography	超声内镜
FDA	Food and Drug Administration	美国食品和药品管理局
FIGO	Federation International of Gynecology and Obstetrics	国际妇产科联盟
FLIPI	follicular lymphoma international prognostic index	滤泡淋巴瘤国际预后指数
FLUS	follicular lesion of undetermined significance	意义未明的滤泡性病变
FMTC	familial medullary thyroid carcinoma	家族性甲状腺髓样癌
FNA	fine-needle aspiration	细针抽吸活检
FNAC	fine-needle aspiration cytology	细针穿刺细胞学

缩略语	英文全称	中文
FSH	follicle-stimulating hormone	卵泡刺激素
GCT	germ cell tumor	生殖细胞肿瘤
GEC-ESTRO	The European Society For Therapeutic Radiotherapy and Oncology	欧洲放射治疗与肿瘤学会近距离放疗学组
GELA	Groupe d'Etude des Lymphomes de l'Adulte	法国成人淋巴瘤协作组
GIST	gastrointestinal stromal tumor	胃肠道间质瘤
GnRH	gonadotrophin releasing hormone	促性腺激素释放激素
GOG	Gynecologic Oncology Group	美国妇科肿瘤学组
GRA	glucocorticoid-remediable aldosteronism	糖皮质激素治疗敏感性醛固酮增多症
GTV	gross target volume	肿瘤区
HBOC	hereditary breast-ovarian cancer syndrome	遗传性乳腺癌-卵巢癌综合征
HC2	hybridcapture 2	第二代杂交捕获试验
HCG	human chorionic gonadotropin	人绒毛膜促性腺激素
HDR	high dose rate	高剂量率
HE4	human epididymis secretory protein 4	人附睾蛋白4
HER2	human epidermal growth factor receptor 2	人表皮生长因子受体2
HGKG	human glandular kallikrein gene	人腺体激肽释放酶基因
HGSC	high grade serous carcinoma	高级别浆液性癌
HHV	human herpes virus	人类疱疹病毒
HIFU	high-intensity focused ultrasound	高能聚焦超声
HIPC	hormen-independent prostate cancer	激素非依赖性前列腺癌
HIPEC	hyperthermic intraperitoneal chemotherapy	腹腔热灌注化疗
HL	Hodgkin lymphoma	霍奇金淋巴瘤
HLA	human leucocyte antigen	人类白细胞抗原
HLRCC	hereditary leiomyomatosis and renal cell carcinoma	遗传性平滑肌瘤病和肾细胞癌
HP	Helicobacter pylori	幽门螺杆菌
HPL	human placental lactogen	人胎盘催乳素
HPRC	hereditary papillary renal carcinoma	遗传性乳头状肾细胞癌
HPV	human papillomavirus	人乳头瘤病毒
HR	high risk	高危
HRPC	hormone-refractory prostate cancer	激素抗拒性前列腺癌
HSIL	high-grade squamous intraepithelial lesion	高级别鳞状上皮内病变
HTLV	human T-cell lymphotropic virus	人类嗜T细胞病毒
IARC	International Agency for Research on Cancer	国际癌症研究机构
ICI	immune checkpoint inhibitor	免疫检查点抑制剂
ICRU	International Commission on Radiation Units and Measurements	国际辐射单位与测量委员会
IFRT	involved field radiation therapy	受累野放射治疗

缩略语	英文全称	中文
IGF	insulin-like growth factor	胰岛素样生长因子
IGRT	image-guided radiation therapy	图像引导的放射治疗
IHT	intermittent hormonal therapy	间歇性内分泌治疗
IMAT	intensity modulated arc therapy	旋转调强放射治疗
IMDC	international mRCC database consortium	国际转移性肾细胞癌联合数据库评分
IMRT	intensity modulated radiation therapy	调强适形放射治疗
IORT	intraoperative radiotherapy	术中放疗
IPI	international prognostic index	国际预后指数
IR	intermediate risk	中危
IRSG	Intergroup Rhabdomyosarcoma Study Group	美国横纹肌肉瘤研究组
ISSTD	International Society for the Study of Trophoblastic Diseases	国际滋养细胞疾病学会
ISUP	International Society of Urological Pathology	国际泌尿病理协会
ITV	internal target volume	内靶区体积
JES	Japan Esophagus Society	日本食管协会
KPS	Karnofsky perpformance scale	卡式评分
LDDST	low dose dexamethasone suppression test	小剂量地塞米松抑制试验
LDH	lactate dehydrogenase	乳酸脱氢酶
LDR	low dose rate	低剂量率
LET	linear energy transfer	传能线密度
LGSC	low grade serous carcinoma	低级别浆液性癌
LH	luteinizing hormone	黄体生成素
LR	low risk	低危
LRP	laparoscopic radical prostatectomy	腹腔镜根治性前列腺切除术
LSIL	low-grade squamous intraepithelial lesion	低级别鳞状上皮内病变
LVSI	lymph vascular space invasion	淋巴脉管间隙浸润
MA	megestrol acetate	醋酸甲地孕酮
MAB	maximal androgen blockade	最大限度雄激素阻断
MALT	mucosa associated lymphoid tissue	胃黏膜相关组织
MBM	multi-band mucosectomy	多环套扎黏膜切除术
MDT	multi-disciplinary team	多学科协作团队
MEN	multiple endocrine neoplasia	多发性内分泌肿瘤
MIBG	metaiodobenzylguanidine	间碘苄胍
MMP	matrix metalloproteinase	基质金属蛋白酶
MMS	Mohs micrographic surgery	莫氏显微外科手术
MPA	medroxyprogesterone acetate	醋酸甲羟孕酮
MRI	magnetic resonance imaging	磁共振成像

缩略语	英文全称	中文
MSA	muscle-specific actin	肌特异性肌动蛋白
MSI	microsatellite instability-high	微卫星高度不稳定
MSS	microsatellite stability	微卫星稳定
mTOR	mammalian target of rapamycin	哺乳动物雷帕霉素靶蛋白
NCCN	National Comprehensive Cancer Network	美国国立综合癌症网络
NCC	National Cancer Centre	国家癌症中心
NCI	National Cancer Institute	美国国家癌症研究所
NHL	non-Hodgkin lymphoma	非霍奇金淋巴瘤
NHT	neoadjuvant hormornal therapy	新辅助内分泌治疗
NIH	National Institutes of Health	美国国立卫生研究院
NMPA	National Medical Products Administration	中国国家药品监督管理局
NSE	neuron specific enolase	神经元特异性烯醇化酶
NSGCT	non-seminomatous germ cell tumor	非精原细胞性生殖细胞肿瘤
NSMP	no-specific molecular profile	无特异性分子谱
NTCP	normal tissue complication probability	正常组织并发症概率
OAR	organ at risk	危及器官
OS	overall survival	总生存期
PARP	polybosphate adenosineribose polymerase	聚二磷酸腺苷核糖多聚酶
PAS	periodic acid Schiff	过碘酸希夫
PCNA	proliferating cell nuclear antigen	增殖细胞核抗原
PCR	polymerase chain reaction	聚合酶链反应
PD-1	programmed cell death protein 1	程序性死亡受体1
PD-L1	programmed cell death-ligand 1	程序性死亡受体-配体1
PDGF	platelet-derived growth factor	血小板衍生生长因子
PDT	photodynamic therapy	光动力疗法
PET	positron emission tomography	正电子发射体层成像
PFS	progression free survival	无进展生存期
PIN	prostatic intraepithelial neoplasia	前列腺上皮内瘤
PLAP	placental alkaline phosphatase	胎盘碱性磷酸酶
PRL	prolactin	催乳素
PS	performance status	功能状态评分
PTV	planning target volume	计划靶区
RBE	relative biological effectiveness	相对生物学效应
RDBH	reverse dot blot hybridization	反向斑点杂交
RDR	reference dose rate	参考剂量率
ReTUR	repeat transurethral resection	二次经尿道电切术

缩略语	英文全称	中文
RFLP	restriction fragment length polymorphism	限制性片段长度多态性
RLA	retroperitoneal lymphadenectomy	腹膜后淋巴结清扫术
RLU	relative light unit	相对光单位
RVR	remaining volume at risk	剩余危及体积
SAD	source axis distance	源轴距
SCPL-CHEP	supracricoid partial laryngectomy with cricohyoidoepiglottopexy	喉环状软骨上部分切除环舌骨会厌固定术
SGCT	seminomatous germ cell tumor	精原细胞性生殖细胞肿瘤
SIL	squamous intraepithelial lesion	鳞状上皮内病变
SIOP	International Society of Pediatric Oncology	国际儿童肿瘤协会
SIR	structural incomplete response	疗效不满意（影像学）
SMA	smooth muscle actin	平滑肌肌动蛋白
SRE	skeletal related event	骨相关事件
SRM	small renal mass	小肾肿瘤
SSD	source skin distance	源皮距
STIC	serous tubal intraepithelial carcinoma	浆液性输卵管上皮内癌
STIL	serous tubal intraepithelial lesion	浆液性输卵管上皮内病变
SWOG	Southwest Oncology Group	美国西南肿瘤协作组
Syn	synaptophysin	突触素
TAB	total androgen blockade	雄激素全阻断
TBSRTC	The Bethesda System for Reporting Thyroid Cytopathology	TBS 报告系统
TCGA	The Cancer Genome Atlas	癌症基因组图谱
TCHEP	tracheohyoidoepiglottopexy	气管舌骨会厌固定术
TCP	tumor-control probability	肿瘤控制率
TCR	T cell receptor	T 细胞受体
TCT	Thinprep cytologic test	液基薄层细胞学检查
TAM	tamoxifen	他莫昔芬
Tg	thyroglobulin	甲状腺球蛋白
TIL	tumor infiltrating lymphocyte	肿瘤浸润淋巴细胞
TMB-H	tumor mutation burden-high	高肿瘤突变负荷
TPS	treatment planning system	治疗计划系统
TSH	thyroid stimulating hormone	促甲状腺激素
TTF-1	thyroid transcription factor-1	甲状腺转录因子 1
TTP	time to progression	肿瘤进展时间
TTR	time to recurrence	复发时间
UCLA	University of California Los Angeles	美国加利福尼亚大学洛杉矶分校
UEA	ulex europaeus agglutinin	荆豆凝集素

缩略语	英文全称	中文
UICC	The Union for International Cancer Control	国际抗癌联盟
UNAH	unilateral adrenal hyperplasia	单侧肾上腺增生
UPSC	uterine papillary serous carcinoma	子宫乳头状浆液性腺癌
US-FNAB	ultrasound-guided fine needle aspiration biopsy	超声引导下细针穿刺活检
VACURG	Veterans Administration Cooperative Urological Research Group	美国退伍军人泌尿外科协作组
VATS	video-assisted thoracoscopic surgery	电视辅助胸腔镜手术
VEGFR	vascular endothelial growth factor	血管内皮生长因子受体
VIA	visual inspection with acetic acid	涂抹醋酸肉眼观察
VILI	visual inspection with Lugol's iodine	碘试验肉眼观察
VISTA	V-domain immunoglobulin suppressor of T-cell activation	T细胞激活抑制物免疫球蛋白可变区结构域
VMA	vanilla-mandelic acid	香草基扁桃酸
WHO	World Health Organization	世界卫生组织
3D-CRT	three-dimensionalconformal radiotberapy	三维适形放射治疗
5-HIAA	5-hydroxyindole acetic acid	5-羟基吲哚乙酸
5-HT	5-hydroxytryptamine	5-羟色胺

目　录

tóu-miànbù jīdǐxìbāo'ái

头面部基底细胞癌（basal cell carcinoma of head and face）

发生于头部和面部，来源于表皮基底细胞或毛囊外根鞘的上皮的恶性肿瘤。较常见，男性发病率比女性高30%，随着年龄增长，发病率逐渐增高，高发年龄为50~75岁。其生长缓慢，很少发生转移，但仍具有局部侵袭性，可破坏皮肤及周围组织结构。

病因和发病机制　环境、表型和遗传等因素均可促进基底细胞癌的发生。肤色是重要的表型病因，浅肤色人种是好发人群；紫外线辐射暴露是最重要的环境危险因素；还包括长期砷暴露、放疗和长期免疫抑制治疗等。紫外线辐射诱导的癌变，如 *PTCH1*、*p53* 等基因突变亦与基底细胞癌的发生有关。

临床表现　头面部是好发部位，这与紫外线辐射的致病作用相符合。根据病变的组织病理学，其可以分为结节型、浅表型、色素型和硬斑病样型。

结节型　最常见，约占80%。通常发生于头面部，起初表现为灰白色或蜡样小结节，质硬，仅针头或绿豆大小，质地较硬；后期缓慢增长，表现为珍珠状半透明的丘疹或伴毛起血管扩张的结节，可伴中心溃疡的出现；当边缘继续扩大，可见多数浅灰色呈珍珠样外观的小结节，参差不齐向内卷起。

浅表型　较少见，约占15%。好发于躯干及四肢，头面部少见，表现为轻度脱屑、颜色为淡红色至粉红色的非坚硬的斑疹。病变中心有时呈萎缩性外观，外周可环绕有细小的半透明丘疹，可伴轻度糜烂表现。大量的浅表型病灶提示患者有砷接触史。

硬斑病样型　占5%~10%，表现为界限不清的扁平、黄白色的萎缩斑块，常伴溃疡、出血和结痂，易被误认为瘢痕，质地较硬，边界不清。生长速度快，发现时多较晚期。

色素型　是上述类型病变中出现棕色或黑色的点状色素沉着，临床较少见，易误诊为普通色素痣、黑色素瘤和脂溢性角化症等。

诊断　主要依赖于其特征性的临床表现，皮肤镜检查可帮助诊断。确诊有赖于活检或术后病理学检查。

鉴别诊断　早期色素增加的基底细胞癌与传染性软疣、老年性皮脂腺增生难以区别，后者可见损害中央有充以角蛋白的点状凹陷。当基底细胞癌表面有明显结痂或鳞屑时，应与寻常疣、角化棘皮瘤和鳞癌等相鉴别。而色素型基底细胞癌，可被误诊为黑色素瘤。基底细胞癌边缘内卷，有毛细血管扩张，色泽呈褐色，周围无色素晕。浅表型基底细胞癌则颇似湿疹、扁平苔藓、银屑病，但要注意其线形边缘不清楚，可与局限性硬皮病相鉴别。但确诊需病理学检查。

治疗　治疗目的主要包括肿瘤治愈及美观要求。

手术治疗　包括破坏性治疗及切除性治疗。破坏性治疗有外科刮除、电干燥疗法、冷冻疗法及CO_2激光治疗等；切除性治疗指普通的外科切除及莫氏（Mohs）显微外科手术。手术切除是最常见且有效的方法，特别对直径≥1cm的病灶，治愈率可达95%。

非手术治疗　包括放疗、局部5-氟尿嘧啶（5-FU）软膏涂抹、干扰素治疗、光动力治疗、化疗、维生素A治疗及姑息治疗等。

预后　基底细胞癌生长缓慢，很少发生淋巴结转移，预后较好，大部分患者可经手术切除治愈。

（王晓雷）

tóu-jǐngbù línzhuàngxìbāo'ái

头颈部鳞状细胞癌（head and neck squamous cell carcinoma, HNSCC）

发生于咽、喉、口腔、唾液腺、鼻腔和鼻窦等部位的鳞状上皮来源的恶性肿瘤。简称头颈部鳞癌。主要起源于上呼吸道及上消化道黏膜表面的鳞状上皮，占头颈部恶性肿瘤的90%~95%。其发病率逐年上升，特别是女性，好发于老年男性，50%以上患者在确诊时已为局部晚期。

病因和发病机制　长期的烟草、酒精暴露是最重要的危险因素。人乳头瘤病毒（HPV）感染亦是重要致病因素，多与口咽部鳞癌的发生相关。此外，其他致病危险因素还包括咀嚼槟榔、辐射暴露、维生素缺乏、牙周疾病和免疫抑制，以及其他环境和职业暴露。

临床表现　肿瘤发生部位不同，临床表现差异则很大。

鼻腔及鼻窦鳞癌　表现为持续性鼻塞及鼻出血，晚期肿瘤压迫或侵犯神经及骨骼，导致头面部疼痛，侵入眼眶可出现视力下降、复视等表现。

喉部鳞癌　表现为持续性声音嘶哑、咯血、吞咽困难及牵涉性耳痛等症状，严重时出现呼吸困难甚至窒息。

口唇及咽部鳞癌　表现为持续性口腔溃疡、口唇及咽部肿块、黏膜白斑、进食哽咽感、吞咽困难、呕血和牵涉性耳痛等，疾病晚期可出现呼吸困难及恶病质。

唾液腺鳞癌　多表现为局部进行性生长肿物、耳痛、伸舌困难和面部疼痛等。有时以头颈部转移淋巴结肿大为首要表现，而原发病灶无明显症状，淋巴结多进行性增长，质地较硬，随着淋巴结肿大可逐渐固定、侵犯局部组织结构。

诊断 初始诊断包括详细的病史，并结合视诊、触诊等体格检查，以及间接镜检或直接纤维喉镜检查等。影像学检查包括胸部 X 线片、B 超、CT、MRI、骨显像或正电子发射体层成像（PET），可评估局部浸润程度、区域淋巴结受累及远处转移或第二原发瘤。组织活检以确定病理学类型及评价肿瘤是否转移。细针穿刺活检、切除活检、前哨淋巴结活检等有助于确诊。

鉴别诊断 不同部位的头颈部鳞癌需与发生部位的其他疾病相鉴别，如头颈部良性肿瘤、头颈部淋巴瘤和头颈部其他恶性肿瘤（如腺癌、基底细胞癌和黑色素瘤等）。

治疗 强调综合治疗原则，根据其 TNM 分期选择适当的治疗方案（包括手术、放疗、化疗、免疫治疗和中医药治疗等）。局部未扩散时首选手术治疗，辅助以术前或术后放化疗、免疫治疗等。局部晚期无法手术则以放化疗为主，同步放化疗可以改善患者生存。复发和/或转移者则主要接受挽救性手术及姑息性放化疗。

预后 半数以上患者在确诊时已为局部晚期，5 年总生存率约 50%。即使是早期病变，经单纯手术或放疗等治疗后，仍有高达 40%的患者出现复发，一线治疗失败患者生存期急速下降，通常在 3 个月内死亡。复发或转移者预后差，总生存期约 6 个月。

(王晓雷)

tóu-jǐngbù shénjīngqiàoliú

头颈部神经鞘瘤 （neurilemmoma of head and neck）

发生于头颈部，源于神经鞘细胞的良性肿瘤。神经鞘瘤又称施万细胞瘤。占全身神经鞘瘤的 10% ~ 20%，各年龄段均可发生，多见于 30~40 岁的青年人，性别无明显差异。颈部较常发生的神经有颈丛神经、迷走神经、交感神经和臂丛神经，偶见于舌下神经和面神经。普遍认为该病起源于神经鞘，但究竟是起源于施万细胞，还是起源于神经鞘的成纤维细胞，尚有争论。可自然发生，也可为外伤或其他刺激而引起，还可与多发性神经纤维瘤伴发。

临床通常为单发，有时多发。均以颈部肿物就诊。颈部神经鞘瘤触之较韧，边界清楚，表面光滑。发自迷走神经、交感神经或颈丛神经根部，颈总动脉常位于肿瘤表面，通常无自觉症状，但有时伴有疼痛及压痛。如肿瘤累及神经组织时，则可发生感觉障碍，特别是在相应的部位感觉疼痛与麻木。受累神经干途径处可触及包块，表面光滑，界限清楚，与周围组织无粘连。在与神经干垂直的方向可以移动，但纵行活动度小。有不同程度的受累神经支配区感觉运动异常。

肿瘤位于颈部、咽旁者，术前建议行 MRI 检查，MRI 在 T1WI 上呈等信号，T2WI 表现为等信号或高信号，可出现镶边征。头颈部神经鞘瘤确诊常需做活检。需与纤维瘤、神经纤维瘤、脂肪瘤、表皮囊肿或皮样囊肿鉴别。因其包膜完整，手术沿包膜剥离，不必切除邻近正常组织。

(鄢丹桂)

tóu-jǐngbù shénjīngxiānwéiliúbìng

头颈部神经纤维瘤病 （neurofibromatosis of head and neck）

发生于头颈部，起自周围神经鞘神经内膜的一种常染色体显性遗传病。神经纤维瘤病分为 1 型（NF1）和 2 型（NF2）。发病率为 0.25‰~0.33‰。

病因和发病机制 NF1 致病基因位于常染色体 17q11.2。该染色体位点缺失，不能产生神经纤维瘤蛋白。神经纤维瘤蛋白是肿瘤抑制因子，通过加快降低原癌基因 $p21\text{-}ras$ 的活性从而减缓细胞增殖。NF2 致病基因定位于常染色体 22q11.2，此基因位点缺失，致使患者体内不能产生神经鞘瘤蛋白。该病主要表现为肿瘤生长对周围组织破坏而产生症状，如肿瘤压迫周围神经产生神经功能障碍如麻木、肌无力等；颅内肿瘤产生占位效应导致颅内压增高产生头痛、呕吐等症状，或肿瘤刺激脑组织产生异常放电形成癫痫等。

临床表现 NF1 和 NF2 各有特点。

神经纤维瘤病 1 型 ①牛奶咖啡斑：几乎所有患者都有淡棕色、暗褐色或咖啡色皮肤色素斑。青春期发育、绝经、妊娠以及精神刺激均可使之加重。皮疹有时出现较晚，在生长发育期才开始发病，缓慢进展。②多发性神经纤维瘤：全身常出现无痛性皮下肿物，并逐渐增加和扩大。青春期和妊娠期进展明显。一般无临床症状，少数表现为放射性或灼烧样疼痛，肿瘤压迫神经可出现相应症状。③神经症状：多数无不适，仅少数出现智力下降、记忆力障碍、癫痫发作、肢体无力和麻木等。④骨骼损害：少数出生时即出现骨骼发育异常，或肿瘤生长过程中压迫骨骼导致骨骼异常。⑤内脏损害：生长于胸腔、纵隔、腹腔或盆腔的神经纤维瘤可引起内脏症状。

神经纤维瘤病 2 型 首发症状常为双侧进行性听力下降。最常见耳鸣、听力下降和头晕等，其次为手颤、走路摇摆、语调异常等共济失调表现，这些症状多为单侧。少数患者诉持续性头痛，伴恶心、呕吐和视物不清等颅内压增高表现。

诊断 依据临床表现和辅助检查可诊断。

超声检查 可见多发实质性肿块，可位于皮下、腹盆腔等。

眼科检查 通过裂隙灯可见虹膜粟粒状、棕黄色圆形小结节，也称为利施（Lisch）结节或虹膜错构瘤。眼底镜可能发现颅内压增高导致的视神经盘水肿或视神经萎缩。

影像学检查 肿瘤在 CT 密度通常较脊髓和脑组织略高，呈圆形或类圆形。在 MRI 上神经纤维瘤表现为 T1 上低或等信号，T2 上高信号。部分肿瘤伴有囊变。增强扫描后肿瘤多明显强化。

神经电生理检查 表现为神经源性损害，电信号传导减慢等。

诊断标准 NF1 和 NF2 各有标准。

神经纤维瘤病 1 型 ①6 个或以上的牛奶咖啡斑，青春期前最大直径大于 5mm，青春期后大于 15mm。②2 个或以上任意类型神经纤维瘤或 1 个丛状神经纤维瘤。③腋窝或腹股沟褐色雀斑。④视神经胶质瘤。⑤2 个或以上利施结节，即虹膜错构瘤。⑥明显的骨骼病变：如蝶骨发育不良，长管状骨皮质菲薄，伴有假关节形成。⑦一级亲属中有确诊 NF1 的患者。

上述标准符合 2 项或以上者可诊断 NF1。

神经纤维瘤病 2 型 ①双侧听神经瘤。②有 NF2 家族史（一级亲属中有 NF2 患者），患单侧听神经瘤。③有 NF2 家族史（一级亲属中有 NF2 患者），患者有以下病变中的任意 2 个：脑膜瘤、胶质瘤、神经鞘瘤和青少年晶状体后囊浑浊斑。

上述标准符合 1 项即可诊断 NF2。

鉴别诊断 NF1 需与结节性硬化、麦丘恩-奥尔布赖特（McCune-Albright）综合征、普罗透斯（Proteus）综合征等鉴别，NF2 需与其他前庭和中枢神经系统疾病引起的眩晕、发生于脑桥小脑角区的肿瘤、转移瘤等鉴别。

治疗 有以下内容。

NF1 的治疗 一般不需要治疗。如患者出现放射性或灼烧样疼痛难以忍受时，可复用镇痛药物。继发症状性癫痫给予药物抗癫痫治疗，药物首选卡马西平，根据药物浓度和治疗效果逐渐调整药物剂量，用药期间注意监测患者血常规和血生化指标。

手术治疗：①局限的神经纤维瘤可一次切除。②巨大的肿瘤可全部或部分切除。③丛状神经纤维瘤病变部位多有丰富的血管网，术中应该注意在病变周围正常组织处切口，彻底切除肿瘤及其周围组织，术后可用激光照射，防治复发。④单侧眶板缺如可修补。

NF2 的治疗 手术是首选治疗方法，多采用枕下乙状窦后入路，在电生理检测下仔细辨别面听神经的位置，尽可能保留神经功能。

预后 NF1 无特殊治疗方法，当肿瘤影响了重要脏器的功能时可手术治疗。NF2 的预后较差，双侧手术切除后往往导致双耳全聋，而次全切除术后复发率高。转归主要有死亡、听力丧失及面瘫等。

（鄢丹桂）

tóu-jǐngbù ruǎnzǔzhī ròuliú
头颈部软组织肉瘤（soft tissue sarcoma of head and neck）

起源于脂肪、筋膜、肌肉、纤维、淋巴及血管等软组织的恶性肿瘤。肉瘤好发于 40~50 岁的中年人，全身均可发病，躯干及腹膜后的肉瘤占 40%，头颈部肉瘤占 10%。头颈部肉瘤的主要病理类型是纤维肉瘤、血管肉瘤及恶性纤维组织细胞瘤。

病因和发病机制 病因尚不清楚，可能与遗传易感性、基因突变、放疗、化疗、化学致癌物质慢性刺激及淋巴水肿等相关。此外，也与病毒感染存在关联，如人类免疫缺陷病毒（HIV）及人类疱疹病毒 8 型（HHV8）与卡波西（Kaposi）肉瘤相关，EB 病毒与平滑肌肉瘤相关。

临床表现 位于体表或位置表浅的肉瘤，初期只表现为软组织团块。肉瘤的质地随组织成分和血供情况决定，质地较软的肉瘤有脂肪肉瘤、血管肉瘤，质地中等的有各类肌源性肉瘤和恶性周围神经纤维瘤，质地较硬的肉瘤包括纤维肉瘤、未分化肉瘤、隆突性皮肤纤维肉瘤。有些肉瘤可使得表皮或表层组织的温度升高，这是由于肉瘤恶性度高，血运丰富所致。由于周围组织的宽容度较大，软组织肉瘤常在肿瘤体积很大时，压迫周围神经和肌肉，产生神经性或肌肉性疼痛。

诊断 依靠组织病理学检查可诊断大部分肉瘤。但不同肉瘤之间的鉴别诊断，有时需要依靠电子显微镜及免疫组化方法。获取组织标本的优选方法是针芯穿刺活检，必要时行切取活检。

鉴别诊断 需与良性软组织肿瘤（如脂肪瘤），以及恶性肿瘤（肉瘤、转移癌、黑色素瘤或淋巴瘤）鉴别。良性软组织肿瘤更常见，恶性肿瘤最敏感的指标是肿瘤深度，其次是肿瘤直径大于5cm和有快速增长史。

治疗 手术、放疗及化疗都是有效的治疗手段，除很早期病变外，多应用综合治疗。其中手术切除仍是最有效的方法。由于头颈部肉瘤邻近重要结构且头颈部区域的空间相对较小，手术切除肿瘤时常不能获得理想的"宽"切缘，颈部和面部切除术后可能会出现与呼吸、吞咽和言语有关的并发症，以及明显影响美观的畸形。因此，头颈部软组织肉瘤的手术原则为：在可行的情况下，实现肿瘤完全切除，并且切除更宽的肿瘤周围正常组织，同时尽可能减少并发症。如果对头颈部肉瘤进行辅助放疗，通常在术后而非术前进行，辅助化疗的疗效取决于组织学亚型。

预后 与预后有关的因素有发病部位、肿瘤直径、肿瘤分级、分期、淋巴结转移、远处转移及局部反复复发等。其中最重要的因素为发病部位。局部复发也是影响预后的另一个重要因素。复发肿瘤的恶性度会升级，也会增加肿瘤淋巴结转移和远处转移的机会。与四肢肉瘤相比，头颈部肉瘤预后明显较差。

(刘 阳 安常明)

tóu-jǐngbù línbāliú

头颈部淋巴瘤（lymphoma of head and neck） 发生在颅底以下、锁骨以上及颈椎之前部位的淋巴瘤。淋巴瘤是起源于造血和淋巴组织中的淋巴细胞的恶性肿瘤，分为霍奇金淋巴瘤（HL）和非霍奇金淋巴瘤（NHL）。头颈部存在丰富的淋巴组织，并有很多富含淋巴组织的器官，因此是淋巴瘤的第二大好发部位。头颈部

淋巴瘤常见于50~60岁人群。中国头颈颌面部淋巴瘤中，NHL占86.6%，HL占13.4%。因头颈部淋巴瘤临床症状较复杂，且淋巴瘤种类繁多，诊断较困难，主要以病理免疫组化的方式进行确诊，多需要化疗和放疗综合治疗。

病因和发病机制 病因尚不清楚，是在内因和外因的综合作用下，不同阶段的免疫活性细胞出现转化或者机体的调控机制出现异常所致，涉及理化因素、病毒感染、免疫和遗传等多个方面。

免疫功能失调 先天性或获得性免疫功能失调是NHL的风险因素。艾滋病和器官移植患者NHL的风险均明显升高，自身免疫病如风湿性关节炎、系统性红斑狼疮患者中，NHL的发病风险也明显升高。但尚不明确亚临床免疫功能失调是否在一般人群NHL的发病中起一定作用。

感染因素 病毒、细菌、衣原体等的感染与NHL的发生相关。EB病毒、人类嗜T［淋巴］细胞病毒-1（HTLV-1）、人类疱疹病毒8（HHV8）均与淋巴瘤的发生相关。鹦鹉衣原体与眼附属器淋巴瘤相关，临床发现通过抗生素清除衣原体后肿瘤可缓解。

遗传因素 有NHL的家族聚集现象，近亲中有某种血液或淋巴系统恶性肿瘤病史，NHL的患病风险增加2~4倍。

临床表现 有两方面。

局部表现 最常见的表现为淋巴结肿大，HL多首先侵犯浅表淋巴结，NHL也有超过一半为浅表淋巴结受侵。淋巴结肿大的特点为早期颈部无痛性、可活动、孤立或者散在的结节，后期可出现相互融合与皮肤粘连，亦可出现溃疡。累及鼻腔时出现鼻塞、流脓涕等症状；累及甲状腺时出

现甲状腺肿大，严重时出现呼吸困难；累及扁桃体及喉时出现咽痛等不适。

全身表现 在发现肿大淋巴结前或同时可出现发热、盗汗、消瘦、皮肤瘙痒等全身症状。另外，还有一些患者就诊时即出现贫血症状，甚至在淋巴结肿大前几个月就出现了贫血。进行性贫血是临床判断淋巴瘤发展与否的一个重要指标，提示预后不良。

诊断 出现颈部浅表淋巴结肿大，或长期不明原因的发热、盗汗、体重下降等，或发展迅速的面部肿胀、呼吸困难等症状时，均应考虑淋巴瘤。

实验室检查 需进行血常规、红细胞沉降率、肝肾功能、乳酸脱氢酶、β_2微球蛋白和乙肝病毒、丙肝病毒检测，以及骨髓穿刺细胞学和/或活检。对于中枢神经系统受侵的需行腰穿脑脊液检测，对于NK/T细胞淋巴瘤，需进行外周血EB病毒DNA检测。

影像学检查 有以下几种。

超声 淋巴瘤超声多表现为椭圆形或肾形，边界清楚，表面光滑，被膜回声较高，HL表现内部皮髓质分界不清，回声极低，彩色多普勒血流显像（CDFI）血流信号极其丰富，清楚显示淋巴结门小动脉内径增大进入结内并向结周放射。NHL表现为周边皮质回声低，中心髓质回声高，淋巴结门小动脉进入结内呈爪样伸入至结周。

CT 结内型淋巴瘤在CT上表现为颈部淋巴结肿大，边界较清楚、大小不等，可以累及一个或多个颈部分区，密度均匀，可均匀强化。结外型淋巴瘤主要侵犯瓦尔代尔（Waldeyer）环、鼻腔、喉及甲状腺等，在CT上表现为弥漫的等密度或均匀密度肿块，

增强扫描可见均匀强化。

MRI 结内型淋巴瘤在 T1WI 上表现为等信号或稍高信号，T2WI 表现为高信号，脂肪抑制序列呈高信号，增强扫描可见中等程度均匀强化，当出现淋巴结融合时可表现为信号不均质性。结外型淋巴瘤 MRI 上表现为弥漫的均匀信号肿块，增强扫描呈均匀强化。

病理学检查 需应用形态学、免疫组化、分子生物学及分子遗传学等各项技术综合判断。HL 的瘤细胞为里-斯（Reed-Sternberg，R-S）细胞及其变异细胞，NHL 的瘤细胞为恶变细胞克隆增殖形成的大量淋巴瘤细胞。除了来源于组织细胞的组织细胞淋巴瘤和来源于中枢淋巴细胞的 T 淋巴母细胞瘤外，NHL 均来源于经抗原刺激后处于不同转化、发育阶段的 T、B 或非 T 非 B 淋巴细胞。病理诊断的组织样本应首选切除病变或部分病变的组织，对于复发的患者，可采用粗针或细针穿刺获取病理组织。

HL 光镜下特征是破坏的正常组织结构，炎性细胞背景中可以见到散在的异型大细胞。通常认为 HL 的肿瘤细胞是 R-S 细胞及变异型 R-S 细胞。典型的 R-S 细胞为双核或者多核巨细胞，核仁嗜酸性，胞质丰富。诊断 HL 的常规免疫组化标志物有：CD45、CD20、CD15、CD3、CD30、PAX5 和 EBV-EBER。经典 HL 常表现为 CD15 阳性或阴性、CD30 阳性、PAX5 弱阳性、CD45 阴性、CD20 阴性或弱阳性、CD3 阴性以及多数病例 EBV-EBER 阳性，结节性淋巴细胞为主型 HL 为 CD20、CD79a、BCL6 和 CD45 阳性，CD15、CD30、CD3 及 EBV-EBER 阴性。

NHL 病理类型分类极为复杂且分歧较大，病理分类采用世界卫生组织（WHO）2016 版分类。头颈部 NHL 中，B 细胞来源的多见，常见类型有弥漫性大 B 细胞淋巴瘤、伯基特（Burkitt）淋巴瘤、滤泡淋巴瘤、结外边缘区黏膜相关淋巴组织淋巴瘤（MALT）、套细胞淋巴瘤、小淋巴细胞淋巴瘤等；T 细胞来源最常见的是结外 NK/T 细胞淋巴瘤、前驱 T 淋巴母细胞瘤、间变大细胞淋巴瘤、外周 T 细胞淋巴瘤、血管免疫母细胞 T 细胞淋巴瘤和皮下脂膜炎样 T 细胞淋巴瘤。

鉴别诊断 淋巴瘤很容易误诊。对于以浅表淋巴结肿大为首发症状的患者，多数在初诊时被诊断为淋巴结炎或淋巴结结核。淋巴瘤需与以下疾病鉴别：淋巴结反应性增生、淋巴结结核、慢性淋巴结炎、结节病、假性淋巴瘤、传染性单核细胞增多症、巨大淋巴结增生、淋巴细胞白血病和颈部淋巴结转移癌等。

治疗 多数需要化疗和放疗综合治疗。

霍奇金淋巴瘤治疗 早期 HL 的治疗应根据不同的预后因素采用不同的模式。对于早期预后良好的经典型 HL 最佳治疗模式为联合化疗和受累野放疗。美国国立综合癌症网络（NCCN）建议 ABVD（多柔比星+博来霉素+长春花碱+达卡巴嗪）化疗 4 个周期联合受累野放疗 20～36Gy；法国成人淋巴瘤研究组（GELA）建议 ABVD 化疗 2～4 个周期联合受累野放疗 20～30Gy。早期预后不良经典型 HL 治疗选择 4～6 周期化疗后联合受累野放疗 20～36Gy。对于预后极好型 HL 可考虑单纯放疗。晚期经典型 HL 应以化疗为主，不伴有巨大肿块的晚期 HL

患者在 ABVD 方案后达到完全缓解可不考虑辅助性放疗。

化疗前肿块直径大于 5cm、伴有巨大纵隔肿块或化疗后仍有残存肿瘤者，行受累野放疗。对于 Ⅲ～Ⅳ 期 HL 化疗后仍有肿瘤残存或治疗前即为大纵隔和大肿块的患者，应给予受侵区域 20～36Gy 照射。对于结节性淋巴细胞为主型 HL，疗效较好，早期可以选择受累野单独放疗，很少给予化疗。对于晚期或者复发的患者，可以给用利妥昔单抗。

非霍奇金淋巴瘤 侵袭性 NHL 对放疗和化疗敏感，一般选择多药联合化疗为主，配合局部放疗。R-CHOP 方案（利妥昔单抗+环磷酰胺+多柔比星+长春新碱+泼尼松）是治疗侵袭性 B 细胞淋巴瘤的标准治疗方案。对于巨大肿块或残存病灶可使用局部灶野放疗。对于复发者可给予解救化疗，对于初治不能达到完全缓解的难治病例或复发病例仍然对化疗敏感者，采用大剂量化疗或加放疗联合自体造血干细胞移植治疗。对于高侵袭性的 NHL，一线治疗极为重要，应积极大剂量强化治疗。对于 Ⅰ～Ⅱ 期 Ⅰ～Ⅱ 级滤泡淋巴瘤、Ⅰ～Ⅱ 期小淋巴细胞淋巴瘤、Ⅰ～Ⅱ 期结外黏膜相关淋巴组织淋巴瘤，治疗方案首选单纯放疗。

预后 HL 已取得较高的治愈率，被认为是可以治愈的恶性肿瘤，但长期随诊发现 15 年病死率比普通人群高 31%，主要原因还是原发病复发和第二肿瘤、急性心肌梗死和肺纤维化等原因。

对于 NHL，预后受组织病理学的影响最为重要，其次是年龄、结外病变、体能状态和分期等。肿瘤负荷是 NHL 的一项重要预后因素，也会影响整体治疗计划。

不同类型的 NHL 预后不良因素不同，部分 NHL 中，如弥漫大 B 细胞淋巴瘤的预后需要采用国际预后指数（IPI）进行预判。对于滤泡性淋巴瘤，可采用 FL 国际预后指数（FLIPI）评分模型来评估预后。

（刘 阳 安常明）

tóu-jǐngbù hēisèsùliú

头颈部黑色素瘤（malignant melanoma of head and neck）

发生于头部和颈部，起源于神经嵴黑色素细胞的高度恶性肿瘤。黑色素瘤的发病率逐年上升，好发于 30 岁以上的成年人，40 岁左右为发病高峰。头颈部黑色素瘤占黑色素瘤的 15%~30%，分为黏膜黑色素瘤及皮肤黑色素瘤两大类，绝大多数发生于皮肤，如颊、头皮及颈部，而黏膜黑色素瘤则好发于鼻腔及口腔黏膜。黑色素瘤具有容易复发及转移的临床特点，晚期病死率高。

病因和发病机制 病因尚不明。其发生与基因、环境及基因/环境共同因素相关，如变化中的或发育不良（非典型）的痣、黑色素瘤家族史、红发瞳色浅的浅肤色人种、紫外线过度暴露、多发黑色素细胞痣（>50 个）、接触化学致癌物质和免疫缺陷等。基因/环境多种因素导致形成黑色素瘤，关键细胞通路包括 Rb 通路、p53 通路、PI3K/AKT 通路和 RAS/MAPK 通路等。

临床表现 症状包括出血、瘙痒、压痛和溃疡等。根据组织学类型分为 4 型：浅表扩散性、结节性、恶性雀斑样性和促纤维增生性。浅表扩散性最常见，呈表浅、着色不一、锯齿状边缘的斑疹，直径从数毫米到数厘米，由水平生长向垂直生长过度；结节性是第二常见的亚型，多呈凸

起的、半圆形、着色较深的丘疹或结节，边界对称且直径相对较小，更具侵袭性，早期即垂直生长；恶性雀斑样性通常病史较长，瘤体较大，开始表现为棕褐色斑疹，随着逐年增长可出现颜色加深、不对称病变、隆起等，多见于年长者皮肤长期晒伤区域，几乎不发生转移；促纤维增生性最为少见，表现为缓慢生长的斑块，常无黑色素，具有神经侵犯倾向，局部易复发，但局部淋巴结转移率不高。

诊断 首先，应了解患者病史及有无相关上述危险因素（包括黑色素瘤的个人史和家族史、日晒习惯和晒伤史、皮肤白皙、普通痣超过 50 个和/或临床非典型痣等）；其次，依赖视诊、皮肤镜及其他无创性诊断工具（如反射式共聚焦显微镜、多光谱成像等）帮助诊断。对于可疑皮损可采用 ABCDE 标准进行判断，A：皮损不对称；B：皮损边界不规则；C：皮损颜色多样化；D：皮损直径大于 6mm；E：皮损隆起、进展。如皮损符合 ABCDE 标准高度怀疑的黑色素瘤，需采取活检进行组织病理学检查。但有些亚型（如结节性黑色素瘤）的皮损不能用 ABCDE 标准来判断。

鉴别诊断 需与多种黑色素细胞性及非黑色素细胞性皮损进行鉴别，包括良性或其他恶性类型的肿瘤，如普通黑色素细胞痣、非典型黑色素细胞痣、创伤性痣、蓝痣、色素性光化性角化病、皮肤纤维瘤和色素性基底细胞癌等。

治疗 包括手术治疗及非手术治疗。

手术治疗 根治性切除是最有效的治疗方法，特别是对于早期未转移的皮损，其中保证切缘阴性至关重要，应根据 Breslow 深

度确定切除皮损周边正常皮肤的范围；如切除后局部缺损较大可辅以皮瓣重建术。前哨淋巴结活检有助于判断是否需要在原发灶切除同时进行颈淋巴结清扫。

非手术治疗 包括放疗、化疗（如氮烯咪胺、替莫唑胺、福莫司汀、顺铂、卡铂和紫杉醇等）、分子靶向治疗和免疫治疗（生物反应调节剂、单克隆抗体、过继性细胞治疗和疫苗等）。

预后 肿瘤厚度是最重要的预后决定因素，其次是组织溃疡和有丝分裂率，还包括肿瘤部位、区域淋巴结转移及远处转移情况、肿瘤组织学类型、年龄和人种等。局部、无淋巴结及远处转移者预后较好；肿瘤越厚，预后越差。根据肿瘤分期判断预后，Ⅰ/Ⅱ期女性生存率高于男性，高龄与生存率成反比，Ⅲ期溃疡和淋巴结转移数量多提示预后差，Ⅳ期重要的预后因素是远处转移的位置，内脏转移比非内脏（皮肤及远端淋巴结）转移预后差。

（王晓雷）

bí-yān'ái

鼻咽癌（nasopharyngeal carcinoma）

发生于鼻咽上皮细胞的恶性肿瘤。其发病有明显的地域性分布，以中国南方地区和东南亚地区发病率最高，北非次之，欧美大陆及大洋洲发病率低于 1/10 万。鼻咽癌发病具有明显的人种差异，部分蒙古人种为鼻咽癌的高发人群，黑种人次之，白种人十分罕见。鼻咽癌发病具有家族聚集性，患者的一级和二级亲属发病率明显高于一般群体的发病率。发病年龄以 30~60 岁多见，占 75%~90%，男女发病率之比为（2.4~2.8）:1。

鼻咽位于颅底和软腭之间，连接鼻腔和口咽，被顶后壁、双

侧壁、前壁和底壁包绕。鼻咽癌最好发的部位是咽隐窝，侧壁常见，其次是鼻咽顶壁。

病因和发病机制　鼻咽癌是多基因遗传病，涉及多个基因之间或基因与环境之间的交互作用。较为肯定的致病因素有 EB 病毒感染、遗传因素和环境因素等。

EB 病毒感染　EB 病毒在鼻咽癌的发生中有重要作用。高通量测序发现，与鼻咽癌发病风险高度相关的 EB 病毒亚型及其 3 个位于 EB 病毒编码 *BALF2* 基因的标志性遗传多态位点（BALF2_CCT）。如果个体携带这种鼻咽癌高危型 EB 病毒（BALF2_CCT），鼻咽癌的发病风险相比低危型 EB 病毒（BALF2_ATC）增加约 11 倍，在中国高危地区 80% 的鼻咽癌病例感染这种鼻咽癌高危型 EB 病毒。

遗传因素　鼻咽癌发病的种族特异性和家族高发倾向提示其发病可能与血缘或遗传有关。2002 年，由中国中山大学肿瘤防治中心为主的研究组，把鼻咽癌易感基因定位在 4 号染色体短臂 4p15.1-q12 的区域上。人类白细胞抗原（HLA）相关位点，如 6p21 与鼻咽癌的发生有较强的相关性。对于高危人群微卫星多态标记发现 3p21.3、5p13 等也与鼻咽癌发生有相关性。

环境因素　鼻咽癌发病的地区聚集性反映了同一地理环境和相似生活饮食习惯中某些化学因素致癌的可能性。例如，高发区人群嗜食的咸鱼、腌肉、腌菜中致癌物质亚硝酸盐的含量非常高。由于地区自然环境造成人群对某些微量元素摄入失衡，如镍摄入量过多而硒摄入量较少，亦可促进发病。已证实过量摄入镍可促进亚硝胺诱发实验动物鼻咽癌。

调查发现中国广东鼻咽癌高发区的土壤、水和大米中镍的含量高于其他地区，鼻咽癌患者头发中镍的含量亦高。高镍饮食成为鼻咽癌发病的促进因素。其他可能因素有甲醛、吸烟和 PM2.5 等。

临床表现　常表现为鼻塞、血涕、耳鸣、听力下降、头痛、面部麻木、复视和鼻咽肿物、颈部包块、脑神经麻痹等。由于原发部位、大小和周围结构受侵及转移部位的不同，可有不同临床表现。早期鼻咽癌可无症状，仅在常规体检或普查时检出，或直至颈淋巴结肿大才被发现。鼻咽癌淋巴结转移发生率高，初诊时以颈部肿块为主诉的达 40% ~ 50%，颈淋巴结转移一般无明显症状，若转移肿块巨大，侵透包膜并与周围软组织粘连固定，则引发周围组织、血管和神经受压，如头痛、第 Ⅸ、Ⅹ、Ⅺ、Ⅶ 对脑神经麻痹及霍纳（Horner）综合征等。如有双侧喉返神经麻痹，可导致重度呼吸困难甚至窒息。

鼻咽癌血行转移率较高，占初治患者的 6% 左右。远处转移是导致死亡的重要因素，以骨转移最多见，肺及肝转移次之；皮肤或皮下转移或骨髓侵犯是在已有多脏器转移时发生；脑实质转移罕见。

诊断　凡有鼻咽癌相关临床症状或有头痛、颈部肿块或普查 EB 病毒抗体效价，尤其是 EA-IgA 效价明显增高者或来自鼻咽癌高发区，或有鼻咽癌家族史，临床提示鼻咽癌可能的患者，应行详细头颈部体格检查，包括五官、颈部和脑神经检查等。

体格检查　患侧或双侧上颈部常可触及质地较硬的肿大淋巴结。有时可在口咽部看到血性分泌物。

影像学检查　有以下几种。

内镜　主要是鼻咽镜检查，可以清楚观察到鼻腔及鼻咽腔内病变，是鼻咽癌放疗前必备检查之一。对于鼻腔和后鼻孔侵犯的判断非常重要，并能动态观察肿瘤的治疗效果。原发肿瘤较大时，间接鼻咽镜或前鼻镜即可发现肿物。

CT 和 MRI　二者各有优势。CT 显示颅底骨破坏较直观清晰；而 MRI 具有很好的软组织分辨率，能在横断面、冠状面和矢状面三维方向上清楚显示咽旁软组织侵犯、颅底和颅内外通道侵犯、脑神经受侵的增粗、脑膜受侵的不规则增厚、颈部淋巴结肿大和椎体转移脊髓受压等改变。美国癌症联合委员会（AJCC）分期推荐增强 MRI 作为标准影像诊断手段。

超声　用于评估颈部淋巴结情况，以及评估腹部脏器有无可疑转移灶。超声对于颈部淋巴结转移癌的评估比较准确，并且超声引导下穿刺细胞学或病理检查可明确淋巴结性质。

骨显像　放射性核素骨显像灵敏度较高，在骨转移症状出现前 3 个月或 X 线平片检出骨破坏前 3 ~ 6 个月即有放射性浓集表现。在有骨痛或骨叩压痛区放射性核素骨显像阳性符合率一般比 X 线片高 30% 左右。

正电子发射计算机体层成像（PET-CT）　在颈部淋巴结和远处转移的诊断准确率高于增强 CT 和 MRI，能早期发现远处转移病灶。对于原发不明颈部淋巴结转移者，PET-CT 在寻找原发灶上有一定作用，也用于治疗后的疗效评估。

血液学检查　一般需要完善血常规、肝肾功能、垂体激素水平、甲状腺功能、EB 病毒抗体 VCA-IgA、EA-IgA 效价和 EBV-

DNA 拷贝数检测。鼻咽癌患者常伴有血清 EBV-DNA 的复制及病毒抗体 VCA-IgA 和 EA-IgA 效价增高。血浆 EBV-DNA 拷贝数，与鼻咽癌分期、肿瘤负荷、是否伴有远转、疗效以及是否复发密切相关，应常规检查。

组织病理学检查　须组织活检进行病理学检查以确诊。首选对鼻咽部肿物进行活检，并对鼻咽原发灶进行原位杂交检测 EBER。如果活检颈部淋巴结，也需原位杂交检测 EBER，增加诊断的准确性。鼻咽癌以鳞癌最常见，占 95% 以上，病理分型为角化性癌、非角化性癌和基底细胞样癌 3 类，以非角化性未分化癌为主，其次是非角化性分化型癌和角化性癌。

鉴别诊断　需与鼻咽部的其他良恶性肿瘤进行鉴别。①鼻咽纤维血管瘤：即青春期出血性纤维血管瘤，主要表现是出血、鼻塞。②腺样体肥大：好发于青少年，易误诊为鼻咽癌。可通过组织活检鉴别。③鼻咽部结核：症状不典型，如鼻塞或涕中带血等。常合并全身结核症状，如低热、盗汗、消瘦等。④鼻咽炎：鼻咽部的黏膜炎症。⑤鼻咽部少见的恶性肿瘤：淋巴瘤、腺癌和小唾液腺来源的肿瘤（腺样囊性癌、黏液表皮样癌以及恶性多形性腺瘤）等，可通过组织活检鉴别。

治疗　分以下几种情况。

无远处转移的初治鼻咽癌的治疗　鼻咽癌对放化疗敏感，放疗是首选治疗手段。2020 年美国国立综合癌症网络（NCCN）指南建议，对于 Ⅰ 期鼻咽癌多采用单纯放疗，而 Ⅱ 期以上的局部中晚期鼻咽癌可选择同步放化疗联合辅助化疗、诱导化疗联合同步放化疗、同步放化疗等方案，但最佳方案仍有争议。

放射治疗　放疗野一般需包括鼻咽部原发灶、颈部转移淋巴结区域及需预防照射的颈部引流区。一般推荐的放射剂量：原发灶 $T_1 \sim T_2$ 的处方剂量 6 600 ~ 6 996cGy/2.0 ~ 2.12Gy/F/30-33F，原发灶 $T_3 \sim T_4$ 的处方剂量 6 996 ~ 7 392cGy/2.12 ~ 2.24Gy/F/30-33F；颈部转移淋巴结的处方剂量 6 999cGy/2.12Gy/F/33F，咽后转移淋巴结的处方剂量 6 996 ~ 7 392cGy/2.12 ~ 2.24Gy/F/33F；鼻咽原发灶周围及阳性淋巴结引流区处方剂量 6 006cGy/1.82 ~ 2.0Gy/F/30-33F；预防照射淋巴引流区处方剂量 4 800 ~ 5 400cGy/1.6 ~ 1.82Gy/F/28-30F。

化疗　同步放化疗中，化疗对于放疗有协同作用，目的在于提高局部控制、降低远处转移发生率。对于局部晚期鼻咽癌，同步放化疗较单纯放疗可以提高总生存率和局部控制率、无远处转移率、无瘤生存率和总生存率。2018 年 NCCN 指南中，局部晚期鼻咽癌患者行诱导化疗后再接受放化疗由 3 类证据升为 2A 类推荐。辅助化疗的主要目的是要减少远处转移发生率，理论上辅助化疗还可以巩固局部放疗的疗效。2020 年，美国临床肿瘤学会（ASCO）会议报道，与同步放化疗相比，同步放化疗联合辅助化疗提高了局部晚期鼻咽癌的无进展生存率和局部控制率。化疗的常用方案为以铂类为基础的 TPF（多西紫杉醇 + 顺铂 + 5 - 氟尿嘧啶）/TP（紫杉醇 + 顺铂）、GP（顺铂 + 吉西他滨）等方案。

靶向治疗　鼻咽癌最重要的两个靶点分别是表皮生长因子受体（EGFR）和血管内皮生长因子受体（VEGFR）。EGFR 在 80% ~ 90% 鼻咽癌组织中高表达，EGFR 高表达与鼻咽癌不良预后相关。VEGFR 在 40% ~ 70% 的鼻咽癌组织中高表达，而 VEGFR 过表达者远处转移的发生率高、生存期短。主要的靶向药物主要有：EGFR 单抗（西妥昔单抗、尼妥珠单抗）、VEGF 单克隆抗体（贝伐珠单抗）及小分子酪氨酸激酶抑制剂（吉非替尼、索拉菲尼等）。大部分分子靶向药物在局部晚期鼻咽癌中的应用尚处于临床试验阶段。

对于高危鼻咽癌患者，同步放化疗的基础上联合西妥昔单抗也有较好疗效。

复发（残留）和转移鼻咽癌的治疗　有以下几种情况。

鼻咽部复发　对于复发（残留）鼻咽癌，首先推荐加入临床研究。可手术切除的病灶，应手术切除，术后根据情况接受辅助放疗或同步放化疗。对于无法手术切除的，根据患者的自身和肿瘤情况，给予再程放疗/同步放化疗或全身化疗；对一般情况差，无法耐受抗肿瘤治疗者应支持治疗。

颈部淋巴结复发（残留）　首选手术治疗，疗效较好。对于残留的颈部淋巴结，可以在放疗后 12 周后，结合 PET-CT 的检查结果来决定下一步的治疗方式，如果解剖影像和 PET-CT 均显示有淋巴结残留，建议即时手术治疗。手术多采用改良颈部淋巴结清扫术。

初治的转移性鼻咽癌　首选加入临床研究。未纳入临床研究者，建议含铂联合化疗后行局部放疗/同步放化疗，以及寡转移部位的放疗或观察。对于预期生存期较短的患者，局部治疗对生存的获益不大，应对症姑息治疗。

根治治疗后继发远地转移的鼻咽癌　首选加入临床研究。未纳入临床研究者，应首选化疗。对于化疗效果较好、EB 病毒 DNA 拷贝数显著下降的患者，可以考虑转移部位的局部治疗。多数认为对于化疗有效的患者，远地转移部位的局部治疗有生存获益。

预后　早期病变的局部控制率可达 90% 以上，采用调强放疗治疗后，局部控制率显著增加，可达 80% 以上，鼻咽癌的 5 年总生存率可提高至 80% 以上。

（朱一鸣　易俊林）

bíqiāng'ái

鼻腔癌（nasal cavity carcinoma）

原发于鼻腔内的恶性肿瘤。多见于鼻腔外侧壁，如中鼻甲、中鼻道和下鼻甲。起源于鼻腔内侧壁如鼻中隔的鼻腔癌较少见，鼻中隔癌较鼻腔外侧壁癌更易出现颈淋巴结转移。鼻腔癌以鳞状细胞癌和未分化癌多见，其他尚有腺样囊性癌、腺癌、基底细胞癌、嗅神经上皮癌及淋巴上皮癌等。男性较多见。

病因和发病机制　主要与遗传因素、病毒感染、慢性炎症刺激、良性肿瘤恶变及接触致癌物等因素有关。继发性鼻腔癌多来源于鼻窦，如上颌窦癌和筛窦癌常侵入鼻腔，发生于外鼻、眼眶和鼻咽等处的肿瘤在晚期也可侵犯鼻腔。

临床表现　鼻出血、鼻塞和鼻腔肿物是鼻腔癌的三大症状。早期常仅有单侧鼻塞、鼻出血等症状。鼻出血常频繁发生，出血量不多，可仅表现为鼻涕带血，易被忽略。可出现面、鼻部麻木感和胀满感，顽固性头痛，进行性持续性单侧鼻塞，血性鼻涕及嗅觉障碍等。有时患者自诉发现鼻腔肿物或发现鼻外形改变。随病变发展，可伴感染，肿瘤溃烂，出现恶臭的血性脓涕，反复大量鼻出血。

晚期肿瘤可在鼻腔内广泛生长，侵犯鼻窦、鼻咽、眼眶、腭和牙槽等部位，出现相应的临床症状，如视力减退、复视、眼球移位、突眼、面颊膨隆、腭部肿块、耳鸣、听力减退和剧烈头痛等。最终可出现贫血、恶病质、颈淋巴结转移或远处转移。

查体可见肿瘤外观一般呈外突菜花样、乳头状或桑葚样肿物，伴有出血和溃烂，色粉红至红色，质地硬而脆，易伴感染、坏死，常伴息肉或化脓性鼻窦炎。

诊断　结合年龄、性别、症状、既往史和影像学检查等做出诊断。确诊需病理学检查。

体格检查　鼻腔局部检查需要使用前鼻镜，一般可观察到整个鼻前庭、中下鼻甲和鼻中隔前部位置。颈部查体重点是上颈部淋巴结触诊。

影像学检查　①内镜检查：主要是鼻咽喉镜检查。可观察双侧鼻腔情况，评估病变的位置、范围，并可取组织活检，通过病理检查明确诊断。②CT 和 MRI：增强 CT 或增强 MRI 检查可评估病变位置、范围、周围骨质情况，以及颈部淋巴结情况。CT 对于骨质受累判断更准确。③超声：颈部超声用于评估颈部淋巴结有无转移。有时可以在超声引导下进行穿刺细胞学或病理学检查帮助确诊。④正电子发射计算机体层成像（PET-CT）：用于治疗前的分期和治疗后的评估，缺点是费用较高。

组织病理学检查　多通过鼻咽喉镜下取组织活检，经病理确诊。有时鼻咽喉镜下取活检仍难以确诊，可以考虑在麻醉下使用鼻腔镜切除活检。国外最常见的病理类型是鳞状细胞癌，其次是

小唾液腺来源的癌，如腺样囊性癌、腺癌和黏液表皮样癌；相对少见的还有未分化癌、黏膜黑色素瘤、嗅神经母细胞瘤，以及淋巴瘤、肉瘤等。中国最常见的是鳞状细胞癌，其次是腺样囊性癌、嗅神经母细胞瘤和黑色素瘤。

鉴别诊断　需与鼻腔的其他肿瘤进行鉴别。良性的鼻腔肿瘤如内翻乳头状瘤、腺瘤等。一般良性肿瘤呈膨胀性生长，无骨质侵犯。可通过组织活检确诊。

治疗　根据不同病理类型以及临床分期选择治疗方式。早期首选手术或单纯放疗。未分化癌和低分化癌首选放疗。晚期肿瘤采取以手术切除为主的综合治疗，手术前后辅以放疗。放疗未能控制可考虑挽救性手术切除。

预后　疗效与肿瘤的病理类型和病理分期有关。黏膜黑色素瘤、未分化癌、小细胞神经内分泌癌预后较差，5 年总体生存率 30%～40%。鳞状细胞癌 5 年生存率约 70%。腺样囊性癌、黏液表皮样癌等预后略好于鳞癌。

（朱一鸣）

shànghédòu'ái

上颌窦癌（maxillary sinus carcinoma）

原发于上颌窦黏膜的恶性肿瘤。病理类型以鳞状细胞癌为主，占 90% 以上。好发于 50～60 岁人群，男性多于女性。

病因和发病机制　主要与遗传因素、病毒感染、慢性炎症刺激、良性肿瘤恶变及接触致癌物等因素有关。

临床表现　初期症状无特异性，病变局限于窦腔时可无明显阳性体征，鼻塞及异常分泌物常为先驱症状，有流涕、鼻出血和嗅觉减退；继则出现牙痛、牙齿松动、牙脱位、牙龈出血及牙龈肿块；当肿瘤侵及翼板、翼腭窝

时，张口宽度缩小，直至完全不能张口；眼部症状有突眼、流泪、结膜充血、视力减退及复视；面部肿胀、疼痛、麻木、充血；少数可有耳痛。常有肝、肺、骨等的转移。

诊断 结合年龄、性别、病史和影像学检查等做出诊断。耳鼻喉科常规检查、口腔检查应完善，但肿瘤局限于上颌窦腔内时常不易发现。CT 与 MRI 检查能较好地观察病变位置和范围，应常规完善。还应结合颈部查体、颈部超声等评估有无区域淋巴结转移。确诊需手术及病理学检查。

鉴别诊断 需与鼻腔鼻窦的其他肿瘤进行鉴别。良性肿瘤如内翻乳头状瘤、腺瘤等，一般呈膨胀性生长，无骨质侵犯。可通过活检组织病理学检查确诊。

治疗 一般采取手术治疗、放疗、化疗和免疫疗法等综合治疗。肿瘤范围较局限者，多采取手术为主的综合治疗，包括术前放疗联合手术，或手术联合术后辅助放化疗等。根据病变范围大小，手术方式包括上颌窦根治、部分上颌骨切除、上颌骨切除以及扩大切除（包括眶内容切除）等。单纯姑息性放疗可用于无法根治性手术切除的晚期病例。对术后复发及不能耐受手术者，也可进行放疗，但疗效不理想。对于有手术禁忌又不适应放疗的可考虑化疗。或肿瘤复发不能再做手术或放疗的患者行姑息化疗。免疫治疗方面，帕博利珠单抗和纳武单抗可用于复发或转移癌的二线或三线治疗。

预后 疗效与肿瘤的病理类型、病理分期等有关。总体 5 年生存率约 40%。肿瘤局部复发和远处转移是致死的主要原因。

(朱一鸣)

shāidòu'ái

筛窦癌（ethmoidal sinus carcinoma）

原发于筛窦的恶性肿瘤。较少见，常见于鼻腔或上颌窦恶性肿瘤侵犯筛窦。筛窦原发恶性肿瘤早期不易被发现。

病因和发病机制 有以下几方面。

长期慢性炎症刺激 临床上鼻窦炎发病率与各鼻窦恶性肿瘤的发病率基本相似，均以上颌窦最常见，筛窦次之。

经常接触致癌物质 长期吸入某些刺激性或化学物质，如镍、砷、铬及其化合物、硬木屑、软木料粉尘等。

良性肿瘤恶变 鼻息肉或内翻性乳头状瘤反复复发，多次手术后有恶变危险。另有鼻硬结病、小唾液腺混合瘤、神经鞘膜瘤和纤维瘤等，均有可能恶变。

放疗史 既往有面部放疗史者，若干年后有发生恶性肿瘤的可能性。

临床表现 早期不易发现。肿瘤扩大累及周围组织时可出现临床症状，鼻塞、流涕、鼻出血是最常见的症状，有时鼻涕呈脓血性，有恶臭。由于筛窦体积小，筛房骨壁甚薄，并与眼眶和前颅底紧密相连，而且有时骨板呈先天性缺损，因此筛窦肿瘤易扩散。如破坏纸样板进入眼眶，可出现眼球突出、眼球运动障碍、复视及视力减退等；侵及筛板或硬脑膜时表现为剧烈头痛；肿瘤向鼻腔或其他鼻窦发展可引起鼻窦阻塞、黏脓鼻涕带血及嗅觉障碍；肿瘤向外发展可使内眦鼻根部隆起。原发于筛窦的恶性肿瘤，晚期可能与其他鼻窦癌并存。晚期可发生颌下或颈上区淋巴结转移。

诊断 鼻腔检查可见筛泡突出，中鼻甲被推向鼻腔，造成鼻道狭窄，鼻顶及中鼻道可见红色瘤组织，触之易出血。CT、MRI 等检查可明确肿瘤范围和有无颅内转移，但确定肿瘤性质仍需组织活检。有条件者可行正电子发射计算机体层成像（PET-CT）检查。原发的筛窦癌以腺癌较多见。鳞状细胞癌多继发于上颌窦癌。黑色素瘤多继发于鼻腔。鼻顶区的嗅神经母细胞瘤常向筛窦扩展。

鉴别诊断 需与其他鼻腔、鼻窦的良恶性疾病及颅底良恶性肿瘤进行鉴别。

治疗 原发筛窦癌发现时常为中晚期，鼻腔鼻窦肿瘤侵犯筛窦也常为中晚期，一般均需要多学科综合治疗。完善检查评估可切除的病灶，可选择手术联合术后放疗。不可切除的病灶，选择同步放化疗或术前放疗联合手术。化疗或其他疗法可根据肿瘤病理类型及患者全身情况而定。

手术多采用鼻侧切开进路，适用于肿瘤局限在筛窦内或侵及鼻腔上颌窦和蝶窦者。如肿瘤已扩展到前颅底及眶内，则宜采用颅-面联合进路切除术。

预后 与病理类型和病理分期有关。原发筛窦恶性肿瘤较少见，预后报道不多。鳞状细胞癌 5 年生存率约 30%，腺样囊性癌 5 年生存率 70%~80%。

(朱一鸣)

édòu'ái

额窦癌（frontal sinus carcinoma）

原发于额窦的恶性肿瘤。较少见，常见于鼻腔或上颌窦恶性肿瘤侵犯额窦。男性比女性多见，老年人多见。

病因和发病机制 病因不明确。可能与长期慢性炎症刺激、经常接触致癌物质（如镍、砷、铬及其化合物、硬木屑、软木料粉尘等）及良性肿瘤恶变等有关。

临床表现 早期症状不明显。可能出现鼻出血和鼻涕带血，往往出血不多，有时只是涕中带血。向周围生长扩展、侵犯筛窦后，可能出现眼部症状，如眼胀痛、复视、视力减退等。向前生长可侵犯骨质，向后生长可侵透骨质累及硬膜和脑组织，患者出现头痛、性格改变等。颈部淋巴结肿大、全身健康情况恶化等，多属肿瘤较晚期的症状。

诊断 根据病史、体检、辅助检查及病理学检查做出诊断。耳鼻喉科常规检查可帮助观察肿瘤位置、范围，如鼻镜、鼻内镜检查、CT 与 MRI 检查。确诊依据病理学检查结果。其他还应结合颈部查体、颈部超声等。额窦原发恶性肿瘤中鳞状细胞癌最常见，其他有淋巴瘤、腺癌、黏膜黑色素瘤、腺样囊性癌和黏液表皮样癌等。

鉴别诊断 需与其他鼻腔、鼻窦的良恶性疾病及颅底良恶性肿瘤进行鉴别。

治疗 一般采取手术治疗、放疗、化疗和免疫疗法等相结合的综合治疗。对肿瘤范围较局限者，多采取手术为主的综合治疗，包括术前根治性放疗联合手术，或手术联合术后辅助放化疗等。

放射治疗 单纯姑息性放疗用于无法根治性手术切除的晚期病例。对术后复发及不能耐受手术者，也可进行放疗，但疗效不理想。手术前或手术后加用放疗疗效较好。

手术治疗 采用鼻外进路额窦手术，术中将肿瘤连同窦腔黏膜全部切除。尽可能复位额骨骨瓣，以保持面容。

化疗 只对不愿接受手术或不适应放疗及手术的患者或手术不彻底者，采用化疗。还可用于术后复发不能再做手术者的姑息治疗。免疫治疗方面，帕博利珠单抗和纳武单抗可用于复发或转移癌的二线或三线治疗。

预后 额窦原发恶性肿瘤 5 年生存率约 44%。淋巴瘤的预后显著好于其他恶性类型。腺癌预后较差。

（朱一鸣）

diédòu'ái

蝶窦癌（sphenoidal sinus carcinoma） 原发于蝶窦的恶性肿瘤。罕见，不足鼻窦恶性肿瘤的 1%，常为筛窦、鼻腔或鼻咽的恶性肿瘤侵犯扩展所致。个别有继发于远处器官恶性肿瘤的转移。

病因和发病机制 有以下几方面。

长期慢性炎症刺激 临床上鼻窦炎发病率与各鼻窦恶性肿瘤的发病率基本相似，均以上颌窦最常见，筛窦次之，再次为额窦，而蝶窦少见。

经常接触致癌物质 长期吸入某些刺激性或化学物质，如镍、砷、铬及其化合物、硬木屑、软木料粉尘等。

良性肿瘤恶变 鼻息肉或内翻性乳头状瘤反复发作有恶变危险。另有鼻硬结病、小唾液腺混合瘤、神经鞘膜瘤和纤维瘤等，均有可能恶变。

临床表现 多在成年后发病，无性别差异。蝶窦癌早期有血性鼻涕，有时在蝶筛隐窝出现肉芽组织，随着肿瘤扩大和压迫神经可出现头痛。头痛常位于眼眶深部或球后、颈侧深处或额顶部深处，有时位于枕部，并向颈后扩散，也有头痛不显著者，这时易误诊。肿瘤向侧壁发展，最先发生展神经麻痹，眼球内斜，复视，之后滑车神经及动眼神经也相继

麻痹，表现为眼球固定、上睑下垂、瞳孔散大。视神经受压可出现视力减退或失明。眼部症状可由单侧逐渐发展为双侧，并常伴有眼球突出。如侵犯蝶鞍，出现垂体功能低下症状，也可表现为尿崩症。向下发展可出现鼻咽顶膨隆。蝶窦转移癌除有上述症状及体征外，在全身体检中常发现远处原发癌的症状与体征。

诊断 蝶窦恶性肿瘤由于发病率低，解剖部位隐蔽，早期症状不明显，常难以发现。对有深部头痛，继之出现第Ⅲ、Ⅳ、Ⅴ、Ⅵ对脑神经麻痹者，应考虑蝶窦疾病。如上述症状进展较快，应怀疑蝶窦恶性肿瘤。此时要进行全面检查，包括全身各器官、鼻腔、鼻咽腔检查和眼科、神经内科相关检查，头颅正侧位片、颈动脉造影、头部 CT 或 MRI 可显示肿瘤的大小和延伸的范围。有条件者可行正电子发射计算机体层成像（PET-CT）检查，以较早确定病变性质及范围。蝶窦肿瘤的确诊需经穿刺病理活检或经鼻中隔蝶窦开放术取活体组织进行病理检查。

鉴别诊断 需与鼻腔、鼻咽部的炎症、囊肿、良恶性肿瘤及蝶鞍内及鞍旁的肿瘤相鉴别。

治疗 蝶窦恶性肿瘤发现时常为中晚期，一般采取放疗与手术相结合的综合治疗。由于蝶窦位置深在，与颅底重要血管、神经毗邻，病变稍有进展即可累及周围重要结构。因此术前评估十分重要。对于可切除肿瘤，通过鼻侧切路径切除中鼻甲和筛窦后进入蝶窦区，或经鼻中隔进行蝶窦开放和肿瘤切除。术中须警惕肿瘤侵袭侧方骨壁后，瘤体可与蝶腭动脉、颈内动脉粘连，盲目钳取肿瘤可能致动脉破裂而发生

致死性出血。

由于周围重要结构较多，手术可切除范围受限，切缘难以充分，一般术后需要辅助放疗。对于局部晚期的肿瘤，可考虑直接进行术前放疗联合手术或根治性放射治疗。

预后 总体预后不佳，特别是继发于远处器官或有颈淋巴结转移者。

（朱一鸣）

chún'ái

唇癌（carcinoma of the lip）

发生于唇红缘黏膜的恶性肿瘤。主要为鳞状细胞癌，腺癌很少见。多发生于下唇，常发生于下唇中外 1/3 间的唇红缘部黏膜。

病因和发病机制 尚未明确，可能与基因突变、烟草嗜好、皮肤颜色浅和过度紫外线暴露有关。

临床表现 肿瘤生长较慢，一般无自觉症状，早期为疱疹状结痂的肿块，或局部黏膜增厚，随后出现火山口状溃疡或菜花状肿块，向周围皮肤及黏膜扩散，同时向深部肌组织浸润，嘴唇或口周皮肤有疼痛或麻木感，晚期可波及口腔前庭及颌骨。淋巴结转移的概率很低（尤其是早期低危唇癌），平均不足 10%。淋巴结转移的风险与原发肿瘤的部位、大小和分化级别有关。

诊断 由于唇癌位置表浅，通常可以早期发现，因此临床中以早期为主，但也有部分患者因延误就诊导致病情进展，治疗时已属晚期。唇部鳞状细胞癌的检查包括全面的头颈部查体、活检以及其他必要的检查，如有临床指征，应行牙科评估（口腔全景X线摄片）、增强 CT 和/或 MRI 以便更好地评估软组织情况（如果疑似淋巴结转移或骨侵犯）。切取部分病变组织行病理检查，确定癌症类型和癌细胞侵袭水平。

鉴别诊断 需与疱疹性唇炎相鉴别，后者主要表现为成簇的小水疱，周围可见红斑，疼痛明显，破溃后形成糜烂，表面有结痂，病变可愈合，部分患者可反复发作，并总在同一部位或相邻部位。

治疗 主要为手术治疗，广泛切除并保障切缘阴性是手术的关键。早期肿瘤（$T_1 \sim T_2N_0$），手术为首选，而放疗可选择用于局部控制，但占据大部分下唇的表浅肿瘤的最佳治疗手段是放疗。一些晚期唇癌可导致一定程度的组织破坏和继发性畸形；手术在此种临床情形下为首选。由于唇位于面中部，在审美、进食和语言方面有极重要的作用，因此唇肿物切除后，对于缺损的修复至关重要。唇缺损修复的方法较多，一般取决于缺损的程度，原则是尽量应用唇组织修复，保持口轮匝肌的完整性。

对于术后发现切缘阳性、淋巴结结外侵犯，多个淋巴结转移，神经、淋巴及血管浸润者，应辅以放化疗。颈部处理也取决于肿瘤的分期和位置。例如，中线部位可表明发生对侧病变风险更高。而隐匿性颈部转移在早期唇癌中并不常见。对于晚期疾病（T_3、T_{4a} 期）且颈部 N_0 的患者，同侧或双侧颈部淋巴结清扫可供选择。

预后 一般良好，主要取决于肿瘤的大小和是否存在淋巴结转移的情况。

（刘 杰）

shé'ái

舌癌（carcinoma of the tongue）

发生于口腔舌前 2/3 的恶性肿瘤。是口腔癌中常见的恶性肿瘤之一，占 1/3 ~ 1/2。好发于舌中 1/3 侧缘部，其次为舌腹及舌背，舌前 1/3 近舌尖部位少见。98%以上为鳞状细胞癌。男性多于女性，平均发病年龄 60 岁左右。

病因和发病机制 病因尚不明确，其发生主要考虑与口腔卫生不良、烟酒嗜好、口腔局部创伤、异物长期刺激、人乳头瘤病毒（HPV）感染和癌前病变等有关。

临床表现 早期可仅表现为舌侧缘黏膜组织增厚、白斑或小硬结，逐渐形成溃疡或肿块，出现舌痛、舌活动受限、咀嚼困难。部分患者可触及颌下或颈部肿大淋巴结。

诊断 颌面部 CT、MRI 和颈部超声检查明确肿瘤位置、体积、浸润或转移情况，活检明确肿瘤病理结果。此外，行影像学检查评估下颌受侵情况及细致的牙科评估（视临床指征而定，包括下颌骨全景 X 线片或 CT），对于舌癌的分期和治疗计划尤其重要。

鉴别诊断 需与以下疾病鉴别。①创伤性溃疡：多见于老年人，好发于舌侧缘后方，常有对应部位的刺激物。溃疡较深，表面有灰白色假膜，基底不硬，去除刺激物可自行愈合。②结核性溃疡：多发生于舌背，偶见于舌尖和舌边缘，溃疡表浅，紫红色，边缘不整，呈鼠咬状口小底大的潜行性损害，基底无浸润，患者常有结核病史。

治疗 多学科团队参与治疗对该病尤其重要，原因是诸如咀嚼、吞咽和言语、发音等关键生理功能均可受到影响。早期口腔癌的初始治疗为原发肿瘤切除（首选）或根治性放疗。舌癌容易发生颈部淋巴结转移（50% ~ 60%），手术一般需同时行颈部淋巴结清扫。术后辅助治疗选项取决于不良特征的存在与否。对于存在淋巴结结外侵犯伴或不伴切缘阳性的可切除口腔癌患者，选择术后同步放化疗。手术较大者需行预防性气管切开，以防术后出现呼吸困难。

预后 5年生存率60%以上，性别与预后有一定关系，女性较男性好。

（刘 杰）

kǒudǐ'ái

口底癌 （carcinoma of floor of the mouth）

原发于口底黏膜的恶性肿瘤。发病率在口腔癌中位于第六位，发病年龄多为40～60岁。以两侧前磨牙为界分为前口底和后口底，多见于舌系带两侧的前口底，发生于后口底的肿瘤较前口底恶性程度高。病理类型多为鳞状细胞癌，极少数为来自口底小唾液腺的腺上皮癌。

病因和发病机制 尚不明确，与咀嚼槟榔、吸烟、喝酒等习惯有关。

临床表现 早期常表现为溃疡或肿物，以后向深层组织浸润，发生疼痛、口涎增多、牙齿松动和舌运动受限，并有吞咽困难及语言障碍。口底癌常早期发生淋巴结转移，转移率仅次于舌癌，约40%，一般转移至颏下、下颌下及及颈深淋巴结，但大都先有下颌下区转移，以后转移到颈深淋巴结。前口底癌易发生双颈淋巴结转移，远处转移率约6%。

诊断 除常规体格检查外，由于口底癌可能侵犯下颌骨舌侧骨皮质，建议行X线检查。CT和/或MRI检查可用于评估肿瘤与下颌骨、舌、口底肌群或咽旁的关系。切取部分病变组织行病理检查，确定癌症类型和癌细胞侵袭水平。

鉴别诊断 需与以下疾病鉴别。①口底创伤性溃疡：多因异物长期刺激引起，表现为溃疡，去除异物并抗炎治疗有效。②舌下腺癌：肿瘤位于舌下区，位置较口底癌深，多表现为肿块，表面黏膜多完整。影像学及活检病理学检查有助于鉴别。

治疗 手术为主要治疗方法，在切除原发灶的同时，常连同舌下腺、部分或全部口底肌群一并切除；如肿瘤累及舌腹、下颌骨，应切除部分舌体、下颌骨。对于cN0期，原发灶位于前口底或口底正中者，应行双侧肩胛舌骨肌上淋巴结清扫术或双侧功能性颈部淋巴结清扫术。对于T3～T4期、切缘阳性或邻近切缘、神经血管或淋巴管受侵犯、有1个或多个淋巴结阳性、包膜外侵犯者应辅以放化疗等。对于缺损的修复视具体情况而定。

预后 总体5年生存率为65%，早期癌为84%。

（刘 杰）

jiániánmó'ái

颊黏膜癌 （carcinoma of the buccal mucosa）

原发于颊黏膜的恶性肿瘤。前界为唇内侧黏膜中线，后界为翼下颌韧带前，上下界为龈颊沟。90%以上为鳞状细胞癌，5%～10%为腺源性上皮癌。仅占口腔癌的10%。具有浸润性生长、局部复发率高的特点。

该病病因尚不明确，其发生与咀嚼槟榔、吸烟、饮酒等生活方式相关。临床多表现为溃疡，早期一般无明显疼痛，当肿瘤侵袭肌组织或合并感染时，出现明显疼痛，伴不同程度的张口受限，直至牙关紧闭。可出现牙痛或牙松动、继发性出血等。颈淋巴结转移率较高，为30%～50%。下颌下淋巴结最常受累，其次为颈深上淋巴结。

除常规体格检查外，由于口底癌可能侵犯下颌骨舌侧骨皮质，建议行X线检查。CT和/或MRI检查可用于评估肿瘤与下颌骨、舌、口底肌群或咽旁的关系。切取部分病变组织行病理检查，确定癌症类型和癌细胞侵袭水平。该病需与创伤性溃疡相鉴别。创伤性溃疡多因异物长期刺激引起，表现为溃疡，去除异物并积极进行抗炎治疗有效。

手术为主要治疗手段，尤其适用于早期患者。对局部晚期cN0的颊黏膜癌行颈部淋巴结清扫可减少复发、提高生存率。美国国立综合癌症网络（NCCN）指南推荐对于浸润深度超过4mm者进行Ⅰ～Ⅲ区同侧或双侧颈部淋巴结清扫（当肿瘤位于或靠近中线），对于浸润深度在2～4mm者推荐根据临床实际情况决定是否进行淋巴结清扫。对于T3～T4期、切缘阳性或邻近切缘、神经血管或淋巴管受侵犯、有1个或多个淋巴结阳性及包膜外侵犯者应辅以放化疗等。对于缺损的修复视具体情况而定。

该病预后与肿瘤分期有关，5年生存率40%～70%。

（刘 杰）

yáyín'ái

牙龈癌 （carcinoma of the gingiva）

来自牙龈区被覆上皮的恶性肿瘤。下牙龈较上牙龈多见，发病率为口腔癌的第二位或第三位。病理类型以鳞状细胞癌最多见。男性多于女性。

病因和发病机制 病因尚不明确，可能与基因突变、吸烟、饮酒、咀嚼槟榔、慢性炎症或刺激及人乳头瘤病毒（HPV）感染等有关。

临床表现 早期生长较慢，多表现为溃疡型或肿块型。当向牙槽突和颌骨浸润，破坏骨质，可引起牙齿松动及疼痛，当侵犯磨牙后区或咬肌时可引起张口困难，可发生淋巴结转移，上牙龈癌可转移至颌下和颈深淋巴结，下牙龈癌多转移至颌下、颏下及颈深淋巴结。远处转移少见。

诊断　查体检查有无牙龈溃疡、肿块，有无牙齿松动、疼痛、出血、张口困难等，口腔全景X线摄片明确肿瘤是否侵犯下颌骨，增强CT和/或MRI以便更好地评估软组织情况及是否存在淋巴结或远处转移。可切取病灶进行病理检查，明确肿瘤病理类型。

鉴别诊断　需与以下疾病鉴别。①牙龈炎、牙周炎：为感染性疾病，表现为牙龈破溃、出血、肿胀等，抗炎治疗有效。②上颌窦癌：早期症状表现为鼻塞、鼻出血及一侧鼻分泌物增多等，继续生长可引起鼻部和面颊部肿胀、牙齿松动、牙龈肿物，晚期可出现颌下及颈部淋巴结转移，组织病理学检查可确诊。

治疗　以手术治疗为主，具体切除范围取决于肿瘤TNM分期及病理类型。下牙龈癌早期仅累及黏膜，未破坏骨质时，可行原发灶扩大切除及下颌骨边缘性切除，若侵犯下颌骨，则行下颌骨节段切除。上牙龈癌早期仅累及黏膜时上颌骨不必切除，若累及牙槽突未破坏上颌窦行上颌骨次全切除术，累及上颌窦者可行一侧上颌骨全切除术。根据具体情况决定是否修复及修复方式。结合肿瘤部位及TNM分期设计颈部淋巴结清扫范围。放疗可作为综合治疗方法在术前和术后应用，能有效提高术后5年生存率。

预后　5年生存率为48%~64%，下牙龈癌的预后通常较上牙龈癌好。

（刘　杰）

yìng'è'ái
硬腭癌（carcinoma of the hard palate）
来自硬腭黏膜的恶性肿瘤。以来自唾液腺者为多，鳞状细胞癌少见，发展一般较缓慢。男女比约3∶2，50岁以上好发。病因尚不明确，与吸烟、饮酒密切相关。临床主要表现为溃疡或肿物，触之易出血，常伴有疼痛、语言和进食困难。硬腭癌常侵犯腭部骨质，引起腭穿孔；向上发展可侵及腭侧牙龈牙槽突而引起疼痛、牙松动。硬腭癌的颈淋巴结转移率约40%，其中以下颌下和颈深上淋巴结多见。病变接近中线或超过中线者及晚期硬腭癌常多发生双侧颈淋巴结转移。

除外常规体格检查外，活检病理检查是确诊的必要手段。CT和/或MRI检查有助于了解肿瘤大小、范围及周围组织受累情况。该病需与上颌窦癌鉴别，上颌窦癌早期表现为鼻塞、鼻出血及一侧鼻分泌物增多等，继续生长可引起鼻部和面颊部肿胀、牙齿松动、牙龈肿物，晚期可出现颌下及颈部淋巴结转移，组织病理学检查可确诊。

手术为主要治疗方法，早期病变应行包括腭骨在内的病变扩大切除术。对腭骨破坏或上颌窦底受侵者，应行上颌骨次全切除术。病变已侵入上颌窦者应行上颌骨切除术。硬腭癌的颈部淋巴结转移率较高，cN₀期可行选择性颈淋巴结清扫术，晚期病例常发生双侧颈部转移，可采用双侧功能性颈部淋巴结清扫术。该病5年生存率约65%，晚期淋巴结转移者预后差，5年生存率约30%。

（刘　杰）

sāixiàn zhǒngliú
腮腺肿瘤（parotid tumor）
发生于腮腺的良性及恶性肿瘤。腮腺位于下颌骨升支后方的下颌后凹，外耳道的前下方。面神经出颅后横穿腮腺，将腮腺分为浅深两叶。深叶位于面神经深面构成20%的腮腺组织，其余80%位于面神经浅面，因此绝大多数腮腺肿瘤位于浅叶。腮腺肿瘤在颌面部比较常见，占唾液腺肿瘤的80%左右，其中约25%为恶性。腮腺良性肿瘤中常见的有多形性腺瘤、沃辛（Warthin）瘤等；恶性肿瘤病理类型多样，最常见的是黏液表皮样癌，其他还有腺样囊性癌、鳞状细胞癌、淋巴瘤等。

病因和发病机制　病因尚不明确，但一些因素被认为是潜在诱因，放射线接触史与腮腺淋巴瘤肿瘤的发生发展有关。沃辛瘤与吸烟有很强的相关性。

临床表现　最常见腮腺区质韧、结节样肿块。肿物多位于腮腺尾部、耳垂前方。位于腮腺深叶的肿瘤亦可表现为咽旁间隙肿物并凸向口内。面神经麻痹症状为腮腺恶性肿瘤的典型症状，这在腮腺良性肿瘤中很少出现。腮腺恶性肿瘤如进一步进展可出现颈部淋巴结肿大或肿瘤表面皮肤受侵。腮腺癌淋巴结转移并不常见，一般肿瘤先在腮腺内淋巴结扩散，随后可扩散至同侧颈部Ⅰ区及Ⅱ区淋巴结。

远处转移最常见于肺，其次是骨和肝。腺样囊性癌的远处转移风险较高，治疗后10~20年仍可能发生转移。

诊断　CT、MRI、正电子发射计算机体层成像（PET-CT）和超声均有助于评估肿瘤侵犯的位置、范围以及区域淋巴结受累程度。CT检查对鉴别咽旁间隙肿瘤来源有价值，恶性肿瘤可表现为形态不规则的软组织块影，肿块密度不均，易发生坏死、囊变、出血，呈浸润性生长，边缘模糊不清，易侵犯翼内外肌、咽旁间隙，向前侵犯下颌骨，向后侵犯颈部血管、神经管，常造成同侧颈部淋巴结转移。

活检或细针穿刺细胞学检查通常可区分良恶性病变、原发性唾液腺肿瘤、转移瘤或淋巴瘤，但明确恶性肿瘤的确切病理类型较为困难，而且很难区分良性和低级别恶性肿瘤。若发现沃辛瘤，双侧腮腺都应行影像学检查，因为其有多灶性和双侧受累的倾向。其他组织学类型的肿瘤很少以同时性双侧恶性肿瘤的形式出现在腮腺内。

鉴别诊断 除良性和恶性肿瘤外，还应与转移癌、炎性淋巴结增生等相鉴别。如果有头皮或面部皮肤癌或黑色素瘤病史，或有切除皮肤病变但未送病理检查的病史，应高度怀疑恶性肿瘤累及腮腺。

对于表现为面神经麻痹者，必须与特发性面神经麻痹［贝尔（Bell）麻痹］相鉴别。对于疑似特发性面神经麻痹的患者，如果存在其他神经系统异常，体格检查提示腮腺肿瘤或在合理的时间窗内没有改善迹象，则需要进一步评估。

治疗 完整手术切除是腮腺肿瘤最重要的治疗方法。良性肿瘤及低级别恶性肿瘤通常行单纯手术治疗；而高级别肿瘤及有阳性切缘或其他高危特征者，则采取手术治疗联合辅助放疗，肿瘤无法切除时可行单纯放疗或放疗联合化疗。

手术治疗 手术方式取决于肿瘤的良恶性、在腮腺内的位置、大小和侵袭性及其与面神经的关系。根据切除的腺叶大小及面神经分离的范围，腮腺切除术可分为腮腺肿物扩大切除、浅叶切除术和全腮腺切除术。

对局限于腮腺浅叶的良性肿瘤，包括多形性腺瘤，行腮腺浅叶部分切除术。对于腮腺其他特定肿瘤（特别是沃辛瘤），行腮腺肿物扩大切除术。而针对位于面神经深面的良性肿瘤，应保留面神经。

对腮腺恶性肿瘤，切除的范围取决于组织学分化程度、肿瘤的位置和大小。高级别肿瘤多采用腮腺全叶切除术。而较低级别恶性肿瘤及位于腮腺浅叶边缘（特别是腮腺下极）的高级别肿瘤，行腮腺浅叶切除术。对于深叶的恶性肿瘤，一般根据肿瘤在腮腺内的位置行腮腺全叶切除术，除非术中发现肿瘤直接累及面神经，否则应保留神经。对有明显淋巴结转移，或有高危特征者，包括高级别肿瘤、局部晚期肿瘤（T_3 和 T_4 期）及面瘫/面神经无力，行 Ⅱ 区和 Ⅲ 区颈部淋巴结选择性清扫术。

放射治疗 对局部或区域复发风险升高的患者行辅助放疗：①肿瘤病理学级别高。②肿瘤有其他高危病理学特征：包括阳性切缘，神经周、血管或淋巴结浸润，淋巴结转移，以及包膜外侵犯。③腺样囊性癌。

预后 唾液腺肿瘤中，腮腺肿瘤的预后最佳。影响患者局部区域控制及生存情况的不良预后因素有：术前面神经功能障碍；原发灶的高临床分期（T 分期）；颈部淋巴结阳性、神经周浸润、手术切缘阳性、肿瘤组织学或级别高、年龄较大、男性及有吸烟史。

(张溪微 安常明)

héxiàxiàn zhǒngliú

颌下腺肿瘤（tumor of submaxillary gland） 发生于颌下区的口腔肿瘤。颌下腺位于两侧下颌角前下方的二腹肌三角内。起源于颌下腺的肿瘤较为少见，其中 40%~45% 为恶性。最常见的良性肿瘤是多形性腺瘤，最常见的恶性肿瘤为腺样囊性癌，其次为黏液表皮样癌，两者占颌下腺肿瘤的一半以上。其他还有未分化癌、鳞状上皮癌、恶性混合瘤和腺癌等。男性患者多为恶性，女性则多为良性。

病因和发病机制 病因尚不清楚，可能的影响因素有辐射、吸烟及病毒感染等。环境因素和职业因素（橡胶生产人员、发型师、美容院、镍化合物生产人员）等也与肿瘤的发生相关。

临床表现 最常见颌下区无痛性肿块。恶性肿瘤可侵犯舌、舌下神经，表现出相应神经功能受损症状。舌神经受累出现半侧麻木；舌下神经受累影响舌运动，累及翼内肌出现张口受限；面神经下颌缘支受侵伴口角歪斜。晚期肿瘤可穿破皮肤或黏膜，黏液表皮样癌破溃或不恰当的切开或术后可溢出黏稠黏液等。

颌下腺恶性肿瘤可先扩散至邻近的血管、周围淋巴结，然后进一步扩散至颈深部各区。颌下腺癌远处转移最常见于肺，其次为骨及肝。腺样囊性癌相较其他恶性肿瘤更易出现远处转移，甚至可能发生在初治后 10~20 年。

诊断 病史采集应评估肿块存在的持续时间、肿块的生长速度以及疼痛、麻木或面部运动的任何不对称性。体检特别注意肿块是否确属颌下腺及其与下颌骨的关系。影像学评估应注意鉴别肿瘤的良恶性，明确肿瘤在腺体内外的位置，评估局部扩展和浸润以及检测是否有淋巴结和全身转移。常用的检查方法包括颈部超声、CT 和 MRI，其中 B 超因无放射性，是最常用的方法，检查时必须双侧对比以确认腺内占位病变。

为尽早在治疗前确诊，可采用细针抽吸活检（FNA）或超声引导的穿刺活检，明确肿瘤病理类型。两种技术都简单安全，可帮助指导后续的评估和/或治疗。

鉴别诊断　应鉴别的疾病除原发性良、恶性肿瘤外，还包括颌下腺囊肿、鳃裂囊肿、颌下腺导管结石和上颈部转移癌等。

治疗　主要采用颌下腺切除术。手术时应注意解剖肿瘤邻近面动静脉、面神经下颌缘支、舌神经和舌下神经及下颌下腺导管。手术的主要并发症正是由与肿瘤邻近的结构决定。如良性肿瘤最常用的方法是单纯下颌下腺切除，应保留面神经下颌缘支、舌下神经及舌神经。恶性肿瘤应将受累腺体整体切除，如有必要切除周围的皮肤、肌肉及神经，但要尽力保留面神经下颌缘支、舌神经及舌下神经，除非其已被肿瘤包裹。对有明显淋巴结转移及有高危特征者，包括高级别肿瘤、局部晚期肿瘤（T_3 和 T_4 期），行 Ⅰ、Ⅱ 和 Ⅲ 区颈部淋巴结选择性清扫术。

预后　比腮腺肿瘤差，肿瘤易局部复发和远处转移。正确选择首次治疗方案是决定预后的关键。

（张溪微　安常明）

shéxiàxiàn zhǒngliú

舌下腺肿瘤 （tumor of sublingual gland）

发生于舌下区的口腔肿瘤。舌下腺呈扁长圆形，位于口腔底舌下襞的深面，导管有大小两种，大管 1 对，与颌下腺管共同开口于舌下阜，小管约 10 条，开口于舌下襞表面。舌下腺肿瘤较少见，约占唾液腺肿瘤的

1%，其中 70%～90% 为恶性，常见病理类型为鳞状细胞癌、腺样囊性癌及黏液表皮样癌等。

病因　尚不明确。

临床表现　表现为舌下阜、口底无痛性肿块，无意间发现或因舌下肿块妨碍义齿戴入时才被注意，肿块位于黏膜下，质地较硬，界限不清。如进一步侵犯可能出现一侧舌痛、舌麻木感，或舌运动受限，影响说话及吞咽。

舌下腺癌比腮腺癌及颌下腺癌更易出现颈淋巴结转移，早期即可触颈部肿大淋巴结。

诊断　行口腔科常规体检，舌下区肿块应常规作双手触诊检查，如有硬结而非颌下腺导管结石，应考虑肿瘤，有时与下颌骨舌侧骨膜粘连而不活动。可行相关辅助检查，如超声检查、CT 和 MRI 等。如局部合并炎症反应，可控制炎症后行活检，以明确病理类型。CT 可确定颞骨或下颌骨的破坏，而 MRI 可对软组织浸润、神经浸润和颅内延伸进行详细评估。

鉴别诊断　应鉴别的疾病除原发性良恶性肿瘤外，还包括舌下腺囊肿、导管结石等。

治疗　主要方法是手术切除。较小的舌下腺肿瘤，切除口底、受累舌下腺以及同侧的下颌下腺。切除舌下腺时有必要同时去除下颌下腺，因为即使进行局限性切除，下颌下腺导管也可能受损。较大的肿瘤，整块切除时需切除下颌骨边缘或节段性，并切除舌神经。大面积切除时，可进行重建术（通常使用微血管游离皮瓣）以改善口底及下颌骨缺损区的功能。

舌下腺肿瘤的淋巴结转移率较低，但通常行颈部淋巴结选择性分区性清扫术，特别是使用游

离皮瓣重建时。而颈部淋巴结阳性者需进行更加全面的颈部淋巴结清扫术。术前已知肿瘤的组织学分级为高级，累及下颌内侧、口底大部分结构或需行游离皮瓣重建时，应考虑清扫同侧 Ⅰ～Ⅴ 区淋巴结。若肿瘤级别较低且不会行辅助放疗时，需进行 Ⅰ～Ⅲ 区颈部淋巴结选择性清扫术。

对高级别肿瘤、阳性切缘、肿瘤神经周浸润或晚期肿瘤患者，可加入辅助放疗。

预后　治疗后近期生存率较高，但远期生存率持续下降，3 年、5 年、10 年及 15 年生存率明显递减。预后观察应持续 10 年以上。

（张溪微　安常明）

xiǎo tuòyèxiàn zhǒngliú

小唾液腺肿瘤 （tumor of minor salivary gland）

发生于小唾液腺的肿瘤。由一组少见的异质性肿瘤构成，主要分布于上消化道、呼吸道，集中于口腔及口咽。唾液腺肿瘤少见，仅占头颈部肿瘤的 6%～8%，而其中 9%～23% 发生在小唾液腺。不同部位的唾液腺淋巴引流不同，恶性倾向较高的肿瘤更有可能扩散到区域淋巴结，形成可触及的肿块。

病因和发病机制　病因为多因素，环境因素及某些基因异常改变的综合作用促进了唾液腺肿瘤的发生发展。唾液腺肿瘤代表了多种类型的肿瘤，其恶性程度从惰性到高度侵袭性不等。吸烟和饮酒与肿瘤发生发展的关系尚不明确，但辐射是促成因素。胆固醇的摄入也增加肿瘤发生的风险。

临床表现　取决于具体的原发部位和邻近器官的累及程度。通常表现为腺体内质硬、无痛性肿块，高级别恶性肿瘤转移至颈

部淋巴结的可能性不大，较少表现为颈部肿块。

小唾液腺肿瘤的典型表现是无痛性肿块，伴随症状因腺体部位不同而不同，起自口腔内的小唾液腺肿瘤可能表现为腭、唇或颊黏膜的无痛性黏膜下肿块或黏膜溃疡，外观类似于唾液腺化生（唾液腺的鳞状上皮化生）或鳞状细胞癌。下唇的肿块通常是无症状的，偶尔出现咬唇而引起的疼痛。更晚期的小唾液腺肿瘤引起的症状与肿瘤所在部位有关。如果下唇的感觉神经受侵犯，通常伴随下唇的感觉异常。硬腭的小唾液腺癌可侵犯翼状肌导致牙关紧闭，或是生长在上颌牙列周围引起牙齿不适。发生在鼻腔或上颌窦时可出现鼻塞、充血、视力改变或牙关紧闭等症状。累及鼻咽时常处于晚期；侵犯颅底、颅内延伸或脑神经受累较常见。

诊断 确诊需组织学诊断。组织学诊断应在确定性治疗前获得，尽可能避免对良性肿瘤或淋巴瘤进行大手术。可选择细针抽吸活检（FNA）或超声引导下针芯穿刺活检，两者均安全且简单，有助于指导后续评估和/或治疗。

鉴别诊断 除良恶性肿瘤外，鉴别诊断还包括唾液腺囊肿、第一鳃裂囊肿、唾液腺结石、结节病、其他肿瘤转移、淋巴上皮囊肿（特别是免疫功能受损的宿主）、慢性硬化性涎腺炎，以及感染、炎症或恶性疾病引起的区域淋巴结肿大。

治疗 在能够获得阴性切缘的情况下，完全手术切除是治疗基础。良性肿瘤及低级别恶性肿瘤通常行单纯手术治疗。高级别癌及有阳性切缘或其他高危特征的患者，采取手术治疗联合辅助放疗。肿瘤无法切除时，可行单纯放疗或放疗联合化疗。肿瘤通常起源于软腭或硬腭，表现为黏膜下肿物，治疗与黏膜下癌一样，需广泛切除，通常难以保留肿物表面黏膜，因此会有黏膜缺损。颈部的处理也十分重要。若出现临床证实的淋巴结转移，须行颈部淋巴结清扫。而临床无明确淋巴结转移的患者，若有高危因素，也推荐行颈部淋巴结清扫术。

预后 主要受病理类型影响。良性肿瘤若切除彻底，复发风险较低，预后良好。但恶性肿瘤侵袭性较高，预后较其他唾液腺肿瘤差。

（刘　阳　安常明）

shégēn'ái

舌根癌（carcinoma of tongue base） 起源于舌根上皮细胞的恶性肿瘤。舌根位于全舌的后1/3，位于咽峡的后下方。多见于男性，男女比为（2~5）∶1。由于人乳头瘤病毒（HPV）感染所致口咽癌的比例上升，发病年龄趋于年轻化，女性发病比例也有所上升。以50~70岁最多见。

病因和发病机制 长期的吸烟及饮酒是主要病因。在某些国家及地区，主要患病人群长期咀嚼无烟烟草。HPV感染所致患病人数逐年上升。在美国及西欧，70%以上由HPV感染引起，而中国接近30%。

临床表现 舌根部位比较隐蔽，早期病变不易发现。待有症状时病变范围往往较广泛，已出现较深的溃疡及明显的浸润。最常见的症状是咽痛，吞咽及咳嗽时加重。晚期病变由于舌根深层肌肉受侵，舌活动受限或固定，可出现言语不清及吞咽困难。向深部浸润后可伴有伸舌偏斜或伸舌障碍，若舌根部淋巴管被瘤体侵犯阻塞，导致引流不畅，可形成巨舌。由于舌淋巴引流广泛，极易出现颈部淋巴结转移。

诊断 综合各项检查以明确诊断。

触诊 检查是否有颈部转移淋巴结，同时用手指直接触摸可疑病灶来确定大小、硬度、扩散等。

间接喉镜检查 可对病灶范围做初步判断，但对于临床分期及后续治疗帮助较小。

内镜检查 对咽和喉进行局部麻醉以去除咽反射和表面疼痛，然后将内镜通过鼻和口插入以检查咽部。另外，因可能并发食管癌和胃癌，故需行上消化道内镜检查。

病理学检查 行活检明确肿瘤病理类型及颈部淋巴结转移情况，同时行HPV检查。病理分型以鳞状细胞癌为主，小唾液腺来源的癌也比较常见。

影像学检查 ①CT：鳞状细胞癌平扫呈等或略低密度，增强扫描多呈不均匀强化。小唾液腺来源肿瘤较小时密度均匀，肿瘤较大时密度不均匀，可有囊变区，囊壁形态不规则，边缘模糊，强化明显。②MRI：鳞状细胞癌平扫T1WI呈中低信号，T2WI呈均匀或不均匀高信号，增强扫描呈不均匀强化。小唾液腺来源肿瘤表现为T1WI为低、等或稍高信号，T2WI为高信号，较大者为高低混杂信号，囊壁薄厚不均，可有明显强化。

鉴别诊断 需与舌根淋巴组织增生、舌根异位甲状腺及会厌谷囊肿等鉴别。

治疗 手术是首选治疗方法。舌根手术的进路一般均通过口外切口进行，以保证有良好的术野和手术根治的彻底性。口外进路的选择有正中进路和旁侧进路两类，前者又分下唇、下颌、舌中线进路和舌骨上横切口进路两种。当病变侵犯周围组织后，需行侵犯组织的部分或全部切除。如果已扩散到颈淋巴结或转移可能性大，则需行颈淋巴结清扫术。即使没有淋巴结转移，也可进行预防性的颈部淋巴结清扫术。部分患者由于病变广泛，手术切除后会留有较大缺损，因此需用游离皮瓣进行重建修复，常用的游离皮瓣包括股前外侧皮瓣、胸大肌肌皮瓣等。

手术后再进行根治性放疗，放疗过程中可联合化疗从而增强疗效。化疗包括同步放化疗、诱导化疗、辅助治疗以及用于复发和远处转移的治疗，常用化疗药物是顺铂。

预后　放疗后总体 5 年生存率为 40%~60%。T_1、T_2 期病变放疗的局部控制率可高达 80%~100%。T_3、T_4 期病变，放疗的局部控制率 30%~60%。单纯放疗对颈部的控制情况：N_0 期病变几乎 100% 被控制；N_1 期病变可有 70%~85% 被控制；但至 N_2~N_3 期病变，则放疗的局部控制率明显下降，仅 50% 左右。N_0~N_1 期病变，可用单纯放疗控制，但对 N_2~N_3 期病变，尤其是放疗后残存者，应行颈部淋巴清扫术，以最大限度地提高颈部的局部控制率。

（倪　松）

biǎntáotǐái

扁桃体癌（tonsil cancer）　起源于口咽两侧扁桃体窝的恶性肿瘤。约 2/3 的口咽癌发生于此，占全身恶性肿瘤的 1.3%~5%，以男性多见，男女比为（2~3）：1。发病年龄多见于 50~70 岁，约占患病人群的 60%。

病因和发病机制　吸烟及饮酒是主要病因，二者具有很强的协同作用，同时吸烟饮酒者患口咽癌的风险成倍增加。在部分国家及地区，主要原因是无烟烟草，具有高度致癌性。人乳头瘤病毒（HPV）感染所致比例逐年上升。在美国及西欧，70%~80% 的口咽癌由 HPV 感染引起，而中国这一比例也接近 31%。

临床表现　早期症状不明显，可有咽部不适、异物感。肿瘤破溃、感染后出现咽痛并逐渐加重，吞咽时加剧，咽痛固定于患侧。肿瘤侵及硬腭、牙龈时可引起咬合不全。出现张口困难则表明肿瘤范围广泛已侵及翼肌。局部晚期肿块增大，溃疡加深或溃疡时，伴有流涎带血、口臭。

诊断　综合各项检查以明确诊断。

触诊　触诊检查是否含有颈部转移淋巴结，同时用手指直接触摸可疑病灶来确定大小、硬度、是否扩散等。

内镜检查　具体操作：对咽和喉进行局部麻醉以去除咽反射和表面疼痛，然后将内镜通过鼻和口插入以检查咽部。

病理学检查　行活检明确病理类型，同时可以根据活检组织进行 HPV 检查。病理分型以鳞状细胞癌最常见，还包括小唾液腺来源、软组织肿瘤、低分化癌和未分化癌等。

影像学检查　①CT：病灶区域有结节、肿物，边界不清楚，常侵犯周围组织。鳞状细胞癌平扫表现呈等或略低密度，增强扫描多呈不均匀强化。小唾液腺来源肿瘤较小时密度均匀，肿瘤较大时密度不均匀，可有囊变区，囊壁形态不规则，边缘模糊，强化明显。②MRI：鳞状细胞癌平扫 T1WI 呈中低信号，T2WI 呈均匀或不均匀高信号，增强扫描呈不均匀强化。小唾液腺来源肿瘤表现为 T1WI 呈低、等或稍高信号，T2WI 为高信号，较大者为高低混杂信号，囊壁薄厚不均，可有明显强化。

鉴别诊断　需与扁桃体炎、结核及口咽良性肿瘤等鉴别，同时由于鳞癌是主要病理类型，还需与小唾液腺及软组织来源肿瘤鉴别。

治疗　一般以美国国立综合癌症网络（NCCN）指南设计治疗原则。在中国以低分化鳞癌和未分化癌居多，HPV 相关扁桃体癌比例约 20%。扁桃体癌对放疗相对敏感，早期以单纯放射治疗为主；较晚期病例以综合治疗为主。

对 T_1~T_2 期病变，单纯根治性放射治疗和手术均可，基于器官功能保全原则，更倾向于放射治疗。对 T_3~T_4 期病变，同步放化疗和手术的综合治疗是标准治疗手段，一般采用术前放疗/同步放化疗。

对于首先采用手术治疗的患者，应根据复发的高危因素，决定是否加用术后放射治疗。复发的不良因素有：T_3~T_4 期病变；切缘近或阳性；多个淋巴结阳性；淋巴结包膜外受侵；淋巴结侵犯血管/淋巴管/神经外膜；脉管瘤栓；Ⅳ区或Ⅴ区淋巴结转移，切缘阳性或淋巴结包膜受侵者应选择术后同步放化疗。

预后　早期病变疗效极好，临床Ⅰ、Ⅱ期放疗后的 5 年生存率分别达到 100% 与 80% 左右。N_1 期病变，单纯放疗也可取得满意疗效，这与口腔癌显著不同。Ⅲ、Ⅳ期放疗的疗效有较明显下降，总体 5 年生存率为 20%~60%，因此强调与手术的综合治疗。

（倪　松）

ruǎn'è'ái
软腭癌（cancer of soft palate）

发病于口腔上腭后部的上皮性恶性肿瘤。由于张口可见，肿瘤易早期发现。原发于软腭的肿瘤较少见，扁桃体区癌容易侵犯软腭。男性发病率高于女性，发病年龄多在 50 岁以上。

病因和发病机制 病因复杂，包括内分泌、免疫、物理、化学和生物等因素。长期大量吸烟及饮酒是主要病因。此外，东南亚及南亚地区人群发病的主要病因是无烟烟草，欧美地区人乳头瘤病毒（HPV）感染所致相关肿瘤患者则明显增多。

临床表现 软腭解剖位置接近扁桃体，早期临床症状与扁桃体癌类似，均不明显，随着肿瘤增大及溃疡出现，可有口臭、咽痛、吞咽痛。软腭癌可放射至同侧面部和颈部，肿瘤侵及鼻咽部影响咽鼓管功能，造成一侧听力减退、耳鸣等症状。晚期可向深部侵及翼内肌、咬肌、翼腭窝，致张口受限。软腭淋巴引流丰富，易发生双侧淋巴结转移，转移率为 30%~50%。

诊断 综合各项检查以明确诊断。

触诊 触诊检查是否有颈部淋巴结转移，同时用手指直接触摸可疑病灶来确定大小、硬度、是否扩散等。

内镜和病理学检查 对咽和喉进行局部麻醉以去除咽反射和表面疼痛，然后将内镜通过鼻和口插入以检查咽部。同时行病理活检，明确病理类型，必要时检测 HPV。

影像学检查 ①CT：鳞状细胞癌平扫呈等或略低密度，增强扫描多呈不均匀强化。小唾液腺来源的肿瘤较小时密度均匀，肿瘤较大时密度不均匀，可有囊变区，囊壁形态不规则，边缘模糊，强化明显。当肿瘤侵犯上颌窦及鼻腔时，可见明显的骨质破坏。②MRI：鳞状细胞癌平扫 T1WI 呈中低信号，T2WI 呈均匀或不均匀高信号，增强扫描呈不均匀强化。小唾液腺来源肿瘤表现为 T1WI 为低、等或稍高信号，T2WI 为高信号，较大者为高低混杂信号，囊壁薄厚不均，可有明显强化。

鉴别诊断 需与上颌窦癌、扁桃体炎、咽旁肿瘤和黏膜白斑等鉴别。

治疗 除极小的浅表性病变采用单纯局部手术切除外，一般均以放疗或放疗与手术结合的综合治疗为主。

手术治疗 软腭癌需行部分或全软腭切除术，切缘在肿瘤外 1cm 以上；若肿瘤侵及上颌骨、硬腭、口咽侧壁，还需切除相应的骨组织及软组织。术后造成口咽顶部缺损，遗留开放性鼻音，说话不清，进食从鼻腔溢出。手术入路多选用下唇正中颌下切口，翻开下唇颊瓣至软腭，T$_1$ 期病灶切除肿瘤后，可采用硬腭黏骨膜瓣、前额皮瓣、帽状腱膜瓣修复；T$_2$ 期以上病灶多需切除全软腭及部分咽侧壁，全软腭缺损以前臂游离皮瓣修复效果最佳。修复同时还需行咽成形术，尽量缩小鼻咽腔，改善吞咽及发音功能。但有时修复外形及功能不够满意，一旦失败，二期修复更加困难，有可能永久鼻饲饮食。

放射治疗 包括外照射、体腔管照射、组织间插植或敷贴。因软腭为沿体中线分布的器官，且双侧颈部淋巴结转移较常见，故以外照射为主，或联合应用其他放疗技术。放疗过程中可联合化疗从而增强放疗效果；如果颈部淋巴结有转移且放疗效果不佳，可以先行颈部淋巴结清扫后再行放疗。

化疗 包括同步放化疗、诱导化疗、辅助治疗及用于复发和远处转移的治疗。在同步放化疗时，常用化疗药是顺铂，此外，卡铂或靶向药物西妥昔单抗也可用于同步放化疗。诱导化疗的常用 PF 方案是顺铂和 5-氟尿嘧啶（5-FU），也可以是加入多西他赛的 TPF 方案。

预后 单纯放疗的 5 年生存率为 30%~60%，其中 T$_1$ 期病变为 80%~90%，T$_2$ 期病变为 60%~80%，而 T$_3$、T$_4$ 期病变仅为 20%~40%。影响预后的因素基本同扁桃体癌，与 T、N 分期，病理类型，治疗结束时肿瘤有无残存等有关。

（倪 松）

hóu'ái
喉癌（laryngocarcinoma）

来源于喉黏膜上皮组织的恶性肿瘤。最常见的为鳞状细胞癌，占 90% 以上，以高分化和中分化为主。喉部其他恶性肿瘤较少见，如腺癌、肉瘤样癌、疣状癌、淋巴瘤、小唾液腺恶性肿瘤等。喉癌按原发部位的解剖分为声门上型、声门型和声门下型，另有一种特别类型，肿瘤生长贯穿声门，侵及声门上下，不易看出原发部位，大多数学者认为该类型肿瘤原发于喉，早期不易发现，应归为声门上型。

病因和发病机制 发病与多种因素有关。

吸烟 长期吸烟是喉癌发生的重要因素。约 95% 的喉癌患者有吸烟史。吸烟者患喉癌的危险度是不吸烟者的 3~39 倍。

饮酒 长期大量饮酒，特别是白酒等烈性酒，增加患声门上型喉癌和下咽癌的危险。

吸烟和饮酒联合作用　吸烟和饮酒已被确定为喉癌和其他消化道肿瘤的主要危险因素，酒精和烟草有协同作用，危险度高于单纯吸烟或饮酒者。

人类乳头状瘤病毒（HPV）感染　在喉癌中检出 HPV，主要为亚型 HPV16 和 HPV18，中国的感染率低于国外。

p53 基因突变　50%～70% 的喉癌有抑癌基因 p53 突变，可能为部分患者的危险因素。

环境因素　长期暴露在低温和粉尘环境，患喉癌的危险度增加。芥子气、硫酸等被证明是喉癌的危险因素。

临床表现　主要症状包括声音嘶哑、咽部不适、咽部异物感、咽部疼痛、颈部肿块、痰中带血和呼吸困难等。

声门上型喉癌　早期无明显特殊症状，可表现为咽部不适、异物感等慢性咽炎症状，部分以侧颈部肿块（转移淋巴结）为首发症状，后期可因局部炎症、侵犯声门区等出现咽部疼痛、声音嘶哑等，晚期可有呼吸困难、咯血和外耳道疼痛等（为侵犯下咽导致的耳咽反射所致）。该型喉癌的同侧颈部淋巴结转移率在 60% 以上，对侧淋巴结转移率约 20%。转移部位以颈内静脉链的中上部为主。表现为圆形或椭圆形质硬肿块，外侵时活动度受影响，伴有坏死、感染时会有疼痛。

声门型喉癌　以持续性的、进行性加重的声音嘶哑为主要症状，早期即可出现声嘶，晚期可出现呼吸困难。颈部淋巴结转移可在侧颈中上部触及无痛性质硬肿块，肿瘤侵犯喉外可导致喉的横径增宽、喉摩擦音消失和颈前肿块等。

声门下型喉癌　多以声音嘶哑、呼吸困难为首发症状，早期可有咳嗽等非特异性症状，因该部位肿瘤不易发现，确诊时多为晚期。颈部淋巴结转移可在侧颈中上部触及无痛性质硬肿块，肿瘤侵犯喉外可导致喉的横径增宽、喉摩擦音消失和颈前肿块等。

诊断　主要依赖病理学检查和影像学检查。

病理学检查　通常采用术前活检。间接喉镜下活检钳咬取的组织量一般较大，在确诊同时可以进行病理分级。肿瘤较小时，活检钳不易操作，需在电子纤维喉镜下活检，组织量一般较小，可以定性，但有时难以分级。对上述方法均不能获取可靠组织进行病理诊断者，可在全麻下手术探查获取组织。对于已有呼吸困难者，可在气管切开同时或术后进行活检。

影像学检查　电子喉镜检查可以明确肿瘤侵犯的部位，且能取活检组织。CT 和 MRI 可以清楚显示肿瘤的深部浸润和周围组织的侵犯。尽管 MRI 对软组织的分辨率更高，但因扫描时间长，患者的吞咽、咳嗽等运动所产生的伪影，会导致图像质量差，影响诊断。CT 的骨窗技术扫描能更好地观察软骨及骨的改变。T2 期以上的病变均应行 CT 或 MRI 检查。增强 CT 和 MRI 对颈部淋巴结转移的判断和转移范围及侵犯程度有重要意义。薄层 CT 对喉内病变范围的显示更为详细。扫描范围应包括颈部和上纵隔。

鉴别诊断　需与喉结核、喉梅毒、喉的良性病变如乳头状瘤、喉淀粉样瘤及其他恶性肿瘤包括淋巴瘤、肉瘤等鉴别。一般需结合病史及活检明确。

治疗　根据分型有不同治疗方法。

声门上型喉癌　早期声门上型喉癌同早期声门癌一样，可选择单纯根治性放疗、内镜下激光或开放性手术切除。由于手术不破坏声门区，一般不影响发声质量，在吞咽保护功能恢复后，对患者生活质量的影响小于根治性放疗，临床倾向外科手术。手术需进行颈部淋巴结清扫，开放性手术和内镜下手术各有利弊。

T1 期病变　可行声门上水平部分切除术，手术切缘应在 5mm 以上。

T2 期病变　以声门上水平部分切除术为主，如肿瘤累及单侧声门区，应行声门上水平垂直部分切除术，如肿瘤累及双侧声门区，则可行喉环状软骨上部分切除环舌骨会厌固定术（SCPL-CHEP）。老年患者在会厌切除后，吞咽保护功能恢复差，长期误吸会引起严重肺炎及心脑血管意外发生，因此可选择单纯放疗。

T3 期病变　以开放性手术为主，放疗作为术前、术后辅助治疗或姑息性治疗手段。会厌前间隙受侵者，仍可行声门上水平部分切除术，需切除舌骨，必要时可以切除部分舌根组织；声门旁间隙受侵声带固定者，部分患者可行声门上水平垂直部分切除术，累及环后区者，需行喉全切除术。老年患者（70 岁以上）喉功能恢复差，不易克服术后呛咳，可选择喉近全切除术或全切除术。

T4 期病变　以喉全切除术为主，对声门上甲状软骨部分受侵者，如能保证足够安全界，可行喉部分切除，术后放疗。也可行术前放疗，如肿瘤显著缩小，选择喉部分切除术。放疗后的组织愈合能力降低，应注意避免手术并发症。

该型的颈部淋巴结转移率高，可发生于原发灶早期病变，因此需同期侧颈部淋巴结清扫，必要时双颈部淋巴结清扫。

声门型喉癌 早期治疗方案有多种，各有优势。原位癌虽然表浅，但放疗效果不佳，可首选内镜下手术。

T_1 期病变 可选择单纯根治性放疗、内镜下激光手术切除或开放性喉裂开声带切除术。根治性放疗的优势为喉发音质量的保护，发音质量可恢复至患病前，但对前联合受侵的病变，疗效受影响，同时远期放疗不良反应会影响患者生活质量，如咽喉干痛、咽部不适、咽喉溃疡不愈等；内镜下激光手术的创伤小，通常无需气管切开，患者恢复快，但由于手术视野的限制，前联合不易显露，对于需切除声带才能切除声带肿瘤的，喉内的创伤大于开放性手术。对于前联合受侵、呈浸润生长肿瘤，开放性手术的治愈率更好，恢复期一般1周。一侧声带病变累及对侧声带或双侧声带病变（T_{1b} 期）可行 SCPL-CHEP。

T_2 期病变 单纯放疗效果较手术治疗差，应以手术治疗为主。外科手术通常为喉垂直部分切除术，内镜下激光手术在视野显露充分的情况下，可以达到与开放性手术相当的切除范围，有术后恢复快的优势，但不能进行同期喉缺损的修复。前联合受侵的病变存在内镜不能充分暴露手术视野的问题，应慎重选择。

T_3 期病变 以开放性手术为主，放疗作为术前、术后辅助治疗或姑息性治疗手段。手术方式以喉扩大垂直部分切除术、喉近全切除术和喉全切除术为主。喉扩大垂直部分切除后，一般需要同期喉缺损修复。

T_4 期病变 通常需行喉全切除，必要时扩大切除喉外组织，一般均可达到肿瘤根治。少数患者通过术前放疗后，可行喉部分切除，保留喉功能。对喉外组织侵犯较重者，术后辅助放疗。声门型癌累及声门上区者，同期应行侧颈部探查或淋巴结清扫术。

声门下型喉癌 早期可选择喉垂直部分切除术、环舌骨会厌固定术（CHEP）或气管舌骨会厌固定术（TCHEP），但该型不易早期发现，多数为晚期，一般需喉全切除术。此外，该型喉癌常伴有颈部淋巴结转移，一般同期应行侧颈部探查或淋巴结清扫术。

预后 喉癌的5年生存率约75%。影响预后的不良因素包括老年、肿瘤分化不良、肿瘤分期晚、手术安全切缘不够及治疗方案选择不当等。喉癌预后与肿瘤分期密切相关。治疗方案的选择也将直接影响预后。美国在20世纪70~90年代，全身肿瘤治疗后5年相对生存率上升的同时，喉癌生存率却呈下降趋势，因其外科治疗数下降，而放化疗数急剧上升，生存率下降和放化疗占多数有关。

（倪 松）

xiàyān'ái

下咽癌（carcinoma of hypopharynx） 来源于下咽（喉咽）黏膜上皮组织的恶性肿瘤。下咽分为3个解剖区：梨状隐窝、环状软骨后区（环后区）和咽后壁。梨状隐窝癌是最常见的下咽癌类型，占65%~85%；环后区癌最少见，占5%~15%；咽后壁癌较常见，占10%~20%。原发性下咽癌中绝大多数（约95%）为鳞状细胞癌，其他病理类型有腺癌、肉瘤等。易发生淋巴结转移，并

易侵犯喉、甲状软骨、环状软骨、环杓后肌和食管入口等周围组织，引起声带固定。肿瘤浸润性高，早期诊断困难。男性发病率大于女性，好发年龄为50~70岁。

病因和发病机制 病因尚未完全阐明。吸烟和饮酒是主要危险因素，其他包括电离辐射，营养缺乏（如缺铁，缺乏维生素C等），EB病毒及人乳头瘤病毒（HPV）感染，反流性食管炎，DNA修复系统的基因缺陷，石棉、钢/煤粉尘、铁化合物烟雾的职业性暴露，以及固体燃料（如木材、作物残留物或煤）造成的室内空气污染等，都可能成为促癌因素。

临床表现 早期无特殊表现。主要临床表现包括：①咽部异物感，感觉食物吞咽不净。②吞咽疼痛感或进行性吞咽困难，疼痛感可放射至耳部，合并颈段食管癌时吞咽困难更明显，晚期出现恶病质。③声音嘶哑，由于肿瘤侵犯声带、声门旁间隙、环杓关节和喉返神经等引起，有时可伴有咯血、进食呛咳，严重时伴有呼吸困难。④颈部肿块，约1/3的患者以颈部肿块首发症状就诊，而原发灶症状轻微，易误诊。梨状隐窝癌的特点在于相较于其他部位的下咽癌，更易侵犯喉及周围组织，因此声音嘶哑、呛咳及呼吸困难等症状较其他两型更常见。环后区癌易向食管入口侵犯。咽后壁癌多局限于咽后壁，不常侵犯喉，因此声音嘶哑及呼吸困难较其他两型更少。

诊断 早期无特征性的临床表现，诊断困难。主要诊断方法有以下几种。

颈部体格检查 如喉有无增宽，喉及气管旁有无肿物，肿物有无外侵累及甲状腺，双侧颈鞘部位有无肿大、质硬的淋巴结等。

咽喉检查 间接喉镜和纤维喉镜等检查，便于直接观察病变及进行内镜下活检。

食管检查 下咽癌易合并食管癌，需常规行食管内镜检查。

影像学检查 喉及颈侧位 X 线片、喉咽及食管碘油或钡剂 X 线造影、CT 和 MRI 等。

病理学检查 采用穿刺细胞学或活检进行组织病理学检查以确诊。

鉴别诊断 ①咽喉炎及咽喉官能症：与下咽癌早期主诉相似，易误诊，间接喉镜、纤维喉镜可鉴别。②良性肿瘤：较少见，包括血管瘤、脂肪瘤和平滑肌瘤等，需行病理学检查鉴别。③颈部结核：以年轻人为多，好发于锁骨上，可伴结核的特征性表现，对以颈部肿物为主要表现的患者，需与其相鉴别。

治疗 根据疾病分期选择综合治疗手段（手术，以调强放疗、三维适形放疗为主的放射治疗，以顺铂为基础的化疗，靶向治疗和免疫治疗等），在达到根治肿瘤的同时尽可能地进行器官（喉、咽）的功能保留及重建。

梨状隐窝癌的治疗 早期选择单纯放疗或单纯手术，放疗可保留喉功能，为早期治疗首选。对Ⅲ、Ⅳ期患者，手术切除难以保证安全切缘，应配合综合治疗（如术前或术后辅助放疗等）。手术进行原发灶切除的术式包括：梨状隐窝切除术；下咽部分切除及喉部分切除术；下咽部分切除及喉全切除术；下咽全切除、喉全切除及食管部分或全切除加组织瓣修复或游离空肠修复等。

环后区癌的治疗 早期较少见，可采用单纯放疗以保留喉功能。对Ⅲ、Ⅳ期及放疗未控制患者，选择手术治疗，包括：下咽部分切除及喉部分切除术；下咽部分切除及喉全切除术；下咽全切除、喉全切除及食管部分或全切除加组织瓣修复或游离空肠修复等。但手术切除难以保证安全切缘，应配合其他综合治疗。

咽后壁癌的治疗 早期选择单纯放疗或单纯手术，放疗可保留喉功能，为早期治疗首选；而手术可一期切除咽后壁癌并整复下咽缺损，T_1、T_2 期和经选择的 T_3、T_4 期病变可保留喉功能。而对Ⅲ、Ⅳ期及放疗未控制患者，可选择手术治疗配合其他综合治疗，主要术式包括：下咽部分切除及喉部分切除术；下咽部分切除及喉全切除术；下咽全切除、喉全切除及食管部分或全切除加组织瓣修复或游离空肠修复等。

预后 下咽癌浸润性高，是头颈部肿瘤中预后较差类型之一。梨状隐窝癌比另外两型的生存期长，其次是咽后壁癌，而环后区癌生存期最短。预后与临床分期、治疗方式有关，单一治疗的预后较差，如单纯放疗 5 年生存率为 10%～20%，而手术加放疗综合治疗的生存率可达 40%～50%。此外，复发和/或转移的晚期癌治疗方式及疗效有限，预后差。

（王晓雷）

jǐngduàn shíguǎn'ái

颈段食管癌（cervical esophageal carcinoma）

发生于颈段食管的上皮来源的恶性肿瘤。食管分为颈部、胸部和腹部 3 段。颈部为咽至胸骨颈静脉切迹平面的一段，长约 5cm。食管癌在中国发病率较高，但颈段食管癌仅占全部食管癌的 5%～10%。

病因和发病机制 病因与年龄、性别、职业、种族、地域、生活环境、饮食习惯和遗传易感性等都有关系。这些因素也是其他上呼吸道和消化道恶性肿瘤的病因。由于有部分共同的致癌因素，同时颈段食管与下咽在解剖关系上邻近，颈段食管癌常侵犯下咽或合并下咽癌，而下咽癌也常见侵犯颈段食管。

化学性因素 某些化学物质有致癌性，如亚硝胺。该类物质及其前体分布广泛，可在体内、外形成，致癌性强。在食管癌高发区的膳食、饮水甚至患者的唾液中，亚硝酸盐含量均远比低发区高。

生物性因素 如真菌。在某些高发区的粮食、食管癌患者上消化道或切除的食管癌标本中均能分离出多种真菌，其中某些真菌有致癌作用，能促使亚硝胺及其前体的形成，加速肿瘤的发生。

缺乏某些微量元素 钼、铁、锌、氟和硒等在粮食、蔬菜和饮水中含量偏低。

缺乏维生素 缺乏维生素 A、B_2、C，动物蛋白、新鲜蔬菜和水果摄入不足是食管癌高发的共同特点。

其他因素 长期饮烈性酒、吸烟，食物过硬、过热、进食过快，引起慢性刺激、炎症、创伤或口腔不洁、龋齿等均与食管癌的发生有关。

临床表现 早期症状不明显，但在吞咽食物时有不同程度的不适感，常见咽下食物哽噎感、停滞感。哽噎停滞感常通过吞咽水后缓解消失。症状时轻时重，进展缓慢。中晚期典型的症状为进行性咽下困难，先是难咽干的食物，继而是半流质食物，最后水和唾液也不能咽下。常吐黏液样痰，为下咽的唾液和食管的分泌物。患者逐渐消瘦、脱水、无力。肿瘤侵犯喉返神经可出现声音嘶哑；压迫颈交感神经节可产生霍纳（Horner）综合征；侵入气管可形成气管食管瘘，出现吞咽水或食物时剧烈呛咳，并发生呼吸系统感染。最后出现恶病质状态。若有肝、脑等转移则出现黄疸、腹水和昏迷等。

诊断 需结合年龄、性别、既往史、个人史和影像学检查等做出诊断。确诊需手术及病理学检查。

体格检查 可在下颈部气管旁触及饱满肿物，或可触及下颈部或锁骨上肿大淋巴结。

影像学检查 有以下几种。

内镜 主要是胃镜（食管镜）检查。通过内镜检查评估病变的位置、长度、类型，并可取组织活检，经病理学检查确诊。超声内镜（EUS）可帮助评估病变侵犯的范围。

CT 一般需行增强颈胸及上腹部 CT，评估病变位置、范围，同时能更好地观察咽喉和颈部淋巴结情况。由于解剖关系毗邻、又有共同的病因，颈段食管癌常侵犯咽喉，位于食管前壁的肿瘤可侵犯气管膜样部，甚至累及甲状腺。气管食管沟淋巴结常见转移。合并下咽癌或侵犯下咽时，颈侧区也常有淋巴结转移。同时可以评估病变的下界，帮助确定手术方案，还能观察肺部、胸段食管和纵隔淋巴结等情况。

超声 一般行颈部及腹部超声。颈部超声可评估颈部淋巴结有无转移。有时可在超声引导下进行穿刺细胞学或病理学检查帮助确诊。

MRI 可通过增强 MRI 观察局部病变的范围、侵犯程度。对于碘造影剂过敏者可考虑行增强 MRI 观察局部病变。但与 CT 相比，MRI 一次检查能包括的范围有限，无法同时观察胸部情况。

食管造影 是评估上消化道肿瘤的传统方法。气钡双重造影可见不规则充盈缺损、管腔狭窄及管壁僵硬等。随着高分辨 CT 和 MR 的普及，食管造影的应用逐渐减少。

正电子发射计算机体层成像（PET-CT） 用于治疗前的分期和治疗后的评估，缺点是费用较高。

组织病理学检查 通过食管镜（胃镜）取组织活检，通过病理学确诊。部分黏膜下病变，可在内镜下穿刺活检，或经皮超声引导下穿刺活检。最常见的病理类型是鳞状细胞癌，其次是腺癌，罕见的如淋巴瘤等。平滑肌瘤一般属于良性，但有恶变潜能。

鉴别诊断 需与下颈部的其他良恶性肿瘤鉴别。

甲状腺肿瘤 是下颈部最常见的肿瘤。甲状腺中下部背侧肿物常邻近颈段食管。尤其是此处的甲状腺恶性肿瘤可侵犯颈段食管。但患者一般吞咽梗阻症状不明显。超声常可以较好地区分甲状腺肿物。MRI 比 CT 更容易区分肿物来源。还可以通过穿刺细胞学或组织学病理学检查以鉴别。

气管肿物 气管侧后壁的肿瘤常可挤压或侵犯颈段食管前壁。但一般吞咽梗阻症状不明显。MRI 比 CT 更容易区分肿瘤来源。

食管良性肿瘤 最常见的是食管平滑肌瘤，少见的有息肉、脂肪瘤、乳头状瘤和血管瘤等。食管平滑肌瘤常见于食管中下段，多为黏膜下肿物。X 线钡餐检查常为边缘光滑的圆形或椭圆形充盈缺损，有时可见钡剂呈现"瀑布征"或"涂抹征"。内镜下见黏膜通常完整，肿物呈圆形，偶见中心有脐窝或溃疡形成，活检钳触之质实。EUS 诊断平滑肌瘤最准确，显示肿瘤起源于食管壁

的第四层（平滑肌层），偶见起源于第二层（黏膜肌层），呈低回声，质地均匀，边缘锐利。

治疗 有以下几种情况。

早期颈段食管癌的治疗 肿瘤仅累及黏膜或黏膜下且无淋巴结转移或远处转移时，可选择内镜下切除或手术。$T_1 \sim T_2$ 期病变，通过开放式手术进行治疗。仅有颈段食管病变时，需要切除颈段食管，同时清扫区域淋巴结，再进行上消化道的重建。重建选用带蒂皮瓣如颏下岛状皮瓣修复。具备显微外科能力的情况下，也可选择游离皮瓣修复，如股前外侧皮瓣等。手术后病理分期为 I 期或 II 期的可以定期复查，一般不需要其他辅助治疗。患者一般情况差、合并症控制不佳的可能无法通过手术治疗，此时考虑同步放化疗。

中晚期颈段食管癌的治疗 分期为 III、IV 期的颈段食管癌，建议行多学科综合治疗。可以选择手术联合术后放疗（±化疗）的放疗，或根治性同步放化疗±挽救手术，或先行诱导化疗后根据肿瘤反应再决定手术切除还是放疗。中晚期颈段食管癌进行手术时，可能需一并切除喉，因此从保留器官的角度考虑，美国国立综合癌症网络（NCCN）指南中推荐同步放化疗。

颈段食管的修复 外科切除颈段食管癌后需要进行消化道重建。对于食管多段病变的患者，可行胃代食管手术。病灶局限于颈段食管时，切除颈段食管后可考虑游离组织瓣进行修复，如使用游离空肠瓣、游离股前外侧皮瓣、游离前臂皮瓣等。

复发或转移癌的治疗 肿瘤局部复发、病灶较小时，可再次手术。鳞癌和腺癌复发，经评估

认为无法手术或放疗，或远处转移的，一线治疗首选化疗。常见方案多以氟尿嘧啶和铂类药物为基础。二线治疗可考虑靶向治疗，食管癌的常见靶点包括表皮生长因子受体（EGFR）、人类表皮生长因子受体2（HER2）、血管内皮生长因子受体（VEGFR）、MET等。中国已获批的药物包括针对EGFR靶点的西妥昔单抗、针对VEGF靶点的贝伐珠单抗等。免疫治疗的帕博利珠单抗和纳武单抗也已用于复发或转移癌的二线或三线治疗。

预后 美国癌症联合委员会（AJCC）肿瘤分期手册第7版（2010年）中报道食管癌（包括所有部位在内）的5年总体生存率：ⅠA期约71%，ⅠB期约61%，ⅡA期约53%，ⅡB期约41%，ⅢA期约25%，ⅢB期约17%，ⅢC期约15%。2016年中国医学科学院肿瘤医院统计颈段食管癌生存情况，2年生存率67.5%，5年生存率约50%（病例多为Ⅱ期）。

（朱一鸣　刘绍严）

jiǎzhuàngxiàn rǔtóuzhuàng'ái

甲状腺乳头状癌（papillary carcinoma of thyroid）

起源于甲状腺滤泡上皮、以乳头形态为特征的甲状腺恶性肿瘤。乳头状癌是甲状腺癌最常见的病理类型，也是头颈部最常见的恶性肿瘤。好发于20~40岁，女性发病率高于男性，男女比约4:1。据全国肿瘤登记中心的数据显示，中国城市女性甲状腺癌发病率位居女性所有恶性肿瘤的第四位。所有儿童甲状腺癌几乎都是甲状腺乳头状癌。

病因和发病机制 病因与基因异常有关，常见的有 *BRAF*、*RAS* 基因突变、*RET/PTC* 重排等。其他高危因素有电离辐射、肥胖、女性和甲状腺乳头状癌家族史。

临床表现 大多数甲状腺结节没有临床症状。通常在体检时经甲状腺触诊和颈部超声检查而发现甲状腺小肿块。合并甲状腺功能异常时可出现相应的临床表现，主要为甲状腺肿大或结节、结节形状不规则、与周围组织粘连固定，并逐渐增大，质地硬，边界不清，初起可随吞咽运动上下移动，后期多不能移动。晚期局部出现压迫症状，常压迫气管、食管，使其移位。肿瘤局部晚期侵犯神经时可出现声音嘶哑、霍纳（Horner）综合征，以及耳、枕、肩等处疼痛。

晚期颈淋巴结转移时出现颈部肿块。该病易早期发生区域淋巴转移，大部分患者在确诊时已有颈淋巴结转移。淋巴结转移常见原发灶同侧、沿淋巴引流路径逐站转移，其淋巴引流首先至气管旁淋巴结，然后引流至颈静脉链淋巴结（Ⅱ~Ⅳ区）和颈后区淋巴结（Ⅴ区），或沿气管旁向下至上纵隔（Ⅶ区）。Ⅵ区为最常见转移部位，随后依次为颈Ⅲ、Ⅳ、Ⅱ、Ⅴ区。同时，该病以多区淋巴结转移为主，仅单区转移较少见。Ⅰ区淋巴转移少见（<3%）。少见的淋巴结转移部位有咽后或咽旁淋巴结。肺是常见的远处转移器官，也可转移至骨和颅内。

诊断 行影像学检查和病理学检查辅助诊断。

超声检查 操作简便、无创而廉价，高分辨率超声可检出甲状腺内直径大于2mm的微小结节，能清晰地显示其边界、形态及内部结构，是甲状腺最常用且首选的影像学检查方法，推荐甲状腺结节患者均进行高分辨率颈部超声检查。颈部超声检查可证实甲状腺结节存在与否，确定甲状腺结节的大小、数量、位置、囊实性、形状、边界、钙化、血供及与周围组织的关系，同时评估颈部有无异常淋巴结及其部位、大小、形态、血流和结构特点。甲状腺结节恶性征象中特异性较高的有微小钙化、边缘不规则、纵横比>1；其他恶性征象包括实性低回声结节、晕圈缺如、甲状腺外侵犯及伴有颈部淋巴结异常超声征象等。颈部淋巴结异常征象包括淋巴结内部出现微钙化、囊性变、高回声和周边血流，此外还有淋巴结呈圆形、边界不规则或模糊、内部回声不均、淋巴门消失或皮髓质分界不清等。

超声引导下细针穿刺活检（US-FNAB）：可提高取材成功率和诊断准确率，同时有利于穿刺过程中对重要组织结构的保护及判断穿刺后有无血肿，推荐作为进一步确定甲状腺结节良恶性的诊断方法。FNAB可分为细针抽吸活检和无负压细针活检。为提高FNAB的准确性，可在同一结节的多个部位重复穿刺取材、在超声提示可疑征象的部分取材、在囊实性结节的实性部位取材并同时可进行囊液细胞学检查。

甲状腺结节US-FNAB的适应证：直径大于1cm的甲状腺结节，US有恶性征象者，推荐行US-FNAB；直径≤1cm的甲状腺结节，不推荐常规行穿刺活检，但若存在以下情况之一，可考虑US-FNAB：US提示甲状腺结节有恶性征象；伴US所见颈部淋巴结异常；童年期有颈部放射线照射史或辐射污染接触史；有甲状腺癌家族史或甲状腺癌综合征病史；[18]F-FDG显像阳性；伴血清降钙素水平异常升高。US-FNAB的排除指征：经甲状腺核素显像证实为有自主摄取功能的热结节；超声检查提示为纯囊性的结节。

电子计算机体层成像（CT）

正常甲状腺含碘量高，与周围组织密度明显不同，CT平扫即可清楚显示甲状腺，注射对比剂后，对比度更加良好。CT扫描可评价甲状腺肿瘤的范围、与周围重要结构如气管、食管和颈动脉的关系及有无淋巴结转移。由于甲状腺病变可侵入上纵隔或出现纵隔淋巴结肿大，故扫描范围应常规包括上纵隔。CT可清晰显示中央区淋巴结、上纵隔区淋巴结和咽后区淋巴结，以及胸骨后甲状腺病变、较大病变及其与周围结构的关系，但对于最大径≤5mm的结节及弥漫性病变合并结节显示欠佳。对于甲状腺再次手术者，可了解残留甲状腺，评估病变与周围组织的关系、甲状腺局部及颈部的复发。如无碘对比剂使用禁忌证，对于甲状腺病变应常规行增强扫描。薄层图像可显示较小的病灶和清晰显示病变与周围组织、器官的关系。

MRI　在甲状腺影像检查方面应用不多。

病理学检查　包括细胞学和组织病理学。

细胞病理学　诊断报告采用TBS报告系统（TBSRTC），在此系统中细胞学诊断分为六级。Ⅰ级：不能诊断/不满意；Ⅱ级：良性；Ⅲ级：意义不明的非典型细胞/意义不明的滤泡性病变；Ⅳ级：滤泡性肿瘤/可疑滤泡性肿瘤；Ⅴ级：可疑恶性；Ⅵ级：恶性。

组织病理学　甲状腺乳头状癌亚型中最常见的是经典型和滤泡亚型。

经典型：约占50%，形态特征是乳头结构和核型改变，核分

裂象罕见，砂砾样钙化较常见，主要位于淋巴管或间质。20%~40%的病例会出现鳞状化生。常见淋巴管侵犯，血管侵犯不常见，但也可出现。免疫组化染色：甲状腺球蛋白（Tg）、甲状腺转录因子（TTF-1）、PAX8及广谱细胞角蛋白（CK）阳性；CK20、CT及神经内分泌标志物阴性。

滤泡亚型：约占40%，以滤泡性生长方式为主，具有经典型的核型特点。

其他亚型：弥漫硬化型、高细胞亚型和柱状细胞亚型等，一般认为预后较经典型和滤泡亚型差。①弥漫硬化型：多见于年轻女性，双侧或单侧甲状腺腺叶弥漫性增大，具有自身免疫性甲状腺炎的血清学特点。形态学见显著硬化，大量砂砾体，慢性淋巴细胞性甲状腺炎背景，肿瘤细胞巢常呈实性，伴广泛鳞状化生，易侵犯甲状腺内淋巴管及甲状腺外组织。RET重排常见，而BARF突变罕见。10%~15%的病例发生远处转移，最常见转移至肺。②高细胞亚型：组成细胞的高度是宽度的2~3倍，有丰富的嗜酸性胞质，具有经典型的核型特点。高细胞区域至少占30%。常见于年龄较大者，侵袭性比经典型强，更易发生甲状腺外侵犯及远处转移。60%~95%病例有BRAF基因突变。③柱状细胞亚型：由假复层柱状细胞构成，缺乏经典型的核型。罕见。肿瘤细胞偶可显示核下空泡及透明胞质，类似子宫内膜癌或肠型腺癌。免疫组化染色CDX2通常阳性。TTF-1不同程度阳性。④筛状-桑葚样亚型：甲状腺癌的一种独特亚型，可出现在散发性病例，也可以出现在家族性腺瘤性息肉病，几乎全部发生于女性。散发性病例常为单灶，

而家族性为多灶。肿瘤通常是包膜内病变，具有筛状、滤泡、乳头、梁状、实性及桑葚样结构等混合的生长方式。包膜/血管侵犯常见。乳头通常被覆柱状形态的细胞，缺乏腔内胶质。胞核并非特别透明。免疫组化染色显示，TTF-1常斑驳阳性。Tg局灶或弱阳性。β联蛋白（β-catenin）特征性核阳性。

鉴别诊断　有以下疾病。

甲状腺腺瘤　多见于20~30岁年轻人，多为单结节，边界清，表面光滑，生长缓慢，突然增大常为囊内出血，无颈淋巴结转移和远处转移。

结节性甲状腺肿　多见于中年以上女性，病变可长达数年至数十年，常累及双侧甲状腺，为多结节，大小不一，病程长者可有囊性变，肿物巨大可压迫气管，使气管移位，并有不同程度的呼吸困难表现；压迫食管时会出现吞咽困难。可发生癌变，肿物增大明显加快。

亚急性甲状腺炎　常由病毒感染引起，病期数周或数月，发病前常有呼吸道感染的病史，可伴有轻度发热，局部疼痛，以吞咽时明显，可放射到耳部，甲状腺弥漫性增大，也可出现不对称的结节样肿物，肿物有压痛。该病为自限性疾病，经数周的病程可自愈。少数需手术以排除甲状腺癌。

慢性淋巴细胞性甲状腺炎　又称桥本甲状腺炎，为慢性进行性双侧甲状腺肿大，有时与甲状腺癌难以区分，一般无自觉症状，自身抗体效价升高。该病对肾上腺皮质激素较敏感，有时需手术治疗，少量X线治疗效果好。

纤维性甲状腺炎　甲状腺普遍增大，质硬如木，但常保持甲

状腺原形。常与周围组织固定并产生压迫症状，与癌难以鉴别。可手术探查并切除峡部，以缓解或预防压迫症状。

治疗 以外科治疗为主，辅以术后内分泌治疗、放射性核素治疗，某些情况下需辅以放射治疗、靶向治疗。同时需注意甲状腺肿瘤治疗的个体化。

外科治疗 有以下几方面。

原发灶的处理 T_1、T_2 期病变多局限于单侧腺叶，行患侧腺叶及峡部切除。有高危因素者也可行全甲状腺切除。这些高危因素包括：多灶癌、淋巴结转移、远处转移、家族史和幼年电离辐射接触史等。考虑术后行核素治疗的病例，也可行全甲状腺切除。对于位于峡部的肿瘤，肿瘤较小者可行扩大峡部切除，肿瘤较大或伴有淋巴结转移者可全甲状腺切除。

T_3 期病变肿瘤较大或已侵犯甲状腺被膜外肌肉，行全甲状腺切除。但对于靠近甲状腺被膜的病灶，其本身可能不大，但已侵犯被膜外组织，行患侧腺叶及峡部切除，同时切除受侵犯的被膜外组织。

T_4 期病变已侵犯周围结构器官，一般行全甲状腺切除。T_{4a} 期病变在切除甲状腺的同时需切除受累的部分器官，如部分喉（甚至全喉）、部分气管、下咽和部分食管等，并需准备修复方案。T_{4b} 期病变属于不可手术切除，但需根据具体情况判断有无手术机会，需要血管外科、骨科、神经外科等多学科协作。T_{4b} 期病变很难完全切净，预后不佳，手术风险较大，术后并发症较多。是否手术治疗需仔细评估病情，重点考虑患者能否获益。有时，姑息性的减状治疗是必须的，如气管切开

缓解呼吸困难等。

区域淋巴结的处理 ①中央区淋巴结（Ⅵ区）：cN_{1a} 期应清扫患侧中央区。如果为单侧病变，中央区清扫范围包括患侧气管食管沟及气管前。喉前区也是中央区清扫的一部分，但喉前淋巴结转移病例不多见，可个体化处理。对于 cN_0 期，如有高危因素（如 T_3~T_4 期病变、多灶癌、家族史和幼年电离辐射接触史等），可行中央区清扫；cN_0 期（不伴有高危因素），可个体化处理。中央区清扫的范围，下界为无名动脉上缘水平，上界为舌骨水平，外侧界为颈总动脉内侧缘，包括气管前，所以内侧界为另一侧的气管边缘。清扫该区域内的所有淋巴脂肪组织。右侧需特别注意喉返神经所在水平深面的淋巴脂肪组织。需注意保护喉返神经，同时尽可能保护甲状旁腺及其血供，如无法原位保留甲状旁腺则应行甲状旁腺自体移植。②侧颈部淋巴结处理（Ⅰ~Ⅴ区）：侧颈部淋巴结转移最多见于患侧Ⅲ、Ⅳ区，其次为Ⅱ区、Ⅴ区、Ⅰ区较少见。侧颈部淋巴结清扫建议行治疗性清扫，即术前评估或术中冷冻证实为 N_{1b} 期行侧颈部淋巴结清扫。建议侧颈部清扫的范围包括Ⅱ、Ⅲ、Ⅳ和ⅤB区，最小范围是ⅡA、Ⅲ和Ⅳ区。Ⅰ区不需常规清扫。③咽旁淋巴结、上纵隔淋巴结等特殊部位淋巴结在影像学检查考虑有转移时应同期手术切除。

内分泌治疗 促甲状腺激素（TSH）抑制治疗目标：①高危患者，初始 TSH 控制在 <0.1mU/L。②中危患者，初始 TSH 控制在 0.1~0.5mU/L。③未检出血清 Tg 的低危患者，不论是否已行 ^{131}I 清甲治疗，TSH 都控制在 0.5~2mU/L。④已行 ^{131}I 清甲治疗并且

低水平 Tg 的低危患者，或未行 ^{131}I 清甲治疗、Tg 水平稍高的低危患者，TSH 控制在 0.1~0.5mU/L。⑤腺叶切除患者：TSH 控制在 0.5~2mU/L。⑥影像学疗效不满意（SIR）的患者：在没有特殊禁忌证的情况下，TSH 应无限期控制在 <0.1mU/L。⑦血清学疗效不满意（BIR）的患者：根据初始 ATA（美国甲状腺协会）危险分层、Tg 水平、Tg 变化趋势以及 TSH 抑制治疗的不良反应，控制 TSH 在 0.1~0.5mU/L。⑧初始评为高危，但治疗反应为满意（临床或血清学无病状态）或疗效不明确的患者：TSH 控制在 0.1~0.5mU/L 最多 5 年，并随后降低 TSH 抑制程度。⑨治疗反应为满意（临床或血清学无病状态）或疗效不明确的患者，特别是复发危险为低危者，TSH 控制在 0.5~2mU/L。⑩对于未行 ^{131}I 清甲治疗或辅助治疗并且疗效满意或疗效不明确的患者，满足颈部超声阴性，抑制性 Tg 较低或未检出，并且 Tg 或 Tg Ab 未呈增高趋势，TSH 控制在 0.5~2mU/L。

放射治疗 甲状腺癌对放疗敏感性差，外照射放疗仅在很少部分患者中使用。放疗原则上应配合手术，主要为术后放疗。具体实施应根据手术切除情况、病理类型、病变范围和年龄等因素而定：①恶性程度较低的癌，如分化好的乳头状癌或滤泡癌仅在无法再次手术切除时才考虑介入。②当肿瘤累及较重要的部位如气管壁、气管食管沟、喉、动脉壁或静脉内有瘤栓等而手术又无法切除干净，且 ^{131}I 治疗又因残存较大无明显效果时才可术后放疗。③对年轻患者，病理类型分化较好，即使出现复发转移也可带瘤长期存活，且 ^{131}I 治疗和再次手术

都是有效的治疗手段，应慎用外照射。④分化差的癌或未分化癌，如手术后有残留或广泛淋巴结转移，应及时给予大范围的术后放疗，尽可能地降低局部复发率，改善预后。

预后 影响预后的因素与性别、年龄、肿瘤大小、原发灶分期和肿瘤病理分级等有关。甲状腺乳头状癌预后较好，10 年生存率 86%~93%。

（鄢丹桂）

jiǎzhuàngxiàn lǜpào'ái

甲状腺滤泡癌（follicular carcinoma of thyroid） 起源于甲状腺滤泡上皮细胞、以滤泡结构为特征的甲状腺恶性肿瘤。较乳头状癌发病率低，约占所有甲状腺癌的 10%。其恶性程度介于乳头状癌和未分化癌之间。滤泡癌常见于 45~50 岁的中年人，男女比为 1:3。

病因和发病机制 大多数为散发性，其发生与碘有一定相关性。全世界缺碘地区的滤泡癌患病率都高于碘充足地区。随着碘制剂的使用，滤泡癌发病率有所下降。其他危险因素与甲状腺乳头状癌相似，包括儿童期放射暴露史、甲状腺癌综合征家族史或一级亲属存在甲状腺癌病史。儿童期甲状腺放射暴露史是与甲状腺良恶性肿瘤关系最密切的环境因素。

临床表现 通常表现为无症状可触及的甲状腺肿块或影像学检查偶然发现。和乳头状甲状腺癌相比，滤泡癌常为单结节病变。常侵犯血管，但很少播散至淋巴结，发生率仅 8%~13%。滤泡癌一般经血行转移。10%~15% 的患者有远处转移，即使原发肿瘤较小也不能幸免。远处转移的常见部位是骨（溶骨性病变）和肺，

也可累及脑、肝、膀胱和皮肤。

诊断 确诊的标准为术后甲状腺组织学评估发现肿瘤包膜和/或血管侵犯。细针抽吸活检（FNA）是甲状腺结节初始评估中的首选诊断工具，效用高于体格检查、实验室评估和影像学检查，但不能区分滤泡状腺瘤和滤泡癌，因此不能诊断该病。患者的 FNA 标本常是不确定性病损，归为滤泡状肿瘤或意义不明的滤泡状病变。如果初始细胞学检查结果显示为滤泡状肿瘤，或重复抽吸活检确认为意义未明的滤泡性病变（FLUS）/意义不明的非典型增生（AUS），则应进一步评估。评估内容包括 FNA 抽吸物的分子学检查，无法进行这类检查时应行诊断性甲状腺腺叶切除术。

治疗 基于不确定 FNA 结果，滤泡癌的治疗通常开始于腺叶切除术。然后根据最终病理结果决定是否补充性全甲状腺切除术，考虑该病淋巴结转移率低，颈部中央区和侧颈区清扫只适用于临床确诊转移的病变，不行预防性清扫。

预后 滤泡状癌多见于年长者，因此侵袭性临床病程的发生率、远处转移率及病死率都高于甲状腺乳头状癌。女性预后优于男性。在仅有轻微包膜侵犯和血管侵犯的年轻患者中预后最好。10 年生存率为 43%~95%，局部复发率为 35%，淋巴结复发率为 7.2%，远处转移率为 25% 左右。

（鄢丹桂）

jiǎzhuàngxiàn suǐyàng'ái

甲状腺髓样癌（medullary thyroid carcinoma，MTC） 起源于分泌降钙素的甲状腺滤泡旁细胞（C 细胞）的神经内分泌恶性肿瘤。占甲状腺恶性肿瘤的 6%~8%。滤泡旁细胞分泌降钙素。降

钙素与钙代谢有关，血中降钙素水平升高是 MTC 敏感而特异的指标。女性、30~60 岁、有甲状旁腺及肾上腺肿瘤家族史的人群是甲状腺髓样癌易患人群。

分类 可分为散发性和遗传性两大类。

散发性甲状腺髓样癌 多见，占 MTC 的 75%~80%，好发于 50~60 岁，女性稍多。

遗传性甲状腺髓样癌 较少见，占 MTC 的 20%~25%，发病年龄较散发性提前 10~20 年，男女发病率无明显差异，一个家族中可以同时或先后有多人患病。又可分为：①多发性内分泌肿瘤 2A（MEN2A），占所有遗传性 MTC 的 80%，该型可同时发生 MTC、嗜铬细胞瘤和甲状旁腺增生。②多发性内分泌肿瘤 2B（MEN2B），以黏膜多发性神经瘤伴 MTC 和/或肾上腺嗜铬细胞瘤为特点，是遗传性 MTC 中恶性程度最高的类型。无甲状旁腺增生或甲状旁腺瘤。③家族性 MTC（FMTC），该型是 MEN2A 的一种变异类型，MTC 是其唯一的特征，是遗传性 MTC 中恶性程度最低的类型。

病因和发病机制 约 95% 的遗传性 MTC 和 70% 的散发性 MTC 是由位于 10q11.2 的 *RET* 原癌基因突变所致。*RET* 原癌基因编码一种酪氨酸激酶受体超家族的跨膜蛋白，已发现与 MTC 有关的 *RET* 基因突变位点有 20 余个，这些突变可分别导致甲状腺滤泡旁细胞内外蛋白质构象改变，增强 *RET* 转化能力，激发酪氨酸激酶自动磷酸化，诱导细胞增生过度以致癌变。患者可先发生 C 细胞增生，再发展为早期具有侵袭性的甲状腺微小髓样癌，最后成为肉眼可见的 MTC。

临床表现　表现为单侧或双侧甲状腺肿块，肿瘤大者可压迫气管、食管致呼吸不畅、吞咽困难。当淋巴结转移至颈侧区时表现为颈侧区肿块。肿瘤侵犯喉返神经可导致声音嘶哑，少部分患者还可出现面部潮红、心悸、腹泻和消瘦等类癌综合征。

诊断　辅助检查有以下几种。

细针穿刺细胞学（FNAC）检查　用以明确肿瘤组织的病理类型，是术前定性诊断最有效的方法之一，伴穿刺细胞学最好加做细胞块，以便于免疫细胞化学检测。常规涂片与液基制片联合应用可提高诊断准确性。

降钙素检测　治疗前同时检测血清降钙素和癌胚抗原（CEA），治疗后定期监测血清水平变化，如果超过正常范围并持续增高，特别是当降钙素≥100pg/ml时，应高度怀疑病情有进展或复发。血清降钙素和CEA检测，有助于疗效的评估和病情监测。

影像学检查　包括超声、CT、MRI、核医学检查（甲状腺显像）及正电子发射计算机体层成像（PET-CT）。

治疗　应行全甲状腺切除。如为腺叶切除后确诊的MTC，补充甲状腺全切除。个别情况下，偶然发现的微小病灶MTC腺叶切除后，也可考虑密切观察。MTC较易出现颈部淋巴结转移，大部分患者就诊时已伴有淋巴结转移，切除原发灶的同时还需行颈部淋巴结清扫术（中央区或颈侧区），清扫范围除临床评估外，还需参考血清降钙素水平。MTC的手术治疗追求彻底切除。对于远处转移或局部不切除有进展的MTC，可考虑凡德他尼等靶向药物治疗。

预后　甲状腺髓样癌恶性程度介于分化型和未分化型之间，治疗后5年生存率79%~82%，10年生存率69~75%。

（鄢丹桂）

jiǎzhuàngxiàn wèifēnhuà'ái

甲状腺未分化癌（anaplastic thyroid carcinoma，ATC）

起源于甲状腺滤泡细胞，分化程度低、侵袭性强的恶性甲状腺肿瘤。是甲状腺癌中恶性程度最高的一种，多见于老年人，典型症状为迅速增大、质硬、固定的颈部包块伴广泛侵犯周围组织，30%~40%的患者伴远处转移，如肺、骨和脑。

临床表现　可表现为长期的甲状腺肿大病史，短期内迅速增大，并产生局部压迫症状，如呼吸困难、吞咽困难和声音嘶哑等表现，颈部可出现疼痛，肿块坚硬固定，边界不清楚。

诊断　确诊需组织病理学检查。主要的组织学形态有肉瘤样、瘤巨细胞样和上皮样，可单独或不同比例混合出现，也可出现灶状的鳞状分化或异源性分化；通常伴有坏死、多量的核分裂象和血管侵犯。免疫组化染色：甲状腺转录因子（TTF-1）和甲状腺球蛋白（Tg）通常阴性，PAX8约50%阳性，细胞角蛋白（CK）可以在上皮样分化区域阳性。

鉴别诊断　需与其他高度恶性肿瘤，如肌源性肉瘤、恶性黑色素瘤和大细胞淋巴瘤鉴别，LCA、肌源性标志物和黑色素瘤标志物等可用于排除性诊断。非滤泡和滤泡旁细胞来源的高度恶性甲状腺原发肿瘤一般也归ATC范畴，如鳞状细胞癌、肉瘤和黏液表皮样癌等。

治疗　未分化癌发现时即为Ⅳ期，少数未分化癌患者就诊时肿瘤较小，可能有手术机会。多数患者就诊时颈部肿物已较大，且病情进展迅速，无手术机会。肿瘤压迫气管引起呼吸困难时，尽可能减瘤后行气管切开术。对分化差或未分化癌，如手术后有残留或广泛淋巴结转移，应及时给予大范围的术后放射治疗，尽可能地降低局部复发率，改善预后。

综合治疗是主要治疗方式，需根据患者的具体情况进行个体化治疗。放疗可作为术前、术后综合治疗的一部分，也可以采用单纯放疗，可行高剂量放疗（60Gy）。对于ⅣA期和ⅣB期未分化癌，可在放疗基础上加用化疗。化疗可与放疗同步使用，也可在放疗后辅助性给予。使用的药物包括紫杉类、蒽环类和铂类。对于ⅣC期未分化癌可给予全身化疗，推荐方案包括紫杉醇联合铂类、多西紫杉醇联合多柔比星、紫杉醇单药、多柔比星单药。也可采用靶向治疗和免疫治疗。

预后　极差，生存率仅6~7个月。

（鄢丹桂）

fèi nángzhǒng

肺囊肿（pulmonary cyst）

肺内发生的大小不一的气体或液-气囊性病变。分先天性与后天性两种，先天性肺囊肿是由于部分支气管狭窄或闭锁，远端支气管分泌的黏液不能排出，积聚膨胀而成，囊肿大小不一，数目不定，包括支气管源性囊肿、肺泡源性囊肿、肺大叶气肿（肺大疱）、囊性腺瘤样畸形和先天性囊肿性支气管扩张等。后天性肺囊肿则继发于肺部感染，如气肿性大疱、寄生虫性囊肿和感染后遗囊肿等。

病因和发病机制　先天性由先天发育缺陷所致；后天性多由继发因素引起。

病理特征 囊肿常为多房性，也可为单房性。囊壁多具有小支气管壁结构，内层有纤毛柱状上皮，外层可见散在小片软骨，壁内可见到平滑肌束和纤维组织。囊状病变结构内层可见不同的上皮细胞，有柱状、立方形和圆形上皮细胞。有些具有分泌黏液的柱状细胞，腔内充满黏液。

临床表现 如无并发症，一般无症状，仅在 X 线胸部检查或尸检时才被发现。一旦囊性病变与小支气管相通，引起继发感染或产生张力性气囊肿、液囊肿、液-气囊肿或张力性气胸等压迫肺组织、心脏并致纵隔和气管移位时，即可出现症状。压迫支气管可出现干咳、气急、呼吸困难等。如为张力性囊肿，可因囊肿快速、极度的膨胀，出现类似张力性气胸的症状。压迫食管可致哽噎。而在小儿，巨大的囊肿可能压迫循环系统，造成极度呼吸困难和发绀。囊肿感染及囊内出血可使囊肿短期内迅速增大，并伴有压迫及疼痛等症状。囊肿感染多因其与支气管相通所致，可出现咳嗽、咳痰、咯血和发热等，严重者可出现高热、寒战，并排大量脓痰。

诊断 X 线检查有助于诊断，表现为含液囊肿，呈圆形、卵圆形块影，密度均匀一致，边缘整齐光滑；多囊性病变为环状、蜂窝状阴影，可有液平面。支气管镜检查可除外支气管腔内肿瘤，支气管造影可除外支气管扩张，应避免穿刺活检，以防囊肿破裂、感染。

鉴别诊断 需与多种疾病相鉴别。①轻度感染时与肺结核、支气管扩张、肺大疱和气胸等鉴别，感染严重时与肺脓肿、脓胸等鉴别。②含气囊肿需与肺大疱鉴别。③肺脓肿或结核性空洞愈合后形成的后天性囊肿：其内壁也可覆盖上皮组织，但囊壁不含软骨、腺体及平滑肌组织，常见炭末沉着。④食管囊肿：多位于后纵隔食管附近，腔内壁被覆鳞状上皮，囊壁含横纹肌，不含软骨。如组织病理学同时具有两种囊肿的特性，称为混合性囊肿。⑤金黄色葡萄球菌性肺炎所致气性囊肿：发展快，变化多，最终可治愈、吸收。⑥张力性含气囊肿：需与气胸鉴别。

治疗 轻症可保守治疗；严重者可手术，亦可维持治疗。仅在个别病例，表现严重呼吸窘迫、发绀和缺氧，又无条件急诊手术时，才可囊肿穿刺引流以暂时减压，解除呼吸窘迫症状，作为术前一种临时性紧急措施。成年患者若术前痰量很多，手术时需作双腔气管插管麻醉，避免痰液倒流至对侧。小儿可采用患侧低位的低俯卧位开胸，进胸后先行结扎病肺支气管。如病变过于广泛，肺功能严重下降或合并存在严重心、肝、肾等器质性疾病时，则禁忌手术。如囊肿已经感染，以控制感染 3 个月后手术为好。

预后 该病为良性病变，切除病变囊肿或肺叶后，预后良好。

（孙克林　杨龙海）

fèi dòng-jìngmàilòu

肺动静脉瘘（pulmonary arteriovenous fistula） 肺动脉与肺静脉之间异常相通所形成的先天性肺血管畸形。肺动脉与肺静脉在肺内直接吻合，两者之间没有正常的毛细血管网，造成自右向左的分流。若瘘壁呈瘤样扩张或膨出可形成动静脉瘤或血管瘤。该病少见。多数在 30 岁左右才出现症状，原因可能是由于幼小时动静脉瘘较细小，不致引起症状，X线检查也不易发现。

临床多无明显症状，偶在 X 线检查时才被发现。部分患者行动后易感疲劳、气短。少数出现鼻出血、咯血、血尿和便血；有的出现眩晕、头痛和视物模糊。细小的肺动静脉瘘多无明显体征，较大者可出现发绀、杵状指/趾。肺动静脉瘘邻近的胸壁可听到血管杂音，有时整个心动周期均可听到，以收缩期更为明显。X 线片显示肺中下野可见一个或多个圆形或卵圆形、分叶、密度均匀、边界清楚的块状阴影，直径 1 ~ 10cm；胸部增强 CT 检查对明确病灶的性质有帮助。

对有明显临床症状，如活动后气急、疲劳等，非手术患者病死率可高达 50%，有时出现严重并发症，如大咯血或自发性血气胸、肺部感染等。因此，对诊断明确者，除两肺多发、广泛分布的病变不能手术外，一般均应手术切除，切除后预后良好。

（孙克林　杨龙海）

jiéjiébìng

结节病（sarcoidosis） 以非干酪样坏死性上皮细胞性肉芽肿为病理特征的系统性疾病。可累及全身所有器官，肺和胸内淋巴结受累最为常见。

病因和发病机制 病因尚不清楚，可能与多种因素有关。①遗传因素：结节病可能为一种多基因遗传病，人类白细胞抗原（HLA）中的 HLA-A1、HLA-B8、HLA-DR3 与结节病的发病密切相关。②环境与职业因素：易在冬春季节发病。金属铝、锆、铍及滑石粉、松树花粉、黏土等与该病发生有关。③感染因素：病毒、螺旋体、粉刺丙酸杆菌、结核分枝杆菌、非结核分枝杆菌和支原体属等均可诱发该病。④免疫学因素：T 细胞受体异常与结节病的发生有关。

结节病肉芽肿的形成需要以下环节：①暴露于未知抗原，针对未知抗原的细胞免疫反应。免疫效应细胞聚集，释放多种细胞因子，促发更多的非特异性炎症反应。②肉芽肿形成过程。多认为属于细胞介导的Ⅳ型超敏反应。

临床表现　近半数患者无临床症状。部分可伴有全身非特异性症状，如低热、体重减轻、无力和盗汗等，以及各器官受累表现，如纵隔和肺门淋巴结肿大，颈部、腋窝或腹股沟等处触及肿大的淋巴结，部分出现脾大。另外，少数患者可伴有皮肤改变、肝浸润以及骨关节、神经系统表现。胸部 CT 可表现为肺门纵隔淋巴结对称性增大及肺组织的浸润。

鉴别诊断　需与纵隔肺门淋巴结肿大，如肺门和纵隔淋巴结结核、肺癌、淋巴瘤等相鉴别。

治疗　尚无统一的标准和规范。因此，个体化治疗方案非常重要。如需治疗，糖皮质激素仍是治疗该病的首选药物。激素治疗不佳者常用甲氨蝶呤、硫唑嘌呤等细胞毒药物。

预后　结节病是自限性疾病，预后良好，约 2/3 患者病情可自行缓解，10%～30% 发展为慢性结节病，4.7% 发展为肺纤维化。结节病的病死率为 1%～5%。死亡原因多为呼吸衰竭、中枢神经系统或心脏受累。由于病因未明，尚无有效预防措施。

（孙克林　杨龙海）

fèi yánxìng jiǎliú
肺炎性假瘤 （pulmonary inflammatory pseudotumor）
由某些非特异性炎症所致的肺内瘤样病变。可发生于任何年龄，多数

在 40 岁以下，女性较多。病因尚不清楚，可能是由肺部细菌或病毒感染后引起的局限性非特异性炎性病变，慢性炎症产生的肉芽肿、机化、纤维结缔组织增生及相关的继发病变形成的肿块，并非真正肿瘤。

约半数患者有呼吸道感染症状，如咳嗽、咳痰及痰中带血等。一般病程较长，数月至数年，有的可长达 16 年。不少病例没有明显的肺部感染症状，仅在 X 线检查时发现。少数虽有呼吸道感染史，但很难肯定与肺部炎性假瘤的发病有关。

诊断主要根据 X 线检查，表现为密度较低而均匀、边缘清楚、轮廓完整的球形阴影。可发生于任何肺叶，但多位于肺的外周，可累及胸膜。痰细胞学及纤维支气管镜检查无助于诊断，对病变较大、靠近胸壁的病例，可经胸壁针吸活检辅助诊断。由于部分炎性假瘤可缓慢增大，常难与肺癌及其他肺部肿瘤鉴别，且药物治疗无效。因此，当全身情况许可时，应采取手术治疗，术中应行快速冷冻病理检查以决定手术切除范围，多数肺炎性假瘤可行肺楔形切除或肺段切除。手术切除后预后良好。

（孙克林　杨龙海）

fèi liángxìng zhǒngliú
肺良性肿瘤 （pulmonary benign tumor）
起源于肺和支气管各种类型细胞的良性肿瘤。种类很多，包括支气管平滑肌瘤、支气管软骨瘤、肺脂肪瘤、肺纤维瘤和肺良性透明细胞瘤等。瘤样病变包括先天性或感染等因素所致、临床上酷似肿瘤的病变，如肺囊肿、肺错构瘤、肺炎性假瘤、硬化性肺细胞瘤和肺假性淋巴瘤等，以肺错构瘤多见。

绝大多数无临床症状和体征，常在 X 线检查时发现。良性肿瘤可有咳嗽、声音嘶哑、肺部感染和咯血等症状。若此类病灶体积较大或继发感染，可出现局部压迫症状或全身症状，症状和 X 线表现酷似原发性支气管癌，难以鉴别。治疗主张以手术切除为主，特别是影像学表现与周围性肺癌难以鉴别时。肺良性肿瘤手术切除后预后良好。

（孙克林　杨龙海）

fèi cuògòuliú
肺错构瘤 （pulmonary hamartoma）
正常肺组织在胚胎发育过程中错乱组合、过度生长形成的瘤样畸形。是最常见的肺部良性肿瘤。这种组织学的异常可能是器官组织在数量、结构或成熟程度上的错乱。主要组织成分包括软骨、脂肪、平滑肌、腺体和上皮细胞，有时还有骨组织或钙化。肺错构瘤多见于 40 岁以上，男性多于女性。

80% 以上的错构瘤生长在肺的周边部，紧贴于肺的脏层胸膜之下，有时突出于肺表面，因此临床上一般没有症状，查体也没有阳性体征。只有当错构瘤发展到一定大小，足以刺激支气管或压迫支气管造成支气管狭窄或阻塞时，才出现咳嗽、胸痛、发热、气短及血痰，甚至咯血等临床症状，同时也可出现相应体征，如哮鸣音或管性呼吸音。

诊断主要根据临床表现和影像学检查。一般无症状，体检时多无阳性体征。X 线胸片呈大小不等、单个圆或椭圆形、边缘光滑的阴影，可有分叶，瘤体内有时可见钙化或低密度影。胸部 CT 扫描有助于诊断。经胸壁肺组织活检有助肺周边肿瘤的确诊。主要与肺癌及其他良性肿瘤鉴别。

体检发现的肺错构瘤，由于没有动态观察，有时难与肺内恶性肿瘤相鉴别，短期内迅速增大的肺错构瘤也难以确诊，应尽早手术。即使为良性，早期手术也可避免因瘤体增大而引起的肺炎、肺不张和支气管扩张等合并症。手术在全身麻醉下进行，应慎重选择手术方式，尽量保存正常肺组织，一般摸到瘤体后完整剔出。除非支气管内型错构瘤或不能排除恶性肿瘤可能的行局部切除或肺段、肺叶切除。该病预后良好，无复发。

（孙克林　杨龙海）

fèi hùnhéliú
肺混合瘤（pulmonary mixed tumor）

发生在支气管和肺实质内由两种或两种以上成分形成的肿瘤。良性或恶性均有。混合瘤常发生于口腔颌面部，最常见的是唾液腺混合瘤。唾液腺型支气管内良性混合瘤（即支气管腺的多形性腺瘤）多为良性，且位于肺的中央，其他性质混合瘤的组成成分与其发生部位无一定关系。该病需经手术切除行病理学检查以确诊。首选手术治疗，预后良好。

（孙克林　杨龙海）

fèi xuèguǎnliú
肺血管瘤（pulmonary hemangioma）

发生于肺部，由增生性薄壁血管及间质组成的良性肿瘤。较少见。可发生于任何年龄，多见于女性。由于肺动脉与肺静脉间有毛细血管吻合支，血液流向阻力较低的血管，吻合支不断扩大，体积增大，因而形成血管瘤。它并非真正的肿瘤。根据累及血管的大小，又分为毛细血管瘤、海绵状血管瘤和肺动静脉瘤等。

临床症状和体征较少，部分患者可有轻微的呼吸系统症状，如咳嗽、胸部不适、血丝痰等。此类症状又酷似肺或支气管炎症，易被忽视，常于体检X线胸透时偶然发现。肿瘤可发生于两肺任何部位，体积大小不一，但通常较小。实验室检查对诊断该病无帮助。由于临床症状少，X线表现仅为肺实质的球形病灶，因此，诊断较为困难，往往误诊为恶性肿瘤或结核。若与肺恶性肿瘤难以鉴别，或有胸痛、血痰，鉴别诊断困难者，应尽早手术治疗。经手术切除者预后良好。

（孙克林　杨龙海）

fèi shàngpíyàng xuèguǎnnèipíliú
肺上皮样血管内皮瘤（pulmonary epithelioid hemangioendomethlioma）

起源于肺血管内皮细胞，具有上皮样及内皮细胞分化的肿瘤。有恶性倾向，属低度恶性肿瘤。典型表现为双肺散在多发结节，呈浸润性生长，可累及胸膜及支气管，部分患者可有咳嗽、痰中带血及胸痛等症状。治疗首选手术，对于广泛浸润、转移者应行术后辅助化疗。一旦出现胸腔积液、多发性淋巴结转移的表现，则提示预后不良。

（孙克林　杨龙海）

yìnghuàxìng fèi xìbāoliú
硬化性肺细胞瘤（pulmonary sclerosing pneumocytoma）

来源于原始呼吸上皮细胞的肺良性肿瘤。少见。1956年，利博（Liebow）首次报道以来，对该肿瘤的组织来源以及命名经过了较长时间的争论，2015版世界卫生组织（WHO）肺肿瘤分类中将其归于腺瘤并正式称为硬化性肺细胞瘤。多见于中青年女性。

部分患者以咳嗽、咳痰为首发症状，或伴有咯血、痰中带血，有胸痛、胸闷及发热等症状，超半数患者无明显呼吸道症状。X线片上多为边缘清晰、圆形或类圆形单发软组织结节影，以肺周边多见。CT表现为肺内结节或肿块病灶，病变大多为单发，平扫具有一般肺部良性肿瘤的特点，边缘整齐，呈圆形或椭圆形，少数可有较浅的分叶，无明显的毛刺征象及卫星病灶，部分可出现新钙化。肿块周围可形成新月形或半月形无肺纹理区域。增强扫描，尤其是动态增强扫描对该病有很高的诊断价值。该瘤体是一种富血管病变，注射对比剂后有明显的强化。

组织病理学检查可见，肿瘤主要由密集增生的多角形细胞形成实体或乳头状、硬化性结构，有时似血管瘤样改变，乳头样结构最多见，大多数表现为混合型，其中以乳头型和实体型混合为主。由于该病属于良性肿瘤，可推挤、压迫周围的血管等结构，从而产生聚拢、包绕等征象。临床极易误诊，需与周围性肺癌及其他良性肿瘤相鉴别。

手术是唯一有效的治疗方法，以局部切除为主，可选择胸腔镜或小切口，预后较好。

（孙克林　杨龙海）

fèi yánxìng jīchéngxiānwéixìbāoliú
肺炎性肌成纤维细胞瘤（pulmonary inflammatory myofibroblastic tumor）

由分化的肌成纤维细胞和成纤维细胞组成，常伴大量浆细胞和/或淋巴细胞浸润的肺肿瘤。常见于儿童，可能与人类疱疹病毒8型（HHV8）等感染有关。

该病起病隐匿，多由肿块本身及压迫、累及支气管、纵隔引起咳嗽、咯血及胸闷等症状。另可伴有发热、体重下降、疼痛、贫血、血小板增多、红细胞沉降率加快等，症状和体征往往在肿瘤切除后消失。影像学表现缺乏特异性征象，肿瘤为单发病灶，多位于肺外周胸膜下，表现为不规则肿物，瘤-肺界面模糊，可见粗长毛刺或棘状突起。中央型病变边界较清楚，可伴肺不张，内部可见形态多样的钙化，尤以儿童患者更常见。

手术是主要的治疗手段，少数伴有发热，可辅助皮质甾体类和非甾体类抗炎药物治疗。由于其生物学行为一般呈惰性，故多数预后良好，约5%的病例可出现复发转移。

（孙克林 杨龙海）

肺非典型腺瘤样增生 ［atypical adenomatous hyperplasia（AAH）of the lung］ 肺腺癌的浸润前病变。是一种轻到中度不典型细胞的局限性增生。多位于肺周围，病灶较小。与肺癌一样有恶性相关的遗传学改变，但发生率低。AAH在周围型肺癌中具有特异性，与支气管原发性肺癌不同，提示周围型肺癌的发生有不同的通路。另外表皮生长因子受体（EGFR）的过表达提示促进AAH发展为腺癌。

该病临床表现不明显，通过肺癌手术切除标本或胸部CT检查发现，X线胸片也较难发现AAH，胸部高分辨率CT显示为类圆形小病灶，边界清楚，密度淡至中等，呈均匀的毛玻璃或磨玻璃样阴影，低度透光，不遮蔽其下的肺实质，直径多数在5mm以下。组织病理学检查可确诊。

当肺部磨玻璃样病变经检查不能除外肺癌时，可选择外科小切口以及胸腔镜手术，术中行冷冻活检，特别是位于肺周边靠近胸膜的病变切除对改善预后有益。至于非肺癌的孤立AAH是否应手

术切除，虽无明确结论，如果患者伴有肺癌高危因素，可行微创手术。AAH切除范围宜小不宜大，对探查不能触及的磨玻璃样阴影或微结节，应术后长期随访，动态观察变化。该病发展缓慢，预后良好。

（孙克林 杨龙海）

fèi èxìng zhǒngliú

肺恶性肿瘤（pulmonary malignant tumor） 来源于肺内支气管和肺泡上皮以及肺间叶组织的恶性肿瘤。病理类型包括腺癌、鳞癌、腺鳞癌、小细胞癌、大细胞癌、类癌、囊性腺样癌和黏液表皮样癌等，以及肺肉瘤、癌肉瘤、淋巴瘤和黑色素瘤等。具有局部破坏、外侵及发生远处转移等恶性生物学行为。

（章智荣 毛友生）

fèi'ái

肺癌（lung cancinoma） 来源于肺内支气管和肺泡上皮的恶性肿瘤。分为非小细胞肺癌及小细胞肺癌两大类，前者主要包括鳞癌、腺癌、腺鳞癌、肺泡细胞癌、大细胞癌和肉瘤样癌等，少见类型还有类癌、囊性腺样癌和黏液表皮样癌等。后者指不同于上述类型的一类恶性程度较高的小细胞肺癌。肺癌为全世界发病率和病死率最高的恶性肿瘤，绝大多数发生在40岁以上人群，男女之比约1.5∶1。

病因和发病机制 尚不明确。主要与主动和被动吸烟、空气污染、职业暴露、遗传因素、各种原因导致的免疫功能受损、肺部慢性疾病（如慢性阻塞性肺疾病）等因素有关。

TNM分期 美国癌症联合会（AJCC）/国际抗癌联盟（UICC）制定的用于肺癌病变范围的分类方法。其是患者治疗前后的分期

评估方法。T（tumor）代表原发肿瘤情况，N（node）代表肺癌引流区域淋巴结转移情况，M（metastasis）代表远处转移情况；把TNM的评估情况综合在一起即患者的期别。最新分期标准是2017年发布的第8版肺癌TNM分期（表1）。

临床表现 大体类型按照肺癌所在的解剖位置分为中央型、周围型及弥漫型。症状常与肿瘤的大小、部位、是否外侵及有无转移等有关，主要表现为刺激性干咳、血痰或咯血、气短或喘鸣、发热、体重下降等；肿瘤外侵、进展或出现转移时，出现如胸闷胸痛、声音嘶哑、上腔静脉综合征、呕吐或视物模糊、关节疼痛等；少部分出现杵状指/趾、重症肌无力和男性乳腺增大等。而早期肺癌常无明显症状，偶尔出现的症状常被忽略，导致患者就诊时已发展为中晚期。

诊断 常用检查手段包括X线、胸部CT、正电子发射体层成像（PET）、痰细胞学、肺肿瘤标志物、气管镜、针吸细胞学、纵隔镜、电视辅助胸腔镜手术（VATS）和开胸探查等。普查常用手段为低剂量胸部螺旋CT。

鉴别诊断 需与肺结核、肺炎、肺脓肿、肺部良性肿瘤（纤维瘤等）和纵隔淋巴瘤等鉴别。

治疗 治疗方案主要由肿瘤的组织学类型和病变所处的发展阶段（期别）决定，主要是以手术为主的综合治疗，包括手术、化疗、放疗、靶向治疗和免疫治疗等。手术是非小细胞肺癌最重要和最有效的首选治疗方法，而小细胞肺癌常因在较早阶段就已发生远处转移，故以放化疗为主。采用多学科综合治疗，即综合考虑各种因素，将各种方法优化配

表 1　肺癌 TNM 分期（AJCC/UICC，2017 年）

分期	临床意义
T_X	原发肿瘤无法评估，或痰中或支气管洗液中发现恶性细胞证明有癌，但影像学或内镜检查看不到病变
T_0	无原发肿瘤证据
T_{is}	原位癌（腺癌或鳞癌）
T_1	肿瘤最大径≤3cm，周围包以肺组织或脏层胸膜，支气管镜检肿瘤尚未侵入叶支气管（即肿瘤未达主支气管）
$T_{1a(mi)}$	微浸润腺癌
T_{1a}	沿中心气道表面生长（表浅扩展型肿瘤，不论体积大小，侵犯限于支气管壁）；肿瘤最大径≤1cm
T_{1b}	肿瘤最大径>1cm 且≤2cm
T_{1c}	肿瘤最大径>2cm 且≤3cm
T_2	肿瘤最大径>3cm 且≤5cm；或肿瘤累及脏层胸膜；累及主支气管（未及隆突）；肺不张
T_{2a}	肿瘤最大径>3cm 且≤4cm
T_{2b}	肿瘤最大径>4cm 且≤5cm
T_3	肿瘤最大径>5cm 且≤7cm；或侵犯胸壁、心包、膈神经；或同一肺叶另有孤立肿瘤结节
T_4	肿瘤最大径>7cm；或侵犯纵隔、膈肌、心脏、大血管、喉返神经、隆突、气管、食管和脊柱；或同侧的其他肺叶有肿瘤结节
N_X	区域淋巴结转移不能确定
N_0	无区域淋巴结转移
N_1	肿瘤转移到同侧支气管周围和/或同侧肺门和肺动脉淋巴结，包括直接侵犯
N_2	肿瘤转移到同侧纵隔和/或隆突下淋巴结
N_3	肿瘤转移到对侧纵隔、对侧肺门、同侧或对侧斜角肌或锁骨上淋巴结
M_X	远处转移不能确定
M_0	无远处转移
M_{1a}	恶性胸腔积液/心包积液；或胸膜/心包转移结节；或对侧肺孤立肿瘤结节
M_{1b}	单发胸外转移
M_{1c}	多发胸外转移（1 个或多个远处器官）

置，以发挥最佳效果，达到延长生存期、提高生活质量的目的。

（章智荣　毛友生）

fēi xiǎoxìbāo fèi'ái

非小细胞肺癌（non-small cell lung cancer，NSCLC）

组织学上小细型肺癌之外的所有类型肺癌。包括鳞状细胞癌、腺癌、腺鳞癌和大细胞癌，与小细胞癌相比其癌细胞生长分裂较慢，扩散转移相对较晚。

肺鳞状细胞癌　为仅次于腺癌的第二常见肺癌类型，大多数起源于大支气管，常为中心型肺癌，纤维支气管镜较易发现；患者绝大多数为中老年人且大多有吸烟史。根据分化程度，分为高分化、中分化和低分化鳞癌。光镜下，高分化者，癌巢中有角化珠形成，常见到细胞间桥；中分化时有细胞角化，但无角化珠形成，可有细胞间桥；低分化鳞癌癌巢界限不明显，细胞异型大，无细胞角化及角化珠。电镜下可见鳞状细胞特征性的张力微丝束及细胞桥粒连接，数量多少不等，分化愈好，数量也越多；免疫组化染色显示高分子角蛋白阳性。虽然分化程度不一，但生长速度尚较缓慢，病程较长，对放疗、化疗较敏感，通常先经淋巴转移，血行转移发生较晚。

肺腺癌　为最常见的肺癌类型。女性相对多见，占一半以上，且在非吸烟患者中常见；常发生于较小的支气管，大多为周围型肺癌。根据癌组织光镜下特点分为附壁型、腺泡型、乳头型、微乳头型和实体型等亚型。光镜下主要特征为癌细胞内有微腔形成，表面有微绒毛；胞质内见分泌颗粒或黏液颗粒，细胞间见连接复合体。腺癌早期可沿淋巴或血行播散，1/5 新诊断的腺癌可表现远处转移，脑、骨、肾上腺和肝是最常见的转移部位。在腺癌中，切除后孤立的局部复发灶比其他非小细胞类型少见。

肺腺鳞癌　较少见，约占肺癌的 10%，癌组织内同时含有鳞癌和腺癌两种成分，其中每种成分至少占全部肿瘤的 10% 且数量上大致相等。此型肺癌发生于支气管上皮的具有多种分化潜能的干细胞，故可分化形成两种不同类型的癌组织；转移灶也同原发灶一样通常显示鳞癌和腺癌的分化。腺鳞癌的播散与其他非小细胞癌相似，常出现早期转移且预后比鳞癌或腺癌差，并且在局限性病期内，组织学类型有独立的预后确定意义。

肺大细胞癌　又称大细胞未分化癌，占肺癌的 10%～15%；约半数起源于大支气管，肿物常较大；光镜下特点为癌细胞体积大，常为多边形，胞质丰富，高度异型，核深染，有时呈现奇异核或多核。大细胞癌恶性程度高，生长迅速，转移早而广泛，常发生脑转移后才被发现。预后很差。

(章智荣 毛友生)

fèi shénjīng nèifēnmì zhǒngliú

肺神经内分泌肿瘤 (pulmonary neuroendocrine tumor)

起源于支气管黏膜的库尔奇茨基 (Kulchitzky) 细胞的肿瘤。可有异位内分泌作用而引起副肿瘤综合征（如骨关节病、高钙血症等）。包括小细胞肺癌、肺类癌、不典型类癌和大细胞神经内分泌癌四类。

小细胞肺癌：癌细胞较小，常呈圆形或卵圆形，胞质内可见神经内分泌颗粒，能分泌 5-羟色胺引起类癌综合征而表现为支气管痉挛、阵发性心动过速、水样腹泻等。患者多为中老年人，80% 以上为男性；常发生于大气管，向肺实质内浸润生长，形成巨块；恶性程度最高，生长迅速，转移早；手术切除效果差，但对放、化疗敏感。

肺类癌：比小细胞肺癌少见，为低度恶性的神经内分泌肿瘤；发病年龄为 45~55 岁，没有性别差异。临床上除一般的呼吸系统症状外，由于常分泌生物活性物质而引起副肿瘤综合征，表现为支气管痉挛、阵发性心动过速、水样腹泻等。光镜下见癌细胞排列成器官样、条索状、岛状、栅栏状、系带状、彩带状或菊团状。

不典型类癌：光镜下也呈内分泌肿瘤结构，但有其自身特点，表现为器官样结构不典型，或是去器官样结构，癌细胞呈弥漫性浸润；癌细胞密集，常见点状坏死；异型性明显，核大小、形态不一致。

大细胞神经内分泌癌：罕见。光镜下见，细胞较大，呈多角形，胞质嗜酸，核多形，核仁较明显，核分裂象多见，常见大面积坏死。免疫组化染色显示，神经内分泌标志物阳性。该病恶性程度高，预后不良。

(章智荣 毛友生)

fèi bānhén'ái

肺瘢痕癌 (pulmonary scar cancer)

中心区有纤维化或瘢痕灶（玻璃样变）并有大量炭末沉着的肺腺癌。是对肿瘤出现的间质胶原纤维反应。多发生于肺结核、肺梗死和肺部慢性炎症的晚期。治疗主要采取手术、化疗、放疗等相结合的综合治疗。该病恶性程度较高，易发生淋巴或血行转移，预后较差。

(章智荣 毛友生)

fèi xiànyàng nángxìng'ái

肺腺样囊性癌 (palmonary adenoid cystic carcinoma)

发生于下呼吸道与唾液腺相应肿瘤组织学一致的恶性上皮性肿瘤。大多来源于支气管腔内，可在支气管黏膜下沿长轴或管周生长而形成弥漫浸润斑块。光镜下见，癌细胞较小，伴有上皮样细胞独特的生长方式，以筛状、小管和腺样排列，周围有不定的黏液性和丰富的透明变性基底膜样物质围绕，肿瘤细胞显示衬覆导管和肌上皮的分化特征。因其肿瘤边界不清楚，其扩展范围远在肉眼见到的局部结节之外，因而很难确定明确的肿瘤边界，故术后易于局部复发，因此首选手术加放射治疗。

(章智荣 毛友生)

fèi niányè biǎopíyàng'ái

肺黏液表皮样癌 (pulmonary mucoepidermoid carcinoma)

以出现鳞状细胞、产生黏液细胞和中间型细胞为特点的恶性上皮性肿瘤。在肺部肿瘤中占比不足 1%，性别分布均等，年龄范围 3~78 岁，近半数发生在 30 岁以下。

肿瘤多数位于大支气管（主支气管、叶支气管和段支气管）。依据形态学和细胞学特点将该肿瘤可分为低级别和高级别。远处播散很少发生，但有 5% 的低级别肿瘤可通过局部生长播散到区域淋巴结，高级别肿瘤不仅累及区域淋巴结，也可转移到肝、骨、肾上腺和脑。对该肿瘤的预后判断应格外慎重，疼痛、体重减轻、不适高度提示复发、转移或死亡的可能性。标本切缘阳性、肺门淋巴结转移、局部侵袭行为也是不利的预后因素。

(章智荣 毛友生)

fèi xuèguǎnwàipíliú

肺血管外皮瘤 (pulmonary hemangiopericytcoma)

起源于血管外皮细胞，即血管基底膜外层间叶细胞的肺肿瘤。极为罕见，属于低度恶性肿瘤，有浸润性，恶性程度高低取决于瘤细胞的异型性、核分裂象多少。肺外血管外皮瘤可发生于机体任何部位，多发生于下肢、腹膜后及骨盆等处。该病近半数无症状，多在胸部 X 线查体时发现，部分有咳嗽、咯血及胸痛等不适症状。胸部 X 线及 CT 检查无特异性，最明显的特点是肿瘤体积较大，呈圆形或椭圆形，密度均匀，可有浅分叶，无钙化阴影。最终确诊依据组织病理学。

该病手术治疗为主，治疗原则与肺癌相似，争取做肺叶切除，体积较大且累及肺门者可选择全肺切除。术后根据浸润及淋巴结转移情况选择辅助放化疗。

(孙克林 杨龙海)

肺原发性淋巴瘤（primary pulmonary lymphoma）　原发于肺部的淋巴瘤。无明显纵隔或肺门淋巴结肿大，在诊断时或诊断后的 3 个月内，未发现肺、支气管外其他部位受累的证据。为较罕见的结外淋巴瘤，占所有结外淋巴瘤的 3%~4%，占淋巴瘤的 1% 以下；发病高峰年龄为 60~70 岁，男女发病率相近。

一般通过穿刺活检或手术病理确诊。对于局限于胸腔内的原发性肺淋巴瘤，手术治疗为其主要的治疗方法，术后进行辅助化疗和/或放疗。预后因肿瘤的病理组织学类型、分期以及手术后是否进行正规的放化疗而异。

（章智荣　毛友生）

肺透明细胞肿瘤（pulmonary clear cell tumor）　由含有大量糖原、丰富透明或嗜酸性胞质细胞组成的肿瘤。可能起源于血管周上皮样细胞。该病较罕见，年龄范围 8~73 岁。肿瘤大多是孤立的，界限清楚，位于肺外周部。临床一般无明显症状，常被偶然发现。出现坏死、大量核分裂及浸润性生长时应考虑恶性。手术切除治疗后预后较好。

（章智荣　毛友生）

肺肉瘤（pulmonary sarcoma）　来源于纤维、肌肉、软骨、脂肪及其他间叶组织的肺部恶性肿瘤。原发性肺肉瘤比较少见，占肺恶性肿瘤的 0.1%~3.6%，可分多种亚型。其多为局部侵犯及血行转移，很少出现淋巴转移和空洞形成。肺肉瘤对放疗和化疗不敏感，手术切除为其主要治疗手段。预后较差，影响预后因素主要有肿瘤大小、组织学类型、分级、分期和手术切除方式等。

（章智荣　毛友生）

肺肉瘤样癌（pulmonary sarcomatoid carcinoma）　一组分化差、含有肉瘤或肉瘤样成分（梭形/巨细胞）的非小细胞肺癌。包括五种亚型：多形性癌、梭形细胞癌、巨细胞癌、癌肉瘤和肺母细胞瘤。肺肉瘤样癌少见，仅占肺癌的 0.3%~1.3%。多见于 60 岁以上人群，男多于女。分为中央型和周围型，以周围型多见。光镜下见，有梭形/巨细胞的细胞成分，而且与分化较好的癌组织常有过渡现象。免疫组化染色显示，肉瘤样成分中有上皮性标志物表达，同时癌成分中表达间叶性标志物。该病较传统的非小细胞肺癌更具侵袭性，预后更差。

（章智荣　毛友生）

肺多形性癌（pulmonary pleomorphic carcinoma）　一组分化差、含有梭形细胞或巨细胞癌成分，且梭形或巨细胞成分至少占肿瘤成分 10% 的非小细胞肺癌。占肺癌的 0.1%~0.4%，属于肺肉瘤样癌中最常见的亚型。与其他类型的非小细胞肺癌相比，其恶性程度高、预后差。由于对化疗不敏感，一般选择根治性外科手术治疗。

（章智荣　毛友生）

肺母细胞瘤（pulmonary blastoma）　含有类似于分化好的胎儿腺癌的原始上皮成分和原始间叶成分的双向分化性肿瘤。偶可有灶性骨肉瘤、软骨肉瘤或横纹肌肉瘤。该病仅占肺原发性恶性肿瘤的 0.25%~0.5%。根据年龄可分为儿童型肺母细胞瘤（胸膜肺母细胞瘤）和成人型肺母细胞瘤。治疗主要是扩大手术切除肿物及淋巴结清扫术后加放疗及化疗。肺母细胞瘤具有高度侵袭性，易浸润和转移，预后差。影响预后的因素有原发肿瘤部位、肿瘤直径、有无转移及病理类型等；各亚型之间预后也有差别。

（章智荣　毛友生）

肺未分化肉瘤（pulmonary undifferentiated sarcoma）　发生于肺、由席纹状或交织束状排列的多形性梭形细胞、瘤巨细胞组成的恶性软组织肿瘤。罕见，约占肺部原发恶性肿瘤的 2%，多见于中老年人。其组织学起源为未分化间叶组织，具有一定的双向分化潜能。肿瘤内可出现多种细胞成分，可分化为组织细胞，再分化为吞噬细胞和成纤维细胞，也可产生少量网状纤维及胶原纤维。淋巴转移较晚，胸膜转移可导致血性胸腔积液，易血行转移尤其是脑转移、骨转移，或局部复发。该病对放疗和化疗不敏感，首选手术治疗。预后与肿瘤大小、外侵的程度及有无临床症状等因素有关。

（章智荣　毛友生）

肺转移性肿瘤（pulmonary metastatic tumor）　其他部位肿瘤累及肺。原发灶可来自全身各处的恶性肿瘤，如乳腺癌、结直肠癌、肝癌和甲状腺癌等。多数肺的转移性肿瘤与其来源的原发肿瘤形态相似。其治疗的手段与原发癌灶的特性及是否控制、肺转移瘤数目、有无肺外转移等因素有关。化疗是主要治疗手段，亦可联合放射治疗、射频消融和外科局部切除等综合治疗手段。

（章智荣　毛友生）

fèi zhŏngliú zhìliáo

肺肿瘤治疗 (treatment of lung tumor)

肺的良性肿瘤一般以手术切除为主要治疗方式；恶性肿瘤采用手术、放疗、化疗、中医中药和免疫治疗等综合治疗，依据病变的期别和病理类型，其治疗手段的搭配也不同。

治疗原则 以小细胞肺癌为例，主要以化疗和放疗为主，部分早期癌也可手术切除后再进行化疗和放疗。

早期和中期非小细胞肺癌以手术切除为主，部分低分化癌、肿瘤直径大于 5cm、有肺门和/或纵隔淋巴结转移者需术后化疗。中期和晚期非小细胞肺癌主要采用以手术为主的综合治疗。如有两站以上纵隔淋巴结转移或单站淋巴结转移超过 2cm，术前加用新辅助化疗两周期，如有降期者再接受手术治疗，如无降期者可以再继续化疗和放疗。若术前纵隔淋巴结转移不明显或单站转移且小于 2cm，可考虑先手术，术后再辅助化疗，必要时再联合放疗。晚期非小细胞肺癌如局部侵袭重要组织器官或有远处转移者，一般只行姑息性化疗和/或放疗，通常不选择手术治疗。局部晚期非小细胞肺癌如无纵隔淋巴结转移（$T_4N_{0\sim1}M_0$），可考虑经术前化疗或放疗降期后再考虑手术治疗。如降期不明显则不考虑手术。局部晚期侵犯胸壁或肺尖的癌可考虑术前放疗或放化疗后再手术切除治疗。

外科治疗 主要采用以下手术方式治疗。

肺楔形切除术 切除包括病变在内的一块类似三角形肺组织的手术方法，犹如楔子的形状而得名；包括距离病灶边缘约 2cm 的正常肺组织一并切除，适用于肺周围病变。主要用于肺的病变组织活检、肺良性病变切除及肺转移瘤的切除等，年老体弱或肺功能低下而难于耐受肺叶切除的原发肺癌患者亦可以考虑肺楔形切除；早期（ⅠA 期）原发肺癌患者，能达到与肺段或肺叶切除同样的外科根治效果。

肺段切除术 肺段是组成肺叶的解剖单位，有自身的段支气管、肺段动静脉，然而段与段之间肺组织相连，并无解剖学上的分离面，故肺段切除术比较复杂、技术要求高。优点在于最大限度地保留了健康肺组织，肺功能损失少，创伤小。主要用于肺内良性病变及年老体弱的周围孤立性肿瘤。多发的肺磨玻璃病灶，一般要求病灶直径小于 2cm。但通常要求同时清扫肺段及肺门和纵隔引流区域淋巴结以达到根治目的。

肺叶切除术 是肺癌手术的首选方式。术式包括单纯肺叶切除、双肺叶切除（右肺中上叶或中下叶切除）、袖状肺叶切除等。适用于局限于一个肺叶内的肿瘤，术中分离、结扎和离断相应病变肺叶的动静脉及支气管，同时保证支气管残端切缘无癌浸润。并系统清扫肺门及纵隔淋巴结。

全肺切除术 即一侧肺组织全部切除，只留对侧肺组织。适用于肺叶切除无法达到根治目的或其他类型手术无法将病灶彻底切除，且能耐受全肺切除术的患者；全肺切除术后患者易出现呼吸功能不全，生活质量相对较低。全肺切除术有一种完成式全肺切除术，是指术侧以前接受过一次或一次以上的原始肺切除，再次开胸将该侧剩余肺组织全部切除；即将同侧经过手术切除的残余肺组织再切除的手术。一般适用于复发性肺癌、二次原发肺癌、良性病变肺切除后原发肺癌。手术难度较大，术后并发症发生率较高。

支气管袖状切除术 指癌变位于一个肺叶内，但已侵及局部主支气管或中间段支气管，为了保留邻近正常的肺叶，避免做一侧全肺切除术，可以切除病变的肺叶及其叶支气管附近的一段受累的支气管，再吻合支气管上下端；支气管切除的原则是保证支气管切缘无肿瘤细胞。该术式是最大程度切除肿瘤和最大限度保留正常肺组织原则的最佳体现。

隆突成形术 即隆突切除气道重建术，是治疗累及主支气管近端、隆突嵴和气管下段侧壁中央型肺癌的手术方法；包括右全肺切除隆突重建、左全肺切除隆突重建等；由于解剖部位的特殊性，手术难度大，并发症多，手术死亡率可达 13%～29%。但该术式最大程度地保留了有功能的肺组织，为部分高龄或心肺功能低下患者提供了彻底切除病变的机会，提高术后生存率及生存质量。

胸膜全肺切除术 指在胸内筋膜间隙整体剥离壁层胸膜，在胸膜囊外处理肺门结构，从而将脏层和壁层胸膜连同全肺整体切除。手术操作复杂，技术含量高，死亡率较高，一般不适合年龄偏大、全身情况差及重要脏器功能不全的患者。

胸膜剥脱术 剥除胸膜壁层及脏层增厚的纤维层（板），从而达到既消除胸膜腔内的病变组织，又使肺组织从纤维板的束缚下游离出来重新复张的一种术式。用于治疗胸膜疾病。适用于：①经反复胸穿抽脓，或脓液黏稠，持续 2 周以上胸腔闭式引流，症状虽有改善，但脓腔未见明显缩小者。②多房或局限性慢性脓胸胸腔穿刺或胸腔闭式引流困难者。③慢性脓胸合并肺周边空洞或干酪灶，或肺实变、支气管扩张仅局限于单个肺叶者。④合并支气管胸膜瘘但肺内无纤维性病变者。而慢性脓胸患者肺内有空洞、有活动性肺结核灶、支气管扩张或狭窄、肺纤维化、合并结核性支气管炎、支气管胸膜瘘等均被视为手术禁忌证。

（章智荣 毛友生）

fèi'ái fàngshè zhìliáo

肺癌放射治疗（radiotherapy of lung cancer）

根据治疗目的可分为根治性放射治疗和姑息性放射治疗。前者适用于非小细胞肺癌中不适合手术或拒绝手术的Ⅰ期、Ⅱ期、ⅢA期、部分ⅢB期及局限期未分化小细胞肺癌；后者适用于部分ⅢB期、Ⅳ期和治疗后复发的非小细胞肺癌以及广泛期未分化小细胞肺癌；另外还有小细胞肺癌的脑预防性照射。禁忌证包括：①一般情况太差、难以耐受放疗。②有大量胸腔积液，明显侵犯心脏、喉返神经或膈神经麻痹者、伴有严重感染如肺脓肿，抗炎治疗不能控制。

（章智荣 毛友生）

fèi'ái tóngbù fàng-huàliáo

肺癌同步放化疗（concurrent chemoradiotherapy of lung cancer）

在肺癌放射治疗的同时给予化学药物治疗的方法。是肿瘤综合治疗的一种新形式，可以降低远处微小病灶的转移及提高局部控制率，从而使患者总生存期获益。其优点在于：①相互协同作用，化疗药物能提高肿瘤细胞对放疗的敏感性，放疗也可增强化疗药物的细胞毒性，从而增强对局部肿瘤的杀伤作用。②由于放化疗同时进行，避免了肿瘤细胞在化疗后的加速增殖。③与放化疗分步进行相比，同步放化疗使总的疗程缩短，从而提高生活质量。④理论上还可通过化疗控制远处转移的隐匿病灶。其不利之处在于不良反应增加。

（章智荣 毛友生）

fēi xiǎoxìbāofèi'ái huàliáo

非小细胞肺癌化疗（chemotherapy of non-small cell lung cancer）

非小细胞肺癌多采用两种药物联合治疗。化疗对非小细胞肺癌的治疗非常重要，主要应用于：①术前新辅助化疗，通过术前新辅助化疗，清除微小转移灶，缩小肿瘤体积，使手术容易切除，主要用于Ⅲ期患者。②术后辅助化疗，主要针对ⅠB～ⅢA期患者，目的是为减少术后复发，延长无瘤生存期。③姑息化疗，对晚期非小细胞肺癌尤其是具有远处转移的Ⅳ期患者，全身化疗可使临床症状得以改善，提高缓解率，延长生存期，提高生活质量。依据患者不同情况及不同目的可选择多种化疗方案。

（章智荣 毛友生）

xiǎoxìbāofèi'ái huàliáo

小细胞肺癌化疗（chemotherapy of small cell lung cancer）

小细胞肺癌采用以化疗为主的综合治疗。此类化疗为根治性化疗，利用"足程足量"的大剂量联合化疗，争取达到长期生存或治愈的目的；最佳方案对小细胞肺癌的有效率可达80%～95%；联合用药化疗有效率及长期生存率远高于单药化疗。小细胞肺癌的一线治疗方案包括：CAV方案（环磷酰胺+多柔比星+长春新碱）、EP方案（依托泊苷+顺铂）、CE方案（卡铂+依托泊苷，此为公认的标准方案）、TEC方案（紫杉醇+卡铂+依托泊苷）、VIP方案（依托泊苷+异环磷酰胺+顺铂）、IEC方案（异环磷酰胺+卡铂+依托泊苷）和PI方案（伊立替康+顺铂）。

（章智荣 毛友生）

fèi'ái miǎnyì zhìliáo

肺癌免疫治疗（immunotherapy of lung cancer）

通过恢复机体正常的抗肿瘤免疫反应，从而治疗肺癌的方法。包括单克隆抗体类免疫检查点抑制剂、治疗性抗体、癌症疫苗、细胞治疗和小分子抑制剂等多种方式。其中，免疫检查点抑制剂通过阻断T淋巴细胞与抗原提呈细胞之间抑制性信号通路，激活肿瘤特异性T淋巴细胞，从而实现抗肿瘤作用。其主要靶点有细胞毒性T淋巴细胞相关抗原（CTLA-4）、程序性死亡受体1/程序性死亡受体-配体1（PD-1/PD-L1）、B/T淋巴细胞衰减因子（BTLA）、T细胞激活抑制物免疫球蛋白可变区结构域（VISTA）、TIM-3等。临床应用最多的是PD-L1抗体。已有不同药物公司生产的不同类型抗体药物进入临床试验，初步显示单纯免疫治疗的安全性和有效性优于单纯化疗，免疫联合化疗应用效果更好。

（章智荣 毛友生）

Huònà zōnghézhēng

霍纳综合征（Horner syndrome）

颈交感神经麻痹后引起的同侧瞳孔变小、眼裂变窄、眼球内陷、面部无汗以及结膜充血的综合征。常见于颈交感神经节、颈脊髓侧角、脑干及下丘脑损害。根据受损部位可分为中枢性障碍、节前障碍及节后障碍的损害。

发生机制：肿瘤直接侵及或转移淋巴结压迫颈交感神经节所致，以肺癌最常见。临床表现有瞳孔缩小、眼睑下垂及眼裂狭小、眼球内陷和患侧额部无汗。根据临床表现、结合神经系统其他症状、以及头颈部和胸部增强 CT 检查证实有新生物压迫进行诊断。

肺癌侵及胸壁，考虑局部晚期，直接手术不能根治；纵隔肿瘤较大，且质地较硬，可能是神经源性，需治疗原发肿瘤。

（黄进丰）

shàngqiāngjìngmài zōnghézhēng

上腔静脉综合征 （superior vena cava syndrome）

一组由于上腔静脉受压，使回流到右心房的血流，部分或完全受阻所导致的综合征。其为肿瘤常见的急症。

发生机制：上腔静脉狭窄的直接原因是肿瘤外侵或转移淋巴结压迫，可伴有血栓形成。纵隔良性疾病，因生长慢，不会压迫上腔静脉。同样，如果上腔静脉明显受压，常提示病变性质为恶性，有时还能发现上腔静脉内血栓形成。就肿瘤所致上腔静脉狭窄而言，肿瘤直接侵犯少，绝大多数是转移淋巴结压迫所致。

临床表现：常表现为头面部和上肢的肿胀感，查体发现颈静脉怒张、头面部水肿，胸部皮下血管扩张（上腔静脉侧支循环形成）。

临床意义：若是肺癌单纯外侵上腔静脉，且无明显纵隔淋巴结转移（N_2 期），则有手术指征（上腔静脉侧壁切除修补术或上腔静脉血管置换术）；但如果多站的纵隔淋巴结转移（N_2 期），说明病期较晚，则手术难以根治，无手术指征。若是肺癌转移淋巴结压迫上腔静脉，说明转移的纵隔淋巴结融合成团或较大，通常预后不佳，也不建议手术治疗。

治疗原则：治疗原发肿瘤。若为治疗须取得足量肿瘤组织做组织病理学检查，可行纵隔镜活检术或经支气管穿刺活检术。

（黄进丰）

Pānkēsītè zōnghézhēng

潘科斯特综合征 （Pancoast syndrome）

肺上沟瘤及其外侵周围结构所引起的综合征。由潘科斯特（Pancoast HK）于 1924 年首先提出。肺上沟瘤是特殊类型的周围型肺癌，病理类型以鳞癌多见，其次是腺癌和大细胞癌，小细胞癌罕见。肺上沟瘤位于肺尖部，与胸顶和颈根部贴邻，可能受侵的组织、器官包括：第 1、2 肋，脊柱椎体，颈内动脉，锁骨下动脉，颈内静脉，锁骨下静脉，臂丛，喉返神经，膈神经，气管，食管，胸导管和颈交感神经节。

临床表现：①剧烈肩背痛为肿瘤侵及第 1、2 肋或脊柱椎体的骨质所致。②手臂尺侧的神经性疼痛和肌肉失用性萎缩为肿瘤侵及由颈 8、胸 1 神经根组成臂丛下干所致。③霍纳（Horner）综合征为肿瘤直接侵及或转移淋巴结压迫颈交感神经节所致。

临床表现结合影像学表现提示肺尖部的周围型肺癌可诊断。肿瘤 T 分期通常为 T_4 期，属局部晚期肺癌。该病通常直接手术难以根治。建议做术前同步放化疗，如果是肺鳞癌，可考虑化疗联合免疫治疗（PD-1 抗体），若肿瘤明显缩小可考虑手术切除。

（黄进丰）

Lánbótè-Yīdùn jīwúlì zōnghézhēng

兰伯特-伊顿肌无力综合征 （Lambert-Eaton myasthenic syndrome）

自身免疫机制介导的累及神经-肌肉接头突触前膜的疾病。表现为神经-肌肉连接处的突触前膜电压门控钙离子通道受自身免疫性抗体的抑制，致突触前膜释放的乙酰胆碱减少，因缺乏足量的乙酰胆碱刺激突触后膜，不能产生有效的肌收缩。较少见。

部分患者合并恶性肿瘤，如小细胞肺癌。该病由兰伯特和伊顿于 1956 年首次报道。

从病因看，该病与重症肌无力相似，但二者在临床表现和发病机制均存在明显的区别。尽管青壮年和儿童均可发病，但该病以中老年更为常见。发病原因一半是原发自身免疫病，另一半是继发于小细胞肺癌。合并此症的其他恶性肿瘤极其罕见。刺激肢体神经时肌肉动作电位降低，但若反复刺激则动作电位增高，肌无力逐渐改善。这与胸腺瘤所致肌无力综合征不同，后者反复刺激，肌无力反而加重。

临床主要表现为进行性肌无力，即使累及呼吸肌（累及呼吸肌和面部肌少见），肌无力的程度也较重症肌无力轻。而且与重症肌无力相比，前者早晨重且活动后及神经刺激后症状反而减轻。肌无力主要累及四肢近端。许多患者有口干或阳痿症状。神经反射常减弱或消失。

诊断依赖于临床表现、胸部影像学、钙离子通道抗体和肌电生理检查。反复采用高频电刺激肌纤维，发现肌纤维反应逐渐增强；肌收缩障碍可被强电刺激所克服。

药物治疗效果有限，如免疫抑制剂（糖皮质激素、硫唑嘌呤）、胆碱酯酶抑制剂（新斯的明和溴吡斯的明）和 3,4-二氨基吡啶。其中 3,4-二氨基吡啶通过阻断钾离子通道，使钙离子通道开放时间延长，使更多的乙酰胆碱分子释放到达突触后膜。对于进展较快和难治病例，可尝试血浆置换和注射免疫球蛋白。免疫治疗和针对原发肿瘤的治疗有效。

（黄进丰）

fèi'ái de fùzhǒngliú zōnghézhēng

肺癌的副肿瘤综合征（paraneoplastic syndrome of lung cancer）

原发性肺癌引起的全身非转移性的临床综合征。发病率低。由肿瘤细胞产生的物质，经血液循环单独或同时作用于内分泌系统、神经系统、骨骼肌肉系统、心血管系统、皮肤、淋巴造血系统、胃肠道和肾。发热是最常见的症状，而临床表现的综合征却涵盖了从皮肌炎、多发性肌炎到库欣（Cushing）综合征或类癌综合征。

发生机制尚不清楚，但多认为：机体为对抗肿瘤细胞产生与之相结合的抗体；而这些抗体在某些情况下却与正常组织发生交叉反应，使后者受到损伤。该病也不是都与抗体产生有关。实际上，肿瘤细胞可以具备产生以下物质的能力：激素、激素前体、各种酶、细胞因子或胎儿蛋白[如癌胚抗原（CEA）、甲胎蛋白（AFP）或糖类抗原（CA19-9）]。

该病在恶性肿瘤中的发生率不超过15%。当临床表现为典型的副肿瘤综合征时，必须警惕和排查其患肺癌或其他恶性肿瘤之可能。治疗原发肿瘤，才能缓解症状。

(黄进丰)

lèi'ái zōnghézhēng

类癌综合征（carcinoid syndrome）

类癌产生的生物活性胺所引起的综合征。类癌细胞产生多种生物活性物质，如组胺、5-羟色胺（5-HT）、多巴胺和速激肽等，对心血管、消化道和肺均有重要影响。当这些物质进入血液循环，引起全身反应。类癌综合征少见，发病率约占类癌的10%。类癌全身均可发生，以胃肠道好发，占65%，常见于小肠、阑尾和直肠，其次是胃、结肠、胰腺和胆囊。累及肝多数是类癌肝转移。近25%类癌发生于支气管肺系统。少数情况下临床表现为类癌综合征，但不能找到类癌病灶。

发生机制 最常见的病因是小肠类癌肝转移瘤，其次是支气管类癌。

临床表现 不同于其他消化道和肺的上皮类肿瘤，类癌引起的全身症状较局部症状明显。具体症状依赖于肿瘤分泌的激素。典型的类癌综合征包括面部潮红、腹泻、腹痛、支气管痉挛和瓣膜性心脏病。①面部潮红：是最常见的症状，发生率高达90%。表现为头颈部或胸部皮肤发红或发紫且皮温升高。可以是突发的，也可有精神压力、体力透支或饮酒等诱因。通常持续几分钟或几小时，可伴有心悸、低血压或头晕。可能的原因可能是5-HT、速激肽和P物质。②腹泻：第二常见症状，发生率75%。很少单独发生，多合并面部潮红。因肿瘤分泌5-HT可能性大。5-HT阻断剂如昂丹司琼可缓解腹泻。③腹痛：多因肿瘤肝转移、外侵周围组织器官或肿瘤引起肠梗阻。④支气管痉挛（哮喘）：发生率约10%。⑤类癌危象：一般在手术时发生。表现为血压突然急剧下降而致休克，有时伴发心动过速、高血糖和严重支气管痉挛，甚至致命。最好的预防措施是术前注射生长抑素。

类癌直径小于1cm且分化较好基本可认为是良性肿瘤，完整切除后也很少复发，一般无症状，通常由乙状结肠镜或胃镜检查偶然发现。类癌直径大于2cm，多是恶性且有外侵，并发生淋巴结和血行转移。常见的远处转移部位是肝、肺、骨和皮肤。若类癌发现时直径为1~2cm，有10%恶性可能。

诊断 临床中类癌多数是偶然发现的。如结直肠类癌，往往因结肠癌筛查、缺铁性贫血和慢性腹泻而发现；阑尾类癌因阑尾切除而发现；胃类癌因溃疡病、消化不良、腹痛和贫血而作胃镜检查发现。小肠类癌早期发现较困难。如果未出现肠梗阻，传统造影难以准确诊断，且胃镜和结肠镜均难以探查小肠，因此小肠类癌发现往往是晚期（多数因肿瘤大致肠梗阻或纤维性肠系膜炎致肠扭转而发现）。

胶囊样肠镜 在临床对小肠肿瘤的早期诊断很有帮助。胶囊样肠镜自带摄像头和光源，并随时将图像发送到患者腰间的接收器。

实验室检查 如果患者有突发性面部潮红、腹泻和哮喘，24小时尿中5-羟基吲哚乙酸（5-HIAA）>100mg，则诊断为类癌综合征。正常人24小时尿中5-HIAA<8mg。某些食物和药物可增加5-HIAA值，如菠萝、香蕉、猕猴桃、李子、茄子、核桃、对乙酰氨基酚、酚麻美敏片、苯巴比妥、麻黄碱、尼古丁、5-氟尿嘧啶（5-FU）和美沙拉嗪。某些食物和药物可降低5-HIAA值，如阿司匹林、肝素、乙醇、甲基多巴、丙米嗪、异烟肼、左旋多巴、酚噻嗪和单胺氧化酶抑制剂。因此，在测量5-HIAA前两天禁止进食以上食物和药物。

影像学检查 近90%的类癌细胞膜上有生长抑素受体。奥曲肽是生长抑素的类似物，用^{111}I核素标记可特异性显像。在诊断类癌远处转移和淋巴结转移方面，优于CT和MRI。但不能发现直径小于1cm病灶，或没有生长抑素受体的类癌，或不能与奥曲肽结合的类癌，此方法也仅能达到60%的诊断率。联合应用 CT、MRI 和奥曲肽核素显像，诊断准确率可达 90%。另外，在 CT 引导下穿刺可获得病理学确诊。

治疗　应个体化，并经多学科诊疗。若类癌不能切除，且无局部症状和类癌综合征，可选择观察。

外科治疗　应用于以下 3 个方面：①根治性切除。②缓解症状，如肠梗阻或肠出血。③减瘤术，通过减少肿瘤负荷以减少肿瘤激素分泌。若只有孤立肝转移，也有手术指征。

局部治疗　包括冷冻治疗、射频消融和肝动脉栓塞治疗，主要目的是减瘤和缓解类癌综合征。一些患者干扰素治疗有效。

化学治疗　用于已远处转移的类癌。药物包括 5-FU、环磷酰胺、链佐霉素和多柔比星，但有效率常低于 30%。

放射治疗　用于缓解类癌脊柱转移所致的疼痛症状。

其他药物　最有效的缓解方法是应用奥曲肽。奥曲肽对于控制面部潮红和腹泻效果很好；对部分患者可减少 5-HIAA 的分泌；甚至减缓类癌的生长，或减少肿瘤体积和转移；术前应用可预防类癌危象的发生。类癌综合征患者还应补充维生素（特别是烟酸）和微量元素，避免精神紧张和使用麻黄碱类药物。治疗腹泻的药物还有盐酸洛哌丁胺、复方地芬诺酯片、昂丹司琼或赛庚啶。

预后　类癌一般生长缓慢。小类癌多无症状且不致命，甚至仅在尸检中发现。即使逐渐长大，患者也能长期带瘤生存且生活质量良好。但少数不典型类癌，恶性程度高，进展快，预后差。

（黄进丰）

féidàxìng fèixìng gǔguānjiébìng

肥大性肺性骨关节病（hypertrophic pulmonary osteoarthropathy，HPO）

继发于肺部疾病的骨关节病变。少数继发于其他系统慢性疾病或无明确病原。原发性者占肥大性骨关节病的 3% ～ 5%，而其他均是继发性。

病因和发病机制　肺部疾病是主要病因。肺部疾病包括支气管肺癌、肺结核、肺脓肿、支气管扩张、肺酵母菌病、肺气肿和囊性纤维化等。该病发生率在支气管肺癌（以周围型鳞癌多见）中占 4% ～ 17%，在胸膜间皮瘤中占 20% ～ 35%。

发病机制尚不清楚。外周血流增加可能是原因之一，影像学和组织学检查均提示肢体末端血管增多。血小板前体多滞留于外周血管，释放血管内皮生长因子，促进血管增多，甲床增厚，逐渐指甲突出、有条纹并呈波浪形，而最终形成典型的杵状指/趾。

临床表现　因肺癌所致骨关节病多表现为杵状指/趾；指尖的发热感和烧灼感，偶尔可有皮肤增厚和多汗；关节炎。关节炎发生率 30% ～ 40%，表现为疼痛、感觉过敏，常在夜晚和运动后加重。经常受累的关节通常是对称的，包括膝关节、踝关节、腕关节、肘关节和掌指关节，且伴有关节漏出液（量少且没有溶骨性改变和关节软骨腔消失），与类风湿关节炎相似。

诊断　X 线平片是主要的诊断手段。核医学骨显像敏感性最高，能早期发现病变，表现为管状骨的骨干和干骺端的骨皮质的锝摄取增加，常是不规则的，呈双边现象，下颌骨（40%）和肩胛骨（60%）异常较其他检查方法比例高，并与肿瘤复发相一致。

胸部 CT 能提供胸内原发病的证据。MRI 可发现软组织异常。但以上检查均不是特异性的，还需与其他疾病进行鉴别。影像学表现示骨干和干骺端的骨膜炎，骨膜增生，呈洋葱皮样改变。最初，骨膜炎主要累及胫骨、腓骨、尺骨和桡骨。骨膜增生很少累及骨的干骺端。罕见的情况下才累及肋骨、锁骨和肩胛骨。临床可见软组织肿胀，杵状指/趾。

鉴别诊断　原发性和继发性骨关节病的鉴别要点是：前者一般有家族史，发病年龄早，骨质异常改变发现早，常见不规则的骨膜增生，没有关节疼痛；后者发病年龄晚（除非是发绀性心脏病）。

治疗　依赖于原发病的治疗。通常在有效治疗后 24 小时内症状缓解，影像学改变逐步改善。但若肿瘤复发，患者症状和影像学所见也会反复。

（黄进丰）

chǔzhuàngzhǐ/zhǐ

杵状指/趾（acropachy/clubbed toe）

手指或足趾的指骨/趾骨末端及周围软组织均匀圆滑的肿胀，使指/趾甲和甲床之间正常的交角消失的现象。杵状指/趾既可以是双侧对称，也可以是单侧或累及单一指/趾。分为原发性和继发性两类。原发性包括：①特发性，即不明原因的。②遗传性，有明确家族史，是符合孟德尔显性遗传规律的遗传疾病。继发性原因包括肺源性、心源性、肿瘤、感染、肝源性、纵隔病变、内分泌疾病和胃肠道疾病。

发生机制　发生机制尚不明确。多认为是指/趾端血管扩张或血管增生的结果。

血管扩张　一般认为发绀性先天性心脏病的杵状指的发生与

血管扩张有关，血管扩张因子通过肺被激活或由肺产生，如法洛四联症，当手术解除了循环旁路，杵状指/趾也得到改善。可能的血管扩张因子包括铁蛋白、前列腺素、组胺、腺嘌呤核苷酸和5-羟色胺（5-HT）。

迷走神经分布　可能与杵状指/趾形成有关。迷走神经分布的器官杵状指/趾发病率相对高，且切除迷走神经可以缓解，特别是对于肥大性骨关节病。

缺氧　可能是发绀性心脏病和肺病杵状指/趾形成的病因之一。但有许多明显缺氧的患者并未伴发杵状指/趾。

遗传性因素　主要指以下两种病因：特发性遗传性杵状指/趾和骨膜增生性厚皮症的杵状指/趾。符合常染色体不完全性显性遗传规律。

生长因子释放　血小板簇或巨噬细胞的降解碎片所释放的血小板衍生生长因子（PDGF）参与杵状指/趾的形成。因这些碎片足够大，以至于滞留于指端的血管床，再释放的PDGF增加了毛细血管的通透性和结缔组织增生。

其他　在美国，原发性杵状指/趾发生于89%的骨膜增生性厚皮症的患者（多为青年男性）。继发性病因有特发性肺间质纤维化、克罗恩（Crohn）病、肺癌、溃疡性结肠炎和直肠炎。

临床表现　早期表现为甲床的间质水肿，逐渐因血管结缔组织增多出现指/趾端的体积增加。部分患者可主诉肿胀，但很少疼痛。临床采用两个参数进行定量的动态解剖测量：洛维邦德（Lovibond）角和戈亚尔（Goyal）的指甲曲线衍生指数。正常人的洛维邦德角（甲皱和甲床的夹角）通常≤160°；若>180°，则诊断杵状指/趾。如把指甲压向甲床，有海绵样的感觉。指端皮肤显得光滑和有光泽。杵状指/趾常是肥大性骨关节病重要的临床表现之一，还包括长骨的慢性增生性骨膜炎和关节肿胀。

诊断　X线表现多样（骨溶解、骨形成或指端无变化），依赖于杵状指/趾形成的病理生理过程，且与软组织变化程度不一致。^{99m}Tc放射性核素扫描有助于杵状指/趾的诊断和判断其发展程度：通常是甲床的摄取呈对称性增加。指端的温度可能升高。正电子发射计算机体层成像（PET-CT）可见指端摄取增加，而正常人无此现象。

光镜下见，胶原纤维和细胞的距离增加。成纤维细胞核大，胞质嗜碱性。血管外淋巴细胞增加，骨膜增厚。后期，胶原纤维的沉积增加，血管壁增厚且被纤维束包裹。

治疗　主要应针对原发病。一旦指端慢性组织改变形成（如胶原纤维沉积增加），杵状指/趾将不可逆。

（黄进丰）

qìguǎn zhǒngliú

气管肿瘤（tracheal tumor）

原发于气管的良性和恶性肿瘤。良性肿瘤约占气管肿瘤的10%，多见于儿童，常见的有平滑肌瘤、错构瘤、神经纤维瘤、唾液腺混合瘤、血管瘤等。恶性肿瘤约占气管肿瘤的90%，临床少见，多见于成年人，一般1/3是鳞状上皮细胞癌，1/3为囊性腺样癌，此外尚有类癌、黏液上皮样癌、癌肉瘤、软骨肉瘤等。

气管肿瘤的临床表现按肿瘤的部位、大小和性质而异。常见的早期症状为刺激性咳嗽、痰少或无痰，有时痰中可带有血丝。

肿瘤长大逐渐阻塞气管腔50%以上时，则出现气短、呼吸困难、喘鸣等，常被误诊为支气管哮喘而延误治疗。气管恶性肿瘤晚期可呈现声音嘶哑、吞咽困难、气管食管瘘、纵隔器官组织受压迫、颈部淋巴结转移和肺部化脓性感染等症状。胸部CT扫描可了解肿瘤范围及气道狭窄程度。纤维气管镜可明确肿瘤的部位、大小、表面形态和活动度，活检可明确诊断，但对于血供丰富的良性肿瘤不宜活检，以防出血量较大导致窒息。

气管良性肿瘤治疗首选手术，主要是切除病灶，解除气道梗阻。对于病灶较小或不能耐受开胸手术的患者，采用经支气管镜介入治疗如电灼或激光治疗等姑息治疗手段，以便解除气道梗阻，缓解呼吸困难症状。对于能耐受开胸手术患者应首选手术治疗，特别是对于气管恶性肿瘤，应行气管节段切除，气管切除长度不宜超过6cm。一般认为，切除气管的安全长度为4cm，超过4cm须用各种气管松解术，6cm以上者气管重建困难。切缘阳性者术后选择放射治疗，抑制肿瘤生长，降低复发率。

良性肿瘤及低度恶性的腺样囊性癌、黏液类上皮癌及类癌等术后预后良好，复发率低。

（孙克林　杨龙海）

xiōngbì zhǒngliú

胸壁肿瘤（tumor of chest wall）

位于胸壁深层软组织、肌肉及骨骼的肿瘤。既不包括皮肤、皮下组织和乳腺肿瘤，也不包括胸膜间皮瘤。

分类　胸壁肿瘤分为3类，即原发性胸壁肿瘤、邻近器官局部侵犯胸壁和转移性胸壁肿瘤。其中以邻近器官局部侵犯胸壁以及转移性胸壁肿瘤多见。转移性胸壁肿瘤中，国外以转移性肉瘤为主，中国以转移癌为主。邻近器官局部侵犯胸壁病变中，原发病多为肺癌和乳腺癌。原发性胸壁肿瘤又分为良性和恶性两类。良性肿瘤包括骨软骨瘤、软骨瘤、纤维异常增生症和硬纤维瘤。恶性胸壁肿瘤相对少见，约占胸部恶性肿瘤的5%，占全部恶性肿瘤的1%~2%。常见起源于骨和软骨的软骨肉瘤、尤因肉瘤和骨肉瘤，起源于软组织的脂肪肉瘤、未分化肉瘤和横纹肌肉瘤。

临床表现 良性肿瘤发病年龄为26~37岁，而恶性肿瘤为40~48岁。男女比为（2~3）:1，硬纤维瘤男女比例为1:2。通常表现为胸痛和缓慢生长的肿块。起源于骨组织的肿瘤主要表现为胸痛，良性骨肿瘤中约2/3有胸痛，恶性骨肿瘤中几乎都存在胸痛。起源于软组织的肿瘤主要表现为肿块，但如果肿块持续生长累及周围组织，也可以产生胸痛。少见症状有咳嗽以及发热、白细胞增多等表现。

诊断 包括病史、既往史、家族史〔如有无加德纳（Gardner）综合征及神经纤维瘤病1型〕和体格检查。辅助检查包括胸部X线平片/胸部超声和胸部CT。实验室检查如肝功能以及碱性磷酸酶等测定可以提示肝转移和骨转移的可能。经过上述检查，如果怀疑病变是转移性的，进行针吸活检，明确诊断。如果怀疑病变是原发性或邻近器官病变侵犯胸壁可能性大，进行切取活检或切除活检。对于直径大于5cm的肿块，活检时应注意皮肤切口的选择，以利于下一步扩大切除以及切口的愈合。

治疗 对于原发性胸壁肿瘤以及邻近器官肿瘤侵犯胸壁，手术切除是最有效的办法。如怀疑原发肿瘤为尤因肉瘤或浆细胞瘤，需要和肿瘤内科以及放射治疗科医师会诊确定治疗方案；如果肿瘤累及脊柱，需要神经外科医师会诊；如肿瘤巨大，切除后需要胸壁重建，还需要整形外科医师的合作。术前评价和准备同一般的胸外科术前常规。对于转移性病变或局部病变，如乳腺癌复发，外科手术的意义还需进一步明确。

预后 对于原发性胸壁良性肿瘤，切除后可长期存活。对于原发性胸壁恶性肿瘤，5年生存率为28.9%~64.0%。肿瘤病理类型和是否完整切除是重要的预后因素。对于胸壁转移癌，术后一般无5年生存率。胸壁转移性肉瘤和预后主要与原发肿瘤有关。

（高禹舜 袁祖阳）

xiōngmó zhǒngliú

胸膜肿瘤（pleural tumor） 发生于胸膜的良性和恶性肿瘤。最常见的胸膜肿瘤是胸膜转移瘤。几乎任何部位的原发肿瘤均可形成胸膜转移，最常见的是肺癌胸膜转移。原发性胸膜肿瘤少见，发生率仅0.07%。通常将原发性胸膜肿瘤分为恶性间皮瘤（局限型、弥漫型）和局限型纤维间皮瘤两种类型。恶性间皮瘤来源于间质的原发肿瘤，包括间皮细胞和成纤维细胞样的间皮下细胞。恶性间皮瘤侵袭性极高，致死性极强。局限型纤维间皮瘤为良性。源自胸膜下结缔组织成分的良恶性肿瘤更为少见，如平滑肌、血管、淋巴管、神经和脂肪组织的肿瘤。

（高禹舜 袁祖阳）

xiōngmó jiānpíliú

胸膜间皮瘤（pleural mesothelioma） 来源于胸膜间皮细胞的原发性肿瘤。占胸膜肿瘤的5%，可发生于脏层胸膜和壁层胸膜的任何部分，80%发生于脏层胸膜，20%发生于壁层胸膜。临床少见，绝大多数为恶性。可发生于任何年龄，常见于40~60岁。发病率有逐年上升趋势。临床上将胸膜间皮瘤分为弥漫型和局限型两类。

病因和发病机制 恶性胸膜间皮瘤的发病机制尚不明确。胸膜间皮瘤是由环境、生物和遗传因素引起的肿瘤。石棉已被国际癌症研究机构（IARC）确定为致癌物。特发性或自发性间皮瘤可发生在没有接触石棉的动物和人，自发性间皮瘤在人类中的发生率为1/100万。石棉所致的恶性胸膜间皮瘤潜伏期为30~40年，发病的高峰期在接触后45年。不同的石棉种类引发恶性胸膜间皮瘤不同。最常用的并且广泛应用于工业中的是温石棉。而青石棉则通常被认为是石棉中最具致癌性的一类。闪石棉在恶性间皮瘤发病机制中的作用已有定论，而温石棉能否导致恶性间皮瘤仍有争议。据统计欧美国家80%的恶性间皮瘤形成与石棉直接或间接接触有关，但石棉不能对培养的间皮细胞表型有改变作用，可能存在其他与石棉相关或独立的致癌因素导致恶性间皮瘤。

临床表现 起病十分隐匿，症状的特异性低，病情常在不知不觉中加重。弥漫型恶性胸膜间皮瘤的临床表现主要有呼吸困难、持续性剧烈胸痛和干咳等；常伴有大量血性胸腔积液，许多患者以发现大量血性胸腔积液为首发症状。当肿瘤侵犯肺和支气管时可继发少量咯血。偶尔可见同侧霍纳（Horner）综合征或上腔静脉综合征。晚期患者可有食欲减退、消瘦和全身衰竭等症状。约50%的局限型恶性胸膜间皮瘤患者可没有症状。咳嗽、胸痛和发热为有症状者最常见表现，偶伴胸腔积液。

诊断　胸膜增厚为该病的基本特征。良性胸膜间皮瘤多为局限性胸膜增厚，恶性胸膜间皮瘤多为弥散性胸膜增厚。该病倾向于单侧侵犯，少数可为双侧侵犯。胸膜增厚可同时累及脏层和壁层胸膜，表现为椭圆形、驼峰状、结节状、波浪状和环状增厚。胸膜厚度≥1cm对该病的诊断有特征性意义。弥漫性胸膜增厚中最常表现为多发结节状增厚，胸膜环状增厚多为中晚期表现，为病变浸润整侧胸廓，胸膜普遍增厚而固定，呈冰冻征。大多合并大量胸腔积液，严重者积液可占据整侧胸腔高达肺尖，部分病例可见叶间裂积液，少数可侵犯心包致心包积液。冰冻征，即肿瘤浸润纵隔致纵隔固定，患侧胸腔体积缩小。胸膜广泛增厚，肋间隙因大量胸腔积液增宽反而缩窄，常见于弥漫性胸膜增厚。

其他表现：肿瘤浸润肋骨可见骨质破坏；有石棉接触史者可出现胸膜斑、胸膜钙化；淋巴转移可致纵隔及肺门淋巴结肿大。胸部CT检查表现：增厚的胸膜一般有明显强化，形成较大肿块时可出现囊变、坏死，增强扫描呈不均匀强化。增强扫描对明确胸膜增厚，胸膜增厚的形态、范围、血供，周围的侵犯情况以及淋巴结肿大等方面均有明显优势。胸膜间皮瘤一般边界清楚，毛刺征少见；肿瘤体积较大时与肺癌鉴别较难，观察肿块与胸壁所形成的夹角或有帮助，上钝角下锐角常为胸膜间皮瘤表现。胸膜间皮瘤与广泛胸膜转移瘤均可出现胸膜广泛不规则或结节状增厚伴胸腔积液，但后者胸腔积液增长快，

且较少见胸腔容积缩小及纵隔固定征象；胸膜转移瘤多有原发灶，结合临床表现及实验室检查鉴别不难。

治疗　恶性胸膜间皮瘤的手术、放疗等局部治疗难以达到治疗目的。因此仍以内科治疗为主，但疗效、生存期有限，主要是姑息对症治疗。用药选择吉西他滨联合铂类治疗效果较好。随着第三代化疗药物和靶向药物的问世，为恶性胸膜间皮瘤的治疗带来了新机遇。抗代谢类药物是最有效的药物种类之一。

（高禹舜　袁祖阳）

xiōngmó shénjīngyuánxìng zhǒngliú
胸膜神经源性肿瘤（pleural neurogenic tumor）
发生在胸膜，起源于神经组织（多来源于肋间神经）的肿瘤。极为罕见，主要包括胸膜神经鞘瘤与神经纤维瘤。该类肿瘤生长缓慢，很少恶变。大多单发，少数多发。好发于较大的周围神经干。临床上无特征。

诊断主要依靠X线检查。影像学主要表现为胸壁或叶间裂胸膜的软组织肿块，呈类圆形，轮廓光滑锐利，单发，少数为多发，以上胸部居多。不伴有胸膜异常，也无钙化空洞。肿块在侧胸壁呈密度均匀的三角形、条状影。肿瘤邻近肋骨呈不同程度的骨膜反应。肿瘤多来自壁层胸膜。确诊依赖于穿刺活检组织病理学检查。外科手术切除是该病唯一的治愈方式。

（高禹舜　袁祖阳）

xiōngmó shénjīngqiàoliú
胸膜神经鞘瘤（pleural neurilemmoma）
发生在胸膜，起源于神经鞘细胞的良性肿瘤。肿瘤生长缓慢，很少恶变。大多单发，少数多发。好发于较大的

周围神经干。临床上无特征表现。

诊断主要依靠X线检查，影像学主要表现为胸壁或叶间裂胸膜的软组织肿块，呈类圆形，轮廓光滑锐利，单发，少数为多发，以上胸部居多。不伴有胸膜异常，也无钙化空洞。肿块在侧胸壁呈密度均匀的三角形、条状影。肿瘤邻近肋骨呈不同程度的骨膜反应。肿瘤多来自壁层胸膜。该病需与胸膜间皮瘤、结核瘤、肺癌和神经纤维瘤等鉴别。这些疾病的影像学表现常无特征性，易被误诊。该病确诊依赖于组织病理学检查。外科手术切除是唯一的治愈方式。

（高禹舜　袁祖阳）

xiōngmó shénjīngjiéxìbāoliú
胸膜神经节细胞瘤（pleural gangliocytoma）
发生在胸膜，起源于交感神经节，生长缓慢，由分化成熟、呈簇状分布的肿瘤性神经节细胞组成的神经元起源的良性肿瘤。少见，由异常发育的神经节细胞构成。临床表现无特异性，可有胸痛、胸壁肿块等表现，也可伴随交感神经刺激症状，如发热、心动过速等。以手术切除病灶为主要治疗方法。中线部位的肿瘤在手术后并发症发生率较高，放射治疗尚存在争议，效果不确切。

（高禹舜　袁祖阳）

xiōngmó fùshénjīngjiéliú
胸膜副神经节瘤（pleural paraganglioma）
发生在胸膜，起源于副交感神经节的神经内分泌肿瘤。少见。副神经节按其主细胞对铬盐的反应有嗜铬性与非嗜铬性之别，故副神经节瘤有嗜铬性与非嗜铬性之分。非嗜铬细胞性副神经节瘤多良性，通常无症状。多为体检发现纵隔阴影，症状主要为肿瘤压迫周围脏器引起。

嗜铬性细胞副神经节瘤多见于青壮年，主要症状为高血压和代谢的改变，容易引起注意。高血压可有阵发性（突发性）和持续性两类。持续性与一般高血压并无区别，发作时可有心悸、气短、胸部压抑、头晕、头痛和出汗。有时有恶心、呕吐、腹痛、视物模糊。还有精神紧张、焦虑和恐惧、面色苍白、四肢发凉和震颤等症状。有时收缩压可骤升至 195mmHg 以上，发作一般持续数分钟到数小时，常伴有直立性低血压。持续性高血压最终导致恶性高血压，肿瘤切除后症状方可缓解。由于基础代谢增高，糖耐量降低，患者可有发热、消瘦、体重下降及甲状腺功能亢进的表现。在儿童腹痛、便秘、出汗、视物模糊较为突出，患者亦可平时无症状。

依据病史和临床表现，结合常规实验室检查和 X 线、CT 等检查可诊断，最终确诊需组织病理学检查。胸膜良性副神经节瘤应首选手术切除，一般均能彻底清除病灶。恶性副神经节瘤在适当的时候施行手术切除是最佳治疗。

（高禹舜　袁祖阳）

xiōngmó gūlìxìng xiānwéixìng zhǒngliú

胸膜孤立性纤维性肿瘤（pleural solitary fibrous tumor）

起源于脏层胸膜成纤维细胞、肌成纤维细胞的间叶源性肿瘤。约占胸膜肿瘤的 5%，发病率约 2.8/10 万。多见于中年人，性别没有明显差异。

临床常无症状，通常表现为缓慢生长的肿块。随着肿瘤的增大出现相应部位的压迫症状，如咳嗽、疼痛、呼吸困难和肺性骨关节病等，少数情况下可引起副肿瘤综合征，如产生胰岛素样生长因子而出现低血糖等。少数具有恶性行为。胸部 CT 表现为边界清楚的软组织密度肿块，肿块较小时为均匀强化，较大时可能由于继发的肌瘤黏液变性而呈不均匀强化。外科手术切除是该病的主要治疗方式。经手术切除后大多预后良好。

（高禹舜　袁祖阳）

xiōngmó Lǎnggéhànsī xìbāo zǔzhī xìbāo zēngshēngzhèng

胸膜朗格汉斯细胞组织细胞增生症（pleural Langerhans cell histiocytosis）

发生在胸膜，朗格汉斯（Langerhans）细胞克隆性增生形成的肿瘤。临床罕见。曾称组织细胞增多症 X。病因多认为是感染性和免疫源性的，发病机制不明。该病可特发于胸膜，也可为全身病变的局部表现。临床表现主要包括局部疼痛、肿胀，红细胞沉降率升高。病损可以造成胸壁骨内、骨膜的反应。CT 及 MRI 对于明确病变对皮质骨的破坏程度有价值。个别可自愈。病变范围局限者可手术切除；范围较大者除手术局部切除外，术后可放射治疗以防止复发。

（高禹舜　袁祖阳）

zònggé zhǒngliú

纵隔肿瘤（mediastinal tumor）

一组起源于纵隔内不同组织的良性和恶性肿瘤。其病理类型多种多样，纵隔是人体结构中发生肿瘤种类最多、临床诊断最为困难的区域。

常用的纵隔分区法是五分法，即以气管隆突为基点画一水平线（约在纵隔全长的 1/2 处），把纵隔分为上下两部分；再以气管的前壁和食管的前壁分别画两条纵行线，把上纵隔划分为前、中、后 3 个区域，即前上纵隔、中上纵隔（简称中纵隔）和后纵隔；而下纵隔以心包前后为界也分为 3 个区域，但由于心包内仅包含心脏，而心脏发生恶性肿瘤罕见，故临床习惯只把下纵隔分为前下纵隔和后下纵隔两个区域。

纵隔肿瘤分为原发性肿瘤与继发性肿瘤两大类。临床以继发性肿瘤多见（各种恶性肿瘤发生的纵隔淋巴结转移；淋巴瘤及发生在纵隔区域的瘤样病变，如结节病等）。气管、主支气管和食管虽然位于纵隔内，但这些器官发生的肿瘤单独归类，不列入纵隔肿瘤范畴；另外，发生在纵隔淋巴瘤及纵隔淋巴结转移性癌，分别归类于相关专业，也不列入纵隔肿瘤（表1）。

外科手术是纵隔肿瘤的重要治疗手段，也是绝大多数原发性纵隔肿瘤的首选治疗方法。即使是良性肿瘤，也可能因为肿瘤增大而压迫周围的重要组织器官、肿瘤继发感染、破溃及恶变引发相应症状。因此，一旦确诊，只要患者身体状况允许，无明显手术禁忌证，应采取积极的外科治疗。在手术中力争尽可能完整切除肿瘤及其周围软组织。对不能完整切除的病灶，术后需进行局部放射治疗，必要时配合全身化疗；对术前判断肿瘤包膜不完整或肿瘤明显外侵，估计手术切除困难，可先行术前放疗、化疗或同步放化疗，待局部病变有所改变，利于手术切除时再进行手术。外科治疗手段包括常规开胸手术和胸腔镜下手术切除。

（高禹舜　袁祖阳）

xiōng nèi jiǎzhuàngxiànzhǒng

胸内甲状腺肿（intrathoracic goiter）

胸骨后或纵隔内的单纯甲状腺肿大或甲状腺肿瘤。因其位于胸骨后或纵隔内不易被发现。胸内甲状腺肿占甲状腺疾病的 9%～15%，女性多于男性，男女

表 1　纵隔肿瘤分类及其好发部位

部位	类型	亚型
前纵隔		
	胸腺类肿瘤	
		非侵袭性胸腺瘤
		侵袭性胸腺瘤
		胸腺增生
		胸腺癌
		胸腺类癌
	甲状腺及甲状旁腺肿瘤	
		结节性甲状腺肿
		甲状腺腺瘤
		甲状腺囊肿
		甲状旁腺囊肿
		甲状旁腺腺瘤
	生殖细胞源性肿瘤	
		畸胎类肿瘤
		精原细胞瘤
		非精原细胞性肿瘤
	间叶来源肿瘤	
		脂肪瘤
		脂肪肉瘤
		纤维瘤
		淋巴管瘤
		血管瘤
		间皮瘤
	其他	
		气管肿瘤
		淋巴瘤
		纵隔巨大淋巴结增生等
中纵隔		
	纵隔囊肿	
		支气管囊肿
		心包囊肿
		肠源性囊肿
	淋巴源性肿瘤	
		霍奇金淋巴瘤
		非霍奇金淋巴瘤
	其他	
		血管性肿瘤
		淋巴管性肿瘤
		巨大淋巴结增生
		纵隔转移性淋巴结等
后纵隔		
	神经源性肿瘤	
		神经鞘瘤
		交感神经肿瘤
		副神经节瘤
		胸导管囊肿
		食管肿瘤
		甲状腺肿瘤等

之比为 1：（3~4），以 40 岁以上者居多。与颈部甲状腺肿一样，为多发性结节性非毒性良性甲状腺肿瘤，有时肿瘤的良恶性以及肿瘤与结节性增生之间在手术前不易确诊。

病因和分类　根据其成因大致分为两类。①坠入性胸内甲状腺肿：又称继发性胸骨后甲状腺肿。是肿大的甲状腺由于重力作用，以及颈前深筋膜和两侧颈前肌的限制作用，沿此间隙坠入纵隔内而形成。此类胸内甲状腺肿实际上来源于颈部甲状腺，与颈部甲状腺相连，其血液供应来源于甲状腺下动脉及其分支，根据其坠入程度，又分为部分型和完全型，临床上胸内甲状腺肿多属此类。②胸内异位甲状腺：是由于胚胎期部分甲状腺胚基脱离原基并在纵隔内发育而形成，有时又称迷走性胸内甲状腺肿。此类甲状腺肿和颈部甲状腺不相连，其血液供应来源于胸部的血管，可发生于纵隔内任何部位。这种类型所形成的纵隔肿块其组织成分可能是正常的甲状腺组织，也可能是异常的甲状腺肿瘤，部分甚至是甲状腺癌。

临床表现　患者常伴有不同程度的驼背，颈部粗短，肥胖，部分有甲状腺手术史。无症状者约占 30%。临床症状主要为肿块压迫周围器官引起，若压迫气管引起呼吸困难、喘鸣；压迫上腔静脉引起上胸部及颈部表浅静脉怒张、上肢水肿等上腔静脉综合征表现；压迫食管引起吞咽困难，食管较气管柔软，即使食管受压或移位，仍可躲避肿瘤的压力，故以上症状很少出现。症状的轻重与肿瘤大小和部位有关。胸内甲状腺肿单纯增大时，才出现压迫症状，胸骨后间隙狭窄，肿瘤即使不大也可早期出现症状。个别患者因肿块嵌顿在胸廓入口处或自发性、外伤性出血而引起急性呼吸困难。严重时，肿瘤长期压迫气管导致软化甚至出现窒息感，这些症状可在仰卧或头向患侧移动时加重。若有声音嘶哑、失声，常为恶性肿瘤压迫喉返神经所致，良性病变对喉返神经压迫极少见。霍纳综合征为肿瘤下降至后纵隔，压迫交感神经所致，不多见。若伴有心悸、气急、盗汗和高血压等，则提示甲状腺功能亢进。

诊断与鉴别诊断　诊断主要依靠影像学检查，合并有甲亢时，可有血清三碘甲腺氨酸（T_3）和甲状腺素（T_4）升高，促甲状腺激素（TSH）降低。

胸部 X 线表现　①当胸骨后甲状腺肿较小时，纵隔阴影不增宽，可见上纵隔密度稍增高，常可压迫气管，可借气管的弧形压迹推测肿瘤的存在。肿瘤增大后，上纵隔阴影可向一或两侧增宽。如肿瘤发生在右叶，则纵隔阴影向右侧呈弧状突出，大者也可稍向左侧突出；如发生在左叶，当肿瘤小时阴影仅向左侧突出，大时阴影可同时向右侧突出。如肿瘤发生于两侧或峡部，纵隔阴影向两侧呈弧状突出。由于主动脉弓比较固定，对肿瘤压力的抵抗较大，所以纵隔阴影主要向右侧突出，同时肿大的甲状腺可压迫主动脉弓向左下方移位。②甲状腺肿体积较大时，可压迫气管使其向对侧和后方移位；位于气管后方者，压迫气管向前方和对侧移位；气管两侧受压时呈剑鞘状变形。气管的弯度较大，一直延伸到颈部，止于喉头处，这种现象是甲状腺肿的有力证据。③胸骨后甲状腺肿的阴影与颈部软组织相连接，在透视或 X 线片上，可见上纵隔的肿瘤阴影向颈部延伸，据此可与其他纵隔肿瘤相鉴别。由于肿块常与气管紧密相连，在吞咽动作时有向上运动的现象，若无这种运动也不能完全排除该

症的可能性。④食管可被压向左或右侧移位，肿瘤偶尔也可嵌入食管和气管之间，使两者间距增宽，若食管黏膜有破坏现象，提示为恶性肿瘤。⑤良性甲状腺肿瘤边缘可稍呈分叶状，恶性肿瘤呈波浪状。肿瘤阴影密度均匀，有时可有钙化，呈块状或点状，在边缘的可呈弧状，但不能以有无钙化来鉴别肿瘤的良恶性，恶性肿瘤可向肺或骨转移。⑥纵隔充气造影能使甲状腺肿瘤显示清晰，应用横断体层摄影可见肿块位于主动脉的前上方。

CT 典型表现　①与颈部甲状腺相连，位于气管前间隙内，也可伸入到气管与食管后方。②边界清晰。③伴有点状、环状钙化。④肿物多为实质性阴影，密度不均匀，伴有不增强的低密度区。⑤伴有气管移位，气管和食管受压等。⑥CT 值高于周围肌组织，常为 50～70HU，有时甚至可达 110～300HU，囊性区 CT 值为 15～35HU。

B 超　明确肿块囊性或实性。

MRI　了解肿块与周围大血管的关系，排除血管瘤的可能。

数字减影血管造影（DSA）　了解肿块血供来源及肿块本身的血液循环情况。

治疗　胸内甲状腺肿常有压迫症状，部分有继发性甲状腺功能亢进表现，恶变倾向大，一旦确诊，应尽早行胸内甲状腺肿及甲状腺肿瘤切除术。手术方法因肿块的部位、深度、形状、大小及与周围器官的关系而异。对有继发性甲亢者，术前应抗甲亢治疗。胸内甲状腺恶性肿瘤切除不彻底，残留灶应进行标记，术后进行补充放射治疗，放疗量 55～65Gy。胸内甲状腺肿和颈甲状腺肿相同，若行双侧完全切除

后必须长期服用甲状腺素片；若为甲状腺恶性肿瘤，术后也应服用甲状腺素片，疗效良好。

预后　良性病变的手术切除效果好，术后复发的机会小；对于恶性者，影响预后的主要因素为：能否彻底切除、肿瘤病理性质和类型。手术能彻底切除则预后良好，5 年生存率 64.7%，10 年生存率 46.7%。手术切除不彻底者，术后复发转移机会大，行补充放疗后，预后仍良好，少数患者可长期生存。

（高禹舜　袁祖阳）

xiōngxiànliú

胸腺瘤（thymoma）　起源于胸腺，组织学上由淋巴细胞和上皮细胞构成的肿瘤。是最常见的纵隔肿瘤，约占其 18.96%。常伴发重症肌无力（40%）或免疫缺陷。它有别于胸腺非上皮来源的肿瘤，如淋巴瘤、精原细胞瘤和脂肪瘤等。胸腺瘤的发病年龄为 39～49 岁，20 岁以下仅占 3.3%。男女之比为 1.14∶1。

病因和发病机制　病因尚不清楚，可能与 EB 病毒感染、电离辐射及遗传基因有关。

组织学分类和分期　临床常采用 1999 年世界卫生组织（WHO）公布的病理分型（表 1）及 1999 年制定、2004 年修订的 Masaoka 分期（表 2）。

临床表现　约 35% 的患者无症状。临床症状产生于胸腺瘤对周围器官的压迫和本身特有的表现。小的胸腺瘤多无症状，也不易被发现。肿瘤生长到一定体积时，常有胸痛、胸闷、咳嗽及前胸部不适。症状迁延时久，在体检胸透、摄胸 X 线片时发现纵隔肿物阴影。此时胸腺瘤常生长到相当大体积，压迫无名静脉或有上腔静脉梗阻综合征的表现。剧

表 1　胸腺瘤的病理分型（WHO，1999 年）

分型	病理表现
A 型	梭形/卵圆形肿瘤上皮细胞均匀分布，缺乏核异型性，无或很少见非肿瘤性淋巴细胞
AB 型	肿瘤由具有 A 型样特征的局部小灶和富含淋巴细胞的局部小灶混合而成，两种小灶可分界清楚，也可不清
B1 型	肿瘤表现为类似于正常功能胸腺样组织，即由与正常胸腺皮质无法区别的膨大区和与其相连的近于胸腺髓质的区域组成
B2 型	肿瘤表现为在浓重的淋巴细胞背景中，散在分布着饱满的肿瘤上皮细胞成分，细胞内带有小囊泡状的核及清楚的核仁，血管区域周围正常
B3 型	肿瘤主要由圆形或多角形、表现为中度异型性的上皮细胞组成，其间夹杂着少量淋巴细胞和鳞状化生灶，血管周围区域正常
C 型	即胸腺癌。组织学呈恶性表现，根据组织学形态的不同，分为鳞癌、淋巴上皮样癌、肉瘤样癌、透明细胞癌、基底细胞样癌、黏液表皮样癌、小细胞癌、鳞状小细胞癌、腺癌、腺鳞癌和类癌

表 2　胸腺瘤 Masaoka 分期

分期	描述
Ⅰ 期	肿瘤局限在胸腺内，肉眼及镜下均无包膜浸润
Ⅱa 期	肿瘤镜下浸润包膜
Ⅱb 期	肿瘤肉眼可见侵犯邻近脂肪组织，但未侵犯纵隔胸膜
Ⅲa 期	肿瘤侵犯邻近组织或器官，包括心包、肺等周围脏器
Ⅲb 期	肿瘤侵犯邻近心包、肺基础上侵犯大血管
Ⅳa 期	肿瘤广泛侵犯胸膜和/或心包
Ⅳb 期	肿瘤扩散至远处器官

烈胸痛，短期内症状迅速加重，严重刺激性咳嗽，胸腔积液所致呼吸困难、心包积液引起心悸、气短，周身关节骨骼疼痛，均提示恶性胸腺瘤的可能。胸腺瘤特有的表现是合并其他疾病，如重症肌无力、单纯红细胞再生障碍性贫血、低丙种球蛋白血症、肾炎性肾病综合征、类风湿关节炎、系统性红斑狼疮和巨食管症等。

诊断　X 线检查是发现及诊断纵隔肿瘤的重要方法。胸部 X 线平片正位相，胸腺瘤常表现为一侧隔增宽或突向一侧胸腔的圆形或椭圆形致密影，突向右侧多于左侧，也可见突向双侧胸腔。胸部 CT 能准确显示肿瘤的部位、大小、突向一侧还是双侧、肿瘤边缘、有无周围浸润以及外科可切除性的判断。治疗前活检做组织病理学检查很必要，针刺细胞学检查或特殊空针穿刺组织学分类更好。必要的开胸探查取冷冻组织学检查的同时，可决定是否施行手术。

治疗　采用手术、放射治疗和化疗相结合的综合治疗方法。

手术治疗　确诊后即应外科手术切除。无论良性或恶性都应尽早切除。切除的恶性胸腺瘤可取病理活检指导术后治疗，部分切除者术后放射治疗可缓解症状、延长存活时间。孤立无粘连的良性胸腺瘤，可完整摘除。恶性胸腺瘤须先探查，搞清肿瘤与周围邻近器官的关系再行手术。胸腺瘤位于纵隔底部，心脏与大血管交界处；恶性胸腺瘤向周围粘连浸润；肿瘤增长时邻近组织器官被推移，正常解剖关系改变；纤维结缔组织粘连增厚，使之与血管不易辨别，这些均可造成术中误伤血管而引起大出血。

放射治疗　胸腺瘤对放疗敏感。由于Ⅰ期术后复发率极低，术后放疗对预后无明显作用，故对于肿瘤完全切除的Ⅰ期患者术后不推荐放疗。侵袭性胸腺瘤术后的复发率约30%，中位复发时间为 3.8 年。Ⅱ期术后放疗的争论较多，一些学者认为Ⅱ期术后放疗是预防复发的重要措施，但也有学者认为肿瘤完全切除的Ⅱ期患者，术后放疗与否与复发率无明显相关性，并且认为放疗并不能减少胸膜或心包的种植。对于Ⅲ期和Ⅳ期胸腺瘤术后辅助放疗能减少肿瘤局部复发率，延长生存期和提高生活质量。对于不能手术或局部晚期胸腺瘤（Masaoka 分期的Ⅲ和Ⅳa 期），放疗可使肿块缩小，从而获得手术机会。

化疗　胸腺瘤对化疗较敏感，但尚无统一化疗方案。临床多采用含顺铂的联合化疗。化疗可以作为Ⅲ、Ⅳ期患者术后的辅助治疗，也可以术前化疗使肿块缩小从而提高手术切除率，对于晚期不能手术或复发、转移的患者化疗可作为姑息治疗。

预后　生存期差异很大。肿瘤分期是决定肿瘤复发及患者生存期最重要的独立预后因素，不同分期者 5 年生存率不同。肿瘤能否完全切除是影响预后的另一重要因素。胸腺瘤的组织学分型也与预后有很大关系，A 型和 AB

型预后最好，C 型最差。A、AB、B1 和 B2 型 10 年生存率接近 100%，B3 型约 80%，C 型则仅 30%。晚期胸腺瘤患者的生存期主要由有效的综合治疗方法决定。副肿瘤综合征也与预后有关，单纯红细胞再生障碍性贫血、低丙种球蛋白血症和系统性红斑狼疮是影响预后的不良因素，而重症肌无力则对生存期无负面影响。

（高禹舜　袁祖阳）

zhòngzhèng jīwúlì wēixiàng
重症肌无力危象 （myasthenia gravis crisis）

重症肌无力患者出现呼吸肌麻痹，导致呼吸肌无力或呼吸停止的状态。随时危及患者的生命，危象有 3 种。①肌无力危象：临床最常见，占危象的 95%，是病情没有得到很好的救治，恶化所致。②胆碱能危象：约占危象的 4%。起因主要是由于重症肌无力治疗过程中胆碱酯酶抑制剂使用不当，溴吡斯的明服用过量导致。③反拗性危象：约占危象的 1%，发病机制尚不清楚，多半和手术、感染加重、电解质紊乱等有关。

根据诱发危象的病因不同临床表现也不同。①肌无力危象：即新斯的明不足危象，常因感染、创伤、新斯的明减量引起。因呼吸肌麻痹、咳痰、吞咽无力而危及生命。②胆碱能危象：即新斯的明过量危象。除上述肌无力危象外，尚有乙酰胆碱蓄积过多症状：毒蕈碱样中毒表现为恶心、呕吐、腹泻、腹痛、瞳孔小、多汗、流涎、气管分泌物多和心率慢；烟碱样中毒症状表现为肌肉震颤、痉挛和紧缩感；中枢神经症状表现为焦虑、失眠、精神错乱、抽搐等。③反拗危象：难以区别危象性质而又不能用停药或加大药物剂量改善症状者，多在长期较大剂量治疗后发生。

不同类型危象的治疗措施分别如下。①肌无力危象：甲基硫酸新斯的明 1～2mg 肌内注射或 0.5～1mg 静脉滴注，日总量 6mg。②胆碱能危象：立即停用抗胆碱酯酶药，阿托品 0.5～2mg 静脉滴注或肌注 15～30 分钟可重复至毒蕈碱样症状减轻或消失。对抗烟碱样症状，解磷定 400～500mg 加入 5% 葡萄糖或生理盐水中静脉滴注，直至肌肉松弛。③反拗性危象：停用一切抗胆碱酯酶药至少 3 天后从原药量的半量开始给药，同时改用或并用激素。

（高禹舜　袁祖阳）

xiōngxiàn nángzhǒng
胸腺囊肿 （thymic cyst）

先天性胸腺发育异常而形成的囊状肿块。位于颈部和纵隔，是胸内纵隔囊肿的一个类型。曾有为纠正心脏异常行胸骨正中切口术后发生胸腺囊肿的情况，但罕见。纵隔外组织中诊断霍奇金淋巴瘤时，结节硬化型经典型霍奇金淋巴瘤可发生胸腺的囊性病变并伴有胸腺囊肿。

胸腺囊肿的临床表现取决于囊肿的位置。颈部胸腺囊肿多见于 10～20 岁青少年，表现为颈部肿块，很少有临床症状，除非囊肿的体积发生剧烈变化，如囊内出血。纵隔内胸腺囊肿则多为 30～60 岁，早期也很少有临床症状，少数患者可出现气短、咳嗽和胸部疼痛。在体检时通过 X 线胸片发现，90% 的患者表现为无痛性包块，包块多位于左颈部（占 70%），右侧占 23%，中线和咽喉部占 7%，部分因囊肿感染或出血可触及波动感。纵隔内胸腺囊肿少数在心脏手术时才发现。

在前纵隔发现囊性肿物，应想到胸腺囊肿的可能。颈部胸腺囊肿可通过体格检查发现，纵隔内囊肿主要通过胸片检查发现，CT 扫描对于判断胸腺囊肿的性质和囊肿的范围有重要价值，超声检查对胸腺囊肿的诊断也有帮助，针吸活检囊肿壁有胸腺组织即可确诊。

胸腺囊肿的治疗尚有争议。有观点认为，因术前不易确诊，所有的胸腺囊肿均应手术切除，以明确诊断，且胸腺囊肿与胸腺有蒂相连，界限清楚，易于剥离。另有观点认为，如果能从囊肿的位置和 CT 等影像学特征上明确为胸腺囊肿，则可经皮细针穿刺治愈囊肿。对于不能确诊为胸腺囊肿，特别是不能完全除外胸腺瘤合并囊性变及包虫囊肿时，外科手术是必要的，可以达到确诊和治疗双重目的。胸腺囊肿切除的手术径路有胸骨正中切口、前外侧切口和后外侧切口，亦可通过电视胸腔镜完成手术。胸腺囊肿经切除后，预后良好。

（高禹舜　袁祖阳）

zònggé shēngzhí xìbāo zhǒngliú
纵隔生殖细胞肿瘤 （mediastinal germ cell tumor）

由纵隔原始生殖细胞发生的肿瘤。组织学类型与性腺的生殖细胞肿瘤类似。生殖细胞肿瘤 90% 以上发生在性腺，即睾丸和卵巢，只有不到 10% 的肿瘤发生在性腺外，而纵隔是性腺外生殖细胞肿瘤好发部位之一，多位于前上纵隔，占纵隔肿瘤的 10%，在纵隔肿瘤中仅次于胸腺肿瘤及神经源性肿瘤。

病因尚不明确。可无任何症状，多在体检时发现纵隔肿物。肿瘤若压迫到气管或支气管，可引起咳嗽、气喘、胸痛和咯血等症状。部分生殖细胞肿瘤伴有肿瘤标志物水平升高，如纵隔非精原细胞肿瘤患者血清甲胎蛋白

（AFP）、人绒毛膜促性腺激素（HCG）或乳酸脱氢酶（LDH）升高有助于确诊及判断预后。

良性肿瘤首选手术切除。局限性恶性肿瘤也应尽可能完全切除。在有效化疗可行的情况下，进展期恶性肿瘤不以切除重要生命器官为代价，应先部分切除或仅取活检，确定组织类型，指导化疗方案的选择，在有效化疗实施后（瘤体迅速缩小、组织学上为成熟畸胎瘤），再择期二次手术可达到最佳的治疗效果。

生殖细胞肿瘤易复发，因为治疗后残存肿瘤细胞在各种检查中很难发现，直至肿瘤细胞又增生到相当程度症状才会再出现。即使手术非常成功，术后也需长期随访，定期做血清学、超声和影像学检查等，达到早期发现、早期治疗的目的。

（高禹舜　袁祖阳）

纵隔畸胎瘤 （mediastinal tera-toma）

zònggé jītāiliú

发生于纵隔，由两个或三个胚层中不同类型的组织构成的肿瘤。多发生在前纵隔，尤其是前纵隔中部，心脏与主动脉弓交界处。

病因和发病机制　病因不清，可能与胚胎期生殖细胞异常分化等因素有关。畸胎瘤的来源是全能性胚胎细胞。细胞分布于卵黄囊沿后肠向生殖嵴游走迁移至原始生殖腺时所经过的部位，因此好发于中线和旁中线的区域。因而畸胎瘤不但可以发生于性腺，也可发生于腹膜后及纵隔。另一种说法是纵隔畸胎瘤来自第三对鳃裂及凹陷区域的细胞群，胚胎发育期随心血管一同沉入胸腔。

临床表现　肿瘤生长缓慢，体积可以很大。在没有引起压迫症状前，多无自觉症状。良性畸胎瘤，即使肿瘤巨大仍可无任何不适。症状主要有胸痛、咳嗽和呼吸困难。偶尔肿瘤并发感染、出血及恶性变，破裂穿入气管支气管树，囊内容物可咳出，常为豆渣样皮脂甚至有毛发和牙齿。肿瘤穿破心包可造成急性心脏压塞，穿破纵隔胸膜造成胸腔积液。肿瘤巨大会产生对周围组织的压迫症状，如压迫气管和支气管除造成咳嗽和呼吸困难外，也容易出现肺不张、肺炎等症状。肿瘤压迫喉返神经出现声音嘶哑、压迫上腔静脉出现上腔静脉综合征。恶性肿瘤多出现不同症状，仍以胸痛、咳嗽和呼吸困难为主，同时出现体重下降及发热。如肿瘤生长快速，并向周围器官侵犯或转移会出现相应的症状和体征。

诊断　X线、CT检查显示前纵隔心底部水平有质地浓密的圆形、类圆形或结节状块影，如见到骨质或牙齿有诊断意义。肿瘤穿破至肺或支气管，患者咳出皮脂腺分泌物或毛发，具有特征性诊断价值。良性畸胎瘤的肿瘤标志物检测为阴性。但有恶性组织成分的畸胎瘤，特别是含有胚胎性成分的畸胎瘤，肿瘤标志物为阳性［如甲胎蛋白（AFP）、人绒毛膜促性腺激素（HCG）、乳酸脱氢酶（LDH）或糖类抗原（CA）19-9］，肿瘤切除后上述指标水平下降。如含有平滑肌肉瘤成分则肌球蛋白可呈阳性，含有神经成分则S-100蛋白阳性，角蛋白染色阳性提示肿瘤细胞内含有腺癌和鳞癌的成分。

治疗　应尽早手术切除，即使良性肿瘤，因可产生压迫症状，也应手术切除。恶性畸胎瘤可进行放疗和/或化疗。如已出现上腔静脉与气管压迫综合征，应先化疗，待压迫症状缓解后，根据情况继续放疗或化疗。

（高禹舜　袁祖阳）

心包囊肿 （pericardial cyst）

xīnbāo nángzhǒng

发生于心包的先天性纵隔囊状肿块。又称间皮囊肿、心包旁囊肿、胸膜心包囊肿、纵隔水囊肿或纵隔单纯性囊肿等。其最常见部位为右侧心膈角处，但亦可发生在较高位置，甚至延伸至上纵隔。

病因和发病机制　病因不清。一般认为心包囊肿是胚胎时期胚胎头端及两旁中胚层侧板有间隙出现，如果这些间隙中的一个未与其他间隙融合而独立存在，即发育成心包囊肿；如果部分融合留有蒂与心包腔相通，则形成心包憩室。

临床表现　大多数无自觉症状，查体偶然发现，仅少数有胸部不适症状，如胸痛、胸闷或胸部胀满，如病变较大压迫心脏，可出现心悸、气短或心衰表现，可因劳累或体位改变而症状加重，查体多无阳性发现，如囊肿位于升主动脉和上腔静脉之间，可出现上腔静脉综合征表现。

诊断　X线检查对诊断有较大的帮助，主要表现为由纵隔突向肺野的圆形或椭圆形阴影，边缘光滑清晰，密度淡而均匀无分叶，少数有壳状钙化的心缘部囊肿可见"泪滴"状表现，侧位片可见阴影全貌。胸部透视时，因心包憩室与心包腔相通，当患者深呼吸或变动体位时液体往返于憩室与心包腔内，有时透视下可见肿物的大小和形态有改变。

治疗　心包囊肿容易误诊，而且肿瘤增大可出现压迫症状或继发感染，一般主张手术治疗。如心包憩室蒂粗短又无明显症状，并且术前诊断明确，可保守治疗。

位于前纵隔较小的病变可采用前外侧切口肋间进胸，减轻手术创伤；较大病变或位于后纵隔的囊肿，以采用后外侧切口为宜。术中尽量防止囊肿剥破，尤其对继发感染的心包囊肿，应仔细保护术野以防污染；囊肿游离较困难时应先减压再行切除；囊肿钙化增厚与心肌粘连紧密时，不必勉强追求整个剥离，以免损伤心脏引起大出血。

预后 一般囊壁与胸膜轻度粘连，容易剥离，手术安全性高，预后极佳。

(高禹舜 袁祖阳)

zhīqìguǎn nángzhǒng

支气管囊肿（bronchogenic cyst）

来自胚胎发育过程中气管支气管树的异常分支而形成的囊状肿块。可以发生在纵隔内或肺内，前者来自胚胎时不正常的肺芽而且未与气道相连，仍停留在纵隔内，囊肿上皮不断在封闭的腔隙内分泌，使囊肿不断增大；后者来自胚胎时期支气管树的不正常分支，而且与支气管壁相连，随着肺实质的发育而成为封闭状。该病罕见，可发生于颈部、脑部、硬脊膜和腹腔等。

该病病因不明。可能与胚胎发育有关。囊肿较小时可无任何临床表现，当囊肿增大或合并感染时，可对周围组织产生压迫症状或出现感染症状。囊肿发生在肺内时，压迫支气管和周围肺组织，出现喘鸣、咳嗽；合并感染时，出现咳嗽、咳痰和低热，偶尔少量咯血等。当囊肿位于纵隔时，表现为胸痛、胸闷；压迫气管、食管或血管时，表现为呼吸困难、咳嗽、吞咽梗阻和大血管受压综合征等。异位支气管囊肿依发生部位不同，可无临床症状或因囊肿增大、囊腔感染出血而

表现相应的症状；罕见囊肿位于皮下时，偶可通过窦道向皮肤外引流黏液。

根据病史、临床表现及影像学检查可做出诊断。X线表现为圆形或类圆形、边缘光滑或锐利的均匀一致的致密阴影，部分可见气液平。CT和MRI可清晰显示囊肿，有助于病变定位，明确病变性质，若要明确其支气管来源，则依靠组织病理学诊断。

手术切除是唯一治疗方法。在囊肿摘除时，囊壁必须完整、彻底切除，避免术后复发。

(高禹舜 袁祖阳)

chángyuánxìng nángzhǒng

肠源性囊肿（enterogenous cyst）

由胚胎时期原始前肠与脊索之间的粘连形成外牵性憩室发育而来，常与颈椎和胸椎的畸形相伴的纵隔囊状肿块。又称神经管和原肠囊肿。发病部位多位于椎管内，可突出向外生长表现为后纵隔肿物。临床较少见。好发于儿童和青少年，最小年龄为出生后11天，很少超过40岁。该病男性多于女性，男女之比为(2~3)：1。

该病主要病因是胚胎残余组织异位，属于先天性疾病。首现症状多为囊肿所在部位的脊神经根性疼痛，以双侧颈痛者多，颈部活动受到限制和颈部抵抗等。约一半患者症状呈反复发作，即有中间缓解期和加重期，并伴发低热。这种缓解与复发可能是囊肿的周期性破裂，或囊液的外渗使症状得以缓解，随后又因囊壁上皮细胞分泌增多，使囊肿又逐渐增大，再次压迫脊髓而复现症状。部分呈急性起病，病情发展较快，常在短期内出现肢体感觉、运动障碍和括约肌功能障碍。尤其是运动障碍为多，呈现截瘫或

四肢瘫。

该病的诊断依据临床表现与影像学检查。如患者为男性儿童或青少年；以根性疼痛起病，较快出现脊髓压迫症；病程中有间隔数月或数年的反复发作，如发现有其他先天性畸形，即应考虑肠源性囊肿，应及时做椎管造影或MRI检查明确诊断。

手术切除是该病唯一有效的治疗方法。术式宜用显微外科技术，仔细分离粘连，并保护好脊神经和脊髓。如将囊肿完全切除，手术前后辅以神经营养治疗，常可取得满意疗效。该病手术治疗比较安全，彻底摘除后很少复发，多数能完全治愈，预后良好。

(高禹舜 袁祖阳)

shíguǎn nángzhǒng

食管囊肿（esophageal cyst）

位于中纵隔，由平滑肌和横纹肌混合构成，内衬非角化鳞状上皮的囊性肿块。属于肠源性囊肿，系先天性胚胎发育过程中的一种畸形，发病率较低。多见于儿童和20岁左右的年轻人，男性稍多，常合并其他的先天畸形，如食管气管瘘、脊柱畸形等。

病因 病因不清。

临床表现 与囊肿的大小及部位有关。巨大的食管囊肿可占据一侧胸腔，压迫或阻塞呼吸道，尤其在胸腔入口和气管分叉部位，可造成明显的呼吸道受压症状。表现有喘息、呼吸困难和反复发作的呼吸道感染。在幼儿，严重者可出现极度呼吸困难、发绀，甚至窒息死亡。当囊肿穿破气管或支气管，可继发支气管扩张或肺脓肿。另一种表现为食管受压症状，如吞咽困难、进食不畅、反流、呕吐、胸骨后疼痛和体重减轻，这种情况多见于成人患者。小的食管囊肿可没有任何症状，

只是在体检胸片上，偶然发现纵隔阴影。体格检查多难以发现有价值的体征。

诊断 主要依靠影像学检查和内镜检查。

影像学检查 体积较小的壁内型食管囊肿在做食管 X 线钡剂造影检查时，常有典型的 X 线征象：食管前壁囊肿表现为局部食管壁有圆形或卵圆形的充盈缺损，边缘光滑，其上、下缘常呈缓行的斜坡状而非呈锐角，可与食管平滑肌瘤作鉴别诊断。正位食管钡餐造影片上，食管囊肿阴影的边缘比较锐利，其表面覆盖有正常黏膜相或黏膜消失；有时钡剂经过病变处时有分流征象，也是诊断食管囊肿的依据之一。

内镜检查 最重要的表现是突出食管腔的病变表面食管黏膜完整无损，色泽正常。同时可证实病变表面的食管黏膜有无溃疡形成，排除恶性病变。食管超声内镜可以显示囊肿的大小及其组织层次，而且根据其超声结构可以准确地提示食管黏膜下肿瘤的病因。有时需经术后组织病理学检查才能确诊食管囊肿。

治疗 确诊后即可外科手术摘除。多数食管囊肿的外壁光滑，粘连不重，均容易摘除。当囊肿与气管、支气管、食管或主动脉紧密粘连，且囊壁血运丰富时切除有一定困难。手术关键是切除囊壁内衬的上皮，因其有分泌功能。如小儿因纵隔内巨大食管囊肿压迫而致呼吸窘迫时，可以先行急诊穿刺减压，二期再行手术摘除囊肿。有时囊肿巨大或有合并症，行食管囊肿摘除手术有困难，此时无论采取何种方法处理，均要注意避免损伤食管。

预后 囊肿切除后效果良好，未见有复发，但有个别纵隔食管囊肿可发生恶性变。

（高禹舜　袁祖阳）

zònggé nángxìng línbāguǎnliú

纵隔囊性淋巴管瘤（mediastinal cystic lymphangioma） 发生于纵隔，由原始淋巴管发育增生形成的先天性良性肿瘤。罕见。可能来源于颈部淋巴管原基，于心包下降时被带入胸内所致，好发于颈部后三角区，但可延伸至锁骨后、腋下及纵隔等多部位，向上可延及颌下、口底等，腹股沟及腘窝也可发生。

肿物常似拳头般大，缓慢生长，由于与皮肤无粘连，表面皮肤无变化。质柔软，囊性，分叶状结构，能透光，轻微压缩性，切面呈蜂窝状，囊内含水样物。用针穿刺可抽出透明、呈液状的草黄色胆固醇结晶，很快凝固，与淋巴液性质相似。无肿大压迫时没有任何自觉症状，体积过大时视肿瘤生长部位而产生相关的症状。继发感染，弥漫性肿大可加剧压迫症状。治疗方式包括手术切除或微创介入治疗。治疗后仍有复发可能。

（高禹舜　袁祖阳）

xiōngxiàn'ái

胸腺癌（thymic carcinoma） 源于胸腺上皮细胞的纵隔恶性肿瘤。临床少见，最常见的组织类型是鳞状细胞癌和未分化癌。多见于成年男性，平均年龄 50 岁，其中淋巴上皮瘤样癌也可见于儿童，基底细胞样癌多见中老年男性，黏液表皮样癌与腺鳞癌也可见于中老年女性。

临床主要表现为胸痛或胸部不适，部分有消瘦、盗汗、咳嗽和呼吸困难等症状。若肿瘤较大，可出现上腔静脉阻塞表现。大多数患者在首次发现时已有外侵或转移表现，一般多侵犯周围器官或向前纵隔淋巴结、无名静脉、胸膜、肺和心包扩散。个别也可表现出胸腺瘤的一些从属综合症状，如伴有红斑狼疮等。极少数也可仅在体检时偶尔被发现，而无任何临床症状。胸腺癌的临床表现与胸腺瘤很相似，除有纵隔转移症状、进展较快的特点外，还可有胸腔外转移表现。

胸部 X 线检查、CT 和经皮纵隔肿瘤穿刺等是诊断该病的主要手段，确诊是病理学诊断，标准是肿瘤性上皮细胞具有明显的恶性细胞学特征。

胸腺癌的标准治疗模式尚未建立。对于未发生广泛转移或远处转移者，手术切除是最佳选择，侵犯无名静脉可行血管重建。侵犯心包、膈神经者争取一并切除；对于难以完整切除者，行病灶姑息性切除；广泛转移倾向病灶可开胸或通过电视胸腔镜活检以明确病理类型，指导放化疗。术前放疗和术后放疗对胸腺癌的作用尚不清楚，一般认为淋巴上皮瘤样癌对放疗较敏感。术后辅助化疗的效果尚未确定。

胸腺癌的 5 年生存率为20%~70%，部分伴有周围侵犯或远处转移者预后差。

（高禹舜　袁祖阳）

shíguǎn liángxìng zhǒngliú

食管良性肿瘤（esophageal benign tumor） 发生于食管的良性肿瘤。少见，仅占食管肿瘤的0.5%~1%。其临床表现取决于肿瘤在食管内的部位，绝大多数患者症状轻微或无症状，部分较大的肿瘤可有吞咽困难等症状，尤以腔内型良性肿瘤明显。食管良性肿瘤中最常见的是平滑肌瘤，占 50%~90%，此外还有息肉、乳头状瘤、脂肪瘤、纤维脂肪瘤、血管瘤、神经纤维瘤和错构瘤等。

治疗主要以外科手术为主。

（杨 昆 袁祖阳）

shíguǎn pínghuájīliú

食管平滑肌瘤 (esophageal leiomyoma)

食管内具有平滑肌细胞分化的良性间叶性肿瘤。是最常见的食管良性肿瘤（占50%～90%）。多见于20～60岁，男性多于女性。80%的食管平滑肌瘤位于食管中段和下段，多为单发。患者可长期无临床症状，而在消化道X线钡剂检查时被偶然发现，平滑肌瘤直径大于5cm，可出现胸骨后饱胀、疼痛、压迫感和轻度吞咽梗阻感等症状，症状持续时间较长。

食管钡剂造影X线检查可显示边缘光滑整齐的圆形或椭圆形充盈缺损，其上下缘与正常食管壁交界处呈锐角，有时可见钡剂呈现瀑布征、涂抹征或环形征。食管镜检查见肿物向管腔突出，表面黏膜正常且有一定滑动感。瘤体较小的食管平滑肌瘤可定期随诊观察，不急于施行手术治疗。瘤体较大，临床出现症状时宜行食管平滑肌瘤摘除术。

（杨 昆 袁祖阳）

Bāléitè shíguǎn

巴雷特食管 (Barrett esophagus)

食管下段黏膜的复层鳞状上皮被单层柱状上皮所替代的获得性化生性改变。临床多继发于反流性食管炎、裂孔疝等，反流的胃液、碱性胆汁和胰液破坏了食管下段的正常鳞状上皮，而由再生能力强的胃黏膜柱状上皮修复再形成上皮。部分可出现不典型增生，最后发展为癌变。因此，巴雷特食管是一种癌前病变。

大部分患者无症状，伴胃管反流或食管裂孔疝常有与其相关的症状，最常见的症状为反酸、胃灼热、吞咽困难、胸骨后疼痛

等。内镜检查是诊断巴雷特食管的主要手段。

巴雷特食管如果有胃食管反流的症状，可采用胃食管反流的药物治疗方法。如正规治疗无效，反流症状较重者，可行抗反流术。如病理活检报告为重度不典型增生则需与原位癌同等对待，一般在内镜下微创手术治疗即可。轻中度不典型增生病例需要临床内镜随访，随访时间依病理活检中不典型增生程度而定。

（杨 昆 袁祖阳）

shíguǎn bùdiǎnxíng zēngshēng

食管不典型增生 (esophageal atypical dysplasia)

食管黏膜鳞状上皮细胞于再生过程中过度增生和丧失分化，形态学上出现细胞异型性和腺体结构紊乱的现象。食管鳞状细胞癌是食管不典型增生由轻度到重度逐级进展而来。鳞状上皮细胞异常增生，表现为细胞核大、深染、多形性，染色质呈不规则块状分布，核分裂象增多。不典型增生细胞所占厚度不超过上皮全层的1/2，称为轻-中度不典型增生；不典型增生细胞厚度超过全层的1/2，称为重度不典型增生。食管重度不典型增生与原位癌在治疗上应同等对待，是食管癌治疗的起点。治疗上采取内镜下微创手术。

（杨 昆 袁祖阳）

shíguǎn èxìng zhǒngliú

食管恶性肿瘤 (esophageal malignant tumor)

发生于食管的恶性肿瘤。食管肿瘤90%以上为恶性肿瘤，中国以鳞状细胞癌为主，占95%以上，西方国家以腺癌为主。其他特殊类型的食管恶性肿瘤种类繁多，但均少见，如肉瘤样癌、小细胞癌、腺鳞癌、肉瘤、黑色素瘤和淋巴瘤等。

（杨 昆 袁祖阳）

shíguǎn'ái

食管癌 (esophageal carcinoma)

起源于食管黏膜上皮或腺体的恶性肿瘤。包括食管鳞状细胞癌（简称食管鳞癌）与食管腺癌两种主要类型及其他少见类型。中国以食管鳞癌为主，占95%以上，发生在中段最常见。西方国家腺癌常见，多发生在食管下段，该区域易发生反流，常为柱状上皮覆盖。其他少见的食管癌有小细胞癌、腺鳞癌、肉瘤样癌和腺样囊性癌等。

食管癌的发展一般经过上皮不典型增生、原位癌、浸润癌等阶段，长期不良的生活或饮食习惯可能是导致食管癌的主要原因。食管重度不典型增生、原位癌是食管癌治疗的起点，早期发现可完全治愈。

食管癌的诊断主要是依据影像学、细胞组织病理学检查。食管癌分期采用美国癌症联合委员会（AJCC）和国际抗癌联盟（UICC）2017年第8版食管癌TNM分期系统，包括临床分期（表1）和病理分期（表2，表3）。分期系统适用于鳞状细胞癌、腺癌、腺鳞癌、未分化癌、神经内分泌癌、伴神经内分泌特征的腺癌等，不适用于食管的神经内分泌瘤及非上皮性肿瘤，如淋巴瘤、肉瘤、胃肠道间质瘤和黑色素瘤等。

要达到准确分期，区域淋巴结的数目应该≥15个。肿瘤部位按照肿瘤中心的位置分段（上段＝颈段＋胸上段，中段＝胸中段；下段＝胸下段＋腹段）。若肿瘤累及食管胃交界部，肿瘤中心在食管胃交界部食管侧者或在胃侧2cm之内者（Siewert Ⅰ型及Ⅱ型），按食管癌分期；肿瘤中心在近端胃2cm之外（Siewert Ⅲ型）

表1　食管癌临床 TNM 分期（cTNM）

分期	临床意义
T_X	原发肿瘤不可评价
T_0	没有原发肿瘤的证据
T_{is}	高级别上皮内瘤变/异型增生
T_1	肿瘤侵及黏膜固有层、黏膜肌层或黏膜下层
T_{1a}	肿瘤侵及黏膜固有层或黏膜肌层
T_{1b}	肿瘤侵及黏膜下层
T_2	肿瘤侵及固有肌层
T_3	肿瘤侵及食管纤维膜
T_4	肿瘤侵及邻近结构
T_{4a}	肿瘤侵犯邻近脏器（可切除），如胸膜、心包、奇静脉、膈肌或腹膜
T_{4b}	肿瘤侵犯邻近重要脏器（不可切除），如主动脉、椎体或气管
N_X	区域淋巴结不可评价
N_0	无区域淋巴结转移
N_1	1~2 个区域淋巴结转移
N_2	3~6 个区域淋巴结转移
N_3	≥7 个区域淋巴结转移
M_0	无远处转移
M_1	有远处转移
病理分化程度	
G_X	分化程度不可评价
G_1	高分化
G_2	中分化
G_3	低分化

表2　食管鳞状细胞癌病理 TNM 分期（pTNM）预后分组

分期	TNM	组织学分级	部位
0	T_{is}（HGD）N_0M_0		任何部位
ⅠA	$T_{1a}N_0M_0$	高分化	任何部位
	$T_{1a}N_0M_0$	分化程度不确定	任何部位
ⅠB	$T_{1a}N_0M_0$	中或低分化	任何部位
	$T_{1b}N_0M_0$	任何分化	任何部位
	$T_{1b}N_0M_0$	分化程度不确定	任何部位
	$T_2N_0M_0$	高分化	任何部位
ⅡA	$T_2N_0M_0$	中或低分化	任何部位
	$T_2N_0M_0$	分化程度不确定	任何部位
	$T_3N_0M_0$	任何分化	下段食管
	$T_3N_0M_0$	高分化	上或中段食管
ⅡB	T_3N_0M0	中或低分化	上或中段食管
	$T_3N_0M_0$	分化程度不确定	任何部位
	$T_3N_0M_0$	任何分化	部位不确定
	$T_1N_1M_0$	任何分化	任何部位
ⅢA	$T_1N_2M_0$	任何分化	任何部位
	$T_2N_1M_0$	任何分化	任何部位
ⅢB	$T_2N_2M_0$	任何分化	任何部位
	$T_3N_{1~2}M_0$	任何分化	任何部位
	$T_{4a}N_{0~1}M_0$	任何分化	任何部位
ⅣA	$T_{4a}N_2M_0$	任何分化	任何部位
	$T_{4b}N_2M_0$	任何分化	任何部位
	任何 TN_3M_0	任何分化	任何部位
ⅣB	任何 T 任何 N M_1	任何分化	任何部位

注：HGD，高级别上皮内瘤变/异型增生。

按胃癌分期。肿瘤中心虽在近端胃2cm内但未累及食管胃交界部者，按胃癌分期。基底细胞样鳞状细胞癌、梭形细胞鳞状细胞癌、小细胞癌、大细胞神经内分泌癌及未分化癌按低分化鳞状细胞癌分期。混合有鳞状细胞癌成分的混合型癌（如腺鳞癌）或组织学类型不明确的按鳞状细胞癌分期。

国际上有两大食管癌 TNM 分期系统：AJCC/UICC 分期认为锁骨上淋巴结转移属于 M_1，腹腔干淋巴结仍然属于区域淋巴结；日本食管协会（JES）则认为锁骨上淋巴结仍然是胸段食管癌的区域淋巴结，而腹腔干淋巴结不是胸上段食管癌的区域淋巴结。

（杨　昆　袁祖阳）

zǎoqī shíguǎn'ái

早期食管癌（early esophageal carcinoma）　局限于食管黏膜或黏膜下、无肌层浸润、无淋巴结转移的癌。包括黏膜内癌和黏膜下癌。

中国内镜学分型：隐伏型（充血型）、糜烂型、斑块型和乳头型。国际内镜学分型（2005年巴黎分型）：隆起型病变（0~Ⅰ）、平坦型病变（0~Ⅱ）和凹陷型病变（0~Ⅲ）。0~Ⅰ型又分为有蒂型（0~Ⅰp）和无蒂型（0~Ⅰs）。黏膜内癌通常表现为0~ⅡB型、0~ⅡA型及0~ⅡC型，病灶表面光滑或呈规则的小颗粒状；而黏膜下癌通常为0~Ⅰ型及0~Ⅲ型，病灶表面呈不规则粗颗粒状或凹凸不平小结节状。

病理学层次分类：病变仅局限于上皮内，未突破基底膜者，为 M_1 型（原位癌/重度异型增生；T_{is}）。早期食管癌分为黏膜内癌和黏膜下癌。①黏膜内癌：分为 M_2 型与 M_3 型，M_2 型指病变突破基

表3　食管腺癌/食管胃交界部腺癌病理 TNM 分期（pTNM）预后分组

分期	TNM	组织学分级
0	T_{is}（HGD）N_0M_0	
ⅠA	$T_{1a}N_0M_0$	高分化
ⅠA	$T_{1a}N_0M_0$	分化程度不确定
ⅠB	$T_{1a}N_0M_0$	中分化
	$T_{1b}N_0M_0$	高或中分化
	$T_{1b}N_0M_0$	分化程度不确定
ⅠC	$T_1N_0M_0$	低分化
	$T_2N_0M_0$	高或中分化
ⅡA	$T_2N_0M_0$	低分化
	$T_2N_0M_0$	分化程度不确定
ⅡB	$T_1N_1M_0$	任何分化
	$T_3N_0M_0$	任何分化
ⅢA	$T_1N_2M_0$	任何分化
	$T_2N_1M_0$	任何分化
ⅢB	$T_2N_2M_0$	任何分化
	$T_3N_{1\sim2}M_0$	任何分化
	$T_{4a}N_{0\sim1}M_0$	任何分化
ⅣA	$T_{4a}N_2M_0$	任何分化
	$T_{4b}N_{0\sim2}M_0$	任何分化
	任何 T NM_0	任何分化
ⅣB	任何 T 任何 N M_1	任何分化

注：HGD，高级别上皮内瘤变/异型增生。

底膜，侵及黏膜层；M_3 型指病变侵及黏膜肌层。②黏膜下癌：根据侵犯深度分为 SM_1 型、SM_2 型和 SM_3 型，SM_1 型指病变侵犯黏膜下层上 1/3，SM_2 型指病变侵犯黏膜下层中 1/3，SM_3 型指病变侵犯黏膜下层下 1/3。对于内镜下切除的食管鳞状细胞癌标本，以 $200\mu m$ 作为区分病变侵犯黏膜下浅层与深层的临界值。

（杨　昆　袁祖阳）

nèijìngxià niánmó qiēchú

内镜下黏膜切除（endoscopic mucosal resection）　通过内镜切除病变处食管黏膜的方法。主要包括内镜下黏膜切除术、多环套扎黏膜切除术（MBM）及内镜黏膜下剥离术（ESD）。与传统食管外科手术相比，内镜下食管黏膜切除术治疗食管癌前病变或早期浅表型食管癌的手术创伤较小、围术期并发症风险较低、术后加速康复，长期预后近似于根治性食管切除术。内镜下食管黏膜切除术即可兼顾临床诊断与治疗，又可从保留食管脏器角度改善患者生活质量，推荐部分 $cT_{is}\sim cT_{1a}N_0$ 期食管癌患者选择，包括食管黏膜重度异型增生、侵犯层次局限于食管黏膜上皮层或黏膜固有层的食管癌（M_1、M_2）；累及黏膜肌层或黏膜下浅层（M_3、SM_1）但不伴脉管瘤栓或神经侵犯，不伴食管周围区域淋巴结肿大者。若病变累及超过 3/4 环周管腔，经评估，术后食管瘢痕狭窄风险较高者不推荐内镜治疗。

（杨　昆　袁祖阳）

shíguǎn línzhuàngxìbāo'ái

食管鳞状细胞癌（esophageal squamous cell carcinoma）　起源于食管上皮并具有鳞状细胞分化的恶性上皮细胞肿瘤。简称食管鳞癌，是鳞状上皮异型增生由轻度到重度逐级进展而来。中国食管鳞癌占食管癌 95% 以上。发病有明显的环境因素和地理分布特点，可能与饮食习惯、吸烟、饮酒、营养、食管慢性炎症和遗传易感性有关。

食管鳞癌位于胸中段最多，约占 50%，其次为胸下段，占 30%~40%，仅有 10% 位于胸上段和颈段。中晚期食管鳞癌大体类型分为髓质型、蕈伞型、溃疡型、缩窄型和腔内型 5 种。进展期食管癌因肿瘤生长造成管腔狭窄而出现典型症状，表现为进行性吞咽困难、胸骨后疼痛、呕吐、贫血和体重减轻等，晚期食管癌的症状与肿瘤压迫、浸润周围组织器官或远处转移有关。

治疗主要采用手术、放疗和化疗等。食管癌难于早期诊断，临床多为中晚期，预后较差。

（杨　昆　袁祖阳）

shíguǎn xiàn'ái

食管腺癌（esophageal adeno-carcinoma）　起源于食管下 1/3 巴雷特（Barrett）黏膜的腺样分化的恶性上皮细胞肿瘤。偶尔起源于上段食管的异位胃黏膜或食管固有腺体。欧美国家多见，多发生于 50~70 岁的白种人男性。巴雷特食管、吸烟、肥胖是发病的重要因素，特别是巴雷特食管，已被认定为食管远端腺癌最重要且是唯一的癌前病变。胃食管反流作为巴雷特食管发生的关键因素也是食管腺癌的重要危险因素。

食管腺癌的发病率逐年增加。患者可无症状或有胃食管反流症状。组织学形态类似于胃腺癌，但多数为高分化和中分化，生长和扩散方式与鳞状细胞癌相同。预后较差。

（杨昆　袁祖阳）

shíguǎn xiǎoxìbāo'ái

食管小细胞癌（esophageal small cell carcinoma）

发生于食管，分化差的神经内分泌肿瘤的一种组织学亚型。是高度恶性的食管肿瘤，具有类似肺小细胞癌的形态学特征。罕见。1952 年由麦基翁（McKeown）首次报道，其发病率占所有食管恶性肿瘤的0.4%～2.7%。小细胞癌绝大部分发生在肺内，仅 5%发生在肺外器官如唾液腺、咽喉、食管、胃肠道、胰腺和子宫等，以食管发生率最高。

病因和发病机制　小细胞癌组织来源有两种学说，即起源于食管黏膜上皮的 AUPD 系统（胺前体摄取和脱羧系统）或多潜能原始干细胞。食管小细胞癌的发病部位与食管鳞状细胞癌（鳞癌）相似，多位于食管的中下段，可能与食管远端黏膜存在丰富的APUD 细胞有关。临床分型也以髓质型和蕈伞型较为多见，其次是溃疡型。

临床表现　主要表现为吞咽困难，此外还有胸背部疼痛、吞咽疼痛、胸骨后不适感以及声音嘶哑等，和食管鳞癌基本相似。但食管小细胞癌症状持续时间短，病情进展快，因其恶性度高、侵袭性强，在初诊或在治疗中常有远处转移的情况，以肝和肺最为多见。

诊断　诊断和其他类型食管癌类似，主要依靠消化道造影、食管镜及镜下活检等方法，而胸部 CT、超声内镜、头颅 MRI 和骨显像对于术前分期、除外远处转移及协助选择合适的综合治疗方案是必要的。确诊则需活体组织病理学检查，食管镜下的普通病理检查诊断率较低，因此需多点活检取材以提高阳性率，而利用免疫组化和电镜观察有助于明确诊断，尽管只有 25%～27%的食管小细胞癌存在神经内分泌颗粒，但电子显微镜下观察到神经内分泌颗粒对于诊断有决定性意义。常用的神经内分泌标志物有神经元特异性烯醇化酶（NSE）、突触素（Syn）、嗜铬粒蛋白 A（CgA）和 CD56，其中 NSE 的免疫组织化学检测在临床应用最广泛。此外，在诊断食管小细胞癌时，首先应排除肺源性或支气管源性小细胞癌的食管转移方能确诊。

治疗　尚无统一的治疗食管小细胞癌的标准。手术可切除肿瘤中对放化疗不敏感的非小细胞癌成分，提高混合型食管小细胞癌的疗效，同时可切除肿瘤组织中的耐药肿瘤细胞克隆，加强其对放化疗的敏感性，此外还可解决患者无法进食的问题。针对局限期患者，多倾向于采用手术治疗同时联合术后辅助化疗，且术后辅助化疗尤为重要。而对于广泛期患者，因多伴有远处转移，总体预后较差，仍以单一化疗为主要治疗方式，系统性的化疗可以延长生存期，但总体生存期不超过 1 年，对于其中身体状况较好的患者，还可同时采取放疗达到控制局部病灶的目的。

预后　食管小细胞癌相对鳞癌有更大的侵袭性，预后也较差，患者常死于远处转移，部分死于局部复发，生存期 1.5～181 个月，但少有超过 5 年。

（杨昆　袁祖阳）

shíguǎn wèi-chángdào jiānzhìliú

食管胃肠道间质瘤（esophageal gastrointestinal stromal tumor）

发生在食管的胃肠道间质瘤（GIST）。GIST 是一种少见的来源于胃肠黏膜下的间叶源性肿瘤，约占胃肠道恶性肿瘤的3%，常见于胃和小肠，发生于食管较为罕见，不足 5%。恶性更少见，仅占全部食管恶性肿瘤的0.5%～1%。

食管胃肠道间质瘤起源于向卡哈尔（Cajal）间质细胞、平滑肌细胞分化的多潜能干细胞，具有多向分化潜能，不同于平滑肌源性和神经源性，具有独特免疫组化表现和电子显微镜下结构。是侵袭性肿瘤，生物学行为有潜在恶性倾向。

临床表现主要表现为吞咽困难，其次为咳嗽和上消化道出血。超声内镜（EUS）是诊断食管胃肠道间质瘤的重要方法，可发现边缘不规整，内部回声不均及液性暗区，并可在 EUS 引导下穿刺活检，对标本进行电镜免疫组化检查以明确诊断。钡餐和 CT 可显示肿瘤大小、部位以及是否侵犯邻近器官和转移。诊断最终依靠术中所见和免疫组化检查，CD117、CD34 和波形蛋白（vimentin）多阳性表达，CD117 呈弥漫强阳性（80%～100%表达）是诊断的金标准。食管恶性胃肠道间质瘤的诊断可参照埃默里（Emery）提出的标准：①复发性肿瘤。②肿瘤直径大于 5cm。③内镜显示黏膜局灶性隆起或破坏。④肿瘤浸润黏膜固有层、肌层及邻近器官。⑤组织学显示肿瘤细胞密度大、核异型性明显、核分裂（3～5）/50HPF、肿瘤有出血、坏死和变性。

食管胃肠道间质瘤对放化疗

均不敏感，手术是主要治疗方式，如临床提示恶性倾向，应行食管部分切除、局部淋巴结清扫术。

(杨　昆　袁祖阳)

shíguǎn ái-ròuliú

食管癌肉瘤 （esophageal carcinosarcoma）

同时含有上皮性和间叶性恶性成分的食管恶性肿瘤。其发生率占食管癌的 1%~1.5%，常发生于食管胸下段。组织发生学尚无定论，菲尔绍（Virchow）和希尔德（Schild）主张双重来源说，认为两种组织相遇在一起名为邂逅瘤，或认为癌和肉瘤来自于同一胚胎干细胞，以后分化为两种不同组织，称结合瘤。还有学者认为原发为肉瘤成分，相邻的食管黏膜受刺激而癌变，称为合成瘤。

病理特征：光镜下可见肉瘤成分占肿瘤体积的大部分，仅15%穿透肌层。癌成分局限在蒂的基底部食管黏膜处，与肉瘤成分相连但不混杂。少数癌与肉瘤成分混杂，但两者之间无移行过渡改变。癌大部分是较早的原位癌或分化较好的早期浸润癌，侵犯肌层较少，很少出现淋巴结转移，发现转移均为鳞癌部分。

临床表现与食管癌相似，以吞咽困难为主，因肿物带蒂突入管腔，吞咽困难的症状较轻，发展较缓慢，肿瘤表面易破溃和出血。患者可主诉有呕血或黑便，有时出现较严重的贫血。

诊断主要依靠胃镜下活检，镜下可见肉瘤合并有鳞癌成分。其他检查手段有：①消化道造影。表现为管腔内的充盈缺损，充盈缺损处食管腔扩张明显，大体表现为息肉状、结节状肿块突入腔内。②胃镜。肿瘤大多有蒂，少数基底较宽，瘤体表面覆有萎缩的鳞状上皮或有糜烂，在蒂和食管连接处的黏膜多有糜烂。该病需和食管癌、食管息肉等疾病鉴别。

该病主要治疗方式为手术切除，手术切除率较高，预后较好。

(杨　昆　袁祖阳)

shíguǎn yuánfāxìng hēisèsùliú

食管原发性黑色素瘤 （primary esophageal melanoma）

原发于食管黑色素细胞的恶性肿瘤。临床极为罕见，占食管恶性肿瘤的 0.1%~0.3%。肿瘤好发于食管中下段。

病因和发病机制　病因尚不清楚，一般认为食管原发性黑色素瘤的组织起源是食管黏膜上皮基底层中的黑色素细胞。其组织学表现与皮肤黑色素瘤相似。

病理特征　大体形态多呈表面粗糙的息肉状肿物，位于食管腔内；有的肿瘤外观呈结节状或分叶状。肿瘤表面常有溃疡形成，有的表面则覆盖完整的鳞状细胞黏膜，呈黑色、棕色、灰色或黑褐色。肿瘤多为单发，有的则呈多发的息肉状病变，有色素沉着时，毗邻肿瘤的食管黏膜表现为黑变病或黑色素沉着病，这种改变可为局灶性，亦可为弥漫性。光镜下组织学特点与其他部位黑色素瘤相同，瘤组织的结构呈多样性，瘤细胞较大，呈多边形或梭形，胞质内可见黑色素颗粒。可见肿瘤向食管黏膜层及黏膜下层生长，有的向深部浸润累及食管肌层，不过浸润范围超过食管壁的少见。肿瘤往往沿着食管黏膜上下垂直生长，容易侵犯局部的淋巴管、淋巴结和血管而发生局部与全身转移。

临床表现　主要为吞咽疼痛和吞咽困难，多在肿瘤较大、堵塞食管腔以及肿瘤表面形成溃疡后出现。部分有胸骨后疼痛、不适或体重下降，还有呕血与黑便，7%的患者有锁骨上淋巴结肿大。

诊断　①胸部 X 线平片及 CT：对显示肺实质内及胸膜的转移灶有临床诊断意义。②食管钡剂造影：常表现为食管腔内出现巨块状及息肉状充盈缺损影，表面黏膜粗糙，往往有溃疡龛影形成；肿瘤阴影的边缘比较清晰和锐利。③内镜检查：表现为息肉样或分叶状肿物，基底较宽，肿物多位于食管中下段，一般为单发，有时可见卫星病灶；大多数肿瘤有溃疡形成，质脆而且容易出血，肿瘤表面可呈黑色、棕色、灰色或黑褐色，是不同程度的色素沉着所致。④腹部超声和腹部CT：肿瘤通过淋巴道及血行可转移或播散到腹腔淋巴结、肝和腹膜，而且肝的血行转移瘤最常见。

最后确诊依靠手术切除的食管标本的组织病理学检查。

治疗　因该病恶性程度很高，容易发生淋巴道和血行转移，手术效果比食管癌差。如诊断明确，患者身体状况较好，未发现明显的远处转移，可考虑外科手术治疗。根治性食管切除术既可以缓解患者症状，也是唯一有希望得以治愈的治疗手段。对身体状况较差，有明确转移灶的患者，可考虑放射治疗，有些患者经过单纯放疗后，可得到姑息性治疗的效果，但单纯放疗的总体效果不理想。黑色素瘤对化疗药不敏感，临床不作为常规治疗。

预后　与局部淋巴结转移和血行播散有密切关系，预后很差，5 年生存率仅 4.2%。

(杨　昆　袁祖阳)

shíguǎn-wèi jiāojièbù'ái

食管胃交界部癌 （carcinoma of esophagogastric junction, CEG）

发生于食管和胃相连接部位的恶性上皮性肿瘤。食管胃交界部即食管末端和胃的起始，相当于希氏角或腹膜反折水平或食管括约肌下缘，与组织学上的鳞-柱交界不一定一致，解剖范围包括胸下段食管、食管胃交界线及胃近端5cm范围。

中国食管胃交界部癌的发病率维持在较高水平，部分地区甚至出现上升趋势。胃食管反流性疾病、食管裂孔疝、幽门螺杆菌、饮食习惯和药物都是食管胃交界部癌的重要发生因素。

临床诊疗常根据西维尔特（Siewert）分型，根据病变中心位于食管胃交界线（又称鳞柱交界线、Z线或EGJ线）上下各5cm范围内，分为：①Siewert Ⅰ型。肿瘤中心位于食管胃交界线以上1~5cm。②Siewert Ⅱ型。肿瘤中心位于食管胃交界线以上1cm至以下2cm范围内。③Siewert Ⅲ型。肿瘤中心位于食管胃交界线以下2~5cm。若肿瘤累及食管胃交界部，肿瘤中心在食管胃交界部食管侧者或在胃侧2cm之内者（Siewert Ⅰ型和Ⅱ型），遵照食管癌分期原则；肿瘤中心在近端胃2cm之外（Siewert Ⅲ型）或肿瘤中心虽在近端胃2cm之内但未累及食管胃交界部者，遵循胃癌分期原则。

治疗以手术和化疗为主。依据Siewert分型进行术式选择：Ⅰ型参照食管外科术式；Ⅲ型参照胃外科术式；Ⅱ型外科治疗争议较大，更多是根据胸外科与胃肠外科医师的手术习惯及不同术式熟练程度共同决定。

食管胃交界部癌具有分期晚、转移早和分化程度低的特点。Siewert Ⅰ型肿瘤10年总生存率明显好于Siewert Ⅲ型和Ⅱ型位于两者之间。

（杨 昆 袁祖阳）

shíguǎn'ái zuǒjǐng yòuxiōng-fù zhèngzhōng sānqiēkǒu shǒushù

食管癌左颈右胸腹正中三切口手术 [McKeown esophagogastrectomy（right thoracotomy+laparotomy+cervical anastomosis）]

外科治疗食管癌常用的一种术式。主要适用于食管胸上段癌（肿瘤距中切牙18~24cm）。方法是：患者取左侧卧位，经右胸后外侧第5或第6肋间切口进胸，往上游离胸段食管至颈部，往下游离至贲门部，离断食管，同时清扫纵隔区域淋巴结，关闭胸腔；然后患者更换体位为平卧位，经上腹正中切口游离胃并清扫胃左血管旁淋巴结，最后经左颈胸锁乳突肌前切口将食管及胃沿食管床提拉至颈部，切除胸段食管及肿瘤，行胃食管颈部吻合术。

该术式优点：①因无主动脉弓的阻挡，游离胸段食管较容易，并且能清扫右侧气管食管沟的淋巴结。②由于未切开膈肌，术后对呼吸的影响较小。③因吻合部位在颈部，手术对肿瘤上切缘能有充分的保证。④术后如出现颈部吻合口瘘的并发症，带来的危害相对较小，处理相对简单。其缺点是手术需同时做颈、胸、腹3个切口，创伤较大，身体状况较差或高龄患者可能无法耐受手术。

（杨 昆 袁祖阳）

shíguǎn'ái zuǒjǐng zuǒxiōng èrqiēkǒu shǒushù

食管癌左颈左胸二切口手术 [esophagogastrectomy（left thoracotomy + cervical anastomosis）]

外科治疗食管癌的一种术式。主要适用于肿瘤无明显外侵的并且右侧纵隔无转移淋巴结的胸上段食管癌，为保证切除的肿瘤上切缘干净，需行颈部吻合术。方法是：患者取右侧卧位，经左后外第6肋间进胸，游离胸段食管，清扫左侧纵隔淋巴结，切开膈肌游离胃并清扫胃左血管、贲门旁淋巴结，在胸腔离断食管后往上继续游离过主动脉弓至颈部，关闭胸腔，最后经左颈胸锁乳突肌前切口将食管及胃经胸腔提至颈部，切除胸段食管及肿瘤，行胃食管颈部吻合术。

（杨 昆 袁祖阳）

shíguǎn'ái yòuxiōng-fù zhèngzhōng èrqiēkǒu shǒushù

食管癌右胸腹正中二切口手术 [Ivor-Lewis esophagogastrectomy（laparotomy+right thoracotomy）]

外科治疗食管癌常用的一种术式。主要适用于肿瘤位于主动脉弓水平（距中切牙24cm）或右侧气管食管沟有可疑转移淋巴结的食管胸中段癌。此术式由艾佛-刘易斯（Ivor-Lewis）于1946年提出，于右侧胸顶部行食管胃吻合。

此手术右开胸因无主动脉弓的遮挡，并且显露胸段食管最为满意，故能彻底地切除足够长的食管及广泛切除食管周围的淋巴结和脂肪，同时也能系统地对胃左动脉及腹腔干区域淋巴结进行彻底清扫。在术前判断胸段食管肿瘤能切除的情况下，可考虑先平卧位开腹游离胃并清扫腹腔淋巴结，关腹后改为左侧卧位，再经右后外第5肋间进胸游离食管及肿瘤，清扫胸腔纵隔区域淋巴结，行食管胃胸顶吻合术。如术前判断胸段食管肿瘤的切除存在困难，则需要先行右侧开胸游离食管及肿瘤，如能切除再开腹游离胃，最后经右胸行食管胃胸顶吻合。

（杨 昆 袁祖阳）

shíguǎn zuǒhòu wài kāixiōng shǒushù

食管左后外开胸手术 [sweet esophagogastrectomy (left thoracotomy + thoracic anastomosis)]

外科治疗食管癌常用的一种术式。分为食管部分切除食管胃弓上吻合术及食管部分切除食管胃弓下吻合术。主要适用于肿瘤位于主动脉弓下水平、无明显外侵且对侧纵隔无转移淋巴结的食管胸中段癌及食管胸下段癌。

食管部分切除食管胃弓上吻合术：食管胸中段癌常见的一种术式，主要适用于位于主动脉弓下（距中切牙 24～32cm）且无明显外侵的食管胸中段癌。方法是：患者取右侧卧位，经左侧第 6 肋间进胸，游离胸段食管及肿瘤后，切开膈肌游离胃并清扫胃左淋巴结，离断食管向上游离过主动脉弓，切除部分胸段食管及肿瘤后，将胃上提行食管胃弓上吻合术，同时清扫胸腔区域淋巴结。此术式难点在于过弓的操作较困难，存在一定风险。

食管部分切除食管胃弓下吻合术：食管胸下段癌常见的一种术式，适用于无明显外侵的食管胸下段癌（距中切牙 32～40cm）。方法是：患者取右侧卧位，经左侧第 6 或第 7 肋间进胸，游离胸段食管及肿瘤后，切开膈肌游离胃并清扫胃左淋巴结，切除部分胸段食管及肿瘤后，将胃上提行食管胃弓下吻合术，同时清扫胸腔区域淋巴结。此术式因不需要过弓操作，相对较容易，并且只有胸部一个切口，创伤也相对较小。

(杨　昆　袁祖阳)

shíguǎn'ái xiōngqiāngjìng fùqiāngjìng shǒushù

食管癌胸腔镜腹腔镜手术 (minimally invasive esophagogastrectomy)

利用胸腔镜和腹腔镜辅助，游离食管和胃行食管癌切除的一种术式。适用于早中期食管癌（侵及黏膜下层，$cT_{1\sim2}N_0M_0$），对于较晚期食管癌存在风险。食管胃颈部吻合术主要类型有：胸腔镜游离食管+腹正中开腹游离胃，胸腔镜游离食管+腹腔镜游离胃，小切口辅助胸腔镜下食管游离+开腹游离胃；胸腔镜下游离食管+开腹游离胃——食管胃胸内吻合术；手辅助胸腔镜游离食管+开腹游离胃——食管胃颈部吻合术。

其优点有胸壁损伤小、术后疼痛轻、心肺功能影响小及恢复快等。淋巴结清扫及手术后并发症方面与常规手术相比没有明显差别。缺点为操作繁琐，需要开胸手术经验累积，价格昂贵。胸部切口可分为观察孔、操作孔和辅助操作孔等。腹部切口参照腹腔镜操作孔。

(杨　昆　袁祖阳)

wěnhékǒulòu zhìliáo

吻合口瘘治疗 (stoma leakage treatment)

吻合口瘘是食管癌术后最严重的并发症之一，包括胸内吻合口瘘和颈部吻合口瘘。

发生原因　吻合口部血液供应不良、局部组织水肿或感染，食管游离过长；吻合技术操作不当，吻合口缘对合不良；使用吻合器时食管撕裂，食管黏膜回缩；吻合口处张力过大；术中不慎损伤胃网膜右血管，或对胃壁的保护不够，在胃壁内形成小的血栓或血肿；术后处理不当，没有进行及时、充分及有效的胃肠减压，使胃过度膨胀。

临床表现　颈部吻合口瘘有颈部皮肤红肿、压痛和皮下气肿，并有腐臭脓液流出，切开引流后可见脓液，并可有食物残渣、唾液、胆汁等，伴或不伴有发热。

胸内吻合口瘘多有中毒症状。早期有高热、剧烈胸痛、呼吸困难、术侧液气胸和中毒性休克，不及时处理可引发死亡。发生于术后 1 周以上的胸内吻合口瘘，因肺已复张并有胸膜腔粘连，瘘相对局限，全身中毒症状可不明显，但仍有发热、胸闷症状。

诊断　胸部 X 线平片表现为包裹性积液或液气胸，结合临床症状基本可诊断吻合口瘘。食管造影、胸部 CT 对诊断吻合口瘘很有帮助。胃镜检查可确定瘘口的位置及大小，并能鉴别是吻合口瘘还是胸胃坏死穿孔。确诊后还可在胃镜引导下于十二指肠内置入鼻饲管以进行肠内营养治疗。

治疗　颈部吻合口瘘易早期发现和诊断，处理较简单，经积极引流、禁食和营养支持，很快能愈合。胸内吻合口瘘的治疗原则是早期诊断、早期治疗，根据具体情况选择手术治疗或保守治疗，大部分以保守治疗为主。

保守治疗　主要包括禁食、持续胃肠减压、持续有效的胸腔闭式引流、营养支持和预防治疗心肺并发症。在吻合口瘘发生的早期，患者有持续的高热、全身中毒症状明显，或合并有肺部感染时，应使用广谱抗生素。营养支持以肠内营养为主，早期患者肠道功能未完全恢复，或不能耐受肠内营养时，需适当进行胃肠道外营养。

手术治疗　只有少数患者需要再次手术治疗。如早期吻合口瘘，患者全身状况较好，胸腔感染不重，可积极行二次开胸瘘口修补，或行吻合口切除重新吻合；瘘口较大且水肿、坏死、感染严重，行食管拖出外置，二期行结肠代食管，重建消化道；胸

腔引流不畅，再次行胸腔冲洗，重新置管引流。还可试行带膜支架封堵。

（杨　昆　袁祖阳）

rǔmíxiōng zhìliáo

乳糜胸治疗（chylothorax treatment）

食管癌手术时损伤胸导管，术中未及时发现，造成术后乳糜胸。发生率为 0.4%~2.6%。大多发生于术后 3~5 天，从胸管引流出大量液体，早期多呈血性或淡黄色，清亮，进食后可引出乳白色胸腔积液，一般每日 500~1000ml。患者还可表现出胸腔积液压迫而引起的心悸、气促和呼吸困难，体征有纵隔移位、心率加快、血压下降、患侧呼吸音降低和叩诊呈浊音，胸腔穿刺可抽出大量淡黄色液体或乳白色液体。如果乳糜渗漏严重或持续时间较长，会出现营养不良的表现，如消瘦、神志淡漠、水和电解质失衡。

治疗包括保守治疗和手术治疗。①保守治疗：胸腔每日引流量 500ml 左右时，尽量保守治疗：禁食，充分有效的胸腔闭式引流以使肺充分膨胀，静脉高营养支持治疗。可考虑胸腔内注入粘连剂如 50% 葡萄糖+利多卡因、滑石粉等。经保守治疗后，约 50% 病例可愈合。②手术治疗：如胸腔引流量在 1000ml 以上，或经保守治疗数天后引流液不见减少，有手术结扎胸导管指征。术前 2 小时口服或鼻饲牛奶 200ml，以利术中胸导管瘘口的寻找，应尽量找到瘘口进行结扎，如找不到瘘口，则在膈肌上行低位胸导管结扎（一般在膈上胸 8~10 水平结扎）。结扎完毕检查术野无明显渗液，且结扎下方胸导管明显肿胀证明结扎可靠。

（杨　昆　袁祖阳）

shíguǎn'ái fàngshè zhìliáo

食管癌放射治疗（esophageal carcinoma radiotherapy）

放射治疗是食管癌综合治疗的重要组成部分，涉及术前新辅助、术后辅助、根治性及姑息性治疗多个方面。

适应证　对于 $cT_1 \sim T_2N_1 \sim N_3M_0$ 或 $cT_3 \sim T_{4a}$ 任何 N M_0 期食管癌拟行手术者，推荐术前新辅助放化疗以提高根治性切除率、病理完全缓解率和局部肿瘤控制率，改善术后生存；非计划手术或拒绝手术者，推荐行根治性同步放化疗；术后经病理学评估为非根治性切除（R1 或 R2），或虽 R0 切除，但为（y）pT_4 任何 N 期者，可根据患者恢复情况考虑行术后辅助同步放化疗；早期浅表型食管癌经内镜下食管黏膜切除术，病理学评估为 T_{1b} 期或 T_{1a} 期合并脉管癌栓、神经受累、低分化或未分化癌或非 R0 切除者，可行术后辅助放疗或同步放化疗；颈段食管癌，或经外科评估不可切除的 cT_{4b} 任何 N M_0 期胸段食管癌，或合并严重内科疾病无法耐受手术者，或拒绝手术者，推荐行根治性同步放化疗；术后局部复发、晚期食管癌合并食管梗阻、广泛性淋巴结转移、合并远隔脏器转移（肺、骨和脑等）经全身系统性药物治疗后评估疾病稳定或退缩者，可姑息性放射治疗。

在食管癌放射治疗中正常组织耐受剂量：肺平均剂量<13Gy，两肺 V20<30%，同步放化疗中两肺 V20<28%；脊髓剂量：最大剂量<45Gy/6 周；心脏 V40<50%；术后胸胃 V40<40%~50%，且不应有剂量热点。

并发症　①乏力、食欲减退等全身反应和急性放射性食管炎、气管炎等。②食管穿孔：特征是胸骨后疼痛、脉速、发热和出血等，如食管穿孔至气管则有进食、进水明显呛咳，食管穿孔可经食管造影或 X 线胸透证实，一旦发生应停止放疗积极处理，在放置食管支架或置胃管后可试行恢复放疗。③放射性肺炎和肺部纤维化是潜在的严重并发症，应以预防为主，尽量降低肺的受照剂量。④放疗最常见的慢性并发症是食管狭窄，发生狭窄时注意排除肿瘤复发可能。

治疗方法　包括术前放疗、术后放疗和同步放化疗。

术前放疗　是最早被应用于食管癌综合治疗中的方法，术前照射后癌细胞增殖活力降低，肿瘤原发灶缩小，与周围器官的癌性粘连转变为纤维性粘连，易于手术切除；术前照射还可使癌周小血管和淋巴管闭塞，减少手术造成的肿瘤扩散和转移机会。

术前放疗适于肿瘤体积较大，有一定外侵或位置偏高病例。估计手术不易切除或不易彻底切除者，通过术前放疗再做评估，可使部分患者获得手术机会。采用的放射剂量多为 40Gy/（20 次·4 周）。放疗 2 周后即可手术治疗。

术后放疗　能杀灭术中残留的肿瘤细胞，根除微转移病灶，因而对肿瘤外侵明显且有癌残留和/或局部淋巴结转移者，术后放疗有助于减少局部复发机会。肉眼肿瘤残留或病理切缘阳性者（切缘为原位癌者除外）应行术后放疗。

同步放化疗　推荐对中晚期食管癌患者进行。其主要理论依据为化疗的局部细胞减少效应和放射增敏效应结合，增加或协同提高局部控制，降低或消除远处转移。同步放化疗会使毒性叠加，因此化疗和放疗各自的剂量和时间的选择十分重要。

同步放化疗能显著提高 1 年和 2 年生存率，已成为晚期食管癌非手术治疗最常用的标准治疗方法。同步化疗方案有紫杉醇+铂类；顺铂+氟尿嘧啶或卡培他滨或替吉奥；紫杉醇+氟尿嘧啶或卡培他滨或替吉奥；奥沙利铂+氟尿嘧啶或卡培他滨或替吉奥（推荐腺癌）。

(杨　昆　袁祖阳)

食管癌系统性药物治疗

shíguǎn'ái xìtǒngxìng yàowù zhìliáo

食管癌系统性药物治疗（esophageal carcinoma systemic therapy）　在食管癌的治疗中占有重要的地位，以控制播散为目的。随着分子靶向治疗、免疫治疗新药的出现和发展，药物治疗在食管癌综合治疗中主要应用于针对局部晚期患者的新辅助治疗和辅助治疗，以及针对晚期患者的化疗、分子靶向治疗和免疫治疗。

新辅助治疗　有利于肿瘤降期、消灭全身微小转移灶，并观察肿瘤对该化疗方案的反应程度，指导术后化疗。对于食管鳞癌，可手术切除的局部晚期患者可考虑行新辅助化疗，包括 cT_{is} ~ cT_2N_1 ~ N_3M_0 或 cT_3 ~ cT_{4a} 任何 N M_0 期颈、胸段食管。可以手术切除的局部晚期食管下段及食管胃交界部腺癌推荐围手术期化疗或新辅助化疗，包括 cT_{is} ~ cT_2N_1 ~ N_3M_0 或 cT_3 ~ cT_{4a} 任何 N M_0 期或可疑 cT_{4b} 期食管胃交界部腺癌。

术后辅助治疗　食管鳞癌根治性术后是否常规进行辅助化疗仍存在争议，对于存在高危因素（T_{4a} 及 N_1 ~ N_3 期）的患者可考虑行辅助化疗或放化疗。食管下段及食管胃交界部腺癌术后辅助化疗的证据来自于围手术期化疗的相关研究，对于术前行新辅助化疗

并完成根治性手术的患者，术后可沿用原方案行辅助化疗。对于术前接受过新辅助放化疗的食管癌和食管胃交界部癌（包括鳞癌和腺癌）患者，在根治术后如未达到病理完全缓解（pCR），接受纳武单抗治疗 1 年可显著延长无病生存。辅助治疗一般在术后 4 周以后开始。

复发/转移性食管癌的药物治疗　对初诊晚期转移性食管癌，如能耐受可行系统性药物治疗。转移性食管癌经治疗后出现疾病进展，可更换方案治疗。对根治性治疗后出现局部复发或远处转移的患者，如能耐受可行系统性药物治疗。

一线治疗　晚期食管鳞癌常用的方案包括顺铂联合 5-氟尿嘧啶（5-Fu）、紫杉醇联合铂类药物等。食管胃交界部腺癌的常用方案为顺铂或奥沙利铂联合氟尿嘧啶类药物；对于体力状况良好的患者，一线治疗也可考虑紫杉类药物联合铂类、氟尿嘧啶类药物的三药联合方案。对于 HER-2 阳性的食管腺癌患者，一线治疗可在顺铂+5-FU 类药物的基础上联合曲妥珠单抗。对于晚期食管癌和食管胃交界部癌（包括鳞癌和腺癌）的患者，一线治疗可在顺铂+5-FU 化疗方案的基础上联合帕博利珠单抗；对于 PD-L1 联合阳性评分（CPS）≥5 分的晚期食管胃交界部腺癌患者，一线治疗可在奥沙利铂+5-FU 化疗方案的基础上联合纳武单抗；对于晚期食管鳞癌患者，一线治疗可在紫杉醇+顺铂化疗的基础上联合卡瑞利珠单抗。国家药品监督管理局尚未批准任何一种免疫检查点抑制剂联合化疗用于晚期食管或食管胃交界部癌一线治疗的适应证，待获批后可作为推荐的治疗策略。

二线及以后治疗　晚期食管胃交界部腺癌的二线化疗可选择的方案包括紫杉醇单药，或伊立替康单药，或多西他赛单药。晚期食管鳞癌的二线化疗无标准方案，临床实践中可参考腺癌的方案治疗。晚期食管胃交界部癌的二线及以后治疗可选择阿帕替尼；晚期食管鳞癌二线及以后治疗可选择安罗替尼或阿帕替尼。对于一线化疗失败的晚期食管鳞癌患者，可选择卡瑞利珠单抗或替雷利珠单抗作为二线治疗药物，对于一线化疗失败的 PD-L1［联合阳性评分（CPS）≥10 分］的食管鳞癌或腺癌或食管胃交界部腺癌患者，二线治疗可选择帕博利珠单抗单药；对于至少二线化疗失败的食管胃交界部腺癌，三线及以后的治疗可以选择纳武单抗。

(杨　昆　袁祖阳)

肾上腺肿瘤

shènshàngxiàn zhǒngliú

肾上腺肿瘤（adrenal tumor）　发生于肾上腺肿瘤的总称。2017 年，世界卫生组织（WHO）的《内分泌器官肿瘤病理学和遗传学》中将肾上腺肿瘤分为肾上腺皮质肿瘤、肾上腺髓质肿瘤和肾上腺外副神经节瘤、其他肾上腺肿瘤和肾上腺继发性肿瘤四大类。

肾上腺皮质肿瘤包括肾上腺皮质腺瘤、肾上腺皮质癌、性索间质肿瘤（粒层细胞瘤、间质细胞瘤）、肾上腺腺瘤样瘤、间叶和间质肿瘤（髓脂肪瘤、神经鞘瘤）、淋巴造血系统肿瘤。肾上腺髓质肿瘤包括肾上腺嗜铬细胞瘤和肾上腺外副神经节瘤，后者包括头颈部副神经节瘤、交感神经副神经节瘤、肾上腺神经母细胞瘤、神经母细胞瘤、结节型节细胞神经母细胞瘤、混合型节细胞神经母细胞瘤和节细胞神经瘤。

其他肾上腺肿瘤包括肾上腺软组织和生殖细胞肿瘤、畸胎瘤和血管肉瘤等。肾上腺继发性肿瘤是肾上腺外的肿瘤通过转移或直接侵犯的方式扩散到肾上腺的转移性肿瘤，最常见的原发肿瘤部位是乳腺、肺、肾、胃、胰腺、卵巢和大肠。

肾上腺肿瘤的临床分类方法有3种：①依据肿瘤性质分为良性和恶性。②根据肿瘤是否有内分泌功能改变而分为功能性肿瘤和非功能性肿瘤，功能性肿瘤又可根据所分泌的激素不同，分为不同类型，如皮质醇增多症、原发性醛固酮增多症和肾上腺性征异常综合征等。③依据肿瘤是否原发于肾上腺分为肾上腺原发性肿瘤和继发性肿瘤。

（马建辉　李亚健）

shènshàngxiàn ǒufā zhǒngliú

肾上腺偶发肿瘤（adrenal incidentaloma，AI）

在健康体检或因其他与肾上腺无关疾病进行诊断或治疗期间，在影像学检查时偶然发现肾上腺肿瘤的总称。发现率为4%～6%，尸检发现率约6%。发病年龄多在50～60岁，男女比例相当。临床上绝大多数是非功能性肿瘤，患者一般无症状，少数有某些激素分泌异常的亚临床表现，如皮质醇增多症、原发性醛固酮增多症、儿茶酚胺增多症、高血压、糖尿病、肥胖、紫纹和骨质疏松等，但易被忽视。

诊断及鉴别诊断依靠影像学和病理学检查。对具有亚临床表现的患者应进行内分泌功能检查。是否采取手术治疗取决于对肾上腺肿瘤有无内分泌功能、肿瘤大小及良恶性的判断，同时需兼顾患者的全身情况和意愿。如果肿瘤直径小于4cm，且无内分泌功能，可以随访观察。在随访中，

肿瘤每年增长超过1cm，或出现内分泌功能应采用手术治疗。对于有内分泌功能或肿瘤直径≥4cm，怀疑为恶性的患者应选择手术治疗。病理学检查显示绝大多数是肾上腺皮质腺瘤。肿瘤直径一般1～2cm。两侧肾上腺发病无差别，双侧发病占10%～15%。恶性肿瘤的比例与肿瘤大小有关，肿瘤直径≤4cm时，恶性率为2%，直径大于6cm时，恶性率为25%。良性肿瘤一般预后良好。

（邢念增　韩苏军）

shènshàngxiàn pízhì zhǒngliú

肾上腺皮质肿瘤（adrenocortical tumor）

原发于肾上腺皮质的良性和恶性肿瘤。2017年，第4版《WHO肾上腺肿瘤分类》中，肾上腺皮质肿瘤增加了髓脂肪瘤、神经鞘瘤和淋巴造血系统肿瘤的分类。发病年龄可见于任何年龄段，发生于小儿的常是功能性肾上腺皮质肿瘤。

肾上腺皮质功能　组织学上肾上腺皮质由外向内分为球状带、束状带和网状带三层。肾上腺皮质所分泌的激素分为糖皮质激素、盐皮质激素和性激素。其中，球状带细胞分泌盐皮质激素，主要是醛固酮；束状带细胞分泌糖皮质激素，主要是皮质醇；网状带细胞主要分泌性激素，如脱氢雄酮和雌二醇，也能分泌少量的糖皮质激素。它们同属于类固醇激素，又称甾体激素。

分类　临床根据肿瘤是否伴内分泌功能改变将肾上腺皮质肿瘤分为功能性或非功能性。

功能性肾上腺皮质肿瘤　依据肿瘤细胞分泌的激素不同，可引起相应激素增多的临床表现，如皮质醇增多症、原发性醛固酮增多症和肾上腺性征异常综合征。

非功能性肾上腺皮质肿瘤

常无症状，多于影像学检查时意外发现。皮质醇增多症患者无论是腺瘤还是腺癌，均为肿瘤细胞自主分泌皮质醇，因而下丘脑分泌促肾上腺皮质激素释放激素（CRH）的细胞及腺垂体分泌促肾上腺皮质激素（ACTH）的细胞均处于抑制状态。由于缺少ACTH的生理性刺激，肿瘤以外的肾上腺都呈萎缩状态。这是与肾上腺结节性增生以及正常功能的肾上腺结节之间的鉴别要点。结节性增生者结节周围的肾上腺呈增生状态；正常功能的肾上腺结节其周围的肾上腺组织既不萎缩也不增生。腺癌细胞不仅分泌大量皮质醇，还分泌一定量的雄激素。部分肾上腺皮质癌患者，醛固酮、脱氧皮质酮及雌二醇的分泌可高于正常。

肾上腺皮质腺瘤　一般较小，大多直径2～4cm，重量10～40g，形态多为圆形或椭圆形，外有完整包膜。切面为黄色稍呈暗红，很少有坏死或出血灶，质地较均匀。腺瘤一般为单个，两侧患病的机会大致相等。腺瘤的细胞比较单一，只分泌皮质醇，雄激素分泌常低于正常。显微镜下腺瘤周围的肾上腺呈萎缩状态。

肾上腺皮质腺癌　一般较大，肿瘤直径多大于5cm，重量大于100g，形态常不规则，呈分叶状，外无完整包膜。切面呈红色，常有出血或坏死灶，囊性变也不少见。血管或血栓中含有瘤细胞是肿瘤为恶性的有价值指标。肿瘤在早期就可向周围淋巴结、纵隔淋巴结、骨、肺及肝等转移。肿瘤周围及对侧肾上腺都处于萎缩状态。

病理学检查以区别腺瘤与腺癌，一般有不典型细胞核、核分裂象增多、血管和包膜浸润、伴坏死的较大肿瘤（＞200g）高度

提示为肾上腺皮质癌；不伴以上特征的较小肿瘤多为腺瘤。

(马建辉 李亚健)

shènshàngxiàn pízhì xiànliú

肾上腺皮质腺瘤 (adrenal cortical adenoma)

发生在肾上腺皮质球状带并能分泌醛固酮的良性肿瘤。通常为单侧、孤立性，两侧肾上腺发病机会相等。多数直径 2~4cm（平均 3.5cm），重量一般小于 50g，多为 10~30g。

肾上腺皮质腺瘤可有或无皮质激素活性增高的临床和/或生化表现，常由于 3 种皮质类固醇（糖皮质类固醇、盐皮质类固醇和性激素）中的一种或多种分泌过多，出现内分泌综合征，最常见的是原发性醛固酮增多症，其次为皮质醇增多症。该病的诊断主要通过肾上腺功能检查（血浆儿茶酚胺、醛固酮、皮质醇和尿儿茶酚胺等测定）以及影像学检查（CT 和 MRI）。

手术是治愈肾上腺皮质腺瘤的主要方法，切除标本可见形状多为圆形或椭圆形，有完整包膜。切面为黄色或金黄色稍呈暗红，很少有出血坏死灶，质地比较均匀。

(邢念增 瓦斯里江·瓦哈甫)

pízhìchún zēngduōzhèng

皮质醇增多症 (hypercortisolism)

各种原因所致的皮质醇增多，加快体内蛋白质分解向糖原转化的代谢过程而产生的一系列临床症状。又称库欣综合征（Cushing syndrome，CS）。1912 年由美国神经外科医师哈维·威廉姆斯·库欣（Harvey Williams Cushing）首先发现。因垂体促肾上腺皮质激素（ACTH）分泌亢进引起的双侧肾上腺皮质增生和糖皮质激素分泌过多的病理现象称为库欣病，占皮质醇增多症的 75%~85%。其他原因导致皮质醇增多症约占 20%，包括肾上腺腺瘤、肾上腺皮质腺癌、ACTH 或促肾上腺皮质激素释放激素（CRH）异位分泌增多性疾病（如肺癌、胰腺类癌、胸腺瘤和甲状腺癌等）。

分类 依据临床表现的特殊性又可分为以下几种。

纳尔逊综合征（Nelson syndrome） 垂体微腺瘤伴双侧肾上腺弥漫性增生，双侧肾上腺切除术后因缺乏血皮质醇的负反馈抑制，垂体瘤侵袭性生长，分泌大量 ACTH，并使皮肤色素沉着。

亚临床皮质醇增多症 存在自主分泌皮质醇但缺乏典型皮质醇增多症表现。该病尚无标准定义，主要符合以下两点：①不具有皮质醇激素过多的临床表现，但有肥胖、高血压和 2 型糖尿病。②至少有下丘脑-垂体-肾上腺轴的两个异常。

周期性皮质醇增多症 皮质醇分泌呈周期性增多，其间歇期皮质醇水平正常，是皮质醇增多症中罕见的特殊类型。

假性皮质醇增多症 在某些情况下，下丘脑-垂体-肾上腺轴可出现功能过度活跃，导致生理性皮质醇升高，伴或不伴皮质醇增多症的临床表现，可见于妊娠、精神疾病（抑郁、焦虑、强迫性障碍）、酒精性依赖、糖皮质激素抵抗病态的肥胖症、糖尿病和生理应激等。

临床表现 差异较大，满月脸、水牛背和皮肤紫纹是最典型的表现，体重增加和向心性肥胖是最常见的体征，而多血质和肌病也是主要特征。高血压和糖尿病常见，部分患者可能以月经紊乱或精神心理异常为首诊主诉，少数甚至可出现类似躁狂、抑郁或精神分裂症样表现。严重的骨质疏松可使患者丧失行走和劳动能力。儿童皮质醇增多症以全身性肥胖和生长发育迟缓为特征，其中 65% 是肾上腺疾病为首发表现，且多数为恶性。亚临床皮质醇增多症占肾上腺偶发瘤的 5%~20%，部分可呈周期性变化，其临床特点为皮质醇增多症的症状反复周期性发作与缓解，发作间歇期及持续时间短者 2~3 个月，长者可达 6 个月以上。

诊断 包括实验室检查的定性诊断和影像学检查的定位诊断。定性诊断要了解下丘脑-垂体-肾上腺轴系的功能状态，注重垂体和肾上腺形态学变化。

定性诊断 实验室检查推荐下列 4 项检查至少任意一项：①尿游离皮质醇（至少 2 次）。②深夜血浆或唾液皮质醇（至少 2 次）。③过夜 1mg 小剂量地塞米松抑制试验（过夜 1mg-LDDST）。④48h-2mg/d-LDDST。

定位诊断 影像学检查推荐 CT 和/或 MRI 进行解剖定位。①垂体 MRI：推荐用于 ACTH 依赖性皮质醇增多症。库欣病中垂体微腺瘤（直径小于 10mm 者占 90% 以上，但约 40% 鞍区 MRI 正常，扰相梯度序列 MRI 可增加鞍区肿瘤发现率。②肾上腺 CT/MRI：推荐用于 ACTH 非依赖性皮质醇增多症。

治疗 针对病因的手术治疗是基本治疗，切除原发肿瘤，及早有效控制高皮质醇血症及其并发症，减少永久性内分泌缺陷或长期的药物替代。

(邢念增 韩苏军)

yuánfāxìng quángùtóng zēngduōzhèng

原发性醛固酮增多症 (primary hyperaldosteronism, PHA)

由于肾上腺皮质分泌过多的醛固

酮，引起以高血压、低血钾为主要临床表现的综合征。简称原醛症。又称康恩综合征（Conn syndrome）。1954 年，美国内科医师杰罗姆·康恩（Jerome W. Conn）首先报道通过外科手术治愈 1 例原醛症。

病因和分类　根据病因和病变位置，可将原醛症分为以下 6 种亚型。

醛固酮腺瘤（APA）　最常见，占原醛症的 60%～70%。90% 为单侧。肿瘤呈圆形、切面呈金黄色，腺瘤体积一般较小，直径 1～2cm。肿瘤分泌醛固酮不受肾素及血管紧张素的影响。

特发性醛固酮增多症（IHA）　占原醛症的 10%～20%，发病机制可能与垂体产生的醛固酮刺激因子有关，对血管紧张素敏感，肾素虽受抑制，但肾素对体位改变及其他刺激仍有反应。临床症状多不典型或轻微。病理为双侧肾上腺球状带增生。

单侧肾上腺增生（UNAH）　病因不明。少见，约占原醛症的 0.5%。病理多为单侧或以一侧肾上腺结节性增生为主。具有典型的原醛症表现，症状的严重程度介于肾上腺皮质腺瘤和 IHA 之间，可能是 APA 的早期或 IHA 发展到一定时期的变型。其内分泌测定结果类似皮质腺瘤，作一侧肾上腺切除或肾上腺次全切除效果良好。

分泌醛固酮的肾上腺皮质癌（APC）　约占原醛症的 1%，由于癌细胞也可以分泌糖皮质激素和性激素，因而可出现相应的临床症状。

家族性醛固酮增多症（FH）　常染色体显性遗传性疾病，表现出各种由于醛固酮分泌增多产生的症状。一个家系中有两例或

两例以上表现为醛固酮增多症的患者，据不同的临床表现及致病基因分为 3 型。

FH-Ⅰ型　可能与 8 号染色体的 11β-羟化酶基因结构发生嵌合改变有关。小剂量糖皮质激素可部分抑制促肾上腺皮质激素（ACTH）而不产生激素的不良反应，从而达到治疗的目的，故又称糖皮质激素治疗敏感性醛固酮增多症（GRA）。约占原醛症的 1%。该型以药物治疗为主，需终生服用糖皮质激素，一般不采取手术治疗。

FH-Ⅱ型　可能与多个染色体位点异常改变如 7p22 有关。同一家族的不同成员可表现为单侧腺瘤或双侧增生。成年发病，无性别差异。与 FH-Ⅰ型不同，FH-Ⅱ型对糖皮质激素治疗无效，肾上腺切除可治愈或显著缓解高血压。

FH-Ⅲ型　可能是有 KCNJ5 基因种系突变的家族性醛固酮增多症，临床表现为幼年起病的高血压、高醛固酮、低肾素及严重的低钾血症。血和尿中的 18-羟皮质醇及 18-氧皮质醇水平显著高于 FH-Ⅰ患者。地塞米松试验不能抑制血醛固酮及皮质醇，提示该型患者肾上腺激素合成失调并不仅发生在盐皮质激素水平。对醛固酮拮抗剂的治疗反应不佳，但双侧肾上腺切除效果良好。组织病理学证实肾上腺明显增大，束状带呈弥漫和/或结节样增生。

异位分泌醛固酮的肿瘤　罕见，可发生于肾内的肾上腺残余或卵巢肿瘤，肿瘤具有分泌醛固酮的功能，对 ACTH 和血管紧张素不起反应。

临床表现　有以下几方面。

高血压　是该病的早期症状，进展多为缓慢。血压水平一般在

（170～180）mmHg/（100～110）mmHg，常规降压药疗效不佳。病程长者可出现眼、肾、心及脑部并发症。

低血钾　由于大量醛固酮促进尿钾排泄过多所致，患者可有肌无力、麻痹和软瘫，甚至吞咽和呼吸困难，肌无力及周期性麻痹最为常见。肌麻痹的常见诱因为劳累或服用氢氯噻嗪、呋塞米等促进排钾的利尿药后。心电图显示低血钾表现，有时出现心律不齐，较常见的心律不齐为阵发性室上性心动过速，严重时可发生心室颤动。

碱中毒　因细胞内大量钾离子丢失，细胞外钠离子和氢离子入细胞内而致，表现为血游离钙水平下降，患者出现肢端麻木和手足抽搐等症状，尿液呈中性或碱性。

肾表现　长期低血钾可造成肾远曲小管上皮细胞呈空泡变形，浓缩功能减退，出现多尿，尤其夜尿增多伴尿比重降低，继发口渴、多饮。常易并发尿路感染、尿蛋白增多，少数可发生肾功能减退。

其他　由于低血钾可抑制胰岛素分泌，约半数患者有糖耐量减低，儿童可因低血钾而生长发育迟缓。

诊断　包括定性诊断和定位诊断。

定性诊断　①高血压和低血钾：如果血钾≤3.5mmol/L，而尿钾≥25mmol/L，表明有尿失钾现象，支持该病的诊断。②功能试验：包括高盐饮食负荷试验、氟氢可的松抑制试验、生理盐水滴注试验和卡托普利抑制试验。以上检查的理论基础是醛固酮分泌不受钠盐负荷或肾素-血管紧张素系统等因素的抑制。

定位诊断 首选肾上腺CT平扫加增强，上腹部CT薄层扫描可检出直径大于5mm的肾上腺肿物。醛固酮腺瘤直径多小于2cm，低密度或等密度，强化不明显，肿瘤内的CT值往往低于分泌皮质醇的腺瘤和嗜铬细胞瘤。CT定位诊断的灵敏度和特异度分别为78%和75%。由于MRI的空间分辨率低于CT，且存在伪像，因此一般不用做醛固酮腺瘤的常规检查。醛固酮腺瘤体积较小，因此B超检查漏诊可能性较大，也不用做常规检查。

原醛症各个亚型的治疗方案不同，因此功能分侧定位非常重要，是决定治疗方案的基础。有条件的可以采用肾上腺静脉采血，该检查是分侧定位PHA的金标准。此外还有卧立位醛固酮试验、18-羟皮质酮测定等。

鉴别诊断 该病需与某些表现为高血压、低钾血症的疾病相鉴别。①继发性醛固酮增多症：如分泌肾素的肿瘤、肾动脉狭窄等。②原发性低肾素性高血压：15%～20%的原发性高血压患者的肾素是被抑制的，容易与特发性醛固酮增多症混淆，但卡托普利试验中血浆醛固酮水平可被抑制。③先天性肾上腺皮质增生。④假性醛固酮增多症：又称利德尔（Liddle）综合征，由于肾小管上皮细胞膜上钠通道蛋白异常，多为蛋白质的β、γ亚单位基因，使钠通道常处于激活状态，临床除醛固酮低外，其他与原醛症几乎一致。

治疗 包括手术治疗和药物治疗。

手术治疗 适用于醛固酮腺瘤、单侧肾上腺增生、分泌醛固酮的肾上腺皮质癌或异位肿瘤，以及不能耐受药物治疗的特发性

醛固酮增多症。术前应注意心、肾、脑和血管系统的评估。纠正高血压、低钾血症。肾功能正常者，使用螺内酯术前准备，如果低钾血症严重，可以口服或静脉补钾。肾功能不全者，使用螺内酯时要注意高钾血症。

手术方式主要为腹腔镜，根据亚型不同选择不同的切除范围。肾上腺皮质腺瘤首选腹腔镜肾上腺肿瘤切除术，尽可能保留正常肾上腺组织，如果为单侧多发腺瘤可行患侧肾上腺全切术。单侧肾上腺增生选用腹腔镜醛固酮优势分泌侧肾上腺全切术。特发性醛固酮增多症、家族性醛固酮增多症以药物治疗为主，但患者因药物不良反应无法坚持用药时可考虑手术治疗，切除醛固酮分泌较多侧或体积较大侧肾上腺，但手术后血压控制率仅为19%。

药物治疗 主要使用盐皮质激素受体拮抗剂，可以结合钙离子通道阻断剂、血管紧张素转换酶抑制剂（ACEI）等药物。主要适用于需手术治疗患者的术前准备、特发性醛固酮增多症、家族性醛固酮增多症以及不能耐受手术或不愿手术的肾上腺皮质腺瘤患者。

醛固酮受体拮抗剂 螺内酯通过与盐皮质激素受体结合，阻断醛固酮的作用途径而起效。主要不良反应多因其与孕激素受体、雄激素受体结合有关，可导致男性乳腺发育伴疼痛、勃起功能障碍、性欲减退或月经不调等。

高选择性醛固酮受体拮抗剂 主要用于不能耐受螺内酯者，但其拮抗性仅为螺内酯的60%，优点是其与性功能相关的不良反应明显低于螺内酯。

阿米洛利 为强效保钾排钠利尿剂，没有螺内酯的不良反应。

钙离子拮抗剂 可抑制醛固酮分泌和血管平滑肌收缩，如硝苯地平、尼卡地平等。

ACEI和血管紧张素Ⅱ受体拮抗剂 可以检查特发性醛固酮增多症的醛固酮分泌，常用药物为卡托普利、依那普利等。

糖皮质激素 主要用于家族性醛固酮增多症，睡前服用以维持正常血压、血钾和ACTH水平的最小剂量为佳，通常小于生理剂量。血压控制不满意时可以加用依普利酮。

（邢念增 韩苏军）

tèfāxìng quángùtóng zēngduōzhèng

特发性醛固酮增多症（idiopathic aldosteronism，IHA）

不明原因肾上腺皮质球状带增生导致分泌过量醛固酮激素，引起患者以高血压、低血钾和碱中毒为主要表现的综合征。占原发性醛固酮增多症的10%～20%。病因可能与垂体产生的醛固酮刺激因子有关，对血管紧张素敏感，肾素虽受抑制，但肾素对体位改变及其他刺激仍有反应。临床症状多不典型或轻微。病理学表现主要为双侧肾上腺球状带增生。

以药物治疗为主，服用螺内酯等药物，19%～71%的患者血压能够控制。不首先推荐手术治疗，但因药物不良反应无法坚持药物治疗时可考虑手术，切除醛固酮分泌较多侧或体积较大侧肾上腺。

（邢念增 韩苏军）

jiāzúxìng quángùtóng zēngduōzhèng I xíng

家族性醛固酮增多症Ⅰ型（familial hyperaldosteronism-I，FH-I）

常染色体显性遗传病之一。又称糖皮质激素治疗敏感性醛固酮增多症。其表现为高血压与低血钾不十分严重，常规降压

药无效，但糖皮质激素可维持血压和血钾正常。1966 年，由萨瑟兰（Sutherland DJ）首次报道，约占原发性醛固酮增多症的 1%。

人 8 号染色体 11β-羟化酶基因（CYP11B1）与醛固酮合成酶基因（CYP11B2）形成融合基因。该融合基因主要在肾上腺束状带表达，在促肾上腺皮质激素（ACTH）的调节下，编码产生具有醛固酮合成酶活性的蛋白质。影像学检查可表现为双侧肾上腺皮质增生，也可以是肾上腺皮质腺瘤。病理上双侧肾上腺组织可见轻度弥漫性增生到严重的结节性增生。

50% 的患者年龄低于 18 岁，表现为中重度高血压。18% 患者并发脑血管意外，其中 70% 为脑出血，常有家族史。常规降压药无效，而糖皮质激素可维持血压和血钾正常。CYP11B1/CYP11B2 融合基因是否存在是确诊的主要依据。

治疗上应用小剂量的糖皮质激素就可部分抑制 ACTH，而无激素的不良反应，达到治疗目的。

（邢念增　韩苏军）

shènshàngxiàn xìngzhēng zōnghézhēng

肾上腺性征综合征 （adreno-genital syndrome）

肾上腺皮质增生或肿瘤分泌过量性激素，导致性征及代谢异常的病理现象。又称肾上腺生殖综合征。1865 年，克雷基奥（Crecchio）首先描述该症，1946 年，布莱曼（Blacman）首次报道肾上腺网状带增生导致性征异常。

病因和发病机制　根据病理基础可分为先天性和继发性肾上腺性征异常两大类。

先天性肾上腺皮质增生　是由于 6 号染色体短臂上 HLA 位点的 21-羟化酶基因突变，使肾上腺皮质激素合成酶先天性缺乏，导致双侧肾上腺皮质增生的一组常染色体隐性遗传病。主要包括 21-羟化酶、11β-羟化酶和 17α-羟化酶，20、22 碳链裂解酶和 3β-类固醇脱氢酶 5 种酶的缺陷。临床最常见的是 21-羟化酶缺陷，占 90%～95%；其次是 11β-羟化酶缺陷，占 3%～5%；其他 3 种酶缺陷约占 5%。正常肾上腺皮质激素合成过程中需要多种酶的参与，并受下丘脑-垂体-肾上腺轴的反馈机制调节。其中任何一种酶的缺陷均可造成相应的皮质激素合成减少或缺失，通过负反馈调节，使垂体促肾上腺皮质激素（ACTH）分泌增加，ACTH 的持久刺激导致双侧肾上腺皮质增生，造成该酶的前体底物积聚，雄性激素合成过量，产生性征异常。

继发性肾上腺性征异常　是由于肾上腺皮质肿瘤细胞产生过量雄激素或雌激素造成的性分化异常。

临床表现　主要取决于酶缺陷发生的部位、严重程度、发病时期和患者性别。21-羟化酶缺陷导致肾上腺皮质糖皮质激素、醛固酮合成下降，雄激素分泌增加，依据 21-羟化酶缺陷的程度可分为典型失盐型、典型单纯男性化型和非典型 3 种类型。

典型失盐型先天性肾上腺皮质增生　最常见，约占 75%。患儿出生后早期即出现低钠血症、高血钾、脱水和代谢性酸中毒等症状，重者休克，病死率高。外生殖器畸形较其他类型严重。

典型单纯男性化型先天性肾上腺皮质增生　约占 25%，醛固酮分泌量基本能够维持钠盐的平衡，而表现为出生前后女性假两性畸形和男性性早熟，儿童早期身材高大，但因骨骺提前融合，最后身高低于同龄人；女性青春期无第二性征，原发性闭经。

非典型先天性肾上腺皮质增生　症状轻，无明显失盐等症状。女性无明显男性化表现，多在青春期后出现多毛、月经稀少或闭经、多囊卵巢及不孕等；男性可有少精、不育。11β-羟化酶缺陷表现为女性男性化伴高血压。17α-羟化酶缺陷表现为幼稚女性外阴表型伴高血压。3β-类固醇脱氢酶缺陷和 20、22 碳链裂解酶缺陷者罕见，以性征异常伴失盐表现为主。

根据肾上腺皮质肿瘤分泌的激素不同，可将其分为分泌雄激素的肾上腺肿瘤和分泌雌激素的肾上腺肿瘤。分泌雄激素的肾上腺肿瘤可发生在幼儿至成人，幼儿发生的男性化肾上腺肿瘤绝大多数为恶性。分泌雌激素的肾上腺肿瘤较为少见，多由肾上腺皮质癌所致，常见于成年人，多数以乳房增大、胀痛就诊，伴有性欲减退、睾丸萎缩和雌二醇增多等表现。

诊断　需通过染色体、电解质和内分泌检查以及超声、CT 和 MRI 等影像学检查帮助明确性征异常病因。

治疗　激素替代是先天性肾上腺皮质增生的主要治疗手段，补充缺乏的皮质激素，最大限度减少肾上腺性激素的分泌，并避免医源性皮质激素过量。对于两性畸形者，在确定其生理性别后，在 2～3 岁时行外生殖器成形术。

对肾上腺皮质肿瘤引起的性征异常综合征应尽早手术治疗。对于不能手术或术后复发的患者，可采用化疗，但预后不佳。常用的化疗药物包括氯苯对二氯乙烷、氨基导眠能和酮康唑等。

预后 21-羟化酶缺陷失盐型预后不良，可死于急性肾上腺功能不足。单纯男性化型应用激素替代治疗可使其正常发育生长，男性化体征消失，但生殖能力减弱。非典型先天性肾上腺皮质增生患儿预后良好。

(邢念增 韩苏军)

shènshàngxiàn xiànliúyàngliú

肾上腺腺瘤样瘤（adrenal adenomatoid tumour）

起源于肾上腺间皮的良性肿瘤。临床罕见。多见于 30~50 岁男性。无特殊临床表现，通常是在尸检或体检时偶然发现。肿瘤大多在肾上腺内，也可发生在肾上腺周围。常为单发，直径 0.5~9cm。肿瘤包膜光滑，边界清楚，剖面为白色、实性或囊实性肿块。显微镜下可见病灶界限清楚，细胞形态呈扁平至立方形，排列成小管状结构或紧密排列，胞质内含丰富的空泡。手术切除后，预后好。

(邢念增 韩苏军)

shènshàngxiàn pízhì'ái

肾上腺皮质癌（anrenal cortical carcinoma，ACC）

起源于肾上腺皮质细胞的恶性上皮源性肿瘤。发病率很低，仅为 10/10 万~20/10 万，儿童发病率为 3/10 万，占恶性肿瘤的 0.02%。发病年龄有两个高峰，低于 5 岁和 50 岁左右，女性多见。绝大多数为单侧，2%~10% 为双侧发病。

病因和发病机制 病因不明。绝大多数为散发性，极少数具有家族性倾向，已发现的染色体异常有 1、2、3、4、6、9、11、13、15、17、18、22 号和 X 染色体丢失等，部分患者伴有利-弗劳梅尼（Li-Fraumeni）综合征、贝-维（Beckwith-Wiedemann）综合征，这些均提示皮质腺瘤可能与遗传因素有关。此外，还与抑癌基因 p53、MEN1、p57Kip2 和 H19 的失活，以及胰岛素样生长因子 II（IGF-II）的过度表达有关。

分期 采用 2017 年美国癌症联合委员会（AJCC）第 8 版的肾上腺皮质肿瘤 TNM 分期系统。T_1 期：肿瘤最大直径 ≤5cm，无肾上腺外的浸润；T_2 期：肿瘤最大直径大于 5cm，无肾上腺外的浸润；T_3 期：无论肿瘤大小，伴有肾上腺外局部浸润，但没有侵及邻近器官；T_4 期：无论肿瘤大小，肿瘤侵及邻近器官。邻近器官包括肾、膈肌、下腔静脉、胰腺和肝。N_1：区域淋巴结转移；肾上腺区域淋巴结是指肾门、腹主动脉旁和下腔静脉旁淋巴结，单或双侧淋巴结转移不影响 N 分期。M_1：有远处转移。

临床表现 取决于肿瘤体积大小和是否有激素分泌异常。无激素异常分泌肿瘤患者可无症状或表现为肿瘤局部引起的症状如腰腹部胀痛或不适、发热、消瘦、乏力、食欲减退、恶心和体重下降等，约 50% 的患者可以触及腹部肿物，20%~50% 的患者直接表现为转移灶的症状。50%~80% 的患者有激素分泌异常（产生醛固酮、皮质醇和性激素）的表现，其中成人肾上腺皮质腺癌以皮质醇增多症合并女性男性化最常见，占 35%~40%，单纯皮质醇增多症约占 30%，单纯性征异常综合征约占 20%，分泌醛固酮的肾上腺皮质腺癌罕见。儿童肾上腺皮质腺癌以性征异常最常见。约 40% 的患者初诊时已出现远处转移，最常见的转移部位为肺、肝、腹膜后淋巴结和骨，并可在肾静脉和下腔静脉内形成瘤栓。

诊断 包括实验室检查的定性诊断和影像学检查的定位诊断，确诊需组织病理学检查。

定性诊断 对怀疑肾上腺皮质腺癌应行内分泌功能检查，如血清硫酸脱氢表雄酮水平、血清 17β-雌二醇水平、血清皮质醇水平等检测。一些激素水平可以作为肿瘤标志物监测术后的复发或转移，如 24 小时尿皮质醇、血清皮质醇等。

定位诊断 影像学检查主要包括腹部超声检查、CT 和/或 MRI 平扫+增强。绝大部分肿瘤直径大于 5cm，形态不规则，质地不均，内部有出血、坏死和钙化，增强扫描时肿瘤呈不均匀明显强化，周边有不规则强化环，中心低密度区无强化；包膜外浸润、静脉瘤栓形成等均为肾上腺恶性肿瘤的影像学表现；MRI 扫描 T1 和加权信号比值对鉴别皮质腺癌、无功能腺瘤、嗜铬细胞瘤有重要意义。此外，还应该行胸部 CT 检查，以明确是否有肺部转移。术后随访时，CT/MRI 可用判定是否有局部复发和远处转移等。正电子发射计算机体层成像（PET-CT）在诊断和分期中也有重要作用，可评价肿瘤是否存在远处转移。此外，还包括胸部 X 线片、核素肾图、核素骨扫描检查等。

病理诊断标准 1984 年，韦斯（Weiss）提出了良性和恶性肾上腺皮质肿瘤组织学鉴别标准。2002 年，奥伯特（Aubert）对韦斯标准进行了改良，提出了改良版良、恶性肾上腺皮质肿瘤组织学鉴别诊断标准，已被广泛采纳，包括 9 项内容：①细胞核异型性高，福曼（Fuhman）分级 3~4 级。②核分裂大于 5/50HP。③病理性核分裂。④透明细胞占全部肿瘤细胞不足 25%。⑤呈弥漫性结构大于 33% 肿瘤组织。⑥肿瘤组织坏死。⑦静脉受侵犯（血管壁内平滑肌受侵）。⑧窦隙受侵

（血管壁内无平滑肌）。⑨肿瘤包膜受侵。如果具有其中 3 项或 3 项以上病变即可诊断为恶性。其中细胞核分裂数目多、病理性核分裂、血管或包膜侵犯以及坏死等方式为重要的恶性指标。患者的预后与肿瘤细胞核分裂指数和浸润关系最密切。

鉴别诊断 需与肾上腺皮质腺瘤、肾上腺嗜铬细胞瘤和肾上腺转移瘤等鉴别。

治疗 包括手术、药物治疗和其他治疗方法。

手术治疗 是肾上腺皮质腺癌最有效的方法。需完整切除肿瘤瘤体及周围脂肪组织和可疑受肿瘤侵犯的区域。约 50% 的肾上腺皮质腺癌侵袭周围的器官或血管，术前应充分评估，对临床分期为 I ~ III 期患者首选手术治疗。对 IV 期患者当其原发病灶和转移病灶能够完全切除时也可行手术治疗。肿瘤无法完全切除时，可行姑息减瘤术缓解症状或有利于其他治疗，但预后差，生存期多小于 12 个月。肋缘下切口经腹途径是较理想的手术径路，因其暴露良好，便于完整切除，并且有助于控制腔静脉、主动脉或肾蒂血管。可在体外循环下经胸腹径路切除肿瘤并成功取出腔静脉和右心房瘤栓。如果术前肾上腺皮质腺癌诊断明确，应慎重选择腹腔镜手术，因腹腔镜手术可能形成局部播散或造成肿瘤组织残留。对于体积较小的无功能性皮质腺癌，术前确诊较为困难，常拟为皮质腺瘤或嗜铬细胞瘤而行腹腔镜肿瘤切除，一旦发现肿瘤周围粘连较重，有周围浸润倾向，应考虑肾上腺皮质腺癌，可选择转开放手术。因肾上腺皮质腺癌多具有内分泌功能，围术期应该参照皮质醇增多症原则补充糖皮质

激素，非功能性者也应根据患者情况，术后决定是否适量补充。对于无法手术者，放疗、化疗可以作为姑息性治疗。

药物治疗 ①密妥坦：是治疗肾上腺皮质腺癌的特异性药物，主要作用于肾上腺皮质束状带和网状带细胞的线粒体，诱导其变性坏死。密妥坦能改变肾上腺外皮质激素和雄激素代谢，抑制皮质激素分泌，适用于无法手术、术后肿瘤残留和有转移病灶的患者，属姑息性治疗。1959 年，密妥坦首次成功应用治疗转移性肾上腺皮质腺癌，有效率约 35%，多为短暂的部分缓解，但偶有完全缓解长期生存者。密妥坦常见不良反应为恶心、腹泻、食欲减退、疲倦、嗜睡、共济失调、眩晕及意识混乱等。其血药浓度与疗效相关，能使肿瘤缩小的有效浓度应大于 $140\mu g/L$，高于此浓度的有效率可达 31% ~ 55%，而小于此药物浓度的则无效。但血药浓度高于 $200\mu g/L$ 时会导致严重的不良反应，如肾上腺皮质功能不足，治疗过程中应注意监测患者临床症状及血促肾上腺皮质激素、24 小时尿皮质醇及血电解质变化；根据情况调整皮质激素替代治疗的药物剂量。②密妥坦联合细胞毒药物：可联合应用顺铂、依托泊苷、多柔比星等化疗药，部分缓解率可达到 50%。从 2006 年起，陆续有小分子酪氨酸激酶抑制剂或哺乳动物雷帕霉素靶蛋白（mTOR）抑制剂应用于临床治疗。

其他治疗 射频消融治疗主要用于无法手术的肾上腺皮质腺癌或其多发转移病灶。介入治疗，可通过阻断或减少肿瘤的血液供应，使肿瘤的体积明显缩小、分泌功能降低，达到缓解症状、提

高患者生活质量的目的。

预后 影响患者预后的重要因素有分期和年龄。大部分转移性肾上腺皮质腺癌患者的生存时间不超过 1 年。由于影像学技术的进步及健康体检的普及，早期肾上腺皮质腺癌患者的比例增加，5 年生存率可达到 50% ~ 70%。与成人肾上腺皮脂腺癌相比，儿童患者的预后相对较好。此外，影响预后的组织学因素有核分裂数、肿瘤大小以及 Ki-67 指数。对于手术后患者的随访，建议术后 2 年内应每 3 个月复查 1 次，2 年后每半年复查 1 次，对于未能完整切除肿瘤及 IV 期患者，前两年应每 2 个月复查 1 次，2 年后根据肿瘤进展情况决定随访方案。

（马建辉 李亚健）

shènshàngxiàn suǐzhì zhǒngliú

肾上腺髓质肿瘤（adrenal medulla tumor） 原发于肾上腺髓质的良性和恶性肿瘤总称。2017 年世界卫生组织（WHO）的《内分泌器官肿瘤病理学和遗传学》肾上腺髓质和肾上腺外副神经节瘤的分类中，对嗜铬细胞瘤和副神经节瘤的临床病理学、基因学和预后因子做了重要修订，取消"恶性"嗜铬细胞瘤/副神经节瘤的概念，用"转移性"替代"恶性"命名。新增神经母细胞肿瘤。混合性嗜铬细胞瘤和混合性副神经节瘤成为独立类别。

在发生学上皮质与髓质的来源不同，皮质来自中胚层，髓质与交感神经系统来自于外胚层。约在胚胎第 7 周时，神经嵴细胞迁移并进入胎儿皮质下方，神经嵴细胞绝大部分分化成髓质的嗜铬细胞，极少数分化成交感神经节细胞。在胎儿期皮质和髓质相互靠近，形成肾上腺，与髓质同系统的若干细胞散在主动脉附近，

形成神经节。而胎儿和新生儿在肾上腺外嗜铬细胞分布较多，最重要的位于主动脉和肠系膜下动脉之间，多在出生后逐渐消失，如果该位置的嗜铬细胞未完全退化，则可以成为副神经节瘤的来源。

成年人肾上腺髓质位于肾上腺中央，髓质细胞排列成索状，细胞索之间有丰富的窦状毛细血管，成束的神经纤维和少量的单个或成簇的交感神经节细胞及少量的结缔组织。用含铬盐的固定液固定髓质细胞标本，细胞质内呈现出黄褐色的嗜铬颗粒，故髓质细胞又称嗜铬细胞。电镜下髓质细胞胞质内含有许多电子密度高的分泌颗粒。根据颗粒内含物质的差别，髓质细胞分为两种。一种为肾上腺素细胞，颗粒内含肾上腺素，肾上腺素细胞占人肾上腺髓质细胞的80%以上。另一种为去甲肾上腺素细胞，颗粒内含去甲肾上腺素。肾上腺素和去甲肾上腺素均为儿茶酚胺类物质，它们与嗜铬粒蛋白等组成复合物贮存在分泌颗粒内。髓质细胞可与交感神经节前纤维形成突触，节前纤维末梢释放乙酰胆碱，作用于髓质细胞，引起髓质细胞分泌颗粒，释放肾上腺素或去甲肾上腺素入血。人类髓质内儿茶酚胺以肾上腺素为主，约占85%。

肾上腺嗜铬细胞瘤，又称肾上腺内副神经节瘤。肿瘤常为单侧，约占肾上腺嗜铬细胞瘤的90%，双侧者约占10%。肿瘤大小不一，直径3~5cm，但也有部分肿瘤直径大于20cm。肿瘤多为圆形或椭圆形，包膜完整，表面较光滑。切面呈灰白色或暗红色，肿瘤组织内常可见出血、坏死、囊性变。光镜下，肿瘤细胞体积较大，形态多样，胞质丰富，重铬盐固定后胞质嗜酸性，其内可见黄褐色颗粒，即嗜铬反应阳性。新版WHO内分泌肿瘤分类消除了在区分侵入性和远处转移性肿瘤之间的混乱，这也同样适用于副神经节瘤。

（马建辉 李亚健）

shènshàngxiàn shìgèxìbāoliú

肾上腺嗜铬细胞瘤 （adrenal pheochromocytoma）

起源于肾上腺髓质嗜铬细胞的肿瘤。2004年世界卫生组织（WHO）的《内分泌器官肿瘤病理学和遗传学》肾上腺肿瘤分类中将肾上腺嗜铬细胞瘤分为恶性嗜铬细胞瘤、良性嗜铬细胞瘤和混合性嗜铬细胞瘤/副神经节瘤；并将嗜铬细胞瘤限定为来源于肾上腺髓质的肿瘤，而将来源于肾上腺以外的交感神经和副交感神经的嗜铬细胞性肿瘤定义为肾上腺外副神经节瘤。新版2017年WHO《内分泌器官肿瘤病理学和遗传学》肾上腺肿瘤分类中将原先良、恶性嗜铬细胞瘤摒弃，将两部分合并为"嗜铬细胞瘤"一个部分。1886年，弗兰克尔（Frankel）进行尸体解剖时首次发现肾上腺嗜铬细胞瘤。

肾上腺嗜铬细胞瘤的发病率为3/10万~9/10万，儿童中发病率约为20/10万，肾上腺偶发肿瘤中有4%~5%为嗜铬细胞瘤。尸检发现率为0.09%~0.25%。发病可见于各个年龄段，高发年龄为40~50岁。无性别差异。

病因和发病机制 病因不明，可能与遗传有关，常与家族性疾病相伴随，如多发性内分泌肿瘤1型、多发性内分泌肿瘤2A型、希佩尔-林道（von Hippel-Lindau）病、神经纤维瘤病I型等。肾上腺嗜铬细胞瘤也有家族聚集倾向，家族性嗜铬细胞瘤占嗜铬细胞瘤总数的6%~10%。其他病因可能与DNA倍体数、$p53$基因、c-myc基因等异常有关。

病理生理 嗜铬细胞瘤可以自主性、持续性或阵发性分泌儿茶酚胺，导致高儿茶酚胺血症。肾上腺嗜铬细胞瘤和腹主动脉旁副神经节瘤可以分泌肾上腺素和去甲肾上腺素，而来自其他部位的副神经节瘤只分泌去甲肾上腺素，其中有一部分肿瘤还分泌多巴胺。高儿茶酚胺血症可通过兴奋α受体使心血管系统收缩力增强、传导加快，血管收缩，外周阻力增大，使患者的血压持续或阵发性升高。大量的儿茶酚胺（主要是肾上腺素）可以促进糖原分解，使血糖增高，严重者可引起糖尿病。肾上腺素还可以促进脂肪代谢，使体重下降。去甲肾上腺素对代谢的影响较轻。儿茶酚胺除对血压、心率、代谢的作用外，对神经及消化系统均有一定的影响，如精神紧张、烦躁、焦虑、恶心、呕吐等。除分泌大量的儿茶酚胺外，嗜铬细胞还可分泌其他内分泌激素如甲状旁腺素、促皮质素和前列腺素等。

分类 嗜铬细胞瘤90%为单发，10%为多发；90%为良性，10%为恶性；90%发生在单侧肾上腺，10%发生在双侧肾上腺。

恶性嗜铬细胞瘤 瘤体较大，呈结节状、分叶状或隆凸状，切面呈多彩状，伴出血、坏死的斑状区域。偶可见肿瘤侵及肾上腺皮质、肾上腺周围脂肪组织、淋巴结，甚至扩展至血管腔中。2004年，WHO《内分泌器官肿瘤病理学和遗传学》中提出诊断恶性嗜铬细胞瘤的15项组织病理学标准，包括包膜受侵，血管受侵，肿瘤扩散到肾上腺周围组织中，膨胀的、大的、融合性细胞巢，弥漫性生长，坏死，细胞成分增加，肿瘤细胞呈梭形，细胞和细胞核重度多形性，瘤细胞的单一性（通常是小细胞和高的核质比），核深染，大核仁，核分裂增多，任何非典型核分裂象，缺乏透明球。但肿瘤局部浸润和肿瘤细胞的分化程度均不能独立作为用于准确区分嗜铬细胞瘤的良恶性的标准。除此之外，如果在没有嗜铬组织的区域出现嗜铬细胞瘤，如骨、淋巴结、肝及肺等，即可诊断为恶性嗜铬细胞瘤转移。

良性嗜铬细胞瘤 直径 3~5cm，也可超过 10cm。重量平均 100g。肿瘤有包膜，切面灰白色至棕色。可见灶状出血、中央变形、囊性变或钙化。大多数可见到正常腺体。显微镜下典型的肿瘤细胞与正常或较大的正常嗜铬细胞相似，伴有明显的核仁。胞质颗粒状、嗜碱性。免疫组化染色嗜铬粒蛋白 A（CgA）阳性。

混合性嗜铬细胞瘤或副神经节瘤 典型特征是嗜铬细胞瘤或副神经节瘤与节细胞神经瘤、节细胞神经母细胞瘤、神经母细胞瘤或周围神经鞘瘤相混合。典型的嗜铬细胞瘤或副神经节瘤显微镜下可见散在神经元。

临床表现 3 种类型肾上腺嗜铬细胞瘤的临床症状相似，主要表现为高血压和高代谢的症状；但亦可无任何临床表现，即所谓静止型或无症状性嗜铬细胞瘤。

高血压 分为阵发性、持续性和持续性伴阵发性加重 3 种类型。其中，阵发性高血压是嗜铬细胞瘤的特征性症状，患者平素无高血压表现，由于体位突然变化、精神刺激、咳嗽、持重物、按摩等因素刺激诱发，发作时出现头痛、头晕、胸闷、心悸、皮肤苍白、手足厥冷、四肢发麻、

全身大汗、焦虑、恐惧和有濒死感，严重时可并发肺水肿、心衰、脑溢血或休克而死亡。发作时间长短不一，发作次数可逐渐频繁，间歇期减短，且发作历时越久，症状愈重。一般发作后可出现迷走神经兴奋症状：血压迅速降低、面色潮红、全身发热、流涎、瞳孔缩小，患者感觉全身无力、萎靡。病变发生在儿童则称为儿童嗜铬细胞瘤，常表现为持续性高血压，而阵发性高血压少见。

糖代谢异常 嗜铬细胞瘤分泌大量儿茶酚胺可引起人体糖代谢异常，表现为血糖升高、糖耐量减退。还可以引起其他代谢紊乱，如促进脂肪分解，使血脂异常；增加基础代谢率，类似甲亢的表现，患者出现怕热、多汗、体重减轻等症状。发作期产生大量的胰岛素可持续至发作后而产生严重低血糖症，因此部分患者可有高血糖和低血糖的临床表现。

其他系统异常 由于长期的高儿茶酚胺血症，可导致心肌细胞变性、坏死、心肌纤维化等，引起儿茶酚胺性心肌病。还可出现多种心律失常、心肌缺血或梗死等。高血压发作时患者可出现恶心、呕吐等胃肠道症状；长期的高浓度儿茶酚胺血症可使肠蠕动减慢而出现便秘、结肠扩张等。还可引起类似甲状腺功能亢进、糖尿病及低血压等临床表现。

诊断 包括对功能的定性诊断及对肿瘤的定位诊断。临床上主要通过测定血浆或尿中儿茶酚胺及其代谢产物进行定性诊断，包括血浆儿茶酚胺测定、尿儿茶酚胺测定、24 小时尿中香草基扁桃酸（VMA）测定、血浆游离甲氧基肾上腺素测定和 24 小时尿分馏的甲氧基肾上腺素等检测。通过超声、CT 和/或 MRI 及核医学

检查进行定位诊断。其中，MRI 诊断的敏感性较高，肿瘤在 T1WI 往往显示为低信号，T2WI 为高信号。放射性核素 [131]I 标记的间碘苄胍（MIBG）、[131]I 标记的奥曲肽、[18]F 标记的氟脱氧葡萄糖可以进行全身扫描，对定位诊断及判断转移有重要意义。

治疗 主要是手术治疗。对功能性肿瘤，围术期准备是保证手术成功的关键，包括术前准备和术中、术后的正确处理。未进行术前准备的手术死亡率可高达 24%~50%，经充分的术前准备后手术的死亡率可低于 3%。术前准备的内容包括控制高血压、控制心律失常及保护心功能。常用的降压药物是长效非选择性 α 受体拮抗剂如酚苄明，也可以选用 α_1 受体拮抗剂如哌唑嗪、特拉唑嗪等，也可根据情况选用或联用钙离子拮抗剂。对于儿茶酚胺或 α 受体拮抗剂导致的心动过速或室上性心律失常可以加用 β 受体拮抗剂。一般术前准备 2 周左右，发作频繁者需 4~6 周。术前药物准备充分的参考指标是：血压稳定在 120/80mmHg 左右，心率低于 80 次/分钟；无阵发性血压升高、心悸、多汗等现象；体重呈增加趋势，红细胞比容 0.45；轻度鼻塞、四肢末端发凉感消失或有温暖感，指甲床红润等表明微循环灌注良好。

术中应监测动脉血压及中心静脉压，术中应积极扩容，同时防止心力衰竭。手术可以采用开放性手术或腹腔镜手术进行。术后应进行持续心电图、动脉压和中心静脉压的监测，及时发现并处理可能的心血管和代谢相关并发症。由于患者手术后出现高血压、低血压、低血糖较常见，术后应适量扩容、适当补充葡萄糖，

维持平衡。

预后　70%以上患者手术后血压可恢复正常。少数患者由于继发性血管变化，术后高血压仍存在，可配合药物治疗。

（马建辉　李亚健）

shènshàngxiàn wài fùshénjīngjiéliú

肾上腺外副神经节瘤（extra-adrenal paraganglioma）

起源于肾上腺外交感/副交感神经节的神经内分泌肿瘤。发生部位可从头颈部直至盆腔底。依据副神经节瘤与交感/副交感神经之间的关系可分为两种。①副交感性副神经节瘤：主要发生在头颈和纵隔，沿副交感神经分布。少数副神经节肿瘤亦可分泌儿茶酚胺，因缺少苯乙醇胺-N-甲基转移酶，所以神经分泌的主要产物为去甲肾上腺素，而出现类嗜铬细胞瘤症状及体征。②交感性副神经节瘤：主要分布于主动脉旁和盆腔。现命名的原则是先基于解剖部位分为中枢神经系统副神经节瘤、颈动脉体瘤、颈静脉副神经节瘤等，再依据是否具有神经内分泌功能分为功能性肿瘤和非功能性肿瘤。2004年，世界卫生组织（WHO）的《内分泌器官肿瘤病理学和遗传学》内分泌肿瘤分类中将源于肾上腺髓质能产生儿茶酚胺的肿瘤定义为嗜铬细胞瘤；而将交感神经和副交感神经节来源者定义为肾上腺外副神经节瘤。

大部分中枢神经系统副神经节瘤位于脊髓马尾硬膜内，颅内罕见。中枢神经系统以外肾上腺外副神经节瘤罕见，最常见的部位是颈动脉体副神经节瘤和中耳鼓室的副神经节瘤，其次是发生在迷走神经的副神经节瘤、喉周围的副神经节瘤、主动脉-肺副神经节瘤以及腹部和盆腔的副神经节瘤。

功能性副神经节瘤最常见的临床症状是高血压，部分患者血压正常可无任何症状。诊断包括定位诊断和内分泌功能检测，定位诊断主要包括超声、CT、MRI和核医学检查。功能检查有血浆或尿中儿茶酚胺及其代谢产物的测定。治疗主要采用手术，对功能性副神经节瘤，术前需要进行围手术期准备，控制血压及心率，降低手术风险。

（邢念增　韩苏军）

duōfāxìng nèifēnmì zhǒngliú

多发性内分泌肿瘤（multiple endocrine neoplasm，MEN）

累及多种内分泌器官，伴有常染色体显性遗传的遗传性肿瘤综合征。两个或两个以上的内分泌器官同时或先后发生肿瘤，导致激素分泌异常。该病是常染色体显性遗传病，可呈家族性发病。MEN分为三大类。①MEN 1型：又称维尔纳（Wermer）综合征，涉及垂体、甲状旁腺及胰腺。②MEN 2型：又分为MEN 2A型、MEN 2B型和家族性甲状腺髓样癌3个亚型。③混合型：包含有MEN 1型和MEN 2型的病变和临床表现。

MEN1型与 *MEN1* 基因突变有关，主要累及甲状旁腺、胰腺、腺垂体、肾上腺皮质和胸腺等多部位内分泌肿瘤或增生，其中肾上腺皮质疾病占20%~40%，常为双侧增生性病变。MEN 2型是由于 *RET* 基因种系突变引起，还可累及内分泌腺外器官/组织，如肠、黏膜、角膜和骨骼等。MEN 2A型又称西普勒（Sipple）综合征，表现为嗜铬细胞瘤、甲状腺髓样癌、甲状旁腺腺瘤或增生；MEN 2B型，除有MEN 2A型表现外，尚包括多发性黏膜神经瘤、节细胞神经瘤病和先天性巨结

肠等。

MEN病变涉及多个系统或器官，诊治时应充分加强多学科合作，避免孤立片面。MEN 1型的外科治疗主要是针对甲状旁腺病变、胰腺内分泌肿瘤和胸腺类癌的处理。MEN 2型的治疗以手术切除为主，但治疗前必须明确嗜铬细胞瘤存在与否，并优先处理，否则其他手术可能诱发患者高血压危象。

（邢念增　韩苏军）

shèn zhǒngliú

肾肿瘤（renal tumor）

发生在肾实质的肿瘤总称。多为恶性肿瘤，约占95%，良性少见。2016年，世界卫生组织（WHO）的《泌尿系统及男性生殖器官肿瘤分类》中将肾肿瘤分为十大类。①肾细胞肿瘤：包括透明细胞肾细胞癌、低度恶性潜能的多囊性肾肿瘤、乳头状肾细胞癌、遗传性平滑肌瘤病和肾细胞癌综合征相关性肾细胞癌、肾嫌色细胞癌、集合管癌、肾髓质癌、MiT家族易位肾细胞癌、琥珀酸脱氢酶缺乏肾癌、肾黏液小管状和梭形细胞癌、管状囊性肾细胞癌、获得性囊性疾病相关肾细胞癌、透明细胞乳头状肾细胞癌、未分类肾细胞癌、乳头状腺瘤、嗜酸细胞瘤。②后肾肿瘤：包括后肾腺瘤、后肾腺纤维瘤和后肾间质瘤等。③肾母细胞肿瘤：包括肾母细胞瘤、囊性部分分化性肾母细胞瘤和小儿囊性肾瘤等。④间叶肿瘤。⑤儿童间叶性肿瘤：包括肾透明细胞肉瘤、横纹肌样瘤、先天性中胚层肾瘤和婴儿骨化性肾肿瘤等。⑥成人间叶性肿瘤：包括平滑肌肉瘤、血管肉瘤、横纹肌肉瘤、骨肉瘤、滑膜肉瘤、尤因肉瘤/外周神经外胚层肿瘤、血管平滑肌脂肪瘤、上皮样血管平滑肌

脂肪瘤、平滑肌瘤、血管瘤、淋巴管瘤、血管母细胞瘤、球旁细胞瘤、肾髓质间质细胞瘤、神经鞘瘤和孤立性纤维瘤等。⑦混合上皮和间质肿瘤：包括囊性肾瘤、混合性上皮和间质肿瘤等。⑧神经内分泌肿瘤：包括高分化神经内分泌肿瘤、大细胞神经内分泌癌、小细胞神经内分泌癌、副神经节瘤和嗜铬细胞瘤等。⑨混杂成分肿瘤：包括造血组织肿瘤和生殖细胞肿瘤等。⑩转移性肿瘤。其中，最常见的是肾细胞癌，占成年人肾恶性肿瘤的 90% 以上。儿童中最常见的是肾母细胞瘤。最常见的肾良性肿瘤是血管平滑肌脂肪瘤。

（关有彦）

shèn xuèguǎn pínghuájī zhīfángliú

肾血管平滑肌脂肪瘤（renal angiomyolipoma，RAML）　由大量成熟脂肪组织、平滑肌组织和厚壁血管组成的肾间叶性肿瘤。又称肾错构瘤。1911 年，费希尔（Fischer）首次发现该肿瘤，1951 年摩根（Morgan）命名其为肾血管平滑肌脂肪瘤，尸检发现率为 0.13%。

RAML 可能来源于血管周围的上皮样细胞。女性多发。可以是独立疾病，也可以是结节性硬化症的一种表现，20%~30% 的患者合并有结节性硬化症，约 50% 的结节硬化症患者会发生 RAML。伴有结节硬化症的 RAML 多为双侧和多中心发病，且肿瘤生长迅速。因 RAML 所致的腹膜后大出血称瓮德利希（Wunderlich）综合征，主要表现包括腰部疼痛、血尿、肿块以及低血容量性休克，10% 的 RAML 患者会出现严重的并发症。妊娠可增加 RAML 的出血危险。此外，RAML 患者还可以出现贫血和高血压。由于体检

的普及，约 50% 的患者在体检中被发现而没有自觉症状。

典型的 RAML 超声检查表现为高回声结节，CT 表现为内部含有脂肪密度。如肿瘤内脂肪成分很少，影像学诊断相对困难，MRI 检查有帮助。如果 RAML 直径较小且患者无症状，可以选择定期随诊观察。如果肿瘤较大且出血风险较高，可行手术治疗或介入性动脉栓塞治疗。绝大多数 RAML 为良性肿瘤，预后良好。

（关有彦）

shèn shìsuānxìbāoliú

肾嗜酸细胞瘤（renal oncocytoma，RO）　由胞质嗜酸性大细胞构成的肾良性上皮性肿瘤。2004 年，世界卫生组织（WHO）的《泌尿系统及男性生殖器官肿瘤病理学和遗传学》中将其定义为可能起源于肾集合管的一种良性上皮性肿瘤。2016 年肾肿瘤分类未做变化。1942 年，齐佩尔（Zippel）首先报道此病；1962 年，由汉珀尔（Hamperl）将其命名为肾嗜酸细胞瘤，1976 年，克莱因（Klein）和瓦朗西（Valensi）共同总结了 13 例肾嗜酸细胞瘤的临床及病理特点之后该病才获得认可。

临床上肾嗜酸细胞瘤少见，占肾实质肿瘤的 3%~7%，发病率不明。男性约为女性的 2 倍，发病年龄与肾透明细胞癌相似，年龄范围较广，高发年龄在 70 岁左右。绝大多数为散发性发病，但也有家族性发病倾向，约 6% 的患者为双肾发病。

病因　确切病因不明，但细胞遗传学特点较明显，有 1 号染色体和 Y 染色体的缺失、14 号染色体杂合性缺失、11q13 重排等。但在肾嗜酸细胞瘤中很难发现 3 号、7 号和 17 号染色体异常，这

点是肾嗜酸细胞瘤与肾透明细胞癌的鉴别要点。

临床表现　58%~83% 的患者无临床症状，通常是通过健康查体或因其他疾病就诊检查时被发现。少数可有腰部钝痛、腹部肿块及镜下血尿。

诊断　主要依靠影像学检查，确诊需依靠手术后病理学检查。

影像学检查　大多数影像学检查结果很难与肾透明细胞癌区别，由于肿瘤中央部有放射状瘢痕，可以通过 CT 或 MRI 检查为诊断提供帮助。

病理学检查　确诊需病理学检查。肾嗜酸细胞瘤大小不一，直径 4~6cm。肿瘤边界清楚，但无包膜，切面多数呈棕色，少数呈褐色或淡黄色。33% 的肿瘤中央有放射状瘢痕。20% 肿瘤内有出血，组织坏死罕见。光镜下肿瘤细胞呈圆形或多角形，胞质中含有较多嗜酸性颗粒，细胞核圆形，规则，染色质分布均匀，核仁位于中央，核分裂象罕见。电镜下细胞内有大量的形态和大小正常的线粒体。

鉴别诊断　需与肾透明细胞癌、肾嫌色细胞癌、肾乳头状腺癌相鉴别。

治疗　包括根治性肾切除术、保留肾单位手术、微创方法如冷冻和射频消融等。由于术前很难与肾癌相鉴别，因此对于术前高度怀疑者术中应行冷冻切片，如证实为嗜酸细胞瘤则可行保留肾单位手术。但由于术前多数不能被确诊，易被误诊为肾癌而实施了根治性肾切除术。

预后　该病为良性肿瘤，手术后预后良好。恶变者少。但也有少数病理上肿瘤细胞呈浸润性生长，有侵袭性，预后较差。

（马建辉　李亚健）

肾球旁细胞瘤

shèn qiúpángxìbāoliú

肾球旁细胞瘤 （juytaglomeru-lar cell tumor，JGCT） 起源于肾小球球旁器的良性肿瘤。又称肾素瘤或罗伯逊-木原综合征 (Robertson-Kihara syndrome)，可分泌肾素。1967 年，罗伯逊 (Robertson PW) 首次报道，1968 年，木原报道第二例并将该病命名为肾球旁细胞瘤。多见于 20~30 岁的年轻人。以严重的高血压和低血钾为特征性临床表现，均有高肾素性高血压，大多伴醛固酮增多症及低血钾。早期血压呈波动性升高，以后转为持续性，症状有头痛、头晕、视物模糊、恶心、多尿及夜尿症，也可无症状。

肾球旁细胞瘤多单侧单发于肾皮质内，圆形或椭圆形，直径一般小于 3cm。切面灰白，质实，常有完整的结缔组织包膜。肿瘤主要由上皮样细胞、小血管及毛细血管构成。细胞来源于肾小球入球小动脉旁细胞，也称近球细胞，是由入球小动脉平滑肌细胞分化而来。光镜下可见，肿瘤由多边形、卵圆形和圆形细胞构成，胞质嗜酸性颗粒状，细胞膜不甚清楚。核中心位，圆形、卵圆形，无核分裂象或罕见。瘤细胞呈器官样或梁状排列，也可呈管状或乳头状结构。间质少，多为薄壁血管，瘤细胞多位于血管周围。可通过免疫组化染色证实含有肾素。

患者血浆肾素检测一般为正常的 2~7 倍，亦可高达 20 倍。B 超检查多表现为低回声实性病变，但有少部分呈等回声或高回声改变。CT 检查肿瘤为等密度或低密度，增强后在动脉早期无明显强化，在静脉期及延迟期可轻度强化。MRI 检查，肿瘤在 T1W1 序列为等信号软组织肿块，在 T2W2 序列上为高信号软组织肿块。

该病确诊后应行手术治疗。血压过高者术前应控制血压。手术应尽量保留肾单位，对于直径大于 3cm 且合并患侧肾功能严重受损者可考虑肾切除术。手术后预后良好，但也有少数可疑恶性潜能的病例报道。

（关有彦）

后肾肿瘤

hòushèn zhǒngliú

后肾肿瘤 （metanephric tumor） 由小且形态一致的胚胎样细胞构成的肾良性肿瘤。包括后肾腺瘤、后肾腺纤维瘤及后肾间质瘤。其中后肾腺瘤是一种呈胚胎样上皮性肿瘤，细胞丰富，排列紧密，小且一致。后肾间质瘤是发生于儿童的完全由梭形细胞组成的良性肿瘤；两种成分都有则称为后肾腺纤维瘤。后肾纤维瘤由中等丰富的梭形细胞和胚胎样上皮结构构成，梭形细胞和上皮成分所占比例各不相同。后肾肿瘤罕见，术前易被误诊为肾恶性肿瘤而行根治性肾切除术。尚无其转移和种植的报道。

（关有彦）

肾细胞癌

shènxìbāo'ái

肾细胞癌 （renal cell carcinoma，RCC） 起源于肾实质肾小管上皮的恶性肿瘤。又称肾腺癌，简称肾癌。包括起源于肾小管不同部位的各种肾细胞癌亚型，但不包括来源于肾间质以及肾盂上皮系统的肿瘤。1883 年，德国病理学家保罗·格拉维茨 (Paul Grawitz) 根据其组织学癌细胞形态类似于肾上腺细胞，提出是残存于肾内的肾上腺组织起源学说，故 20 世纪 80 年代以前的论著中曾将肾癌称为格拉维茨瘤或肾上腺样瘤。直到 1960 年奥柏林 (Oberling) 根据电子显微镜的观察结果，提出肾癌起源于肾近曲小管，才纠正了这个错误。

流行病学 肾癌占成人恶性肿瘤的 2%~3%，占肾恶性肿瘤的 80%~90%。肾癌发病率呈逐年上升趋势，世界范围内，发达国家发病率高于发展中国家，城市高于农村，男性多于女性，男女比约为 2:1。发病年龄可见于各年龄段，高发年龄 50~70 岁。

分类标准 肾细胞癌的病理分类几经重大改变，1981 年，世界卫生组织 (WHO) 第 1 版肾癌组织学分类中，将肾癌分为肾腺癌（透明细胞型、颗粒细胞型和混合型）、肉瘤样癌、乳头状肾细胞癌、嫌色细胞癌和集合管癌 5 个类型。1997 年，WHO 第 2 版分类中取消了肾颗粒细胞癌和肉瘤样癌，改为肾透明细胞癌、乳头状肾细胞癌、嫌色细胞癌、集合管癌和未分类肾细胞癌 5 个类型。2004 年，WHO 第 3 版分类中将肾癌分为 10 个亚型，其中最常见的是肾透明细胞癌，约占全部肾癌的 85%。2016 年 WHO 分类中新增了遗传性平滑肌瘤病和肾细胞癌综合征相关性肾细胞癌 (HL-RCC-RCC)、MiT 家族易位肾细胞癌 [包括 Xp11.2 易位/TFE3 基因融合相关性肾癌]、琥珀酸脱氢酶缺陷相关的肾细胞癌、管状囊性肾细胞癌、获得性囊性肾疾病相关性肾细胞癌、透明细胞乳头状肾细胞癌 6 种肾肿瘤类型，并增加了神经母细胞瘤相关性嗜酸细胞性肾细胞癌、甲状腺滤泡样肾细胞癌、间变性淋巴瘤激酶易位的肾细胞癌和伴平滑肌瘤样间质的肾细胞癌 4 种暂定的肾肿瘤类型。

肿瘤分期 采用美国癌症联合委员会 (AJCC) 或国际抗癌联盟 (UICC) 的 TNM 分期标准。T_{1a} 期：肿瘤局限于肾，肿瘤最大径≤4cm；T_{1b}期：肿瘤局限于肾，肿瘤最大径大于4cm，但≤7cm；T_{2a}期：肿瘤局限于肾，7cm<肿瘤最大径≤10cm；T_{2b}期：肿瘤局限于肾，最大径大于10cm。T_3期：肿瘤侵及主要静脉或除同侧肾上腺外的肾周围组织，但未超过肾周围筋膜；T_4期：肿瘤侵透肾周围筋膜，包括直接侵及邻近肿瘤的同侧肾上腺。N_1期：区域淋巴结转移。M_1期：有远处转移。

病因和发病机制 确切病因尚未明确。已明确与肾癌发病相关的因素有遗传、吸烟、肥胖、高血压及抗高血压治疗。遗传性肾癌或称为家族性肾癌占肾癌总数的2%~4%。

临床表现 20世纪80年代以前将血尿、腰痛、腹部肿块合称为肾癌三联征，之后发现，有肾癌三联征的患者临床分期基本都是晚期。由于医学影像学技术的发展和普及，临床上无症状肾癌患者的比例逐年升高，至21世纪初，住院患者中50%以上都是无症状肾癌。有症状的患者中最常见的是腰痛和血尿，仅少数是以腹部肿块就诊。10%~40%的患者出现副肿瘤综合征，表现为高血压、贫血、体重减轻、恶病质、发热、红细胞增多症、肝功能异常、高钙血症、高血糖、红细胞沉降率增快、神经肌肉病变、淀粉样变性、溢乳症和凝血机制异常等改变。25%~30%为转移性肾癌，可因肿瘤转移所致骨痛、骨折、咳嗽和咯血等症状就诊。在转移性肾癌中器官转移频率由高到低依次为肺、骨、肝、肾上腺、皮肤和脑等。

诊断 需实验室检查、影像学检查和病理学检查相结合进行诊断。

　　实验室检查 目的是作为对患者术前一般状况、肝肾功能以及预后判定的评价指标，主要包括尿素氮、肌酐、肝功能、全血细胞计数、血红蛋白、血钙、血糖、红细胞沉降率、碱性磷酸酶和乳酸脱氢酶等。尚无公认的可用于临床诊断肾癌的肿瘤标志物。

　　影像学检查 包括胸部X线片、腹部超声、腹部CT、腹部MRI检查。正电子发射计算机体层成像（PET-CT）检查一般很少用于诊断肾癌，多是用于晚期肾癌患者，能发现远处转移病灶或用于对进行化疗、分子靶向治疗或放疗患者的疗效评定。对未行CT增强扫描，无法评价对侧肾功能者应行核素肾血流图或静脉尿路造影检查。有下列3项内容之一的肾癌患者应该进行核素骨显像检查：①有相应骨症状。②碱性磷酸酶升高。③临床分期Ⅲ期及以上。对胸部X线片上显示肺部有可疑结节或临床分期Ⅲ期及以上者应进行胸部CT检查。对有头痛或相应神经系统症状者还应进行头部MRI、CT检查。腹部CT平扫和增强扫描及胸部X线摄片是肾癌术前临床分期的主要依据。

　　由于影像学检查诊断肾癌的符合率高达90%以上，而肾穿刺活检病理检查诊断肾癌的价值有限，所以通常不做肾穿刺活检。但对影像学诊断难以判定性质的小肿瘤患者，可以选择行保留肾单位手术或定期随诊检查。对年老体弱、有手术禁忌证、不能手术的晚期肾癌患者，能量消融或化疗、放疗前需做肾穿刺活检获取病理诊断。

　　病理学检查 肾癌确诊需病理学检查。绝大多数肾癌发生于一侧肾，常为单个肿瘤，10%~20%为多发病灶，多发病灶病例常见于遗传性肾癌以及肾乳头状腺癌。肿瘤多位于肾上、下两极，瘤体大小差异较大，平均直径7cm，常有假包膜与周围肾组织相隔。双侧肾先后或同时发病者占散发性肾癌的2%~4%，而遗传性肾癌基本都是累及双侧肾。

　　对肾癌组织的分化程度以往最常用的是1982年Fuhrman四级分类方法。1997年，WHO推荐采用三级分类法，即将Fuhrman分级中的Ⅰ级与Ⅱ级合并为一级即高分化、Ⅲ级为中分化、Ⅳ级为低分化或未分化。

　　鉴别诊断 需与肾良性肿瘤，如肾血管平滑肌脂肪瘤、肾平滑肌瘤、肾血管瘤、肾神经鞘瘤或其他肾恶性肿瘤，如肾盂癌、成年人肾母细胞瘤、各种肾内肉瘤、转移瘤等相鉴别。此外，亦需与肾脓肿、肾结核、炎症、梗死、血肿及黄色肉芽肿性肾炎等相鉴别。

　　治疗 采用综合治疗方式。

　　外科治疗 手术通常是治疗肾癌的首选方案，对局限性肾癌多选择腹腔镜手术，对局部进展性肾癌通常采用开放性根治性肾切除手术。对T_1期肾癌，如果符合保留肾适应证者可选择保留肾单位手术，对年老体弱或有手术禁忌证者可选择能量消融治疗（如冷冻消融、射频消融、高强度聚焦超声等）。

　　肾肿瘤引起严重血尿、疼痛等症状时可选择姑息性肾切除术、肾动脉栓塞以缓解症状，提高生存质量。

　　内科治疗 对转移性肾癌（mRCC）应采用以内科治疗为主的综合治疗方式。

　　细胞因子治疗 对体能状态良好、低危险转移性肾癌患者切除肾原发灶可提高干扰素（IFN-α）和/或白细胞介素-2（IL-2）的疗效。中、高剂量IFN-α或高剂量 IL-2 对低、中危转移性肾透明细胞癌有效，有效率约 15%。

靶向治疗 自 2005 年 12 月，美国食品和药品管理局（FDA）先后批准了 8 种靶向方案用于转移性肾癌的一线或二线治疗，包括小分子多激酶抑制剂，如索拉非尼、舒尼替尼、帕唑帕尼、阿昔替尼；血管内皮生长因子（VEGF）单克隆抗体，如贝伐珠单抗；mTOR 抑制剂，如替西罗莫司和依维莫司；表皮生长因子受体（EGFR）抑制剂，如厄洛替尼。与细胞因子治疗相比，靶向治疗的疗效均有不同程度的提高，患者的生存期得以延长。但对晚期肾癌的完全缓解率太低，仅有 1% ~ 3%，也缺乏良好的肿瘤标志物用于指导临床用药。此外，这些靶向药物可引起严重的不良反应。

免疫检查点抑制剂 通过多项相关临床试验发现，PD-1/PD-L1 或 CTLA-4 抑制剂联合免疫疗法及免疫疗法与靶向药物的组合疗法可较好地改善患者预后。

化学药物治疗 主要有吉西他滨、5-氟尿嘧啶（5-FU）或卡培他滨、顺铂，吉西他滨联合氟尿嘧啶或卡培他滨主要用于以透明细胞为主型的 mRCC；吉西他滨联合顺铂主要用于以非透明细胞为主型的 mRCC；如果肿瘤组织中含有肉瘤样成分，化疗方案中可以联合多柔比星。化疗有效率 10% ~ 15%。

预后 Ⅰ、Ⅱ、Ⅲ和Ⅳ期肾癌患者治疗后 5 年生存率分别达到 92%、86%、64% 和 23%。影响肾癌预后的最主要因素是病理分期，此外，组织学分级、患者的行为状态评分、症状、显微镜下肿瘤组织中是否有坏死、某些生化指标的异常和变化等因素也与肾癌的预后有关。肾癌的预后也与组织学类型有关，肾乳头状腺癌Ⅰ型好于Ⅱ型；集合管癌预后较透明细胞癌差。

（马建辉 李亚健）

jiāzúxìng shènxìbāo'ái

家族性肾细胞癌（familial renal cell carcinoma）

具有特定的基因改变，并具有家族聚集倾向的肾细胞癌。又称遗传性肾细胞癌。占全部肾癌的 2% ~ 4%。多伴发于一些遗传性癌综合征，已明确了至少 4 种与肾癌相关的遗传性综合征：冯·希佩尔-林道综合征（von Hippel-Lindau syndrome）（VHL 综合征，脑视网膜血管瘤病）；遗传性乳头状肾细胞癌（HPRC）；遗传性平滑肌瘤病和肾细胞癌（HLRCC）；伯特-霍格-杜布（Birt-Hogg-Dube）综合征（BHD 综合征）。4 种综合征均属于常染色体显性遗传，但每种都是由不同的遗传基因变异造成的。VHL 综合征的病因是 3 号染色体短臂上 *VHL* 基因失活，HPRC 的病因是 7 号染色体长臂上 *MET* 癌基因的激活突变，HLRCC 综合征的病因是 1 号染色体长臂上的 *FH* 基因突变，BHD 综合征病因是 17 号染色体短臂上的 *BHD* 基因失活。家族性肾细胞癌患者常在 40 岁之前发病，且病灶多为双侧或多发。

（马建辉 李亚健）

tòumíng xìbāo shènxìbāo'ái

透明细胞肾细胞癌（clear cell renal cell carcinoma，CCRCC）

由胞质透明或嗜酸性肿瘤细胞构成的肾细胞癌。是最常见的肾癌亚型，占所有肾细胞癌的 60% ~ 70%。显微镜下癌细胞胞膜清楚，胞质丰富、透明，因而得名。既往分类中的颗粒性肾细胞癌或肾颗粒细胞癌，现已归为高分级透明细胞型肾细胞癌。

CCRCC 可发生于任何年龄，高发年龄为 50 ~ 70 岁。男女之比为（1.5 ~ 2）:1。早期多无症状，常因健康查体时行 B 超或 CT 检查而发现。晚期常见表现有血尿、腰部或上腹部肿块、腰痛等症状。10% ~ 40% 的患者出现副肿瘤综合征。

典型 CCRCC 呈局限外凸性生长，圆形、椭圆形，可有分叶状生长。CT 检查平扫等密度或低密度，肿块较小时密度均匀，肿块大时常伴出血、坏死，所以密度不均匀；CT 增强检查，在动脉早期肿瘤周围及边缘可见不规则强化，多为迂曲的肿瘤血管；髓质期肿瘤强化迅速下降。局限性肾癌和局部晚期肾癌首选外科手术治疗。转移性肾癌多采用以内科为主的综合治疗。

（关有彦）

dīdù èxìng qiánnéng de duōnángxìng shènzhǒngliú

低度恶性潜能的多囊性肾肿瘤（multilocular cystic renal neoplasm of low malignant potential）

没有实性或膨胀性结节，完全由囊状结构构成，间隔中含有单个或小团透明细胞的肾肿瘤。是 2016 年世界卫生组织（WHO）《泌尿系统及男性生殖器官肿瘤分类》中新增类型。肿瘤由大小不等的囊肿组成，囊肿有较薄的分隔，内充满透明、浆液性或胶状液体，如果一旦分隔或囊壁出现实性、肉眼可见的肿瘤结节，就不能诊断该病。囊壁上可见单层排列的肿瘤细胞，胞质丰富透明，细胞核小，无核仁。分隔由钙化或骨化的纤维组织组成。一个重要的诊断特征是纤维间隔内存在肿瘤细胞团。

该病预后良好。在肿瘤完整切除情况下，几乎不会出现复发或转移。

（关有彦）

rǔtóuzhuàng shènxìbāo'ái

乳头状肾细胞癌（papillary renal cell carcinoma，PRCC） 具有乳头状或小管乳头状结构的肾细胞癌。占肾细胞癌的 10%～15%，仅次于透明细胞肾细胞癌。1976 年，该病首先由曼西利亚－希门尼斯（Mancilla-Jimenez R）等报道。1997 年，由德拉亨特（Delahunt B）和埃布尔（Eble JN）根据组织病理学改变将其分为Ⅰ型和Ⅱ型两个亚型。Ⅰ型约占肾细胞癌的 5%，Ⅱ型约占肾细胞癌的 10%。

乳头状肾细胞癌的高发年龄为 60～70 岁，男女比约 2：1。无特征性临床表现。B 超、CT 和 MRI 检查可显示为囊实性或实性肿瘤，部分表现为囊性肿物边缘结节状软组织影。典型的乳头状肾细胞癌在 CT、MRI 上表现为乏血供的肿瘤，增强扫描时，其强化程度较透明细胞癌弱。双侧或多发乳头状肾细胞癌较其他肾癌亚型更为多见。

对于局限性乳头状肾细胞癌，根治性肾切除术是最主要的手段。预后较好，尤其是Ⅰ型。肿瘤中出现大片坏死、大量泡沫细胞、有肉瘤样分化者提示预后不良。

（关有彦）

shèn xiánsèxìbāo'ái

肾嫌色细胞癌（chromophobe renal cell carcinoma，CRCC） 由较大淡染或嗜酸性细胞构成、具有明显细胞边界、不规则的核及核周空晕的肾细胞癌。1985 年，由特内斯（Thoenes W）等首先报道。占肾细胞癌的 3.2%～10.4%。发病率位列透明细胞肾细胞癌和乳头状肾细胞癌之后。发病年龄 22～86 岁，平均 60 岁，男女发病率相似。

嫌色细胞癌无特殊症状和体征。影像学表现为乏血供肿瘤，肿瘤体积常较大。典型的肾色细胞癌 CT 表现，平扫为密度均匀的类圆形肿块，常见坏死、囊变、少部分伴钙化，病灶中央可见星芒状或轮辐状瘢痕。增强扫描呈轻至中度强化，各期均低于肾皮质强化程度，增强扫描实质期强化程度高于皮髓质期，强化相对均匀，有延迟强化特性。光镜下癌细胞大而浅染，胞膜非常清楚。

外科手术是首选治疗方法，依据肿瘤大小及部位可以选择根治性肾切除和保留肾单位手术。与其他肾癌亚型相比，肾嫌色细胞癌预后较好。

（关有彦）

jíhéguǎn'ái

集合管癌（carcinoma of collecting duct of Bellini） 起源于贝利尼（Bellini）集合管上皮细胞的肾细胞癌。发病率非常低，占肾细胞癌的 1%～2%。1986 年，弗莱明（Fleming S）首先命名了集合管癌；1990 年，马森（Masson）将其描述为一种囊性肾细胞癌，有乳头状突起，囊被覆上皮似贝利尼管。1998 年，世界卫生组织（WHO）《泌尿系统及男性生殖器官肿瘤病理学和遗传学》肾肿瘤分类中正式命名为集合管癌。2004 年，WHO《泌尿系统及男性生殖器官肿瘤病理学和遗传学》中将集合管癌分为贝利尼集合管癌和肾髓质癌。

集合管癌恶性程度高，就诊时约有 1/3 患者已有转移。影像学检查常表现为边界欠清的低血供肿瘤性病变，常伴有区域或远处转移，与进展期尿路上皮癌，以及恶性程度高的肾细胞癌尤其是非透明细胞癌鉴别较困难，确诊依赖病理学诊断。手术仍是主要治疗手段，化疗和靶向药物等辅助治疗有一定的疗效。该病预后差。

（关有彦）

shèn suǐzhì'ái

肾髓质癌（renal medullary carcinoma） 起源于肾髓质，生长迅速的肾细胞癌。几乎所有患者均伴有镰状细胞贫血。1995 年，戴维斯（Davis CJ Jr）等首先命名该病。2004 年，世界卫生组织（WHO）《泌尿系统及男性生殖器官肿瘤病理学和遗传学》肾肿瘤分类中新增了这一种病理类型。肾髓质癌罕见，发病年龄 10～40 岁，平均 22 岁，男女之比为 2：1。临床表现有消瘦、肉眼血尿、腰肋部疼痛、发热或腹部包块。主要的临床特征是伴有镰状细胞贫血。

肾髓质癌高度恶性，病程短，生长速度快，侵袭性强，容易侵及肾皮质、肾周围脂肪组织及腹膜后软组织，早期易发生淋巴结、血行及肝、肺转移，95% 患者诊断时已经出现转移。预后较差。

（关有彦）

MiT jiāzú yìwèi shènxìbāo'ái

MiT 家族易位肾细胞癌（MiT family translocation renal cell carcinoma） 一种肾细胞癌亚型。2016 年，世界卫生组织（WHO）《泌尿系统及男性生殖器官肿瘤分类》将 t（6；11）肾细胞癌和 Xp11.2 易位/TFE3 基因融合相关性肾细胞癌一起归入 MiT 家族易位肾细胞癌。暴露于细胞毒性化疗是该病的危险因素。约 40% 的儿童肾癌和 1.6%～4% 的成人肾癌为 Xp11.2 易位肾癌。

大体见，肿瘤切面边界清楚，可有纤维性假包膜，黄褐色或多彩状，类似于透明细胞肾细胞癌，常伴有出血、坏死及钙化。显微镜下最典型的特点是由透明细胞构成的乳头状结构，还可见巢团状、腺泡状、小管状及实性片状排列，部分小管状结构中有嗜酸性浆液或红细胞。此型肾癌的预后与透明细胞癌相似。

（关有彦）

shèn niányè xiǎoguǎnzhuàng hé suōxíngxìbāo'ái

肾黏液小管状和梭形细胞癌

[mucinous tubular and spindle cell carcinoma（MTSCC）of kidney] 具有黏液小管状和梭形细胞癌特点的低级别、多形性肾上皮性恶性肿瘤。少见，在肾细胞癌中所占比例不足 1%。以往常被诊断为梭形细胞（肉瘤样）癌或不能分类的癌。1997 年，麦克伦南（MacLennan GT）等首次报道 13 例低级别黏液管状肾细胞癌，并认为其可能属于低级别集合管癌。2004 年，世界卫生组织（WHO）《泌尿系统及男性生殖器官肿瘤病理学和遗传学》肾肿瘤分类中将其命名为肾黏液小管状和梭形细胞癌。2016 年 WHO 泌尿系统肿瘤分类无变化。MTSCC 的起源有争论，但大量证据表明 MTSCC 起源于髓袢细胞或集合管上皮细胞。

该病好发于女性，男女比例为 1：4。发病年龄 17~82 岁，平均 53 岁。多数无明显临床症状，而由影像学检查发现。少数可有血尿、腰痛和腹部肿块等表现。

肿瘤多位于肾实质内，界限清楚，切面灰白至灰棕色，可有小灶出血或坏死，囊性变少见。镜下肿瘤由紧密排列的小而狭长的小管和梭形细胞区构成，平行排列的小管似有梭形细胞样结构。小管间为淡染黏液样基质。电镜下梭形细胞具有上皮细胞的特点，可见微绒毛、连接复合体，如紧

密连接、中间连接。黏液小管状和梭形细胞癌的免疫表型复杂，多数波形蛋白（vimentin）和上皮膜抗原（EMA）阳性，多种角蛋白如 34pEl2、CK7、CK8、CK18 和 CAM 5.2 阳性，近端肾单位标志物如 CD10 和绒毛蛋白（villin）阴性，荆豆凝集素（UEA）和细胞凝集素阳性。

首选治疗方法是手术，其中以肾部分切除术为主，预后良好，患者可长期存活，个别病例会出现区域淋巴结转移，有必要建立转移性 MTSCC 的系统治疗指南。尤其是病理形态学异型性明显者，术后需密切随访。

（田 军）

wèifēnlèi shènxìbāo'ái

未分类肾细胞癌

（renal cell carcinoma, unclassified） 当肾细胞癌类型不属于特指的各个类型时的肾细胞癌。2004 年世界卫生组织（WHO）《肾脏肿瘤组织学分类》中将肾细胞癌分为透明细胞肾细胞癌、低度恶性潜能的多囊性肾肿瘤、乳头状肾细胞癌、肾嫌色细胞癌、集合管癌、肾髓质癌、Xp11.2 易位/TFE3 基因融合相关性肾癌、神经母细胞瘤相关性肾细胞癌、肾黏液小管状和梭形细胞癌 9 种已明确的肾细胞癌亚型，按现有标准无法归入以上各种类型的肾细胞癌归为未分类肾细胞癌。该分类体系为一个动态系统，随着研究的不断深入，将不断有未分类肾细胞癌被命名为肾癌的新亚型。

未分类肾细胞癌少见，在外科病例中这类肿瘤占肾肿瘤的 4%~5%。通常含有多种类型的组织，而且大部分病理分级和临床分期较高，淋巴结转移发生率较高，预后较差。治疗上仍以根治性手术为主要方式，化疗与否和

患者总体生存期无明显改变。

（田 军）

shèn'ái de fùzhǒngliú zōnghézhēng

肾癌的副肿瘤综合征

（paraneoplastic syndrome associated with renal cell carcinoma） 发生于肾肿瘤原发病灶和转移灶以外，由肿瘤产物（异位激素和其他活性产物）、异常免疫反应或其他不明原因造成的内分泌异常、神经、造血、消化、骨关节、肾和皮肤的改变。又称伴癌综合征，曾称肾癌的肾外表现。可能是由于肾癌本身代谢异常或癌组织对机体产生各种影响引起的内分泌或代谢方面的改变，也可能是机体对肿瘤的免疫反应的表现。

临床主要表现为乏力、食欲减退、高血压、贫血、体重减轻、恶病质、发热、红细胞增多症、肝功能异常、高钙血症、高血糖、红细胞沉降率增快、神经肌肉病变、淀粉样变性、溢乳症和凝血机制异常等改变。有 10%~40% 的肾癌伴有副肿瘤综合征。

（田 军）

xiǎoshèn'ái

小肾癌

（small renal cell carcinoma） 肿瘤最大直径在 4cm 及以下的肾细胞癌。起病隐匿，体积小，生物学差异大，病理特征多样，预后不具有相似性。既往将肿瘤最大径≤3cm 的肾肿瘤称为小肾肿瘤（SRM），病理学也曾采用以肿瘤最大径 3cm 为标准，对分化良好的嗜酸细胞形态的肾肿瘤最大径≤3cm 诊断为嗜酸细胞腺瘤，而大于 3cm 诊断为肾腺癌。由于影像学及病理学技术的进步以及 TNM 分期的进展，现已大多将肿瘤最大径≤4cm 的肾肿瘤称为 SRM，最大径≤4cm 的肾癌称为小肾癌。

小肾癌占全部肾癌的 7%~

25%，大多数属于惰性肿瘤。癌细胞呈中分化和高分化，年平均生长速度为 0.13~0.80cm。临床转归较好，常无明显的临床症状和体征，多为健康体检时影像学检查时偶然发现，及早发现并治疗可以显著改善预后。

（田　军）

wúzhèngzhuàng shèn'ái

无症状肾癌 （incidental renal cell carcinoma）

无相关临床症状或体征，在健康体检或因其他疾病行 B 超、CT 等影像学检查时发现的肾细胞癌。曾称肾偶发癌。无症状肾癌并非肾癌的一种类型，而只是肾癌未出现临床表现的一个发展阶段。超过 90% 的无症状肾癌是通过超声检查发现的，还有部分是在行 CT 和 MRI 检查时被发现。绝大多数都属于局限性肾癌，保留肾单位手术是主要的治疗手段。与有症状肾癌相比，无症状肾癌肿瘤分期早、肿瘤瘤体小、出现局部或远处转移较少，所以总体预后良好。

（田　军）

júxiànxìng shèn'ái

局限性肾癌 （localized renal cell carcinoma）

肿瘤局限于肾内，最大径 $\leq$ 7cm（T_1 期）或肿瘤局限于肾内，最大径大于 7cm（T_2 期），且无淋巴结转移、无肾静脉瘤栓及远处转移的肾细胞癌。习惯上被称为早期肾癌。2017 年第 8 版美国癌症联合委员会（AJCC）肾癌 TNM 临床分期为 I、II 期（$T_1 \sim T_2 N_0 M_0$）。

（田　军）

júbù jìnzhǎnxìng shèn'ái

局部进展性肾癌 （locally advanced renal cell carcinoma）

肿瘤局限于肾但伴有区域淋巴结转移；肿瘤侵犯主要静脉或肾周软组织，但未侵及同侧肾上腺、未超出肾周围筋膜，且无远处转移的肾细胞癌。曾称局部晚期肾癌。2017 年第 8 版美国癌症联合委员会（AJCC）肾癌 TNM 临床分期为 III 期（$T_1 \sim T_2 N_1 M_0 / T_3 N_0 \sim N_1 M_0$）。

（田　军）

zhuǎnyíxìng shèn'ái

转移性肾癌 （metastatic renal cell carcinoma，MRCC）

肿瘤侵透肾周筋膜或伴有远处转移的肾细胞癌。又称晚期肾癌。2017 年第 8 版美国癌症联合委员会（AJCC）肾癌 TNM 临床分期为 IV 期（$T_4 N_0 \sim N_1 M_0 /$任何 $T_1 \sim T_4 N_0 \sim N_1 M_1$）。

25%~30% 的肾癌患者在初诊时伴有远处转移，局限性和局部进展性肾癌手术后有 20%~40% 出现远处转移。尸检研究显示，各器官或组织转移率依次为，肺 75%、肝 40%、骨 40%、软组织 34%、胸膜 31%、肾上腺 22%、脑 15%、肾 14%、甲状腺 13%、腹膜 10%、消化道 9%、泌尿生殖道 8%、胰腺 8%、皮肤 4% 及脾 2%。转移性肾癌可出现转移灶引起的症状或体征，如咳嗽、骨痛、病理性骨折、头痛和腹部不适等，可伴晚期肿瘤的各种症状，如消瘦、乏力、食欲减退等。

转移性肾癌以内科治疗为主，辅以减瘤性肾切除术或放疗以及支持治疗。预后较差，5 年生存率低于 10%。随着分子生物学的进步，转移性肾癌的治疗经历着从细胞因子治疗到分子靶向治疗、免疫治疗的转变，患者的预后也得到改善。

（田　军）

gēnzhìxìng shènqiēchúshù

根治性肾切除术 （radical nephrectomy，RN）

采用腹腔镜或开放手术方式，经腹腔或经后腹膜腔途径，先阻断或切断肾蒂，并在肾周筋膜外将整个肾及肾周组织完整切除的手术。适应证主要为局限于肾周筋膜内的肿瘤。

1949 年的许特（Chute）和 1952 年的福利（Foley）都曾提出过根治性肾切除术的概念，但并未被广泛采纳。1963 年，罗布森（Robson CJ）认为肾癌术后局部复发是由于手术时未能完整切除受侵的同侧肾上腺、肾周脂肪以及邻近的淋巴结所致，应扩大切除范围。罗布森提出的根治性肾切除范围包括：肾周筋膜、肾周脂肪、患肾、同侧肾上腺、从膈肌脚至腹主动脉分叉处腹主动脉或下腔静脉旁淋巴结以及髂血管分叉以上输尿管。1969 年，罗布森报道了根治性肾切除术与单纯性肾切除术治疗肾癌的对照研究，接受根治性肾切除术的患者 5 年生存率提高了 14 个百分点，从而被各国泌尿外科医师誉为治疗肾癌的金标准。经过数十年的临床研究，该术式在手术入路、手术方式以及切除范围方面发生了变化。其可在腹腔镜下或机器人腹腔镜下进行，对于早期肾癌，还可采用保留肾单位手术或保留同侧肾上腺的手术治疗方式，可达到根治性肾切除术的同样疗效。

根治性肾切除术后 I 期肾癌患者 5 年生存率预计为 96%，II 期为 88%，III 期为 64%，IV 期为 23%。

（田　军）

bǎoliú shèndānwèi shǒushù

保留肾单位手术 （nephron sparing surgery，NSS）

利用开放或腹腔镜技术，在完全、部分或不阻断患肾血流的条件下，切除或毁损病变部分的肾组织，并保留同侧其余正常肾组织，以达到最大限度保护肾功能目的的手术。又称肾部分切除术。1884 年，韦尔斯（Wells）最早报道了应用部分肾切除术成功治疗 2 例肾周纤维脂肪瘤。1887 年，切尔尼（Czerny）首次通过肾部分切除术治疗肾血管肉瘤。20 世纪 50 年代以前，由于术后出血、漏尿、死亡三大主要问题未能解决，很少有医师实施这类手术。直到 20 世纪 80 年代，伴随着超声、CT 等影像学技术的普及，才真正开始有目的地选择保留肾单位手术治疗肾癌。至 21 世纪，该手术已经成为治疗局限性肾癌的标准术式。

保留肾单位手术与相同分期接受根治性肾切除术的局限性肾癌患者的 5 年生存率相同，术后复发率为 4%～6%。各国制定的《肾癌诊治指南》中均推荐将保留肾单位手术作为局限性肾癌的标准治疗方式之一。NSS 最终需要达成三个目的：完整切除肿瘤保证切缘阴性；最大限度保护正常肾单位的功能；减少围手术期和远期并发症。

（田 军）

jiǎnliúxìng shènqiēchúshù

减瘤性肾切除术 （cytoreductive nephrectomy，CRN）

对转移性肾癌原发病灶进行切除的手术方式。又称辅助性肾切除术、姑息性肾切除术。该手术可降低肿瘤负荷，明确肾癌的病理类型，缓解原发灶引起的多种症状，如与肿瘤相关的疼痛、顽固性血尿、红细胞增多症、难以控制的高血压和高钙血症等。1%～2% 的转移性肾癌患者在接受减瘤性肾切除术后转移灶可自行消失。

减瘤性肾切除术是转移性肾癌的辅助性治疗手段，联合细胞因子治疗能提高晚期肾癌患者的生存率，延长无疾病进展时间，改善患者的生活质量。由美国西南肿瘤协作组（SWOG）和欧洲癌症研究和治疗组织（EORTC）开展的随机对照研究中，减瘤性肾切除联合干扰素（IFN-α）治疗转移性肾癌患者的中位生存时间为 13.6 个月，而单独 IFN-α 治疗组为 7.8 个月，联合治疗组使患者生存期平均延长 5.8 个月，死亡危险性降低 31%。另有一项回顾性研究显示，CRN 联合血管内皮生长因子（VEGF）靶向治疗组中位生存期为 19.8 个月，单独 VEGF 靶向治疗组仅 9.4 个月。美国国家癌症数据库资料显示，CRN 常被学术型医疗中心采用并带来生存优势。法国泌尿生殖协会的一项 3 期随机对照研究发现，单独使用舒尼替尼的疗效并不亚于 CRN 联合舒尼替尼，因研究中止结果尚不确定，但进一步随访后的亚组分析发现，对于 1 处转移灶患者，联合组的中位总生存期为 23.2 个月，而 2 处及以上患者的中位生存期仅为 14.4 个月；此外，对于国际转移性肾细胞癌联合数据库评分（IMDC）为 1 分的患者，CRN 联合舒尼替尼的中位总生存期为 31.4 个月，IMDC 大于 1 分者中位生存期仅为 17.6 个月。3 期随机对照研究（SURTIME）发现，舒尼替尼治疗 3 个周期后延迟行 CRN 比舒尼替尼治疗后即刻行 CRN 总生存期要长，而无进展生存期接近，且延迟手术组中患者接受舒尼替尼的比例更高。3 期随机对照研究（KEYNOTE-564）中亚组分析显示，CRN 及转移灶切除后辅助派姆单抗治疗可显著延长无病生存期。

减瘤性肾切除可在全身治疗前进行，但有 10%～30% 的患者在接受手术后由于出现并发症或因肿瘤快速进展而无法进行后续治疗，或手术恢复期间疾病迅速进展，而延误全身治疗。也可先行全身治疗，在转移灶出现缓解之后再行减瘤性肾切除，以避免手术相关并发症，但全身治疗的不良反应可能会使一些患者无法耐受手术。

减瘤性肾切除术的病死率为 2%～11%。作为转移性肾癌治疗手段的重要组成部分，需综合考量患者实际情况而后行，如肿瘤负荷、IMDC 评分等，结合免疫治疗等手段，达到精准化、个体化治疗。

（田 军）

shèn'ái fēnzǐ bǎxiàng zhìliáo

肾癌分子靶向治疗 （molecular targeted therapy for renal cell carcinoma）

在肿瘤分子生物学的基础上，以肿瘤相关的分子作为靶点，利用靶分子特异制剂或药物对肾癌患者进行的治疗。一些肾癌相关基因在肾癌的发生发展中起重要作用，如 VHL 基因与透明细胞肾细胞癌相关，C-met 和 FH 基因与乳头状肾细胞癌相关，BHD 基因与肾嫌色细胞癌相关。这些基因的突变或缺失导致信号传导通路下游的基因异常表达，使细胞过度增殖和自我修复异常而出现恶性转化，因而相关信号传导通路的改变也成为肾癌分子靶向治疗的生物学基础。

分子靶向治疗药物被用于晚期肾癌的一线或二线治疗，提高了患者的生活质量、延长了无疾病进展生存期及总生存期，成为治疗转移性肾癌有效的方法。肾癌分子靶向药物按照作用机制分为抗血管内皮细胞生长因子受体（VEGF）酪氨酸激酶抑制剂、抗 VEGF 单克隆抗体、哺乳动物雷帕霉素靶蛋白（mTOR）抑制剂和表皮生长因子受体（EGFR）酪氨酸激酶抑制剂。针对 VEGF 靶点的药物包括索拉非尼、舒尼替尼、培唑帕尼、阿昔替尼和卡博替尼等；mTOR 抑制剂包括替西罗莫司、依维莫司。

（田 军）

UISS fēngxiǎn píngfēn xìtǒng

UISS 风险评分系统 [University of California Los Angeles (UCLA) integrated staging system, UISS]

美国加利福尼亚大学洛杉矶分校（UCLA）制定的局限性或局部进展性肾癌患者预后风险评分系统。2001 年，UCLA 医疗中心的齐斯曼（Zisman A）依据于 1997 肾癌 TNM 分期、病理分级标准及美国东部肿瘤协作组（ECOG）对肿瘤患者体能状态评分（ECOG 评分）3 项指标，将无淋巴结及无全身转移的肾癌患者手术后复发或转移风险等级分成 5 级，随后又进行修订，将 5 级归为低危（LR）、中危（IR）和高危（HR）3 组。低危组定义为 pT_1 期、核分级 1~2 分、ECOG 评分为 0。高危组定义为 pT_3 期、核分级 2~4 分、ECOG 评分 ≥1 分或 pT_4 期患者，其余归为中危组。低危、中危和高危组的 5 年生存率分别为 92%、67% 和 42%。

UISS 风险评分系统除可帮助医师判断患者的预后，也可指导对患者的随访，根据患者预后风险的高低采取不同随访时间间隔，可以减少过度影像学检查。

（田 军）

zhuǎnyíxìng shèn'ái yùhòu píngfēn xìtǒng

转移性肾癌预后评分系统

（memorial Sloan-Kettering cancer center risk feature） 2002 年，美国纽约斯隆-凯德琳（Sloan-Kettering）癌症纪念研究中心（MSKCC）的莫策（Motzer RJ）等对实施干扰素（IFN-α）治疗的晚期肾癌患者进行风险分析时建立的评分系统。又称莫策评分。MSKCC 评分系统通过分析接受化疗和细胞因子治疗的转移性肾癌患者的预后，提出转移性肾癌的不良预后因素为：①卡式评分（KPS）≤80 分。②血清乳酸脱氢酶（LDH）大于正常上限 1.5 倍以上。③低血红蛋白（女性低于 11.5g/L，男性低于 13g/L）。④血清钙大于 10mg/dl。⑤从诊断至开始内科治疗的时间少于 1 年。⑥转移器官的数目超过 2 个及以上。根据以上 6 项内容进行评定，有其中一项异常指标为 1 分，没有为 0 分，有几项指标异常则为几分。综合评定后依据每位患者伴有不良预后因素的多少，将转移性肾癌患者分为低危（0）、中危（1~2 个）和高危（≥3 个）3 组。MSKCC 评分系统对转移性肾癌患者预后的判定和临床治疗的选择具有重要的指导意义。

（田 军）

shènmǔxìbāoliú

肾母细胞瘤 （nephroblastoma）

起源于后肾胚基细胞的恶性胚胎性肿瘤。又称维尔姆斯瘤。1814 年，兰斯（Rance）首先报道此病，1899 年，德国医师马克斯·维尔姆斯（Max Wilms）对该病做了详细病理描述，因此，被命名为维尔姆斯瘤。肾母细胞瘤好发于儿童，是儿童第二位常见的腹部恶性肿瘤。约 98% 的病例发生于 10 岁以下，最多见于 3 岁以下，3 岁以后发病率显著降低，5 岁以后少见。只有 2%~3% 发生在成年人，称为成人肾母细胞瘤，其中 20% 发生在 15~20 岁，80% 发生在 30~70 岁。男女发病率无明显差异，多数为一侧发病，3%~10% 为双侧性肾母细胞瘤，可同时或相继发生。

病因和发病机制 确切病因尚不清楚，可能与 11 号染色体上的 *WT-1* 基因的丢失或突变有关，也可能是由于间叶的胚基细胞向后肾组织分化障碍，并且持续增殖造成的。该病具有家族聚集倾向，也可能具有遗传性。

病理特征 对不能手术切除的患者应做肿瘤穿刺活检进行病理检查，以明确诊断。大体见，多数为单发实性肿物，一般瘤体较大，边界清楚，可有假包膜。肿瘤质软，切面鱼肉状，灰白或灰红色，可有灶状出血、坏死或囊性变。7% 为单侧多发，5% 累及双侧肾。光镜下组织学多样性非常显著，细胞成分包括间叶组织的细胞、上皮样细胞和幼稚细胞 3 种。肾母细胞瘤上皮样细胞体积小，圆形、多边形或立方形，可形成小管或小球样结构，并可出现鳞状上皮分化。间叶细胞多为纤维性或黏液性，细胞较小，梭形或星状，可出现横纹肌、软骨、骨或脂肪等分化。胚基幼稚细胞为小圆形或卵圆形原始细胞，胞质少。

临床表现 绝大多数儿童肾母细胞瘤是在家长给孩子洗澡、换衣服或触摸腹部时而发现的。肿块表面光滑、平整、质地硬、无压痛，通常比较固定。有的患儿腹部膨隆或两侧不对称。少数患儿有腹痛、恶心、呕吐、食欲减退的消化系统症状。也有少数表现为血尿、发热、高血压。晚期患儿可出现面色苍白、消瘦、精神萎靡，甚至出现转移症状，如咯血、头痛等。有 12%~15% 的患儿会伴有先天性畸形，如隐睾症、尿道下裂、无虹膜症、重复肾、马蹄肾、多囊肾、异位肾和贝-维（Beckwith-Wiedemann）综合征。贝-维综合征表现为内脏肥大、脐膨出、巨舌和偏身肥大。成人肾母细胞瘤的临床表现与肾癌的表现相似，为无症状、血尿、腰腹痛和腹部肿块等。

诊断 诊断的主要依据是影像学检查，确诊需要病理学检查。影像学检查包括腹部 X 线平片、排泄性尿路造影、腹部超声、腹部 CT 或 MRI 检查。其中最简单的检查方法是腹部超声检查，腹部 CT 平扫和增强扫描是最重要的检查项目，诊断肾母细胞瘤的准确性高达 95% 以上。但对伴有肾功能不全、下腔静脉瘤栓者应做腹部 MRI 检查。

治疗 包括外科手术治疗、化疗和放疗。外科手术疗法是治疗肾母细胞瘤的基础，由于儿童肾母细胞瘤对化疗、放疗敏感，通常采用综合治疗方法，是综合治疗恶性肿瘤成功的典范。20 世纪 50 年代以前，单纯手术是治疗肾母细胞瘤的唯一方法，5 年生存率仅 20%。50 ~ 60 年代开始采用手术联合放疗，5 年生存率达到 45% ~ 50%。此后，采用手术联合放化疗的模式，5 年生存率达到 85% 以上。常用的化疗药物有放线菌素 D（A）、长春新碱（V）、多柔比星（D）、环磷酰胺（C）、依托泊苷（E）和 2 - 巯基乙基磺酸钠（M）。常用的方案有 A+V 方案、A+V+D 方案、V+D+E+C+M 方案。对于同时发生的双侧肾母细胞瘤优选的治疗方案是先组织学活检后进行化疗，可降低肾衰竭发生率。成人肾母细胞瘤早期以手术治疗为主，但晚期尚无疗效好的综合治疗方案。

（马建辉 李亚健）

shèn ròuliú

肾肉瘤（renal sarcoma） 起源于肾间叶组织的恶性肿瘤，是伴有多形性未分化肉瘤样改变的癌。

根据构成肿瘤的组织成分分别命名，如平滑肌肉瘤、脂肪肉瘤、骨肉瘤、横纹肌肉瘤、纤维肉瘤、癌肉瘤、恶性纤维组织细胞瘤、滑膜肉瘤、血管肉瘤以及恶性血管外皮细胞瘤、肾透明细胞肉瘤等，其中以平滑肌肉瘤最为常见，脂肪肉瘤次之。成年人原发性肾肉瘤临床少见，占肾恶性肿瘤的 1% ~ 2%。肾透明细胞肉瘤则是发生在儿童的肾肉瘤，约占儿童肾肿瘤的 3%。肾肉瘤对放化疗均不敏感，肾根治性切除术仍是主要的治疗手段。而通过基因检测可为患者提供个体化的诊疗方案。

（田 军）

shèn tòumíng xìbāo ròuliú

肾透明细胞肉瘤（clear cell sarcoma of the kidney，CCSK） 发生于肾的高度恶性间叶肿瘤。1970 年，基德（Kidd JM）首次描述了这一病变并命名，在此之前一直被误诊为肾母细胞瘤。占儿童肾恶性肿瘤的 3%，男女比例为 2:1。诊断时平均年龄为 3 岁，好发骨转移，故又称儿童骨转移性肾肿瘤。

肿瘤体积较大，直径平均 11cm。肿瘤位于肾髓质中央，边界清楚，无包膜。肿瘤细胞呈上皮样或梭形，被细胞外黏液样物质松散地分隔，像透明胞质。免疫组织化学染色显示，波形蛋白（vimentin）、细胞周期蛋白（cyclin）D_1、Bcl-2、BCOR3 和 TLE1 阳性，约 40% 表达 SATB2，20% 表达 PAX8，而 WT1、CD34、S-100 蛋白、结蛋白（desmin）、MIC2（CD99）、角蛋白（CK）和上皮膜抗原（EMA）一致阴性。按美国肾母细胞瘤研究组推荐的手术联合化疗和放疗方案可使患儿生存率从 20% 提高到 70%。

（马建辉 李亚健）

jìfāxìng shènzhǒngliú

继发性肾肿瘤（secondary renal tumor） 起源于其他器官或组织的恶性肿瘤侵犯或转移到肾实质而形成的肿瘤。肾血供丰富，为癌细胞的沉积和生长提供了丰富的机会和营养，几乎所有的肾转移灶都是通过血液途径转移形成的，只有一小部分是周围脏器的肿瘤直接侵袭。肾为恶性肿瘤最常出现转移的器官之一，尸检结果证明，死于恶性肿瘤的患者中 12% 存在肾转移。继发性肾肿瘤常见的原发灶包括肺、乳腺、胃肠道、黑色素瘤以及血液系统的恶性肿瘤。

继发性肾肿瘤多因原发肿瘤治疗后复查时发现，常无特殊泌尿系统的症状和体征。CT 和 MRI 是主要诊断手段，典型特点为肿瘤呈弥漫性、浸润性生长，边界不清晰，增强扫描常为低血供肿物。继发性肾肿瘤应根据原发肿瘤的治疗原则进行治疗，主要以全身治疗为主。多数患者同时伴发其他脏器的转移，预后较差。

（田 军）

duō yuánfā èxìng zhǒngliú

多原发恶性肿瘤（multiple primary malignant tumor，MPMT） 同一患者的单个或多个器官、组织同时或先后发生两种或两种以上原发性恶性肿瘤，全身各处均可发生。1889 年，比尔罗特（Billroth）首先报道了 MPMT，并提出了病理诊断标准。1932 年，沃伦（Warren）和格拉特斯（Grates）修订了多原发恶性肿瘤的病理诊断标准并沿用至今。

分类 根据初发恶性肿瘤和第二恶性肿瘤确诊的时间间隔，莫特尔（Moertel）将 MPMT 划分为同时性恶性肿瘤和异时性恶性肿瘤，同时性恶性肿瘤指两种及以上的恶性肿瘤在 6 个月内接连发生，异时性恶性肿瘤指两种及以上恶性肿瘤的发生间隔超过 6 个月。

病因和发病机制 发病可能与多种因素有关。①宿主易感性和机体免疫缺陷减退：第一次患肿瘤后，患者免疫功能减低，机体对肿瘤的易感性增加，提高了多次患恶性肿瘤的风险。②外源性致癌因素：部分致癌物质进入人体后可能对多个器官有致癌作用。③医源性因素：放疗、化疗抑制患者已受损的免疫监视能力，使机体不能排斥及清除癌细胞；放疗和化疗本身也可导致染色体畸变，具有致癌性。④与基因有关：癌基因的过度表达和抑癌基因的缺失、变异、功能异常与 MPMT 的发生有重要相关性。MPMT 患者有肿瘤家族史的比例远高于散发肿瘤患者。

全身所有的组织、器官均可发生 MPMT，其中泌尿生殖系统是其涉及的主要器官，以膀胱癌多见。国外报道 MPMT 占恶性肿瘤的 2.7% ~ 10.6%，在中国为 0.3%~0.5%。国外报道泌尿男生殖系 MPMT 占泌尿系恶性肿瘤的 9.0%，中国为 1.0%~1.8%。

临床表现 症状多不明显，若患者出现症状，需要进行系统检查，特别是发生在非转移癌的好发部位，应考虑是否发生 MPMT。影像学检查是诊断肿瘤的重要方法，正电子发射计算机体层成像（PET-CT）检查可同时显像患者的多种原发肿瘤，具有独特优点。

诊断 沃伦和格拉特斯病理诊断标准包括：①每种肿瘤须经组织细胞学证实为恶性肿瘤。②每种肿瘤均具有各自独特的病理类型。③必须排除相互转移的可能性。④肿瘤发生在不同部位，两者不相互连续。⑤如果发生在相同器官或在成对器官中相同组织，不属于多原发恶性肿瘤。

鉴别诊断 与转移瘤的鉴别要点有：转移瘤多发生在骨、肺和肝等，MPMT 有相对应的脏器组织；影像学检查：转移瘤为多发、密度均匀、轮廓清晰的圆形灶，MPMT 为孤立病灶；首发恶性肿瘤无复发，无周围淋巴结转移时，出现其他部位肿瘤，应考虑为 MPMT 可能。

治疗 尚无特殊的治疗方案，根据肿瘤部位、病理分期、全身情况选择手术、放化疗为主的根治性治疗方法。若两原发恶性肿瘤的位置距离较远，第一原发肿瘤手术或放化疗后，不影响第二原发肿瘤的治疗。若两原发恶性肿瘤的位置距离近，异时性 MPMT 因第一原发肿瘤治疗后黏连、解剖或组织血运改变等原因，第二原发肿瘤手术难度及风险大，需谨慎选择手术，可采用放化疗等保守疗法；同时性 MPMT，可选择同时或分期手术切除。MPMT 的疗效明显优于单原发恶性肿瘤术后出现复发或转移的疗效。

（管考鹏）

niàolù shàngpí zhǒngliú

尿路上皮肿瘤（urothelial tumor）

起源于肾盂、肾盏、输尿管、膀胱及前列腺部尿道尿路上皮的肿瘤。既往将尿路系统的黏膜细胞称为移行细胞。1998 年，世界卫生组织（WHO）与国际泌尿病理学会（ISU）联合建议用"尿路上皮"代替"移行细胞"一词，以区别于鼻腔以及卵巢的移行细胞。由于膀胱与肾盂、肾盏、输尿管及前列腺部尿道的胚胎学来源、组织结构基本相同，其黏膜层皆为尿路上皮。尿路上皮癌的病因、病理及生物学特点亦大致相同，在尿液中同一致癌物质的作用下，各段尿路上皮皆可发生癌变，导致尿路上皮癌具有多中心性倾向。尿路上皮肿瘤 90% 原发于膀胱、8% 原发于肾盂、2% 原发于输尿管。

（马建辉 李亚健）

shàng niàolù niàolùshàngpíái

上尿路尿路上皮癌（urothelial carcinoma of upper urinary tract）

发生在肾盂、肾盏、输尿管被覆尿路上皮来源的恶性肿瘤，包括发生在肾盂和输尿管的尿路上皮癌。曾称肾盂输尿管移行细胞癌。1998 年，世界卫生组织（WHO）与国际泌尿病理学会（ISU）联合建议用"尿路上皮"代替"移行细胞"一词，以区别于在鼻腔以及卵巢内的移行上皮。因此，肾盂、输尿管、膀胱的移行细胞癌被改称为尿路上皮癌。

输尿管与膀胱交界处以上被称为上尿路，膀胱和尿道被称为下尿路。因此，发生在肾盂、输尿管的肿瘤称为上尿路肿瘤。在上尿路肿瘤中以肾盂或输尿管尿路上皮癌最为常见，约占所有上尿路上皮肿瘤的 95%。因此，通常所说的上尿路上皮肿瘤往往就是指肾盂或输尿管尿路上皮癌。上尿路肿瘤占所有尿路肿瘤的 8%。肾盂、肾盏的恶性肿瘤是输尿管肿瘤的 2 倍。发生在远端输尿管、中段和近端输尿管的尿路上皮癌分别占 70%、25% 和 5%。65% 的肾盂、输尿管尿路上皮癌可伴有其他部位的尿路上皮癌，80% 的肾盂、输尿管尿路上皮癌是发生在膀胱尿路上皮癌诊治之后，其也可同时或诊治后伴有膀胱尿路上皮癌。除尿路上皮癌以外，肾盂、输尿管癌的病理类型还包括鳞状细胞癌和腺癌。

病因和发病机制　病因尚不完全清楚，但已知的可导致膀胱癌的相关因素也与上尿路上皮癌相关，如职业暴露，长期接触与职业相关的致癌物，如苯、苯胺、2-萘胺、联苯胺等会导致上尿路上皮癌。此外，与遗传因素、生活方式（如吸烟）、饮食习惯（如喜欢吃烤肉、熏肉或烟熏、腌制食物）、长期服用某些药物（如止痛片）和长期慢性刺激（如尿石）等有关。与膀胱尿路上皮癌病因有所不同的是巴尔干肾病（间质性肾炎）患者易患上尿路尿路上皮癌，巴尔干肾病虽然无家族遗传性，但却有家族性发病的特点，这类患者所患肾盂、输尿管尿路上皮癌多为低级别，多发，约有10%双侧患病。

病理特征　尿路上皮癌包括浸润性尿路上皮癌和非浸润性尿路上皮癌，浸润性尿路上皮癌包括伴鳞状分化、伴腺性分化、伴滋养叶分化、巢状、微囊状、微乳头状、淋巴上皮瘤样、淋巴瘤样、浆细胞样、肉瘤样、伴巨细胞和未分化12种亚型。非浸润性尿路上皮癌包括尿路上皮原位癌、高级别非浸润性乳头状尿路上皮癌、低级别非浸润性乳头状尿路上皮癌、低度恶性潜能的非侵袭性乳头状尿路上皮肿瘤。

临床表现　患者中男女比例为2:1，高发年龄为60~70岁。58%~98%的肾盂、输尿管癌患者以无痛性、间歇性、全程血尿为首发症状，部分可由于短时间内出血量稍多，在输尿管内塑形成长条状血块（蚯蚓状血块）从尿液中排出。少数因肿瘤阻塞肾盂输尿管交界处后可引起腰部不适、

隐痛及胀痛，偶可因凝血块或肿瘤脱落物通过输尿管时引起肾绞痛。因肿瘤长大或梗阻引起肾盂、输尿管积水时有腰部钝痛，但出现腰部包块者少见。晚期则出现贫血、肾功能不全、下肢水肿、体重下降、衰弱等恶病质表现。也有10%~15%的患者无临床症状，仅在健康查体或因其他疾病进行检查时偶然发现。

诊断　发现肾盂癌或输尿管癌的主要方法是通过排泄性尿路造影、逆行尿路造影、超声、CT和MRI等影像学检查发现肾盂或输尿管内充盈缺损或占位性病变，或经肾盂输尿管镜检查发现肿瘤，再经细胞学或病理学（包括肿瘤活检或手术后病理检查）检查方能确诊。

尿脱落细胞学检查主要用于检查尿液中有无癌细胞，尿液中的癌细胞也可能来自膀胱和尿道，如果是在检查输尿管中尿液或肾盂尿中发现癌细胞就能诊断输尿管癌或肾盂癌。

治疗　标准治疗方法为外科手术治疗，切除范围包括患侧肾+输尿管全长+输尿管开口周围部分膀胱。但对于解剖性（先天孤立肾）或功能性（对侧肾无功能）的孤立肾或双肾同时患有肾盂或输尿管尿路上皮癌，如果活检病理检查证实癌细胞属于低期低级，病变局限者可考虑行保留肾的手术，如内镜下电灼术、内镜下切除术和部分输尿管切除术。对于不能手术的晚期肾盂或输尿管尿路上皮癌可以考虑全身化疗，常用的化疗方案有：甲氨蝶呤+长春花碱+多柔比星+顺铂（M-VAC）和吉西他滨+顺铂（GC）方案是标准治疗方案之一。其他方案包括卡铂+紫杉醇、多西他赛+顺铂和α干扰素/5-氟尿嘧啶+顺铂

方案。

预后　肾盂和输尿管肌层相对较薄，尿路上皮一旦发生癌变，癌细胞容易侵透肌层浸润至肾实质或输尿管外膜，因此预后不如膀胱尿路上皮癌。5年生存率：pT_a/pT_{is}期患者可达100%，pT_1期为91%，pT_2期为43%，pT_3和pT_4期由于常伴有淋巴结转移，即使手术后，患者的生存率仍然很低，为23%。N_3或M_1期5年生存率为0。

（马建辉　李亚健）

pángguāng liángxìng zhǒngliú

膀胱良性肿瘤（benign tumor of bladder）　发生于膀胱上皮或间叶组织的良性新生物。2016年，世界卫生组织（WHO）的《泌尿系统及男性生殖器官肿瘤分类》中膀胱良性肿瘤包括以下：膀胱尿路上皮乳头状瘤、膀胱内翻性乳头状瘤、尿路上皮增生、尿路上皮发育不良/非典型、膀胱鳞状细胞乳头状瘤、膀胱绒毛状腺瘤、膀胱平滑肌瘤、血管瘤、神经纤维瘤、孤立性纤维瘤、颗粒细胞瘤和痣等。

（管考鹏）

pángguāng niàolù shàngpí rǔtóuzhuàngliú

膀胱尿路上皮乳头状瘤（urothelial papilloma of bladder）　起源于膀胱尿路上皮，具有纤细纤维血管为轴心，被覆正常尿路上皮的乳头状肿瘤。属于良性肿瘤，曾称膀胱乳头状瘤或移行细胞乳头状瘤等。发病率低，占膀胱肿瘤的1%~4%或更低。男女比例约1.9:1，多见于年轻人，也可见于儿童。可发生于膀胱黏膜的任何部位，但以邻近输尿管开口的膀胱侧壁、后壁、三角区及尿道最多见。最常见的临床症状为无痛性肉眼血尿或镜下

血尿。

膀胱镜检查所见类似于低度恶性潜能的乳头状尿路上皮肿瘤或低级别乳头状尿路上皮癌。多数为单发，少数为多发，一般体积较小，直径 0.5~2.0cm。一般呈纤细的乳头状，漂浮在尿液中，有时乳头细长呈绒毛状或分支状，有蒂与膀胱黏膜相连，细长的乳头漂浮于尿液内，易折断脱落，引起血尿。组织病理学特征是肿瘤组织内可见膀胱黏膜尿路上皮增生形成稀疏的乳头状突起，乳头以纤维血管为轴心，乳头表面被覆与正常尿路上皮非常相似的细胞，细胞一般不多于 7 层，无不典型增生，无病理性核分裂，细胞大小、排列都很整齐，似正常分化。乳头轴心的间质纤细，由少量纤维结缔组织构成，其中含有少数薄壁毛细血管，并有少量炎性细胞浸润。偶伴内翻性生长方式。

首选的治疗方法是经尿道膀胱肿瘤切除术，能完全切除肿瘤，术后肿瘤很少复发，复发率一般不超过 1%。

（管考鹏）

pángguāng nèifānxìng rǔtóuzhuàngliú

膀胱内翻性乳头状瘤（inverted papilloma of bladder）

由正常或轻微不典型增生的尿路上皮细胞组成，以内生性方式生长的膀胱良性肿瘤。占尿路上皮肿瘤的不足 1%。具体病因不明确，可能与尿路上皮慢性炎症及布鲁恩（Brunn）巢增生有关。男女比例为（1~5）:1，发病年龄 10~94 岁，多见于中老年男性，高发年龄为 60~70 岁。

病变一般为单发性，70% 以上发生于膀胱，也可发生于肾盂、输尿管、尿道。发生于膀胱的肿瘤多位于膀胱三角区、膀胱颈口，也可发生于膀胱顶壁、后壁、侧壁等处。最常见症状是肉眼血尿，病变位于膀胱颈部或输尿管可出现尿路梗阻症状，尿频、排尿困难症状比较少见。

光镜下可见，肿瘤表面光滑，被覆一层正常尿路上皮，以内生性方式生长。随机分布的内生性上皮巢可从上皮表层反折至固有层，向黏膜下生长，但不累及膀胱肌层，肿瘤基底界限清楚，病变的中心是尿路上皮，周边是栅栏样排列的底层细胞，间质成分可多可少。尿路上皮分化成熟，具有显著的良性细胞特点，也可见轻度异常的细胞，核分裂象罕见。

诊断需结合影像学检查及膀胱镜检查。超声检查能明确肿瘤大小、部位及病变范围，是最经济的检查方法。CT 和 MRI 检查能明确肿瘤大小、范围及部位，明确与其他脏器的关系等。膀胱镜检查最有效，镜下见肿瘤表面光滑、有或无蒂的乳头状病变，部分细小乳头呈水草样改变，多数肿瘤直径小于 3cm。

该病属于良性病变，首选经尿道膀胱肿瘤切除术，预后良好，复发率低于 1%。

（管考鹏）

pángguāng línzhuàngxìbāo rǔtóuzhuàngliú

膀胱鳞状细胞乳头状瘤（squamous cell papilloma of bladder）

膀胱良性、增生性鳞状上皮病变。病变组织特点是肿瘤由被覆于乳头状轴心的无挖空细胞异性的良性鳞状细胞组成。临床上罕见，常发生于老年女性，无特殊临床症状。膀胱镜检查大多数为单发性乳头状病变。治疗可选择经尿道膀胱病损切除术。

（管考鹏）

pángguāng pínghuájīliú

膀胱平滑肌瘤（bladder leiomyoma）

起源于膀胱壁肌层组织并表现为平滑肌分化的良性间叶肿瘤。是膀胱最常见的良性间叶肿瘤。占膀胱肿瘤不足 1%。发病年龄广泛，多发生于中老年女性，男女比例为 1:2。发病可能与炎症刺激或胚源性因素有关。

肿瘤常在膀胱后壁，有完整的包膜，界限清，质地硬，肿瘤大小从数毫米至数厘米不等，肿瘤体积小，一般直径小于 2cm，多为单发。根据肿瘤部位与膀胱壁的关系分为膀胱黏膜下、膀胱壁间和膀胱浆膜下三型，其中以膀胱黏膜下型最为常见，约占 63%，其次为膀胱浆膜下型，约占 30%，膀胱壁间型占 7%。肿瘤呈膨胀性生长，膀胱黏膜下型平滑肌瘤有时可形成似带蒂的膀胱肿瘤。

临床表现与肿瘤类型和发生部位有关，黏膜下型以血尿为主要表现，肿瘤较大或位于尿道内口附近时，可表现为尿频、排尿困难甚至可因肿瘤阻塞尿道或从尿道脱出而发生急性尿潴留。壁间型早期无症状，肿瘤较大时突入膀胱腔亦可致血尿、尿频或排尿困难。浆膜下型常无症状。膀胱镜检查可见被覆正常膀胱黏膜的膀胱壁内肿块，若肿瘤表面黏膜形成溃疡或糜烂时，容易误诊为恶性肿瘤。

诊断需结合影像学检查及膀胱镜检查。超声检查能明确肿瘤大小、部位及病变范围，是最经济的检查方法。CT 和 MRI 检查能明确肿瘤大小、范围及部位，明确与其他脏器的关系等。膀胱镜检查发现被覆正常膀胱黏膜的膀胱壁内肿块需考虑膀胱平滑肌瘤。显微镜下组织学特点为分化好的平滑肌束，瘤细胞呈梭形，边界清楚，有纵行的肌原纤维，无间变，细胞核细长，无核分裂，胞质丰富，瘤细胞聚集成束，成编织状或旋涡状排列，在平滑肌纤维间有时有不等量的纤维组织。

膀胱平滑肌瘤可选择行肿瘤剜除术、膀胱部分切除术，或经尿道电切术等，能治愈、预后良好，术后罕见复发。

(管考鹏)

pángguāng èxìng zhǒngliú
膀胱恶性肿瘤 (malignant tumor of bladder)

发生于膀胱上皮或间叶组织的恶性新生物。包括膀胱原发恶性肿瘤和膀胱继发恶性肿瘤。绝大多数是原发恶性肿瘤。2016年，世界卫生组织（WHO）《泌尿系统及男性生殖器官肿瘤分类》中对膀胱恶性肿瘤病理分类进行了更新。

膀胱原发恶性肿瘤包括膀胱尿路上皮细胞癌（占90%以上）、鳞状细胞癌（占5%）、腺癌（<2%）、脐尿管癌、恶性神经内分泌肿瘤（小细胞神经内分泌癌、大细胞神经内分泌癌、高分化神经内分泌肿瘤和副神经节瘤等）、恶性黑色素瘤、间叶组织来源恶性肿瘤（横纹肌肉瘤、平滑肌肉瘤、血管肉瘤和恶性周围血管上皮样细胞瘤等）、造血系统和淋巴样肿瘤（淋巴瘤、浆细胞瘤）、米勒（Miller）型肿瘤（透明细胞、子宫内膜样癌）和杂类肿瘤〔斯基恩（Skene）腺、考珀（Cowper）腺和利特雷（Littre）腺发生的腺癌〕十大类。

膀胱继发恶性肿瘤不常见，包括转移性癌或其他邻近脏器恶性肿瘤侵犯膀胱，其中主要由结直肠癌、前列腺癌或子宫颈癌直接侵及膀胱；经血行转移至膀胱的肿瘤罕见，原发肿瘤常为肺癌、胃癌、乳腺癌等。膀胱继发恶性肿瘤的治疗方案以原发肿瘤的治疗原则为基准。

(管考鹏)

pángguāng'ái
膀胱癌 (carcinoma of bladder)

来源于膀胱尿路上皮的恶性肿瘤。是泌尿系统最常见的恶性肿瘤之一，也是十大常见肿瘤之一。占中国泌尿生殖系统肿瘤发病率的第二位。2015年，全国肿瘤登记地区膀胱癌的发病率为6.61/10万；其中男性发病率为9.78/10万，居恶性肿瘤发病率的第七位。膀胱癌可发生于任何年龄，甚至于儿童。其发病率随年龄增长而增加，高发年龄50~70岁。男性为女性的3~4倍。

肿瘤分期 采用美国癌症联合委员会（AJCC）/国际抗癌联盟（UICC）的TNM分期标准。T_a期为非浸润乳头状癌；T_{is}期为原位癌："扁平肿瘤"；T_1期为肿瘤侵及黏膜上皮下结缔组织；T_2期为肿瘤侵及肌层；T_3期为肿瘤侵及膀胱周围组织；T_4期为肿瘤侵及下列任一器官：前列腺、精囊、尿道、阴道、盆壁和腹壁。N_1期为单个淋巴结转移（下腹的、闭孔的、髂外的或骶前淋巴结）；N_2期为多个淋巴结转移（下腹的、闭孔的、髂外的或骶前淋巴结）；N_3期为髂总淋巴结转移。M_1期为有远处转移。

病因和发病机制 膀胱癌的发生既有内在的遗传因素，又有外在的环境因素。长期化学物质职业暴露和吸烟是已明确的致病危险因素。职业因素包括从事纺织、染料、橡胶化学、药物制剂和杀虫剂、油漆、皮革及铝、铁和钢生产的行业，其中最主要的化学致癌物是芳香胺类化合物，如2-萘胺、4-氨基联苯等。约20%的膀胱癌是由职业因素引起。吸烟可使膀胱癌危险率增加2~4倍。其他可能的致病因素还包括膀胱慢性感染（细菌、血吸虫、病毒）、长期大量服用含有非那西汀的镇痛药或咖啡、盆腔放疗等。

病理分类 2016年，世界卫生组织（WHO）尿路肿瘤组织学分类中，膀胱癌包括尿路上皮癌、鳞状细胞癌和腺癌，其他罕见的还有膀胱透明细胞腺癌、膀胱小细胞癌、膀胱类癌等。在中国及大多数国家，尿路上皮癌占膀胱癌的90%以上，鳞状细胞癌占膀胱癌的3%~7%，腺癌占膀胱癌的比例不足2%。而非洲国家则以血吸虫感染所致的鳞状细胞癌为主，如在埃及，鳞状细胞癌约占膀胱癌的75%。腺癌多见于患有膀胱结石、膀胱外翻的患者。

1920年，布罗德斯（Broders）首次提出了膀胱移行细胞癌病理分级标准，此后，陆续有几种分级标准被提出。1973年，WHO为统一分级的标准，组织各国病理学家制定了膀胱移行细胞癌分级标准（第1版），此标准中，依据组织结构、细胞分化程度以及核分裂象的多少将膀胱移行细胞癌分为三级。1998年，WHO/国际泌尿病理协会（ISUP）提出了膀胱尿路上皮癌共识，将膀胱移行细胞癌改名为尿路上皮癌，并提出了低度恶性潜能尿路上皮乳头状肿瘤的概念。1999年，WHO对第1版标准进行了修订，出版了膀胱移行细胞癌分级标准（第2版）。2004年，WHO采纳了WHO/ISUP共识的标准，出版了膀胱尿路上皮癌分级标准（第3版），将尿路上皮癌分为非肌层浸润性尿路上皮癌和肌层浸润性尿路上皮癌，将非肌层浸润性尿路上皮癌分为尿路上皮原位癌、高分级非肌层浸润性尿路上皮癌、低分级非肌层浸润性尿路上皮癌、低度恶性潜能尿路上皮乳头状肿瘤。2016 年，WHO 第 4 版又增加了乳头状尿路上皮癌伴内翻性结构、恶性潜能未定的尿路上皮增生、尿路上皮异型增生。2004 年 WHO 分级标准将肌层浸润性尿路上皮癌分为伴鳞状分化、伴腺样分化、伴滋养层分化、巢状、微囊状、微乳头状、淋巴上皮瘤样、淋巴瘤样、浆细胞样、肉瘤样、伴巨细胞和未分化 12 种亚型。2016 年，WHO 第 4 版将肌层浸润性尿路上皮癌分为浸润性尿路上皮癌伴多向分化（伴鳞状分化、伴腺样分化、伴滋养层分化）、巢状尿路上皮癌亚型（包括大巢状型）、微囊尿路上皮癌亚型、微乳头尿路上皮癌亚型、淋巴上皮瘤样尿路上皮癌亚型、弥漫性/浆细胞样/印戒细胞样尿路上皮癌亚型、肉瘤样尿路上皮癌亚型、巨细胞尿路上皮癌亚型、低分化型尿路上皮癌亚型、富含脂质尿路上皮癌亚型和透明细胞尿路上皮癌亚型。

临床表现 最常见的症状是血尿，最典型的是间歇性、无痛性全程肉眼血尿，少数为镜下血尿、初始血尿和终末血尿。部分患者有尿路刺激症状、排尿困难、尿中有腐肉样物排出、贫血和尿潴留，长期尿液引流不畅可引起肾积水、肾功能不全及腰痛等。

诊断 对于 40 岁以上出现无痛性肉眼血尿的患者均应考虑泌尿系肿瘤的可能，特别是膀胱癌。综合既往史、家族史，结合症状和查体做出初步判断，并进一步进行相关检查。检查方法包括尿常规检查、尿脱落细胞学、尿肿瘤标志物、腹部和盆腔 B 超等检查。根据上述检查结果决定是否行膀胱镜、静脉尿路造影、盆腔 CT 和/或盆腔 MRI 等检查明确诊断。其中，膀胱镜检查是诊断膀胱癌的最主要方法，可明确肿瘤数目、大小、形态和部位，并且可以对肿瘤和可疑病变部位进行活检以明确病理诊断。膀胱肿瘤通常为多灶性。原位癌可类似炎症、发育不良等病变，表现为浅红色天鹅绒样黏膜改变，也可以表现为正常。尿脱落细胞学检查阳性或膀胱黏膜表现异常时，应对病变部位及可进行穿刺部位进行活检。对肿瘤位于膀胱三角区或颈部、尿脱落细胞学阳性或怀疑有原位癌者，建议对前列腺部尿道黏膜进行活检。

鉴别诊断 主要是对血尿及膀胱内占位性病变的鉴别，另有 10% 的膀胱尿路上皮癌伴发上尿路系统肿瘤，应常规行上尿路检查，以免漏诊、漏治。血尿的原因很多，大多数为泌尿系本身疾病引起，少数与全身及其他系统疾病有关，泌尿系的感染、结石、畸形、结核、损伤、肿瘤、前列腺增生等皆可有血尿，需与之鉴别；而腺性膀胱炎、膀胱结核肉芽肿、宫颈癌或直肠癌侵及膀胱、放射性膀胱炎以及前列腺增生症，特别是前列腺中叶肥大形成的膀胱内的占位性病变也易与膀胱癌相混淆，结合病史、查体及相关检查不难与之鉴别，必要时行膀胱镜及活检检查可明确诊断。还有一些少见膀胱肿瘤如膀胱内翻性乳头状瘤、脐尿管癌、膀胱非上皮性肿瘤等，在诊断时需注意各自的特点进行鉴别。

治疗 需根据肿瘤的组织学类型、肿瘤的浸润深度、肿瘤的部位、病变的范围以及患者的身体状况等来决定膀胱癌患者的治疗方案。

膀胱癌的治疗原则 非肌层浸润性膀胱癌的标准治疗方案首选经尿道膀胱肿瘤切除术（TURBT）、双极电切术、经尿道激光治疗手术和光动力学治疗，根据术后肿瘤 T 分期和是否有肿瘤残留决定是否进行二次经尿道电切术（ReTUR），或依据非肌层浸润性膀胱尿路上皮癌复发危险程度决定进行辅助性膀胱内灌注化疗、卡介苗（BCG）膀胱内灌注治疗方案。对膀胱肿瘤组织活检显示为膀胱尿路上皮癌 G_3（1973—1999 年 WHO 标准；2004 年 WHO 分级标准为高分级尿路上皮癌）、鳞状细胞癌、腺癌、膀胱憩室内癌、脐尿管癌几乎均为浸润性癌，治疗采用根治性全膀胱切除术为主的综合治疗，可选择新辅助化疗联合手术治疗、新辅助放疗联合手术治疗或单纯手术治疗，根据手术后病理判定膀胱外脂肪是否受侵、脉管内是否有瘤栓、盆腔淋巴结是否有转移决定是否进行手术后辅助性全身化疗和/或放疗。转移性膀胱癌以化疗为主，可用姑息性手术、放疗缓解症状。

非肌层浸润性膀胱癌的治疗 中国泌尿外科和男科疾病诊断治疗指南（2019 版）和中国临床肿瘤学会尿路上皮癌诊疗指南（2021 版）都建议对低危非肌层浸润性膀胱癌首选治疗方案为 TURBT，术后 24 小时内行单次膀胱灌注化疗。对中危非肌层浸润性膀胱癌 TURBT 术后维持膀胱灌注化疗。对高危非肌层浸润性膀胱癌，TURBT 手术中力求切除所有可见的肿瘤组织及周围部分正常组织，术后进行辅助性卡介苗（BCG）膀胱内灌注治疗。对肿瘤切除不完全、标本内无肌层、高级别肿瘤和 pT$_1$ 期患者，美国泌尿外科学会建议术后 2~6 周可行 ReTUR。

肌层浸润性膀胱癌的治疗以外科开放性手术为主，分为保留膀胱和非保留膀胱手术两种方式，标准的治疗是根治性全膀胱切除术，在特定条件下可考虑膀胱部分切除术，也可考虑手术联合放疗或化疗。

膀胱部分切除术 适应证包括：①孤立、局限的浸润性膀胱癌，膀胱或前列腺尿道黏膜随机活检无不典型增生或原位癌患者。②TURBT 不易彻底切除的肿瘤。③切缘可达到距肿瘤边缘 2cm 的正常膀胱壁组织。

根治性膀胱切除术 适应证：①肌层浸润性膀胱癌（T$_2$~T$_{4a}$，N$_{0~x}$，M$_0$）。②高危的非肌层浸润性膀胱癌 T$_1$G$_3$（高级别）。③卡介苗治疗无效的原位癌。④反复复发的非肌层浸润性膀胱恶性肿瘤。⑤经尿道电切和膀胱灌注无法控制的广泛乳头状病变及膀胱非尿路上皮癌（鳞癌、腺癌等）。接受根治性膀胱切除手术的患者应行尿流改道，尿流改道手术种类繁多，大致可分为不可控尿流改道、可控尿流改道、膀胱重建等。手术方式的选择需根据患者的具体情况，如年龄、伴发病、预期寿命、盆腔手术及放疗史等，并结合患者的要求及术者经验认真选择。

放疗 对不愿意或不能接受根治性膀胱切除手术的患者应根据具体情况选择根治性放疗、辅助性放疗、姑息性放疗。

化疗 对肌层浸润性膀胱尿路上皮癌可考虑新辅助化疗、辅助化疗。对转移性膀胱癌应全身系统化疗为主，对肌层浸润性尿路上皮癌常用的化疗方案有 M-VAP（甲氨蝶呤+长春花碱+多柔比星+顺铂）和 GC（吉西他滨+顺铂）及 MVP 方案（甲氨蝶呤+长春花碱+顺铂），化疗有效率为 40%~65%。膀胱癌对含顺铂的化疗方案比较敏感，总有效率为 40%~75%，其中 12%~20% 的局部病灶可获得完全缓解，10%~20% 的患者可获得长期生存。

预后 与肿瘤病理类型、分期、分级、肿瘤复发时间和频率以及是否存在原位癌等因素有关，其中肿瘤的病理分期是影响预后的最重要因素。各期膀胱癌的 5 年生存率分别为 T$_a$~T$_1$ 期 91.9%、T$_2$ 期 84.3%、T$_3$ 期 43.9%、T$_4$ 期 10.2%。膀胱鳞状细胞癌、腺癌预后较差。

随访方案应依据膀胱癌的病理类型、病理分期、治疗方式等决定。对行保留膀胱手术治疗的患者应定期进行膀胱镜检查，以早期发现复发，及时治疗。对接受根治性膀胱切除术和尿流改道术的患者应长期随访，观察肿瘤有无复发、转移以及与尿流改道相关的并发症。

（马建辉　李亚健）

jīcéng jìnrùnxìng pángguāng'ái

肌层浸润性膀胱癌 （muscle-invasive bladder cancer，MIBC）

起源于膀胱黏膜并侵袭至膀胱肌层、浆膜层或膀胱外的膀胱恶性肿瘤。病理类型以膀胱尿路上皮细胞癌为主，可有鳞状细胞癌和腺癌等。

2017 年第 8 版美国癌症联合委员会（AJCC）膀胱癌 TNM 分期中将 MIBC 定义为 T$_2$~T$_4$ 期。2016 年，世界卫生组织（WHO）的《泌尿系统及男性生殖器官肿瘤分类》膀胱肿瘤病理分类中将浸润性尿路上皮癌分为伴鳞状分化、伴腺性分化、米勒管分化、嵌套、微囊状、微乳头状、淋巴上皮瘤样、淋巴瘤样、浆细胞样、肉瘤样、伴巨细胞、低分化、富含脂肪和透明细胞 14 种变异亚型。其中，最常见的是鳞状分化，其次是腺性分化亚型。在典型尿路上皮癌中可以看到各种变异型按不同比例的混合存在。以变异亚型为主的尿路上皮癌常是高级别、高分期的癌。当存在小细胞分化时，即使是灶状分布，也提示预后不良，在 2016 年 WHO 膀胱肿瘤病理分类中建议诊断为小细胞癌。

肌层浸润性膀胱癌临床表现为间歇发作的全程无痛性肉眼血尿，但部分可以下尿路刺激症状为初发表现，甚至可没有血尿，出现这种情况往往提示肿瘤沿肌层生长，恶性程度较高。

（寿建忠）

pángguāng línzhuàngxìbāo'ái

膀胱鳞状细胞癌 （squamous cell carcinoma of bladder） 起源于膀胱尿路上皮，组织病理学为单一的鳞状细胞表型的恶性肿瘤。发病机制不明，多数认为是尿路上皮鳞状上皮化生后发展成恶性肿瘤。慢性膀胱炎、膀胱结石、膀胱血吸虫病及长期服用环磷酰胺与膀胱鳞状细胞癌发病有关。世界范围内膀胱鳞癌在膀胱恶性肿瘤中所占比例差异很大，在英国为 1%，美国为 3%~7%，在埃及却高达 75%。

临床表现主要有膀胱刺激症状、血尿等。B 超、CT 和 MRI 等检查可显示肿瘤大小、侵犯范围，并进行临床分期。膀胱镜下肿瘤多呈团块状，表面常伴有坏死及溃疡样生长，可伴有膀胱结石及膀胱憩室，很少呈乳头样生长方式。确诊主要依靠膀胱镜活检病理学检查。治疗首选根治性膀胱切除术，对伴有转移者应选择以肿瘤内科药物治疗为主的综合治疗方案。

（寿建忠）

pángguāng xiàn'ái
膀胱腺癌（adenocarcinoma of bladder）

起源于膀胱尿路上皮，组织病理学为单一腺性表型的恶性肿瘤。包括原发性非脐尿管膀胱腺癌、脐尿管腺癌及转移性腺癌。占膀胱癌不足 2%，是膀胱外翻患者发生癌变最常见的病理类型。发生机制不明，可能与慢性膀胱炎中布鲁恩（Brunn）巢化生、腺性膀胱炎以及囊性膀胱炎有关。

原发性膀胱腺癌多见于膀胱三角区及膀胱侧壁，多为肌层浸润性。还可来自异位于膀胱的后尿道腺或前列腺腺体，而脐尿管腺癌则位于膀胱顶部和前壁。临床表现主要有血尿、以尿痛为主的膀胱刺激症状或排出黏液尿等。临床诊断主要依靠膀胱镜，肿瘤活检病理学检查是明确诊断的最重要的方法。B 超、CT 和 MRI 等检查可显示肿瘤大小、侵犯范围及临床分期，特别是对脐尿管腺癌，影像学显示膀胱外病变明显大于膀胱顶部腔内病变是脐尿管癌的特征性变化，当肿瘤未侵及膀胱黏膜时，膀胱镜检膀胱内可无异常发现。

膀胱腺癌恶性程度高，治疗首选根治性膀胱切除术。对局限性脐尿管癌可以考虑扩大性膀胱部分切除术或根治性膀胱切除术联合盆腔淋巴结清扫术。扩大性膀胱部分切除范围包括整块切除膀胱顶、脐尿管、膀胱顶部腹膜及周围组织或脐部。术后复发和转移是治疗失败的主要原因，一般在术后 2 年内发生。

（寿建忠）

qíniàoguǎn'ái
脐尿管癌（carcinoma of urachus）

起源于脐尿管残余组织的恶性上皮肿瘤。罕见，占膀胱癌的 0.5%～2%，占膀胱腺癌的 20%～39%。高发年龄在 48～64岁。73% 的病例发生在男性。脐尿管按其解剖部位可分为膀胱外段、膀胱壁内段和膀胱黏膜内段 3 部分。脐尿管癌常发生在膀胱壁内段。

病理诊断标准 1863 年，由休（Hue）和雅坎（Jacquin）首先对该病进行了描述，1954 年，惠勒（Wheeler JD）提出除非有足够的证据表明在腺癌与正常黏膜上皮间有一过渡性变化，否则发生在膀胱顶部的腺癌均可认为是脐尿管腺癌。1955 年，穆斯图菲（Mostofi FK）提出脐尿管癌的病理诊断标准为：①肿瘤局限在膀胱顶部或前壁。②肿瘤主体位于肌层内。③残存脐尿管可见肿瘤。④肿瘤侵犯膀胱壁，经 Retzuis 间隙侵犯下腹壁。⑤肿瘤与膀胱顶部黏膜间有明显分界面。⑥膀胱黏膜无腺性膀胱炎和囊性膀胱炎改变等。1993 年，亨利（Henly）提出肿瘤局限在膀胱顶部或前壁，膀胱黏膜无腺性膀胱炎和囊性膀胱炎改变，残存脐尿管可见肿瘤就具备诊断脐尿管癌的标准。

脐尿管肿瘤中 90% 为腺癌，包括黏液型、肠型、印戒细胞型、混合型等，5% 为肉瘤，其他细胞类型占 5%，包括尿路上皮癌、鳞状细胞癌和未分化癌。

发病机制 不明，正常脐尿管内层覆盖为尿路上皮细胞，但脐尿管癌的病理类型绝大多数为黏液腺癌及印戒细胞癌，可能为尿路上皮化生所致。

临床表现 缺乏特异性，常见表现为血尿和下腹部肿块，少数黏液腺癌可经脐或尿道排出黏液，偶有经脐排出脓或血液。

诊断 脐尿管癌位置特殊，早期诊断较为困难。多数学者认同惠勒和穆斯图菲提出的病理诊断标准。脐尿管癌的诊断主要依靠膀胱镜检查、B 超及 CT 等检查。膀胱镜检查可发现膀胱顶部肿瘤并评估其累及的范围，组织活检可明确肿瘤病理性质。B 超可发现膀胱顶部实性肿块，可伴有钙化。CT 检查可确定肿瘤大小、位置和侵及的范围，同时可以判断盆腔淋巴结的情况。膀胱镜检查所见膀胱顶部肿瘤大小往往小于 B 超或 CT 检查所见。因此，对膀胱顶部肿瘤不能仅依靠膀胱镜检查的结果盲目选择经尿道膀胱肿瘤电切术治疗。

1984 年，谢尔登（Sheldon CA）提出了脐尿管癌的临床分期标准：I 期，肿瘤浸润脐尿管黏膜；II 期，肿瘤局限于脐尿管内；III 期，肿瘤局部扩散；IV 期：肿瘤出现转移。

治疗 主要手段是手术治疗，可采用根治性膀胱切除术或扩大性膀胱部分切除术。扩大性膀胱部分切除术的切除范围包括肚脐、脐尿管及其周围组织、肿瘤、膀胱顶部及膀胱顶部腹膜。无法切除肿瘤时，放化疗可以使肿块减小并缓解症状。

预后 主要与临床分期有关，早期脐尿管癌患者行扩大性膀胱部分切除术后，部分患者可获得治愈。

（马建辉 李亚健）

pángguāng ròuliú
膀胱肉瘤（sarcoma of bladder）

膀胱恶性间叶组织肿瘤。50% 为平滑肌肉瘤（发生率不足膀胱恶性肿瘤的 1%）。成年人以膀胱平滑肌肉瘤多见，小儿以膀胱横纹肌肉瘤多见。膀胱肉瘤的组织学类型还有纤维肉瘤、黏液脂肪肉瘤、淋巴瘤、血管肉瘤、恶性肌成纤维细胞瘤、神经纤维肉瘤、软骨肉瘤、成骨肉瘤及未分化肉瘤等。

(寿建忠)

pángguāng héngwénjīròuliú

膀胱横纹肌肉瘤 (rhabdomyosarcoma of bladder)

发生于膀胱壁肌层组织并以骨骼肌分化为主要特征的恶性间叶性肿瘤。常见于小儿和青少年，90%发生在4岁以前，占小儿恶性肿瘤的第四位。发生于成年人的膀胱横纹肌肉瘤罕见。

根据肿瘤的组织结构、细胞形态及分子水平的不同，横纹肌肉瘤分为胚胎性横纹肌肉瘤、腺泡状横纹肌肉瘤、多形性横纹肌肉瘤3型。膀胱横纹肌肉瘤以胚胎性为主，其次腺泡状横纹肌肉瘤，多形性横纹肌肉瘤多发生于成年人。膀胱胚胎性横纹肌肉瘤有两种生长方式，息肉状（葡萄状横纹肌肉瘤），多向膀胱腔内生长，预后好；浸润性生长，向膀胱肌层浸润，常累及邻近脏器，预后差。

临床表现主要有排尿困难、腹部肿块及血尿。膀胱镜检查肿瘤好发部位是膀胱三角区及后尿道，肿瘤可呈息肉状，外观富含黏液，成串葡萄状半透明肿物突入膀胱腔内，常多灶发生，肿瘤可充满整个膀胱腔。浸润性生长的肿瘤生长迅速，易发生淋巴或血行转移。

B超、CT和MRI检查可明确膀胱占位病变，并有利于肿瘤的临床分期，B超常显示膀胱内肿瘤为混合回声；CT显示为混合密度簇状肿块，典型者呈串珠葡萄状。

对儿童膀胱横纹肌肉瘤一般以手术结合放化疗综合治疗为原则，有长期存活的机会。而成年人膀胱横纹肌肉瘤对放化疗不敏感，预后极差。

(寿建忠)

xuèniào

血尿 (hematuria)

尿中混有超过正常数量红细胞的异常状态。根据程度可分为肉眼血尿和镜下血尿。确定为镜下血尿的医学标准是离心沉淀尿液在显微镜下每高倍镜视野看到3个或3个以上红细胞，或非离心尿液中红细胞超过1个，或1小时尿沉渣红细胞计数超过10^5个，或12小时尿沉渣红细胞计数超过$5×10^5$个。均提示尿液中红细胞排泄增多，称为血尿。1000ml尿液中含有大于0.5ml以上血液就可使尿液肉眼观呈红色或洗肉水样，即肉眼血尿，血尿重者尿液可伴有血凝块。

根据血尿在排尿过程中的出现时段，又可分为初始血尿、终末血尿和全程血尿。依据血尿出现的时段，可大致判断在泌尿系统中发生病变的部位。初始血尿指血尿仅见于排尿的开始阶段，提示病变多在后尿道。终末血尿指排尿将尽结束时出现了血尿，病变多在膀胱三角区、膀胱颈部或后尿道。全程血尿指血尿出现于排尿的全过程，出血部位多在膀胱、输尿管或肾。

血尿是泌尿系疾病或全身疾病的信号。其病因极其复杂，泌尿系统（包括肾、输尿管、膀胱和尿道）的先天畸形、炎症、结石、外伤及肿瘤都能引起血尿。此外，全身性疾病，如出血性疾病（血小板减少性紫癜、血友病、白血病和再生障碍性贫血等）、结

缔组织病（系统性红斑狼疮、皮肌炎、结节性多动脉炎和硬皮病等）、全身感染性疾病（流行性出血热、丝虫病、猩红热等）、心血管疾病（充血性心力衰竭、肾栓塞、肾静脉血栓形成）和内分泌代谢疾病（痛风肾、糖尿病肾病、甲状旁腺功能亢进症等）也都可以引起血尿。通常情况下，引起血尿的泌尿系统疾病中，80%以上由良性疾病造成，约20%由恶性肿瘤引起。

血尿是膀胱癌最常见的症状，84%的膀胱癌患者以血尿为首发症状就诊。间歇性、全程无痛性肉眼血尿是膀胱癌的典型表现。血尿出现的时间及出血量与肿瘤恶性程度、分期、大小、数目及形态并不一致。

(寿建忠)

pángguāng niàodàojìng jiǎnchá

膀胱尿道镜检查 (cystourethroscopy)

将硬性或软性膀胱镜经尿道口、尿道插入膀胱腔内以直接观察前尿道、后尿道和膀胱内病变的方法。膀胱镜主要由光源、观察镜和操作器械等组成。主要适用于下尿路疾病的诊断和治疗，也可以通过膀胱镜协助对上尿路疾病进行诊断和治疗。

膀胱镜检查是诊断膀胱癌的金标准，也是膀胱癌手术后监测有无复发的主要手段。膀胱镜检查通常在尿道表面麻醉下进行，可观察到肿瘤的部位、数目、大小、形态（地毯状、乳头状或珊瑚状、菜花状）和生长方式（有蒂或浸润性生长），并且可以对肿瘤或可疑病变部位进行活检以明确病理诊断。在膀胱镜检查的同时可获取膀胱冲洗液或向左侧与右侧输尿管口插入输尿管导管分别收集单侧、双侧输尿管及肾盂尿做细胞学检查，肿瘤

标志物检查或尿常规检查。对静脉尿路造影检查时单侧或双侧肾盂、输尿管未显影或显影不佳者可在膀胱镜检查时进行逆行造影。在退出膀胱镜过程中可对尿道情况进行观察。通过膀胱镜还可进行肿瘤切除、碎石和异物取出等手术。

膀胱镜检查具有一定的创伤性，可造成尿路感染、出血、尿道狭窄等并发症。严重尿道狭窄、膀胱容量<50ml、急性炎症期以及全身出血性疾病患者应避免做此项检查。

（寿建忠）

niào tuōluòxìbāoxué jiǎnchá

尿脱落细胞学检查（urine cytology）

细胞学或病理学医师通过显微镜检查尿液或膀胱冲洗液中细胞沉渣的染色涂片，以找到异常尿路上皮细胞的方法。主要用于肾盂癌、输尿管癌和膀胱癌定性诊断。其检查方法简便、无创、特异性高。尿标本的采集一般通过患者自然排尿，也可通过输尿管导管获取输尿管或肾盂尿进行检查，通过输尿管导管冲洗输尿管和肾盂或通过导尿管冲洗膀胱可获取更多脱落的肿瘤细胞，有利于提高癌细胞的检出率。尿脱落细胞学检查诊断膀胱癌的灵敏度为13%～75%，特异度为85%～100%。敏感性与癌细胞的分级密切相关，阳性率随癌细胞分级的升高而增高。

尿标本中脱落细胞数量少、泌尿系感染、结石、膀胱灌注治疗或放疗后膀胱脱落细胞的不典型或退行性变均可以导致尿脱落细胞学诊断上的困难。此外，尿脱落细胞学检查诊断膀胱尿路上皮癌有1%～12%的假阴性。尿脱落细胞学检查通常是作为诊断膀胱癌、术后监测复发的辅助诊断手段。

（邢念增 瓦斯里江·瓦哈甫）

pángguāng'ái zhǒngliú biāozhìwù

膀胱癌肿瘤标志物（tumor marker of bladder cancer）

用于诊断膀胱癌或监测复发的肿瘤标志物。由肿瘤细胞产生，存在于细胞、组织、血液或体液中，或脱落到体液中，并能反映肿瘤存在和生长的肿瘤标志物有蛋白质、激素、酶和多胺等。用于临床的膀胱肿瘤标志物都来源于尿液，经美国食品和药品管理局（FDA）批准用于诊断膀胱癌或监测复发的肿瘤标志物及监测方法有5种，包括膀胱肿瘤抗原、核基质蛋白22、免疫细胞检查法、纤维蛋白/纤维蛋白原降解产物及荧光原位杂交。此外，还有许多用于检测膀胱癌的肿瘤标志物正在研究中，如端粒酶、透明质酸、透明质酸酶、微卫星异常、一些基因启动子的异常甲基化、细胞角蛋白、存活蛋白和细胞凋亡标志物等。

（寿建忠）

pángguāng zhǒngliú kàngyuán

膀胱肿瘤抗原（bladder tumor antigen，BTA）

膀胱肿瘤细胞分泌的蛋白水解酶将基底膜降解形成的蛋白质及分解产物释放于尿液中，聚集成的高分子复合物。属于人补体因子H相关蛋白。临床上对膀胱肿瘤抗原的检验方法有3种，即BTA试验、BTA stat和BTA Trak。可与该复合物特异的人IgG抗体包被的乳胶颗粒发生凝聚反应，即是BTA试验。BTA试验是否阳性与基底膜是否有损伤有关，如肿瘤早期未侵及基底膜，尿液中的基底膜复合物达不到足以检测的水平，BTA试验就可出现假阴性。而当尿路上皮存在损伤时，如导

尿、尿道扩张、膀胱镜检查、膀胱炎、电切、电凝及膀胱开放性手术等操作后，BTA试验又可出现假阳性。为降低假阳性率，BTA试验时，应取患者自行排出的新鲜尿液，有膀胱或尿道黏膜损伤者，应在损伤后2～3周再行BTA试验。

因BTA试验误诊或漏诊率均较高，现多采用BTA Stat和BTA Trak方法检测尿液中的人补体因子H相关蛋白，诊断膀胱癌的灵敏度和特异度进一步提高。BTA Stat是快速定性实验，5分钟即可出结果，整体的诊断灵敏度为57%～83%，特异度为68%～72%。BTA Trak是酶联免疫吸附试验，其诊断膀胱癌灵敏度和特异度分别为60%～83%和60%～79%。两种检测方法的灵敏度均随着肿瘤分级和分期上升而提高，但特异度仍低于尿脱落细胞学检查。泌尿系感染、前列腺增生、结石、血尿、卡介苗膀胱灌注史等可导致假阳性结果。此二项检查诊断膀胱癌假阳性率高，主要在术后随访中用于连续测定尿中标志物的滴度变化，从而辅助预测膀胱癌有无复发。

（寿建忠）

héjīzhìdànbái 22

核基质蛋白22（nuclear matrix protein 22，NMP22）

判断有无膀胱癌的肿瘤标志物。去除核膜、核纤层、染色质和核仁得到的细胞核网架系统为核基质蛋白（NMP）。NMP由98.4%的蛋白质及少量的DNA、RNA和磷脂组成。主要有以下功能：①构成细胞核的流动骨架，维持细胞核的三维立体结构。②参与DNA的复制、RNA的合成和基因表达的调节。③对染色体的立体构建起着重要作用。④病毒的NMP参与

病毒的复制。

用于膀胱癌诊断的主要为NMP22，它也是第一个用于肿瘤临床诊断的核基质蛋白。膀胱癌患者尿液中NMP22蛋白表达明显增高，是健康人群的5倍，其不受肿瘤恶性程度、种族、年龄的影响，也不受吸烟及其他非泌尿疾病如糖尿病、心血管疾病、自身免疫病和肾功能不全等因素的影响。NMP22通过微量滴定夹心法酶联免疫半定量方法检测，如取正常值为10U/ml，其诊断膀胱癌的灵敏度在47%~100%，特异度为60%~90%。NMP22的敏感性高于尿脱落细胞学，但特异度低于尿脱落细胞学。是被美国食品和药品管理局（FDA）批准可用于膀胱癌高危人群筛查的肿瘤标志物。

NMP22是普遍存在的核蛋白，虽然在膀胱癌中相对特异，但尿路感染、血尿、结石、其他泌尿男生殖系统肿瘤、邻近脏器肿瘤侵及膀胱、经尿路行器械操作、尿路异物以及经肠道尿流改道等患者也可以出现升高而呈假阳性。

(寿建忠)

miǎnyì xìbāo jiǎncháfǎ

免疫细胞检查法（Immuno-Cyt）

应用荧光免疫细胞化学技术标记尿脱落细胞中表达的癌细胞表面抗原，再通过荧光显微镜进行检测的一种联合诊断膀胱癌的方法。该方法采用3种荧光单克隆抗体检测3种特异性膀胱肿瘤抗原，即M344（癌胚抗原）、LDQ10（黏蛋白）和19A11（黏蛋白）。当荧光显微镜下观察到1个红色或绿色荧光时考虑阳性。其诊断膀胱癌的灵敏度为84%~90%，特异度为69%~79%。

免疫细胞检查法明显提高了尿脱落细胞检查诊断膀胱癌的阳性率。较适合于高危人群的普查和低分级、低分期膀胱癌患者的随访。但对前列腺增生症和膀胱炎患者，该方法也可呈假阳性。且易受标本的稳定性、制备过程和临床检测者的影响，因此在临床上已较少使用。

(寿建忠)

xiānwéi dànbái/xiānwéidànbáiyuán jiàngjiě chǎnwù

纤维蛋白/纤维蛋白原降解产物（fibrin/fibrinogen degradation product，FDP）

纤维蛋白原和纤维蛋白被纤溶酶分解后产生的物质。通过检查尿液中的FDP含量可用于诊断膀胱癌。该方法为定性诊断。膀胱肿瘤细胞可以产生血管内皮生长因子，使肿瘤内微血管通透性升高，从而导致血浆蛋白如纤溶酶原、纤维蛋白原和凝血因子渗出血管外进入组织间隙，释放于尿中，而这些物质在尿液中的尿激酶作用下降解形成FDP。膀胱癌患者的尿液中FDP显著高于正常人群，诊断膀胱癌的灵敏度约为68%，特异度为86%，其敏感性随着膀胱癌分化级别的提高而升高。

由于纤维蛋白在血液中存在，因此，有血尿的患者均表现为阳性结果。此外，前列腺癌及膀胱炎患者的尿FDP检查也可呈假阳性。

(寿建忠)

yíngguāng yuánwèi zájiāo

荧光原位杂交（fluorescence in situ hybridization，FISH）

采用荧光素直接标记遗传物质DNA制备探针，与间期细胞核进行DNA-DNA原位杂交，通过荧光显微镜观察荧光信号的数量和相对位置，判断细胞内有无染色体数目和结构的改变，依据尿中脱落细胞核染色体的变化诊断膀胱癌的方法。

膀胱癌组织中常存在一些染色体畸变，利用这些易发生畸变的染色体对尿液中的脱落细胞核进行检查已成为诊断膀胱癌及术后随访的重要方法，检查所涉及的染色体数目越多，阳性率越高。美国Vysis公司生产的多色FISH试剂盒（UroVysion），通过检测尿脱落细胞间期核3、7、17号染色体多体以及9号染色体2区1带的缺失来诊断膀胱尿路上皮癌和术后监测复发。检测膀胱癌的灵敏度和特异度分别为70%~86%和66%~93%，特异度高于膀胱肿瘤抗原（BTA）或核基质蛋白22（NMP22）检测，而且不受血尿、尿路感染及膀胱内灌注治疗等影响。FISH技术在早期诊断方面具有比尿脱落细胞学检查更高的灵敏度，但对于低分级肿瘤而言，其绝对灵敏度也相对偏低。

(寿建忠)

fēi jīcéng jìnrùnxìng pángguāng'ái de zhìliáo

非肌层浸润性膀胱癌的治疗（management of non-muscle-invasive bladder cancer）

非肌层浸润性膀胱癌（NMIBC）占膀胱癌的75%~85%。其中约70%为T_a期，T_1期占20%、T_{is}期占10%。

治疗原则 首选经尿道膀胱肿瘤切除术（TURBT）或经尿道激光治疗切除肿瘤；根据术后肿瘤复发或转移的危险程度决定膀胱灌注治疗方案。TURBT是首选，应切除所有可见肿瘤，对切下的肿瘤标本经病理检查确定病理类型、分级和分期。激光治疗的疗效及复发率与TURBT相近。TURBT术后有10%~67%的患者会在12个月内复发，术后5年内有 24%～84% 的患者复发，可能与新发肿瘤、肿瘤细胞种植或原发肿瘤切除不完全有关。对于 TURBT 切除不完全、标本内未见到肌层组织、高级别尿路上皮癌和 T_1 期肿瘤，建议术后 2～6 周内再次行 TURBT。但对于反复复发的、高危的 T_1G_3 肿瘤、病变广泛的非肌层浸润性膀胱癌，以及卡介苗（BCG）治疗无效的原位癌，应行根治性膀胱切除术。

肿瘤分类 根据肿瘤的数量、大小、分期及分级，非肌层浸润性膀胱癌可分为低危、中危、高危和极高危 4 组。①低危非肌层浸润性膀胱癌：原发、单发、T_aG_1（低恶性潜能乳头状尿路上皮肿瘤，低级别尿路上皮癌）、直径小于 3cm，没有原位癌（必须同时具备以上条件才是低危非肌层浸润性膀胱癌）。②中危非肌层浸润性膀胱癌：所有不包含在低危和高危分类中的 NMIBC。③高危非肌层浸润性膀胱癌，符合以下任何一项：T_1 期肿瘤；G_3（或高级别尿路上皮癌）；原位癌；同时满足：多发、复发和直径大于 3cm 的 $T_aG_1G_2$（或低级别尿路上皮癌）。④极高危非肌层浸润性膀胱癌，当符合以下任何一项：T_1G_3（高级别尿路上皮癌）并发膀胱原位癌；多发、大的、复发的 TG_3（高级别尿路上皮癌）；T_1G_3（高级别尿路上皮癌）并发前列腺部尿道原位癌；尿路上皮癌伴不良组织学变异亚型；BCG 治疗失败的非肌层浸润性膀胱癌。

膀胱灌注治疗 TURBT 或激光治疗可以完全切除肿瘤，但治疗后仍有很高的复发率，而且有些病例会发展为肌层浸润性膀胱癌。因此，各国的《膀胱癌诊治指南》中均建议对所有的非肌层浸润性膀胱癌术后进行辅助性膀胱灌注治疗。术后应在 24 小时内进行膀胱即刻灌注化疗。根据术后病理结果判定复发或进展的危险程度。对低危患者术后可采用单次膀胱灌注化疗方案；对于中危患者应继续维持膀胱灌注化疗；对高危和极高危患者建议术后 BCG 灌注免疫治疗，也可以选择术后维持膀胱灌注化疗。膀胱灌注治疗能够有效降低非浸润性膀胱癌术后的肿瘤复发率，但并不能延缓肿瘤进展，而膀胱内灌注 BCG 既可以降低高危患者术后的肿瘤复发率，还可以降低膀胱癌进展的风险。但膀胱内灌注 BCG 不能改变低危患者的病程，而且膀胱内灌注 BCG 的毒副作用发生率较高，不适合于低危患者。

（邢念增 瓦斯里江·瓦哈甫）

jīng niàodào pángguāng zhǒngliú qiēchúshù

经尿道膀胱肿瘤切除术（transurethral resection of bladder tumor，TURBT）

将膀胱电切镜经尿道置入膀胱内，通过电切环的切割和凝结效应切除膀胱肿瘤，将肿瘤完全切除直至露出正常的膀胱壁肌层的手术。是膀胱尿路上皮良性肿瘤和非肌层浸润性膀胱癌的首选治疗方法。影像学检查发现膀胱内有非肌层浸润性肿瘤时还可以进行诊断性 TURBT。通过 TURBT 切除可见的肿瘤，对切下的肿瘤标本做病理检查，可对肿瘤进行定性、分级和分期。

适应证：尿路上皮乳头状瘤；内翻性乳头状瘤；非肌层浸润性膀胱癌。

禁忌证：严重尿道狭窄；膀胱腺癌、鳞癌、膀胱憩室内癌和脐尿管癌；由于骨骼或肌肉疾病不能摆成截石位；首次治疗后迅速复发。

TURBT 可在腰麻或硬膜外麻醉或全身麻醉下进行。一般选用等渗非电解质溶液作为膀胱冲洗液，最常用 5% 甘露醇。冲洗液的灌注量要适度，一般以 100～150ml 为宜，过度充盈使膀胱壁变薄，易引起膀胱穿孔，充盈不良则不利于观察和手术操作。切除范围应包括肿瘤基底部周围 0.5cm 正常组织，切除深度需达膀胱肌层。对较小的膀胱肿瘤或原位癌也可采用电灼术，在电灼前应先取肿瘤组织，留送病理学检查证实是否为膀胱癌，以免误诊和电灼后的过度治疗以及反复的膀胱镜检查。电切结束后可行膀胱即刻灌注化疗来杀死脱落的肿瘤细胞，以减少瘤细胞种植的危险性。

TURBT 术后主要并发症有出血、膀胱穿孔尿外渗、感染和输尿管口损伤等。

（邢念增 瓦斯里江·瓦哈甫）

pángguāng'ái jīguāng zhìliáo

膀胱癌激光治疗（laser therapy of bladder cancer）

通过膀胱镜将激光光纤导入膀胱，利用激光的生物效应、热效应、压力效应、电磁效应、光化学效应、免疫效应和穿透作用等特性对癌组织进行照射毁坏或切除肿瘤，从而治疗膀胱癌的方法。

根据激光发射介质的不同，分为气体激光、固体激光、染料激光和半导体激光。其治疗方式有接触式、非接触式和组织间插入式 3 种形式。常用的激光有钬激光、铥激光、绿激光和 1470nm 半导体激光等，利用激光被组织吸收后，迅速将光能转化为热能，使组织凝固、坏死及气化作用治疗膀胱癌。而激光治疗方法可作为非肌层浸润性膀胱癌的一种可选择的治疗手段。激光治疗的特点是作用快、出血少，其疗效与经尿道膀胱肿瘤电切术相近，但缺乏远期疗效及高级别证据。

(寿建忠)

pángguāng'ái guāngdònglì liáofǎ

膀胱癌光动力疗法 （photodynamic therapy of bladder cancer）

利用光敏剂在特定波长的光照射下，能激发光化学反应，产生单线态氧等物质，杀伤膀胱肿瘤细胞从而达到治疗目的的医疗技术。将激光器发出的激光通过光导纤维导入膀胱内，与已输入体内的光敏剂产生物理及化学反应，从而使膀胱癌组织破坏。

光动力疗法包含光敏剂、光和分子氧三要素，三者相互作用，缺一不可。其机制是利用光敏剂对癌组织有较强的亲和力，而在正常组织中含量低、排泄快。存留在癌组织内的光敏剂，当遇到能穿透组织的适当波长的激光时，产生单态氧，杀伤癌细胞及其血管系统，从而选择性地杀灭癌组织，而正常组织免受或少受损伤。光动力疗法的特点是激光不直接接触肿瘤，但较大的肿瘤常需多野照射，照射时间长，照射后需等待肿瘤组织坏死脱落方能显效。常用的光敏剂为血卟啉衍生物、癌光灵等，一般在注射血卟啉后48~72小时进行照射治疗。

并发症：治疗期间须避光1个月以上，否则暴露部位肤色加深、潮红、起疱；治疗后1周左右有膀胱刺激症状，治疗前须进行光敏剂皮肤试验，以防止产生过敏性休克。

(寿建忠)

fǔzhùxìng pángguāng guànzhù huàliáo

辅助性膀胱灌注化疗 （adjuvant intravesical therapy）

非肌层浸润性膀胱尿路上皮癌患者接受经尿道膀胱肿瘤切除术（TURBT）后，为预防肿瘤复发所进行的膀胱内灌注化疗。临床研究证实，辅助性膀胱灌注化疗可以降低膀胱尿路上皮癌术后的复发率，预防肿瘤种植，但没有明确证据显示其能降低肿瘤进展风险和死亡风险。对未手术的非肌层浸润性膀胱尿路上皮癌患者采用膀胱灌注治疗的疗效远低于TURBT，且治疗周期长，各国制定的《膀胱癌诊治指南》中都没有推荐膀胱灌注化疗来治疗非肌层浸润性膀胱尿路上皮癌，而是推荐对非肌层浸润性膀胱尿路上皮癌行TURBT手术后进行辅助性膀胱灌注化疗预防肿瘤复发。

TURBT术后24小时内即开始进行膀胱灌注化疗，称即刻膀胱灌注化疗。对于低危非肌层浸润性膀胱癌术后可进行单次即刻灌注化疗，对于中、高危非肌层浸润性膀胱癌术后即刻膀胱灌注治疗后，仍需继续维持膀胱灌注化疗，一般总治疗时间12个月。

膀胱灌注化疗常用药物包括丝裂霉素、表柔比星、吡柔比星、吉西他滨和羟基喜树碱等。尿液的pH、化疗药的浓度、化疗药作用时间、化疗药剂量与膀胱灌注化疗效果有关，并且药物浓度比药物作用时间更重要。化疗药物应通过导尿管灌入膀胱，药物在膀胱内保留0.5~2小时，不同药物在膀胱内保留时间不一。灌注前不要大量饮水，避免尿液将药物稀释。

膀胱灌注治疗的主要不良反应是化学性膀胱炎，表现为膀胱刺激症状和血尿，多数不良反应在停止灌注后可自行改善。

(寿建忠)

pángguāng nèi guànzhù Kǎjièmiáo miǎnyì zhìliáo

膀胱内灌注卡介苗免疫治疗 （intravesical Bacillus Calmette-Guerin immunotherapy）

通过导尿管将卡介苗（BCG）溶液灌注到膀胱内，保留2小时，用于治疗膀胱癌或预防膀胱癌的复发。BCG膀胱灌注治疗膀胱肿瘤的确切作用机制尚不清楚。一般认为，BCG可激发诱导人体特异和非特异的免疫反应，从而预防膀胱尿路上皮癌术后复发或治疗膀胱原位癌。临床研究证实，膀胱内灌注BCG可以预防高危非肌层浸润性膀胱尿路上皮癌经尿道膀胱肿瘤切除术（TURBT）术后的肿瘤复发和膀胱癌的进展，但不能改变低危非肌层浸润性膀胱尿路上皮癌的病程。对于中危非肌层浸润性膀胱尿路上皮癌TURBT术后，与各种化疗药相比，BCG在预防肿瘤复发方面的疗效最好，并具有持久性。

膀胱内灌注BCG免疫治疗可以治疗膀胱原位癌，其完全缓解率达到72%~93%，明显高于膀胱灌注化疗（48%）。因此，膀胱内灌注BCG免疫治疗可以分为治疗性和TURBT术后预防性两种方案。用于治疗性方案时，常用BCG的剂量为120mg；预防性方案时，一般采用BCG的剂量为60~120mg。

膀胱内灌注BCG一般在TURBT术后4周开始。主要不良反应为血尿、膀胱刺激症状和全身流感样症状，其他还有结核败血症、前列腺炎、附睾炎和肝炎等。因此，TURBT术后4周内，因膀胱内有创面不能进行膀胱内灌注BCG。此外，对合并有免疫缺陷、白血病、淋巴瘤、器官移植和哺乳期患者，以及伴有尿路感染、血尿者禁用膀胱内灌注BCG；对伴有活动性结核者应慎用。膀胱容量过小或导尿困难者也不适合膀胱内灌注BCG治疗。

(寿建忠)

jīcéng jìnrùnxìng pángguāng'ái de zhìliáo

肌层浸润性膀胱癌的治疗

（management of muscle-invasive bladder cancer）　肌层浸润性膀胱癌（MIBC）占膀胱癌的15%~25%。治疗原则以外科手术为主，分为保留膀胱和非保留膀胱两种方式，标准的治疗方案是根治性膀胱切除术加双侧盆腔淋巴结清扫术。如果尿道切缘阳性，需考虑行全尿道切除术。膀胱部分切除术适合于没有原位癌，并且能保证有足够切缘的孤立性膀胱癌，手术中双侧盆腔淋巴结清扫范围至少应包括髂内、髂外和闭孔淋巴结。对肌层浸润性膀胱癌还应考虑术前新辅助或术后辅助全身化疗。

外科治疗　根治性膀胱切除加双侧盆腔淋巴结清扫术是肌层浸润性膀胱癌的标准治疗方案。手术范围包括膀胱及周围脂肪组织、输尿管远端，并同时行双侧盆腔淋巴结清扫；包括前列腺、精囊；子宫、附件和阴道前壁。如果肿瘤累及前列腺部尿道或女性膀胱颈部，则需考虑行全尿道切除术。根治性膀胱切除术可以经开放或腹腔镜或机器人辅助的腹腔镜下实施。盆腔淋巴结清扫范围包括髂内、髂外和闭孔淋巴结。清除盆腔淋巴结不仅是一种治疗手段，而且还能为准确进行 N 分期以及判断预后提供重要的信息。

化疗　根治性膀胱切除术对于器官局限性病变的患者，术后 5 年生存率为68%~74%。为了提高肌层浸润性膀胱癌患者的治愈率，根治性膀胱切除术需联合全身化疗。对于肌层浸润性膀胱癌全身化疗主要有新辅助化疗和术后的辅助化疗两种方式。临床研究证实，含铂类的新辅助化疗可

以提高 5 年生存率。欧洲泌尿外科协会（EAU）的《肌层浸润性和转移性膀胱癌诊治指南》和美国国立综合癌症网络（NCCN）的《膀胱癌临床实践指南》以及中华医学会泌尿外科学分会制定的《膀胱癌诊治指南》中均推荐对可手术的 T_2~T_{4a} 期膀胱尿路上皮癌联合新辅助化疗。新辅助化疗至少用 2~3 个周期。不推荐对肾功能受损或功能状态（PS）评分大于 2 分的患者实施新辅助化疗。对根治性膀胱切除术或膀胱部分切除术后病理为淋巴结转移或切缘阳性或为 pT_3 期患者应采用辅助化疗。膀胱尿路上皮癌对含铂类的化疗比较敏感，常用的全身化疗方案有：①GC 方案（吉西他滨+顺铂）和 MVAC 方案（甲氨蝶呤+长春碱+多柔比星+顺铂）是标准一线治疗方案。②其他化疗方案：CMV 方案（顺铂+甲氨蝶呤+长春花碱）、CM 方案（顺铂+甲氨蝶呤）、顺铂和多柔比星、顺铂和 5-氟尿嘧啶等。

放射治疗　通常作为不愿意接受根治性膀胱切除术或患者全身条件不能耐受根治性膀胱切除手术的替代治疗方案。对根治性膀胱切除术或膀胱部分切除术后有残存肿瘤或术后病理切缘阳性者，可行术后辅助放疗。姑息性放疗可缓解晚期膀胱癌患者的症状，如血尿、尿急、疼痛等，提高生活质量。

（邢念增　瓦斯里江·瓦哈甫）

pángguāng bùfen qiēchúshù

膀胱部分切除术

（partial cystectomy）　将包括膀胱病变部及其周围正常膀胱壁的全层组织切除，保留并缝合其余膀胱组织的手术方式。临床是用于肌层浸润性膀胱癌行保留膀胱的手术方式之一。膀胱部分切除术存在肿瘤

种植风险。手术适应证：①孤立、局限的浸润性膀胱癌，膀胱或前列腺尿道黏膜随机活检无原位癌，切缘可达到距肿瘤边缘 1~2cm 的正常膀胱壁组织的患者。②经尿道膀胱肿瘤切除术（TURBT）不易彻底切除的肿瘤，如肿瘤位于膀胱憩室内等。③罕见类型的膀胱肿瘤，如脐尿管癌、膀胱嗜铬细胞瘤或非尿路上皮肿瘤。④新辅助化疗、放疗后要求保留膀胱的局限性肌层浸润性膀胱癌。禁忌证：①肌层浸润性膀胱癌伴发原位癌。②多发浸润性膀胱癌。③膀胱三角区、膀胱颈部的局限性肌层浸润性膀胱癌。

（寿建忠）

quánpángguāng qiēchúshù

全膀胱切除术

（total cystectomy）　治疗肌层浸润性膀胱癌的标准手术方式。包括单纯膀胱切除术和根治性膀胱切除术。根治性膀胱切除术切除范围在男性包括整块切除膀胱、前列腺、精囊、盆腔腹膜、盆腔侧壁和血管的周围组织（包括淋巴结和淋巴管）；在女性则包括阔韧带、子宫、子宫颈和部分阴道。根治性膀胱切除术应同时行双侧盆腔淋巴结清扫术。根治性膀胱切除术可以经开放或腹腔镜或机器人辅助腹腔镜下进行。全膀胱切除患者应行尿流改道术。

适应证：①无远处转移、局部可切除的肌层浸润性膀胱癌（T_2~$T_{4a}N_0$~N_XM_0）。②高危非肌层浸润性膀胱癌，包括 T_1G_3（高级别）经卡介苗（BCG）治疗后复发。③反复膀胱内复发的非肌层浸润性膀胱癌。④膀胱非尿路上皮癌类型，如膀胱鳞癌、腺癌等。

禁忌证：患者全身情况差、有严重合并症（心、肺、肝、脑、

肾等疾病）或有转移。

（寿建忠）

niàoliú gǎidàoshù

尿流改道术（urinary diversion）

使尿液排出体外的途径发生部分或全部改变的手术方式。用于输尿管和膀胱疾病的治疗。

分类 尿流改道手术种类繁多，有多种分类方法。依时间可分为暂时性尿流改道或永久性尿流改道；根据尿控状况分为可控性或非可控性；根据尿与粪的关系分为尿粪合流性及尿粪分流性。根据排尿方式分为经腹壁造口、经肛门、经尿道排尿。根据代膀胱选用的器官分为回肠代膀胱、乙状结肠代膀胱、胃代膀胱、回盲肠结肠代膀胱等。肠管与尿道吻合被称为原位尿路重建手术，尿液仍经尿道排出，严格地说不属于真正意义的尿流改道，但仍按传统尿流改道手术的命名原则，称为回肠/乙状结肠新膀胱或胃代膀胱术。

研究历史 1852年，西蒙（Simon）报道了1例膀胱外翻患者行输尿管直肠吻合术，但该患者12个月后死于败血症。后将该术式用于全膀胱切除术后尿流改道，但长期随访发现术后80%患者合并有高氯性酸中毒，20%患者可导致肾功能损害，同时发生结肠癌的风险明显增加，因此已较少采用。从19世纪50年代起，尿流改道术式主要包括不可控性尿流改道皮肤造口术（回肠通道术）和原位新膀胱手术两大类型。

回肠通道术 1888年，蒂佐尼（Tizzoni G）创建了以回肠进行膀胱扩建的动物模型。1911年，扎伊尔（Zaayer）报道2例回肠通道术，但患者手术后2周内死亡。1950年，布里克（Bricker）对回肠通道术进行了改进，并成功用于临床。由于该术式操作简单，尿液引流通畅，术后回肠通道对尿液中的代谢产物和电解质的吸收较少，极少发生电解质紊乱、输尿管反流、尿路感染的发生率较低，被称为布里克手术。直至现在该术式仍被广泛应用。该术式的并发症有切口感染及裂开、肠梗阻、造口周围皮炎、肾功能损害、肾盂肾炎、输尿管吻合口狭窄、继发尿路结石、尿漏、电解质紊乱和乳头坏死等，但发生率均很低。其缺点是回肠膀胱无贮尿和控制排尿功能，必须佩戴造口袋，对患者心理及社会行为可产生不良影响。

原位新膀胱术 又称原位代膀胱手术或原位尿路重建手术。1979年，卡梅（Camey）与勒·杜克（Le Duc）报道了新膀胱与尿道吻合手术，此后，又创建了几种新膀胱手术，重建膀胱所用肠道除回肠外，还有回盲肠、乙状结肠、胃，取得了良好的效果，提高了患者的生存质量。常用术式有回肠代膀胱术和乙状结肠代膀胱术，回肠代膀胱术有卡梅Ⅰ、Ⅱ式，施图德（Studer）新膀胱、豪特曼（Hautmann）新膀胱、U型新膀胱和邢氏新膀胱等。

适应证 各种膀胱替代手术适用于患者全身情况良好，膀胱颈部和尿道无肿瘤侵及情况。

手术特点 利用各种肠段去管化形成贮尿囊，与原尿道吻合，可以通过增加腹压或间歇清洁导尿排空尿液，提高了患者的生活质量。利用回肠重建的新膀胱顺应性高，可达到好的控尿率，黏膜萎缩使尿液成分重吸收减少，优于利用其他肠道或器官行代膀胱术。缺点是夜间尿失禁和少部分患者需要间歇性的自我导尿。

并发症 主要由输尿管与肠道或新膀胱与尿道吻合口所引起。

（寿建忠）

huícháng xīnpángguāngshù

回肠新膀胱术（ileal neobladder）

采用一段回肠去管化形成贮尿囊替代膀胱，贮尿囊与原尿道吻合，达到自行从尿道排尿的手术方式。应满足以下条件：①患者相对年轻，其尿道外括约肌功能好。②术中尿道切缘阴性。③患者肾功能良好。④肠道无明显病变。手术具体方法为：距回盲部约15cm截取50~60cm的一段回肠，两回肠断端进行吻合恢复肠道连续性，并闭合肠系膜。预留输入袢后，将剩余回肠段对系膜缘剖开，缝合呈球形，缝合方式有多种，如W型、M型、U型，从而作成肠道贮尿囊（新膀胱）。游离双侧输尿管与输入袢吻合，将贮尿囊最低点与患者后尿道的断端进行无张力吻合。根据输入袢的形式，可分为单输入袢、双输入袢或无输入袢等形式，单输入袢的代表为应用最多的施图德（Studer）新膀胱，双输入袢的代表为豪特曼（Hautmann）新膀胱、邢氏新膀胱和U型新膀胱。邢氏新膀胱将双输入袢作成双顺蠕动，改进了传统双输入袢一侧顺蠕动一侧逆蠕动的缺点。

此术式主要优点是不需要腹壁造口，提高了生活质量和改变了自身形象。缺点是患者需要通过增加腹压而进行排尿，夜间常出现尿失禁等。其并发症主要包括尿失禁、输尿管肠道吻合口狭窄、尿潴留、肾功能损伤、代谢性疾病、维生素B_{12}缺乏症及尿道肿瘤复发等。

（寿建忠）

qiánlièxiàn zhǒngliú

前列腺肿瘤（prostatic neoplasm）

发生于前列腺的肿瘤总

称。2016 年，世界卫生组织（WHO）的《泌尿系统及男性生殖器官肿瘤分类》中将前列腺肿瘤分为上皮性肿瘤、神经内分泌肿瘤、前列腺间质肿瘤、间叶肿瘤、淋巴造血源性肿瘤、杂类肿瘤和前列腺继发肿瘤七大类。上皮来源的恶性肿瘤占 99%，包括腺上皮肿瘤、尿路上皮肿瘤、鳞状细胞肿瘤、基底细胞肿瘤，其中绝大多数是腺泡腺癌，其他类型包括导管腺癌、尿路上皮癌、黏液腺癌等；神经内分泌肿瘤包括腺癌伴内分泌分化、类癌、小细胞癌、副神经节瘤、神经母细胞瘤；间质肿瘤包括恶性潜能未定的间质肿瘤、间质肉瘤；间叶肿瘤包括平滑肌肉瘤、横纹肌肉瘤、软骨肉瘤、血管肉瘤、未分化肉瘤、颗粒细胞瘤、血管瘤等；淋巴造血源性肿瘤包括淋巴瘤和白血病；杂类肿瘤包括囊腺瘤、横纹肌样瘤、生殖细胞肿瘤等；前列腺继发肿瘤少见，包括盆腔内肿瘤直接侵及和经脉管转移至前列腺的转移瘤，临床上最多见的是膀胱癌直接侵及前列腺。前列腺转移瘤中原发病变最常见的部位是肺，其他前列腺继发肿瘤罕见。

（马建辉 李亚健）

qiánlièxiàn'ái

前列腺癌（prostate cancer）

起源于前列腺上皮的恶性肿瘤。是老年男性常见的恶性肿瘤。发病率有明显的地区和种族差异，在欧美国家发病率和病死率均名列首位，亚洲人前列腺癌的发病率远低于欧美，美国黑种人前列腺癌发病率为全世界最高，中国、日本等国最低。1992 年，美国美国食品和药品管理局（FDA）批准将检测前列腺特异性抗原（PSA）水平用于筛查和诊断前列

腺癌以来，前列腺癌发病率明显增高，其中绝大多数是早期前列腺癌。2019 年 1 月公布的中国肿瘤登记地区前列腺癌发病率为 9.92/10 万（2015 年数据），列男性恶性肿瘤发病率的第六位。世界范围内 50 岁以前患前列腺癌者罕见，占比不足 0.1%，前列腺的发病率随着年龄的增长而增高，85% 的患者年龄超过 65 岁，高发年龄 70~74 岁。家族遗传型前列腺癌患者发病年龄稍早，55 岁及以下者占 43%，而在 85 岁的患者中仅占 9%。中国前列腺癌发病年龄在 55 岁前处于较低水平，55 岁后逐渐升高。城市地区发病高峰出现在 70~80 岁。

病因和发病机制 确切病因仍不明确，应是遗传基因和环境因素相互作用的结果。其中最重要的因素是遗传。如果 1 个直系亲属患有前列腺癌，其本人患前列腺癌的危险性会增加 1 倍。两个或两个以上直系亲属患前列腺癌，相对危险性会增加 5~11 倍。有前列腺癌阳性家族史的患者比无家族史患者的确诊年龄要早 6~7 年。此外，前列腺癌的发病除与年龄、种族、地区有关外，尚与性活动、生活习惯、职业因素（过多接触镉）、宗教信仰及高脂肪饮食因素有关，而前列腺癌与前列腺增生、输精管结扎、职业，以及维生素 A、维生素 D、维生素 E 的关系尚无明确结论。前列腺淋病、病毒及衣原体感染、性活动强度及激素的影响可能与发病有关。低摄入维生素 E、硒、木脂素类、异黄酮等也是危险因素。阳光暴露与前列腺癌发病率呈负相关，阳光可增加维生素 D 的水平，可能是前列腺癌的保护因子。在前列腺癌低发的亚洲地区，绿茶的饮用量相对较高，可

能为前列腺癌的预防因子。

病理分类 2004 年，世界卫生组织（WHO）《泌尿系统及男性生殖器官肿瘤分类》尿路系统肿瘤组织学分类中前列腺癌的病理类型包括腺癌（腺泡腺癌）、导管腺癌、尿路上皮癌、鳞状细胞癌、腺鳞癌。2016 年，WHO 版分类的主要变化表现为新增了导管内癌新类型，腺泡状腺癌中增加了微囊型和多形性巨细胞腺癌的变异型，以及导管腺癌中增加了前列腺上皮内瘤样导管腺癌。另外，对前列腺癌的格利森（Gleason）评分细则进行了修改并提出新的分级分组，前列腺神经内分泌肿瘤中也做了较大的改动。其中前列腺腺癌占 95% 以上，因此，通常所说的前列腺癌即指前列腺腺癌。其他几种类型的前列腺癌少见。

分级 前列腺癌的恶性程度可通过组织学分级进行评估，最常用的是格利森评分系统，依据前列腺癌组织中主要结构区和次要结构区的评分之和将前列腺癌的恶性程度划分为 2~10 分，最差的是 5+5=10 分。格利森评分 2~4 分属于分化良好癌，5~7 分属于中等分化癌，8~10 分属于分化差或未分化癌。

前列腺癌风险分组：①极低危：T_{1c} 期，格利森评分 ≤6 分/分级分组 1 级，PSA < 10ng/ml，前列腺活检阳性针数少于 3 个，每针癌灶 ≤50%，PSA 密度 < 0.15。②低危：T_1~T_{2a} 期，格利森评分 ≤6 分/分级分组 1 级，PSA < 10ng/ml。③中危偏好：T_{2b}~T_{2c} 期，或格利森评分 3+4=7 分/分级分组 2 级，或 PSA 10~20ng/ml 但前列腺活检阳性针数少于 50%。④中危偏差：T_{2b}~T_{2c} 期，或格利森评分 3+4=7 分/分级分组 2 级，或格利森评分 4+3=7 分/分级分

组 3 级, 或 PSA 为 10~20ng/ml。⑤高危: T_{3a} 期或格利森评分 8 分/分级分组 4 级, 或格利森评分 9~10 分/分级分组 5 级, 或 PSA > 20ng/ml。⑥极高危: T_{3b}~T_4 期, 或分级分组 5 级, 或穿刺活检有 4 针以上, 格利森评分 8~10 分/分级分组 4 级或 5 级。

肿瘤分期 采用美国癌症联合委员会 (AJCC)/国际抗癌联盟 (UICC) 的 TNM 分期标准。对临床分期预后分组的评价依据体格检查、影像学检查、膀胱镜检查、格利森评分和 PSA 水平结果综合判定。如果 PSA 水平或格利森评分之一无法获得, 预后分组应当由 T 分期与任何一个 PSA 水平或格利森评分结果来决定。如果这两个指标均无法获得, 则不能进行预后分组, 要使用 TNM 临床分期。依据体格检查和影像学检查结果判定 N 分期, 区域淋巴结是指盆腔淋巴结, 特别是髂总动脉分叉处以下的盆腔淋巴结。单侧或双侧不影响 N 分期。依据体格检查、影像学检查、有无骨转移判定 M 分期。

穿刺活检在前列腺一叶或二叶内发现腺癌, 但触诊及影像学检查均未发现前列腺肿瘤者为 T_{1c} 期。肿瘤累及前列腺尖部或达前列腺被膜, 但未突破被膜者为 T_2 期, 而非 T_3 期。在根治性前列腺切除标本中仅镜下可见肿瘤侵犯膀胱颈者为 T_{3a} 期。转移灶直径小于 0.2cm 可以分为 pT_{1mi} 期。

临床表现 早期常无症状, 随着肿瘤进展, 引起的症状可概括为以下两大类。

压迫症状 逐渐增大的前列腺腺体压迫尿道可引起进行性排尿困难, 表现为尿踌躇、尿线细、射程短、尿流缓慢、尿流中断、尿后滴沥、排尿不尽和费力, 此外, 还有尿频、尿急、夜尿增多, 甚至尿失禁。肿瘤压迫直肠可引起大便困难或肠梗阻, 也可压迫输精管引起射精缺乏, 压迫神经引起会阴部疼痛, 并可向坐骨神经放射。

转移症状 前列腺癌可侵及膀胱、精囊、血管神经束, 引起血尿、血精、阳痿。盆腔淋巴结转移可引起双下肢水肿。前列腺癌易发生骨转移, 引起骨痛或病理性骨折、截瘫, 也可侵及骨髓引起贫血或全血象减少。

诊断 主要依靠直肠指诊、血清 PSA、经直肠前列腺超声和盆腔 MRI 检查, CT 对诊断早期前列腺癌的敏感性低于 MRI。因前列腺癌骨转移率较高, 在决定治疗方案前通常还要进行核素骨显像检查。确诊前列腺癌需要通过前列腺穿刺活检病理学检查。少数患者是在前列腺增生手术后病理检查中偶然发现前列腺癌。直肠指检联合 PSA 检查也是筛查早期发现前列腺癌的最佳方法。

鉴别诊断 需与前列腺炎、前列腺增生症、前列腺肉瘤等相鉴别。

治疗 根据前列腺癌分期有不同治疗方法。

早期前列腺癌的治疗 采用根治性治疗方法, 包括放射性粒子植入、根治性前列腺切除术和根治性外放射治疗。

放射性粒子植入 应满足以下 3 个条件: ① PSA < 10ng/ml。②格利森评分 2~6 分。③临床分期为 T_1~T_{2a} 期。

根治性前列腺切除术 既往仅用于可能治愈的前列腺癌患者。手术适应证应考虑肿瘤的临床分期、患者预期寿命和总体健康状况。①临床分期: T_1~T_{2c} 期, 推荐行根治术; T_{3a} 期, 根治术在 T_{3a} 期治疗中占据重要地位。部分患者术后证实为 pT_2 期而获得治愈机会, 对于术后证实为 pT_{3a} 期的患者可根据情况辅助性内分泌治疗或辅助放疗; T_{3b}~T_4 期, 严格筛选后 (如肿瘤未侵犯尿道括约肌或未与盆壁固定, 肿瘤体积相对较小) 行根治术并辅以综合治疗; N_1 期, 对局部淋巴结阳性患者行根治术, 术后予辅助治疗, 可使患者生存受益。随着腹腔镜、机器人等广泛应用, 前列腺癌根治术的合并症逐渐减少, 手术指征不断拓宽。有学者提出前列腺癌寡转移的概念, 认为此类患者可行根治术, 能改善预后, 但高危患者多需综合治疗, 如术后加用放疗及辅助性内分泌治疗。②患者预期寿命: 预期寿命≥10 年者可行根治术。③健康状况: 只有健康状况良好, 无严重心肺疾病患者适合根治术。④PSA 或格里森评分高危患者的处理: PSA > 20ng/ml 或格里森评分≥8 分的局限性前列腺癌符合上述分期和预期寿命条件者, 根治术后可给予其他辅助治疗。

根治性外放射治疗 适合于局限期或局部进展期前列腺癌。主要采用三维适形放疗和调强适形放疗等技术。外放射治疗还可用于根治性前列腺切除术后病理为 pT_3~T_4、精囊受侵、切缘阳性或术后 PSA 持续升高患者的辅助性治疗; 也可用于晚期或转移性前列腺癌的姑息性治疗。

中期前列腺癌的治疗 采用综合治疗方法, 如手术和放疗、内分泌治疗和放疗等。

晚期前列腺癌的治疗 对激素敏感性晚期前列腺癌以内分泌治疗为主。内分泌治疗包括去势 (手术去势或药物去势) 和抗雄激素治疗 (比卡鲁胺或氟他胺) 或去势联合抗雄激素治疗。手术去势或药物去势的疗效基本相同。但几乎所有患者最终都会发展为激素非依赖性前列腺癌或激素抵抗性前列腺癌。对激素非依赖性前列腺癌可采用二线内分泌治疗。对激素抵抗性前列腺癌应持续保持去势状态，同时采用以多西他赛、米托蒽醌为基础的化疗。对于有骨转移的前列腺癌应联合骨保护剂（主要是双膦酸盐类药物）治疗，预防和降低骨相关事件、缓解骨痛、提高生活质量和生存率。体外放射治疗或放射性核素也可改善局部骨痛。

随访 根据美国的研究发现，利用PSA筛查前列腺癌存在过度诊断和过度治疗的问题。为了改善此状况，2010年，美国国立综合癌症网络（NCCN）的《前列腺癌临床实践指南》中首次将严密观察而不是采取"积极治疗"作为经前列腺穿刺活检确诊为前列腺癌的选项之一。要求医师向患者充分说明严密随访的危险和过度治疗的危害，由患者做决定。可进行严密随访患者的基本条件是：①活检病理检查显示为低危前列腺癌（$T_1 \sim T_{2a}$期肿瘤，格利森评分2～6分，PSA<10ng/ml，且预期寿命少于10年）。②极低危前列腺癌（T_{1a}期肿瘤、格利森评分≤6分、PSA<10ng/ml、穿刺活检<3针阳性且每针癌灶≤50%、PSA密度<0.15，预期寿命少于20年）。严密观察方案是每6个月检查1次PSA，每年1次直肠指诊。第1次前列腺穿刺活检后，特别是对于初次穿刺活检10针及以上阳性的患者，应在18个月内再次穿刺活检。此外，应对低危且预期寿命超过10年的患者进行重复穿刺活检，频率约为每年1次。严密观察期间如发现疾病有进展倾向应采取相应的治疗方法。

预后 T_{1a}期治疗与否对生存率影响不大，但有报道T_{1a}期的前列腺癌有16%有进展。$T_{1b} \sim T_{2c}$局限性前列腺癌行根治性前列腺切除术后5年生存率为68%～95%、10年生存率为44%～88%、15年生存率为22%～75%。放疗的5年生存率为51%～93%、10年生存率为41%～70%、15年生存率为31%～33%。T_3期以放疗为主，放疗的5年生存率为56%～72%、10年生存率为32%～47%、15年生存率为20%左右。对T_3期前列腺癌单纯手术治疗疗效不佳，需合并放疗和/或内分泌治疗，术后放疗可降低术后局部复发率，提高无病生存率。

（马建辉 李亚健）

qùshì dǐkàngxìng qiánlièxiàn'ái

去势抵抗性前列腺癌（castration resistant prostate cancer，CRPC） 经去势治疗后病变复发或持续进展的前列腺癌。又称去势复发性前列腺癌。去势状态（血清睾酮水平<50ng/dl或<1.7nmol/L）下符合下列条件之一者，即可诊断为去势抵抗性前列腺癌：①间隔1周，连续3次检查前列腺特异性抗原（PSA）升高。②当PSA>2ng/ml水平的情况下，连续2次检查PSA，升高幅度都超过50%。③停用氟他胺至少4周或停用比卡鲁胺至少6周，PSA水平仍升高。

既往认为去势后复发的前列腺癌是由于癌细胞变为对抗雄激素治疗不敏感的癌细胞，故又称雄激素非依赖性前列腺癌（AIPC）、激素非依赖性前列腺癌（HIPC）和激素抵抗性前列腺癌（HRPC）。2012～2013年，美国、欧盟等先后批准了醋酸阿比特龙、恩杂鲁胺分别用于治疗化疗后进展的转移性前列腺癌、化疗前无症状的转移性前列腺癌。醋酸阿比特龙是一种口服的细胞色素氧化酶CYP17的抑制剂，通过选择性抑制CYP17而干扰雄激素合成。恩杂鲁胺是一种新型的雄激素受体信号抑制剂。临床研究提示，即使在去势水平下，前列腺癌的进展仍依赖于雄激素信号传导通路。因此，2012年，欧洲泌尿外科协会（EAU）的《前列腺癌诊治指南》中采用去势难治性前列腺癌这一名词；2013年，美国国立综合癌症网络（NCCN）的《前列腺癌临床实践指南》中则采用"去势复发性前列腺癌"，这两个名词都能准确地反映去势治疗后PSA升高、前列腺癌或转移病灶进展状态。因此，临床更多地采用去势抵抗性前列腺癌。

绝大多数前列腺癌对内分泌治疗有效，但经过14～30个月内分泌治疗后，几乎所有患者都逐渐发展为CRPC。对CRPC可选择二线内分泌、前列腺癌疫苗（sipuleucel-T）、醋酸阿比特龙、恩杂鲁胺、达罗他胺，以及化疗（多西他赛+米托蒽醌+卡巴他赛）治疗。

（马建辉 李亚健）

zhícháng zhǐzhěn

直肠指诊（digital rectal examination，DRE） 用示指伸入患者的肛门以检查疾病的方法。简称肛诊。

检查方法：患者可以采取胸膝卧位、直立弯腰位、面向检查者的侧卧位、仰卧位和蹲位。对年老体弱者宜取面向检查者的侧卧位，双下肢尽量向胸部屈曲或仰卧位。医师戴手套或指套，涂以凡士林、液状石蜡、肥皂液等润滑液，用检查的示指在肛门外口轻轻按摩，待肛门松弛后，再将探查示指缓慢插入肛门直肠内，触摸肛门和直肠，有指征时配合双合诊。首先检查肛门及括约肌紧张度，再检查肛管、直肠内壁。注意有无压痛、肿块和波动感。可触及前列腺和精囊；还可以检查子宫和输卵管。此外，对盆腔疾病、髂窝脓肿也有诊断意义。抽出示指后，观察指套有无血迹或黏液。是诊断前列腺癌最简单、经济、有效的方法，也是对前列腺癌普查的最佳筛选技术。大多数前列腺癌起源于前列腺的外周带，直肠指诊对前列腺癌的早期诊断和分期都有重要价值。考虑到直肠指诊可能影响前列腺特异性抗原（PSA）水平，应在抽血检查 PSA 后进行直肠指诊。

直肠指诊时应注意前列腺体的大小、质地、前列腺结节的大小和硬度及扩展范围、前列腺与盆壁及直肠壁的关系、前列腺上方的精囊及下方盆膈的情况。前列腺癌的直肠指诊表现为腺体不规则增大、固定、表面不平整，肿瘤质坚如石，但起源于前列腺中央带和移行带的癌，直肠指诊常不易触及。有经验的临床医师经直肠指诊诊断前列腺癌的准确性可达 55%~75%。直肠指诊联合 PSA 检测、经直肠超声检查是筛查和诊断前列腺癌的主要方法。

（马建辉 李亚健）

qiánlièxiàn tèyìxìng kàngyuán

前列腺特异性抗原（prostate specific antigen，PSA）

由前列腺上皮细胞合成的，具有丝氨酸蛋白酶作用的单链糖蛋白。分子量 33kD。1970 年由埃布林（Ablin RJ）等发现，1978 年由森萨博（Sensabaugh GF）等提纯。编码 PSA 的基因是人腺体激肽释放酶基因（HGKG）家族成员之一，定位于染色体 19q13.3-q13.4，跨度 60~70kb。HGKG 家族成员主要包括 hKLK1、hKLK2 和 hKLK3，分别编码细胞外丝氨酸蛋白酶 hK1、hK2 和 hK3（PSA）。在正常乳腺组织和某些肿瘤，如腮腺肿瘤、乳房恶性肿瘤、肝肿瘤、肾上腺肿瘤、肾恶性肿瘤、结肠肿瘤和卵巢肿瘤均可合成 PSA。正常女性血浆和乳汁也可检出 PSA。PSA 检查主要用于前列腺疾病的诊断和鉴别诊断，也用于乳腺癌预后判定。

PSA 在正常人血清中的浓度较低，50~80 岁男性 PSA 正常值为 1.0~4.0ng/ml。血清中 PSA 有结合型（c-PSA）和游离型（f-PSA）两种形式，绝大多数 PSA 与抗蛋白水解酶和巨球蛋白形成复合物，少数以游离形式存在于血清中。

PSA 联合直肠指诊（DRE）是早期诊断前列腺癌和进行前列腺癌筛查的最佳初筛方法。对于进行前列腺癌筛查的初始年龄，各国《前列腺癌诊治指南》中均建议对 50 岁以上男性应每年进行 1 次 PSA 和 DRE 检查。对于有前列腺癌家族史的男性，应从 45 岁开始进行每年 1 次的检查。

PSA 的水平与前列腺癌或增生的前列腺体积、瘤组织的病理类型、对前列腺的操作（如直肠指诊、前列腺按摩等）、患者年龄、药物等因素的影响有关，这些因素对应用 PSA 诊断前列腺癌或分期有很大影响。应在前列腺按摩后 1 周、膀胱镜检查或导尿等操作 48 小时后、射精 24 小时后、前列腺穿刺 1 个月后进行 PSA 检查。血清总 PSA（T-PSA）水平也受年龄和前列腺大小的影响，中国前列腺增生患者各年龄段 T-PSA 值分别为：40~49 岁为 0~1.5ng/ml，50~59 岁为 0~3.0ng/ml，60~69 岁为 0~4.5ng/ml，70~79 岁为 0~5.5ng/ml，80 岁及以上为 0~8.0ng/ml。

国内外比较一致的观点是，T-PSA>4.0ng/ml 为异常。对于初次检测 PSA 异常者建议复查。当 T-PSA 为 4~10ng/ml 时，前列腺穿刺活检前列腺癌的阳性率为 15%~25%。f-PSA 水平与前列腺癌的发生率呈负相关。如 T-PSA 在上述范围，f-PSA/T-PSA<0.1，则发生前列腺癌的可能性高达 56%；如 f-PSA/T-PSA>0.25，发生前列腺癌的可能性只有 8%。中国推荐 f-PSA/T-PSA>0.16 为正常参考值。

（马建辉 李亚健）

qiánlièxiàn tèyìxìng kàngyuán mìdù

前列腺特异性抗原密度（prostate specific antigen density，PSAD）

血清总前列腺特异性抗原（PSA）值与前列腺体积的比值。PSAD = 血清 PSA 水平/前列腺体积，即单位前列腺体积的 PSA 含量。前列腺体积需经直肠超声测定计算得出。PSAD 正常值低于 0.15。PSA 是前列腺上皮细胞产生并分泌的一种糖蛋白，具有良好的前列腺组织特异性，但无前列腺癌特异性。尤其是当 PSA 水平在 4.0~10.0ng/ml 时，难以区分是前列腺增生、前列腺炎还是前列腺癌导致的 PSA 异常升高，往往不得不通过前列腺穿刺活检定性。为了提高前列腺穿刺活检的阳性率，利用同样重量的前列腺癌组织所产生的 PSA 是前列腺增生组织 10 倍多这一特点，当血清 PSA 水平在 4.0~10.0ng/ml，而 PSAD>0.15 则提示患前列腺癌的可能性大。当

PSA 在正常值高限或轻度增高时，PSAD 是指导医师决定是否进行前列腺穿刺活检或随访的参考指标之一。

（刘卓炜 杨飞亚）

qiánlièxiàn tèyìxìng kàngyuán sùlǜ

前列腺特异性抗原速率（prostate specific antigen velocity，PSAV）

连续观察血清前列腺特异性抗原（PSA）水平变化所得到的 PSA 年增长速率。前列腺癌患者的 PSAV 显著高于前列腺增生患者或正常人。PSAV 正常值低于 0.75ng/（ml·年）。PSAV 适用于 PSA 值较低的患者。在 2 年内至少检测 3 次 PSA。PSAV 计算公式：[（PSA2 - PSA1）+（PSA3 - PSA2）]/2。如果 PSAV > 0.75ng/（ml·年），应怀疑前列腺癌的可能。

（刘卓炜 杨飞亚）

jīng zhícháng chāoshēng jiǎnchá

经直肠超声检查（transrectal ultrasonography，TRUS）

将超声探头经肛门放入直肠而对前列腺进行检查的方法。

优点：采用高频腔内探头，分辨率高，无需膀胱充分充盈，免去患者因尿频、尿急而憋不住尿的痛苦；可近距离通过直肠壁即能清晰显示前列腺包膜及内部结构，图像清晰，伪差少，可精确测量前列腺各径线及内部结节的大小及其周边脏器的关系，能够显示前列腺内较小的病灶，且不会受到腹壁脂肪的影响和干扰，诊断前列腺病变的准确率明显优于经腹超声检查，特别是提高了前列腺癌的检出率。

临床应用：TRUS 已成为诊断前列腺癌的常规检查项目，还可用于前列腺癌的筛查，如怀疑占位，在经直肠前列腺超声引导下，对前列腺进行穿刺活检，对疾病进行病理诊断。对于前列腺癌，可以判断其邻近脏器是否受累。前列腺早期增大不明显，进展期前列腺形态不规则，两侧不对称，包膜不平，内部有结节状回声。小肿瘤多呈低回声，均匀，边界清。肿瘤增大者瘤体内可呈等回声或较高回声，边界欠清。较大的肿瘤可突向膀胱内，侵犯精囊时，可见精囊增大，包膜不光滑。向后侵犯直肠时，其正常解剖消失，分界不清。肿瘤周边有血流环绕，瘤体内有较丰富的动脉血流频谱。

但 TRUS 对前列腺癌诊断特异性较低，前列腺低回声病灶要与正常前列腺、前列腺增生、前列腺上皮内瘤变、急性或慢性前列腺炎和前列腺梗死等鉴别。有些前列腺肿瘤表现为等回声，超声不能发现。

（刘卓炜 杨飞亚）

qiánlièxiàn chuāncì huójiǎn

前列腺穿刺活检（prostate biopsy）

在影像学设备引导下（主要是超声），经直肠或会阴部穿刺前列腺取得前列腺组织进行病理学诊断的方法。经直肠超声检查技术创立之前，临床医师只能通过直肠指诊手指引导经会阴或经直肠进行前列腺穿刺活检，此方法具有一定的盲目性，成功率约 60%，现已很少采用。1989 年，霍奇（Hodge KK）创建了经直肠 B 超引导下前列腺 6 点穿刺技术，穿刺活检的准确率大为提高。在 6 点穿刺的基础上增加前列腺腺体外侧区域以及移行带的穿刺点，可进一步提高前列腺癌的检出率，临床采纳的穿刺针数多为 8 ~ 13 针。为避免穿刺活检导致的前列腺出血而影响准确的临床分期，因此，前列腺穿刺活检应在 MRI 检查之后进行。

适应证：①直肠指检发现前列腺结节或前列腺明显不对称。②超声检查发现前列腺低回声结节或 MRI 检查发现前列腺异常信号。③前列腺特异性抗原（PSA）> 10ng/ml。④如果 PSA 介于 4 ~ 10ng/ml，当游离 PSA/总 PSA（f-PSA/T-PSA）< 0.16 或 PSA 速率（PSAV）> 0.75ng/（ml·年）或 PSA 密度（PSAD）< 0.15。

如果第一次前列腺穿刺活检结果为阴性，对存在以下情况者需在 1 ~ 3 个月后再次进行穿刺活检：①第一次穿刺病理发现非典型性增生或高级别上皮内瘤变。②PSA > 10ng/ml。③PSA 介于 4 ~ 10ng/ml，复查 f-PSA/T-PSA 或 PSAD 值异常，或直肠指诊或影像学表现异常。

禁忌证：凝血功能障碍；直肠或肛门疼痛；严重的免疫抑制；急性前列腺炎。

常见并发症：感染、直肠出血、发热和血尿等。

（刘卓炜 杨飞亚）

qiánlièxiàn'ái Gélìsēn píngfēn xìtǒng

前列腺癌格利森评分系统（prostate cancer Gleason score system）

前列腺癌组织分化程度病理评定系统。1974 年，由美国病理学家唐纳德·格利森（Donald F. Gleason）和退伍军人管理部泌尿学研究协作组梅林杰（Mellinger GT）创立。

该系统根据前列腺癌腺体结构特征确定评分，细胞学特征不影响肿瘤分级。将前列腺癌组织分为主要结构区和次要结构区，再根据低倍镜下所见的癌细胞分化程度分为 1 ~ 5 级。每区的格利森分值为 1 ~ 5 分。格利森评分是将主要结构区和次要结构区的分值相加，形成癌组织分级常数。评分为 2 ~ 10 分，分化最好者为

1+1=2分，最差者为5+5=10分。2~4分属于分化良好癌，5~6分属于中等分化癌，7~10分属于分化差或未分化癌。

G分级标准。①Gleason 1：癌肿极为罕见。其边界很清楚，膨胀型生长，几乎不侵犯基质，癌腺泡很简单，多为圆形，中度大小，紧密排列在一起，其胞质和良性上皮细胞胞质极为相近。②Gleason 2：癌肿很少见，多发生在前列腺移行区，癌肿边界不很清楚，癌腺泡被基质分开，呈简单圆形，大小可不同，可不规则，疏松排列在一起。③Gleason 3：癌肿最常见，多发生在前列腺外周区，最重要的特征是浸润性生长，癌腺泡大小不一，形状各异，核仁大而红，胞质多呈碱性染色。④Gleason 4：癌肿分化差，浸润性生长，癌腺泡不规则融合在一起，形成微小乳头状或筛状，核仁大而红，胞质可为碱性或灰色反应。⑤Gleason 5：癌肿分化极差，边界可为规则圆形或不规则状，伴有浸润性生长，生长形式为片状单一细胞型或粉刺状癌型，伴有坏死，癌细胞核大，核仁大而红，胞质染色可有变化。

（刘卓炜 杨飞亚）

gēnzhìxìng qiánlièxiàn qiēchúshù

根治性前列腺切除术（radical prostatectomy，RP）

采用开放、腹腔镜和机器人辅助腹腔镜手术方式，切除前列腺、双侧精囊和双侧输精管壶腹段和膀胱颈部的手术。主要术式有传统的开放性经会阴、经耻骨后根治性前列腺切除术，腹腔镜及机器人辅助腹腔镜根治性前列腺切除术。

研究历史 1905年，美国约翰斯·霍普金斯医院的医师杨（Young）创建了经会阴根治性前列腺切除术，奠定了外科手术治疗前列腺癌的基础。1947年，爱尔兰的米林（Millin）创建了经耻骨后根治性前列腺切除术，但由于术中大出血以及术后患者出现阴茎勃起功能障碍、尿失禁等问题，根治性前列腺切除术并未得到普及。直到1982年，约翰斯·霍普金斯医院的帕特里克·沃尔什（Patrick C. Walsh）阐明了前列腺与周围血管、神经的解剖关系，并根据前列腺解剖的特点创建了解剖性耻骨后根治性前列腺切除术，降低或避免了术中阴茎背静脉丛破裂导致的大出血，术后保留阴茎勃起功能，提高了术后尿控能力。使得根治性前列腺切除手术在全球得以普及，因此，沃尔什被誉为根治性前列腺切除手术之父。由于解剖性耻骨后根治性前列腺切除术的普及，经会阴根治性前列腺切除术已很少被应用，但对严重脊柱强直、髋关节置换后关节不稳定、既往行肾移植手术或疝气手术植入人工补片而有继发性炎症以及过度肥胖不适合经耻骨后根治性前列腺切除术的局限性前列腺癌患者，可以选择经会阴根治性前列腺切除术。1997年，许塞勒（Schüessler WW）和同事成功实施了第一例腹腔镜根治性前列腺切除术（LRP）。2000年，德国医师宾德尔（Binder J）和克雷默（Kramer W）完成了首例机器人辅助腹腔镜根治性前列腺切除术（RALP）。

适应证 各国的《前列腺癌诊治指南》中推荐的根治性前列腺切除术适应证包括以下4点：①预期寿命≥10年。②临床分期为T_1~T_{2b}期。③前列腺特异性抗原（PSA）<20ng/ml。④格利森（Gleason）评分2~7分。对于T_3期前列腺癌是否适合根治性前列腺切除术尚有争议，有主张对T_{2c}和T_3期给予新辅助治疗后行根治性前列腺切除术，可降低切缘阳性率。

实施耻骨后根治性前列腺切除术，术中应先行双侧盆腔淋巴结清扫术，淋巴结切除范围包括髂动脉、髂静脉前、后方及血管之间的纤维脂肪组织，下至腹股沟管，后至闭孔神经后方。

并发症 根治性前列腺切除术围手术期病死率为0.0%~2.1%，主要并发症有术中严重出血、直肠损伤、术后阴茎勃起功能障碍、尿失禁、尿道狭窄、下肢深部静脉血栓、淋巴囊肿等。LRP或RALP还可能出现切口种植转移、气体栓塞、高碳酸血症和继发出血等并发症。

经直肠穿刺活检者应在6~8周后、经尿道前列腺电切除术12周后实施根治性前列腺切除手术，可降低手术并发症。

（马建辉 李亚健）

jīqìrén fǔzhù fùqiāngjìng gēnzhìxìng qiánlièxiàn qiēchúshù

机器人辅助腹腔镜根治性前列腺切除术（robot-assisted laparoscopic radical prostatectomy，RALP）

使用机器人辅助腹腔镜手术系统实施的根治性前列腺切除手术。1999年，美国直视外科公司（Intuitive Surgery）和美国摩星（Computer Motion）公司联合制造了达芬奇手术系统（Da Vinci Surgical System）。2000年7月，达芬奇机器人手术系统被美国食品和药品管理局（FDA）批准应用于临床，开创了达芬奇机器人手术时代。2000年，德国医师宾德尔（Binder J）完成了首例RALP。2008年7月，达芬奇手术系统通过了中国国家食品药品监督管理局的认证。

RALP 的适应证与开放根治性前列腺切除手术相同。其具有视觉空间三维立体化、以手指精确控制机械臂活动、术者可坐着操作，提高了舒适度以及手术医师可能通过网络系统操控其他地区的机器人进行手术等优点。临床中 RALP 的平均费用明显高于腹腔镜根治性前列腺切除术（LRP），但 RALP 具有损伤较小、患者术后生活质量较高及切缘阳性率低等优点。

（马建辉 李亚健）

qiánlièxiàn ái lěngdòng zhìliáo

前列腺癌冷冻治疗（cryosurgery of the prostate cancer, CSAP）

冷冻消融通过局部导入极低温度、可控地消融前列腺组织的治疗方法。冷冻治疗又称冷冻外科。

研究历史 1964 年，贡德（Gonder）首先报道采用液氮冷冻治疗消融犬前列腺组织获得成功，并创建了经尿道冷冻治疗前列腺癌的方法。1968 年，弗洛克斯（Flocks）创建了经会阴切开直视下冷冻治疗前列腺癌方法。1988 年，奥尼克（Onik G）采用经直肠超声引导并术中监测，经皮穿刺冷冻治疗前列腺癌。但由于冷冻后尿道坏死组织脱落导致尿潴留及冷冻治疗对邻近组织的副损伤发生率较高，使这项技术的推广受到限制。

直到 1993 年，美国 Endocare 公司开发出氩氦冷冻治疗系统（endocare cryocare™ surgical system）才使上述问题得以明显改善。这是一个兼具超低温和热效应双重功能的医疗系统，称为氩氦刀。氩氦冷冻治疗系统主要由控制台、冷冻器和测温探针构成，该系统通过焦耳-汤姆森（Joule-Thomson）效应可使组织内温度降到-190～-175℃。在超声、CT 和 MRI 引导下将冷冻探针经皮会阴部定位穿刺至肿瘤区域，启动氩气，在 1～2 分钟内快速制冷至-140℃左右。调整输出功率在 100%～10%，以控制冷冻范围，形成以探针头为核心的球状冷冻区。12～15 分钟后氦气升温，如此循环。术中，采用循环温热生理盐水方法保护尿道，并通过超声、CT 和 MRI 进行监测，可使球状冷冻区超出肿瘤边缘 10mm，可以达到良好的长期效果。该技术于 1998 年获美国食品和药品管理局（FDA）批准，主要用于治疗前列腺癌。

作用机制 氩氦冷冻治疗系统可达 25℃/min 的冷冻速度，当温度迅速下降至-40℃及以下时，可在细胞内外和微静脉及微动脉内迅速形成冰晶，使细胞破裂，小血管破坏，血流减少、停滞，细胞外开始结冰，并产生局部高张环境，使局部细胞基质脱水。温度继续下降，细胞内开始结冰，使细胞膜、细胞器和细胞骨架破裂，导致细胞坏死。解冻期当温度从-40℃回升到-20℃的过程中，冰晶会发生膨胀，使在冷冻过程中形成的冰球爆裂，再次引起细胞破裂加重组织坏死。通过多次冻融循环，将明显增加冷冻消融的破坏作用。这些损坏最终导致组织凝固性坏死及随后的纤维化及瘢痕形成。冷消融后留在原位的死亡肿瘤组织，也可能作为抗原，诱导机体发生抗肿瘤免疫反应，但相关机制尚不明。

适应证 欧洲泌尿外科协会（EAU）的《前列腺癌诊治指南》2013 版中推荐将 CSAP 作为治疗局限性前列腺癌的可选方案之一，适应证有：①局限性前列腺癌。②前列腺体积≤40ml。如前列腺体积大于 40ml，应联合新辅助内分泌治疗。③血清前列腺特异性抗原（PSA）低于 20ng/ml。④格利森（Gleason）评分小于 7 分。但对预期寿命超过 10 年的局限性前列腺癌患者应明确告知仅有极少量 CSAP 治疗后无瘤生存期达到 10～15 年的报道。

CSAP 还可用于已发生转移的前列腺癌的姑息性治疗，以控制局部肿瘤发展，缓解由其引起的症状。也可用于前列腺癌放疗后局部复发的挽救性治疗。

并发症 常见有勃起功能障碍、尿失禁、盆腔疼痛、尿潴留、直肠瘘、膀胱出口梗阻、血尿、尿路感染、副睾炎和耻骨炎以及会阴、阴囊或阴茎肿胀等。

预后 接受冷冻治疗的患者 5 年无生化复发率为 76%，与同期接受放疗的疗效相近，而直肠损伤、尿失禁和勃起功能障碍发生率较低。

（马建辉 李亚健）

qiánlièxiàn'ái gāonéng jùjiāo chāoshēng zhìliáo

前列腺癌高能聚焦超声治疗（high-intensity focused ultrasound therapy of prostatic cancer）

以超声波为治疗源，通过将超声波能量聚集形成焦点，经体外准确定位使体内前列腺癌组织凝固坏死，失去增殖、侵袭和转移能力的方法。又称超声刀或海扶刀。高能聚焦超声（HIFU）利用超声波的穿透性和可聚焦性，将体外发射的高能超声波聚焦在体内前列腺组织区域内，以使局部组织内瞬间达到 65～100℃的高温，使蛋白质变性，高能超声波的空化作用也会使细胞膜破裂而坏死。空化效应是在焦斑区产生局部热效应的同时，细胞内的水分变成了蒸气，当水蒸气从超声波中获得了能量就形成蒸气泡，后者达共振大小时即产生微爆炸，产生冲击波，将聚焦能量释放到组织中，通过物理作用破坏组织和细胞结构。

1995 年，马德巴赫（Madersbacher S）等首先将 HIFU 用于治疗前列腺癌，已有的临床报道中多用于年龄较大、预期寿命小于 10 年的局限性前列腺癌患者的治疗。但尚缺乏充足循证医学证据证明 HIFU 有与根治性前列腺切除术或根治性放疗治疗局限性前列腺癌相媲美的远期疗效。欧洲泌尿外科协会（EAU）的《前列腺癌诊治指南》2013 版中认为 HIFU 治疗局限性前列腺癌还处于试验性研究阶段，美国国立综合癌症网络（NCCN）的《前列腺癌临床实践指南》2014.V1 版中也未推荐将 HIFU 作为治疗局限性前列腺癌的标准方案之一。

（马建辉 李亚健）

qiánlièxiàn'ái shèpín xiāoróng zhìliáo

前列腺癌射频消融治疗 (radiofrequency ablation for prostate cancer)

将射频发生器产生的固定频率交变电流波传送到前列腺病变区域，引起组织内带电离子震动、摩擦产生热能，使组织细胞发生蛋白质变性并凝固坏死的方法。由于消融电极周围的电流密度极高，周围就会形成一个局部高温区。当温度达 60℃ 以上时，随着温度升高，组织干燥脱水、细胞蛋白质变性、脂肪溶解、细胞膜被破坏，造成细胞不可逆性凝固坏死，从而达到杀灭肿瘤组织的目的。同时，在凝固坏死区外，还有 43～60℃ 的热疗区，在此区域内的肿瘤细胞也可被杀灭，而正常细胞可以恢复。射频消融治疗时局部温度可以达

到 80～90℃。实施射频消融后，肿瘤组织被灭活，凝固坏死的组织部分被人体吸收，部分形成纤维组织。坏死物质吸收后还可激发机体的抗肿瘤免疫反应，可提高患者 T 淋巴细胞转化率以及免疫球蛋白水平。直径小于 3cm 的肿瘤，单个电极即可完全消融，而直径大于 3cm 的肿瘤，往往需用集束电极进行一次或多次治疗方能消融成功。肿瘤位置直接影响射频消融的疗效，由于血流可带走治疗区域内部分热量（称热沉积效应），降低了局部的温度，可导致肿瘤残留。因此，邻近血管或血供丰富的肿瘤治疗效果差。

1997 年，贾万（Djavan）首先将射频消融技术用于治疗局限性前列腺癌，获得了良好的临床疗效。但缺乏大宗射频消融治疗局限性前列腺癌的远期疗效报道。至 2013 年底，欧洲泌尿外科协会（EAU）的《前列腺癌诊治指南》和美国国立综合癌症网络（NCCN）的《前列腺癌临床实践指南》中均没有推荐将射频消融作为局限性前列腺癌的标准治疗方案之一。

（马建辉 李亚健）

qiánlièxiàn'ái fàngshè zhìliáo

前列腺癌放射治疗 (radiotherapy of prostate cancer)

通过外照射放疗或近距离照射放疗或外照射联合近距离照射来治疗前列腺癌的方法。外照射放疗的放射源有 ^{60}Co、γ 射线和直线加速器，外照射放疗方法主要有三维适形放疗（3D-CRT）、调强适形放疗（IMRT）、图像引导放疗（IGRT）、中子射线治疗和质子放射治疗等。近距离照射治疗包括短暂性组织间插植放疗和永久粒子植入治疗。

根据治疗目的不同可分为三

大类。①根治性放疗：是局限性前列腺癌（T_1～$T_2N_0M_0$）最重要的治疗手段之一。②辅助性外放射治疗：主要适用于前列腺癌根治术后病理为 pT_3～T_4、精囊受侵、切缘阳性和术后前列腺特异性抗原（PSA）持续升高患者。③姑息性放疗：针对晚期或转移性前列腺癌，主要目的是改善症状，提高患者生活质量。对晚期前列腺癌局部扩散或转移引起的疼痛、血尿等症状放疗后可得到明显的缓解。姑息性放疗后膀胱颈梗阻缓解率为 50%，肾盂积水缓解率为 75%，顽固性血尿控制率为 100%。对骨转移灶作姑息性放疗有良好的镇痛效果。

（刘卓炜 杨飞亚）

gēnzhìxìng qiánlièxiàn'ái fàngshè zhìliáo

根治性前列腺癌放射治疗 (definitive radiation therapy of prostate cancer)

应用对肿瘤致死量的射线，全部消灭局限性前列腺癌的放射治疗方法。包括外照射放疗或近距离照射放疗或外照射联合近距离照射放疗。根治性前列腺外照射放疗主要方法有三维适形放疗（3D-CRT）、调强适形放疗（IMRT）、图像引导放疗（IGRT）、中子射线治疗和质子放射治疗等。根治性前列腺近距离照射治疗包括组织间插植放疗和永久粒子种植治疗。由于直线加速器和适形技术的应用使前列腺的放疗疗效出现了重大进展。早在 1988 年，美国国立卫生研究院（NIH）就已证实局限性前列腺癌外照射放疗与外科手术疗效相同。

美国国立综合癌症网络（NCCN）的《前列腺癌临床实践指南》2021.V2 版中将前列腺癌分为局限性前列腺癌（T_1～T_{3a}）、

局部进展性肿瘤（T_{3b}~T_4）和转移性前列腺癌（任何 TN_1，任何 T 任何 NM_1）。将局限性前列腺癌按治疗后复发危险分为 4 组。①极低危组：TNM 分期 T_{1c}，格利森（Gleason）评分≤6 分和前列腺特异性抗原（PSA）<10ng/ml，穿刺活检阳性少于 3 针，每针穿刺组织中癌组织≤50%，前列腺特异性抗原密度（PSAD）<0.15。②低危组：TNM 分期 T_1~T_{2a}，格利森评分 2~6 分和 PSA<10ng/ml。③良好中危组：TNM 分期 T_{2b}~T_{2c} 期或格利森评分为 3+4=7 分（2 级组）或 PSA 为 10~20ng/ml 且活检阳性针数少于 50%。④不良中危组：TNM 分期 T_{2b}~T_{2c} 或格利森评分为 3+4=7 分（2 级组）或 4+3=7 分（3 级组）或 PSA 为 10~20ng/ml。⑤高危组：TNM 分期 T_{3a}，或血清 PSA≥20ng/ml 或属于 4 或 5 级组（格利森评分 8~10 分）。⑥极高危组：TNM 分期 T_{3b} 或 T_4，主要类型为格利森 5 级组或≥4 个穿刺活检样本，格利森评分 8~10 分（4 或 5 级组）。

根治性外照射放疗主要适用于局限性或局部进展期前列腺癌，推荐的放疗剂量为 76~80Gy，对高危组提高剂量并联合辅助性内分泌治疗可提高疗效。放射性粒子植入的适应证为低危局限性前列腺癌，放射性粒子^{125}I（碘）推荐剂量为 145Gy，^{103}Pd（钯）推荐剂量为 125Gy。对中、高危局限性前列腺癌如果应用粒子植入需结合外照射放疗并联合内分泌治疗。

（马建辉 李亚健）

qiánlièxiàn'ái jìnjùlí zhàoshè zhìliáo

前列腺癌近距离照射治疗

（brachytherapy of prostate cancer） 将放射源直接插入前列腺进行组织内放射治疗的方法。包括短暂性组织间插植放疗和永久粒子植入治疗。组织间插植放疗只适用于临床 T_{1b}、T_2 期及部分 T_3 期，要求患者一般状态良好、肿瘤体积不能太大、分化较好，无或只有少数盆腔淋巴结转移。在组织间插植前应先做盆腔淋巴结切除术。使用的放射源有 ^{125}I（碘）、^{192}Ir（铱）、^{236}Ra（镭）、^{198}Au（金）、^{103}Pd（钯）。插植的途径有经耻骨上膀胱造瘘、经耻骨后途径或经会阴皮肤插植。盆腔淋巴结有转移者还需用体外照射治疗盆腔淋巴结。由于外照射放疗技术和设备的进步，现已很少采用组织间插植放疗的方法治疗前列腺癌。

放射性粒子植入的适应证为低危局限性前列腺癌［TNM 分期 T_1~T_{2a}、格利森（Gleason）评分 2~6 分和前列腺特异性抗原（PSA）≤10ng/ml］，放射性粒子^{125}I 推荐剂量为 145Gy，^{103}Pd 推荐剂量为 125Gy。

（刘卓炜 杨飞亚）

qiánlièxiàn'ái nèifēnmì zhìliáo

前列腺癌内分泌治疗

（hormone therapy for prostate cancer） 通过减少雄激素的来源或抑制雄激素活性，使依赖雄激素生长的前列腺癌细胞发生凋亡、肿瘤病灶缩小或延缓生长的方法。又称前列腺癌激素治疗。是治疗晚期前列腺癌的主要方法。

研究历史 1941 年，美国医学家、外科医师查尔斯·布伦顿·哈金斯（Charles Brenton Huggins）通过动物实验和基础研究以及临床实践证实应用雌激素和/或手术去势可以治疗晚期前列腺癌，能缓解症状、提高生存质量。哈金斯也因为发现雌激素可以抑制睾酮的产生，达到化学去势的效果，开创了内分泌治疗恶性实体肿瘤的先河，促进了医学的发展，获得了 1966 年诺贝尔生理学或医学奖。20 世纪 60 年代末到 70 年代初，甾体类（醋酸甲地孕酮、醋酸甲羟孕酮、醋酸环丙孕酮等）和非甾体类（氟他胺、比卡鲁胺等）抗雄激素药物研制成功，并开始应用于治疗晚期前列腺癌。1971 年，美国内分泌学家安德鲁·维克多·沙利（Andrew Wiktor Schally）和罗歇·夏尔·路易·吉耶曼（Roger Charles Louis Guillemin）分别从猪和羊的下丘脑中提取到促性腺激素释放激素（GnRH），并阐明了该激素的作用。两人也因此获得 1977 年诺贝尔生理学或医学奖。随后人工合成的促性腺激素释放激素激动剂（GnRH-a），并将 GnRH-a（如戈舍瑞林、亮丙瑞林、曲普瑞林等）用于晚期前列腺癌的治疗，取得了与手术去势/雌激素治疗相同的临床疗效。

20 世纪 80 年代，将抗雄激素药物和去势治疗联合应用，即联合阻断雄激素。90 年代，为了延缓内分泌治疗激素敏感型前列腺癌疾病进展为去势抵抗性前列腺癌（CRPC）的时间，在动物实验的基础上，提出了间歇性雄激素剥夺（IAD）方案。2003 年，美国食品和药品管理局（FDA）批准将促性腺激素释放激素拮抗剂（GnRH-ant）阿巴瑞克用于不适合 GnRH-a 类药物的晚期前列腺癌，其疗效与 GnRH-a 类药物疗效相同，而且避免了使用 GnRH-a 最初阶段出现的一过性血清睾酮升高。2011 年，美国 FDA 批准细胞色素氧化酶 CYP17 的抑制剂醋酸阿比特龙用于治疗 CRPC。2012 年，美国 FDA 批准新型的雄激素受体信号抑制剂恩杂鲁胺用于治疗化疗后进展的转移性前列腺癌。

治疗方案 美国国立综合癌症网络（NCCN）的《前列腺癌临床实践指南》2021.V2 版中对晚期前列腺癌推荐的一线内分泌治疗方案有阿比特龙（1 类）、恩杂鲁胺（1 类），米托蒽醌用于不能耐受其他治疗的有内脏转移症状的姑息治疗（2A）。对局部进展期前列腺癌可采用新辅助内分泌治疗+根治性前列腺切除术或根治性前列腺放射治疗、根治性前列腺切除术或根治性前列腺放射治疗+辅助性内分泌治疗的方案。

新辅助内分泌治疗的适应证：前列腺体积较大的 $T_2 \sim T_3$ 期患者，术前行新辅助内分泌治疗以期缩小肿瘤体积，降低临床分期，降低切缘阳性率。新辅助治疗时间为 3~9 个月。

辅助内分泌治疗方案的适应证：①根治性前列腺切除术术后病理切缘阳性。②术后病理检查盆腔淋巴结阳性（pN+）。③术后病理证实为 T_3 期（pT_3）或 $\leq T_2$ 期但伴高危因素［格里森（Gleason）评分大于 7 分，前列腺特异性抗原（PSA）>20ng/ml］。④局部进展性前列腺癌（T_3 期）放疗后。一般主张术后或放疗结束后即开始辅助内分泌治疗。

（马建辉 李亚健）

shǒushù qùshì

手术去势（surgical castration）

采用双侧睾丸切除术或双侧睾丸实质剥脱术，使血清睾酮水平迅速降至 50ng/dl 以下，从而达到抑制肿瘤细胞并治疗前列腺癌进展的方法。手术去势后 24 小时内血清睾酮水平能迅速降低 90% 以上。1840 年，亨特（Hunter）发现去势后前列腺上皮细胞会发生萎缩。1941 年，美国医学家、外科医师查尔斯·布伦顿·哈金斯（Charles Brenton Huggins）对 21 例晚期前列腺癌患者实施手术去势后发现，85.6% 的患者症状明显好转，从此开创了内分泌治疗恶性实体肿瘤的先河。至 2013 年各国的《前列腺癌诊治指南》中仍将手术去势作为晚期前列腺癌一线内分泌治疗方案。去势后的不良反应主要是对患者的心理影响、骨丢失、潮热、性功能障碍、认知功能减退、男性乳房发育、脂肪增多和贫血等。

（刘卓炜 杨飞亚）

yàowù qùshì

药物去势（medical castration）

通过药物使血液循环中睾酮水平下降，并维持在 50ng/dl 以下，从而治疗前列腺癌的方法。已经用于临床的药物包括雌激素类药物、促性腺激素释放激素激动剂和促性腺激素释放激素拮抗剂。

（刘卓炜 杨飞亚）

cù xìngxiàn jīsù shìfàng jīsù jīdòngjì

促性腺激素释放激素激动剂（gonadotrophin releasing hormone agonist，GnRH-a） 将天然促性腺激素释放激素（GnRH）的第六位和第十位氨基酸进行置换或去除而得到的一种九肽或十肽化合物。人体内的 GnRH 为十肽化合物，将其不同部位的氨基酸进行置换或去除，可以获得一些结构类似于天然 GnRH 的化合物，称为促性腺激素释放激素类似物。人工合成的此类化合物活性高于天然 GnRH 的称为 GnRH-a，拮抗 GnRH 生理作用的称为促性腺激素释放激素拮抗剂。

作用机制 GnRH-a 在体内不易被肽链内切酶裂解，稳定性增强，半衰期延长，并且与 GnRH 受体亲和力增加，生物学效应比 GnRH 增加 50~200 倍。GnRH-a 与垂体中的受体结合后，使黄体生成素（LH）和卵泡刺激素（FSH）的释放量一过性增加，持续或大剂量使用 GnRH-a 将使垂体中 LH、FSH 耗竭，GnRH 受体表达下调，导致垂体对内源性 GnRH 结合能力下降，从而抑制垂体分泌 LH、FSH，性激素分泌减少，并逐渐下降到去势水平。

临床应用 临床中 GnRH-a 有戈舍瑞林、亮丙瑞林、曲普瑞林、组氨瑞林和那法瑞林等。由于 GnRH-a 可被肠肽酶灭活，故需皮下、肌内注射或喷鼻给药。GnRH-a 制剂分为短效制剂和长效制剂，长效制剂是将 GnRH-a 弥散在可被降解的聚合多聚体中，药物缓慢释放，可持续作用 30~40 天，甚至数个月。已经有每 1、2、3、6 个月注射 1 次的几种长效剂型用于临床。

20 世纪 80 年代，长效 GnRH-a 用于治疗晚期前列腺癌。有研究显示，手术去势与 GnRH-a 药物去势在总生存期、无进展生存期、肿瘤进展时间方面均无统计学差别，不良反应也相似。由于首次使用 GnRH-a 可产生一过性血清睾酮升高，有可能导致患者症状加重，因此，禁止对伴有脊髓压迫、尿路梗阻或由于疾病进展所致疼痛加重的急症患者首先使用 GnRH-a。临床为减轻或避免睾酮一过性升高所导致的病情加剧，各国的《前列腺癌诊治指南》中推荐在注射 GnRH-a 前两周应用非甾体类抗雄激素药物，如氟他胺、比卡鲁胺等。

除了用于治疗晚期前列腺癌外，长效 GnRH-a 还可以用于治疗绝经前乳腺癌。GnRH-a 的主要不良反应是潮热、出汗、乳房胀痛、失眠、抑郁和易激惹等低雌激素症状。

（马建辉 李亚健）

cù xìngxiàn jīsù shìfàng jīsù jiékàngjì

促性腺激素释放激素拮抗剂

（gonadotropin releasing hormone antagonist，GnRH-ant） 在天然促性腺激素释放激素（GnRH）十肽基础上，用 D 型氨基酸、酰胺取代第 1、2、3、6、8、10 位氨基酸而形成的化合物。经过上述改变使 GnRH-ant 与受体的亲和力增加。GnRH-ant 主要通过竞争性与垂体促性腺激素细胞表面的 GnRH 受体结合来阻断天然 GnRH 与其受体的结合，从而阻断二聚体复合物的形成和信号传导，使天然 GnRH 不能发挥生理作用，抑制黄体生成素（LH）和卵泡刺激素（FSH）的释放，阻断性激素生成而发挥药理作用。

临床中 GnRH-ant 有西曲瑞克、加尼瑞克、阿巴瑞克和地加瑞克。主要用于治疗子宫内膜异位症、子宫肌瘤、痛经、性交疼痛、月经过多、非月经期骨盆疼痛、骨盆触痛、多毛症和性早熟等，也可以治疗依赖性类固醇形成的肿瘤，如前列腺癌、乳腺癌和卵巢癌、垂体促性腺激素细胞腺瘤等。2012 年起，欧洲泌尿外科协会（EAU）的《前列腺癌诊治指南》中推荐将长效 GnRH-ant（阿巴瑞克和地加瑞克）用于治疗没有其他可选择疗法的晚期前列腺癌。与 GnRH 激动剂相比，应用 GnRH-ant 治疗晚期前列腺癌可使血清睾酮迅速降低到去势水平，而不会产生血中一过性睾酮升高，导致病情一过性加重的现象。

GnRH-ant 常见的不良反应有潮热、睡眠失调、疼痛（包括背痛、胸部增大或疼痛）及便秘。阿巴瑞克上市前临床试验中有 3 例严重的和潜在性威胁生命的过敏反应，因此，美国食品和药品管理局（FDA）批准阿巴瑞克用于晚期前列腺癌的姑息治疗时患者需满足 3 个条件：①不适合应用促性腺激素释放激素类药物。②拒绝手术去势治疗。③存在以下情况之一：与肿瘤转移相关的神经压迫、肿瘤所致的膀胱和输尿管出口梗阻和骨转移引起的严重骨痛。

针对促性腺激素释放激素十肽上第 8、10 位氨基酸修饰所生产 GnRH-ant 可消除早期 GnRH-ant 释放组胺所引起的过敏反应。

（马建辉 李亚健）

zhuǎnyíxìng qiánlièxiàn'ái de cíjīsù zhìliáo

转移性前列腺癌的雌激素治疗

（estrogen in the treatment of metastatic prostatic cancer） 雌激素通过负反馈机制抑制腺垂体释放黄体生成素（LH），进而抑制下丘脑-垂体-性腺轴，减少睾酮的合成而达到药物去势的作用。此外，雌激素还具有抑制雄激素活性、抑制睾丸间质细胞功能，以及对前列腺细胞有细胞毒性作用。1941 年，美国外科医师查尔斯·布伦顿·哈金斯（Charles Brenton Huggins）研究证实，应用雌激素和/或手术去势治疗晚期前列腺癌有良好的效果，开创了内分泌治疗恶性实体肿瘤的先河。

20 世纪 60~70 年代，使用最普遍的雌激素药物为己烯雌酚（DES），每天口服 DES 3mg，可使血清睾酮在 1~2 周降至去势水平。口服 DES 与手术去势效果相似，但即使每天口服 1mg 的 DES，仍可出现心血管毒性。70 年代以后雌激素逐渐被停止使用。至 80 年代，由于对前列腺癌细胞雌激素受体的研究进展、新型雌激素类化合物的合成以及雌激素给药方式的改变，人们又开始关注雌激素在治疗晚期前列腺癌的作用。

各国的《前列腺癌诊治指南》中都推荐将口服雌激素作为晚期前列腺癌的二线内分泌治疗用药。为了降低雌激素所带来的心脏不良反应，建议同时服用阿司匹林。

（马建辉 李亚健）

kàng xióngjīsù yàowù

抗雄激素药物 （antiandrogen）

对雄激素产生拮抗作用而使其效应消失的药物。根据分子结构的不同，分为甾体类抗雄激素药物和非甾体类抗雄激素药物两类，甾体类药物在体内有激素活性，而非甾体类在体内无激素活性，仅通过与雄激素受体结合阻断雄激素发挥作用。单纯应用抗雄激素药物的疗效比去势治疗差，因此各国的《前列腺癌诊治指南》中均不推荐单纯应用抗雄激素治疗方案，推荐在应用促性腺激素释放激素激动剂（GnRH-a）前先应用两周抗雄激素药物，以减轻或避免应用 GnRH-a 引起睾酮一过性升高所导致的病情进展，也被推荐与手术去势或药物去势联合应用，以期达到最大限度阻断雄激素的作用。

（刘卓炜 杨飞亚）

fēi zāitǐlèi kàngxióngjīsù yàowù

非甾体类抗雄激素药物 （nonsteroidal antiandrogen，NSAA）

不含甾核结构，能与雄激素竞争雄激素受体，并与雄激素受体结合，阻断雄激素发挥作用，从而达到抑制雄激素依赖型前列腺癌生长的一类药物。

始于 20 世纪 70 年代初，已用于临床的有氟他胺、比卡鲁胺、尼鲁米特和恩杂鲁胺。均为口服药物，使用方便。①氟他胺：由胃肠道吸收后被迅速代谢，其主要代谢产物 2-羟氟他胺具有竞争雄激素受体活性。此外，氟他胺还能抑制睾酮转变为双氢睾酮的作用。②比卡鲁胺：经口服吸收后，（S）-异构体迅速被消除，（R）-异构体具有竞争雄激素受体活性，血浆半衰期为1周。③尼鲁米特：吸收快而完全，在血液中基本上以原形存在发挥抗雄激素作用。④恩杂鲁胺：是一种新型的雄激素受体信号抑制剂，作用机制包括：抑制雄激素与雄激素受体结合；抑制雄激素受体的核转位；抑制雄激素受体与DNA的相互作用。全球多中心Ⅲ期随机对照临床研究显示，恩杂鲁胺能显著延长多西他赛化疗后进展的去势抵抗性前列腺癌（CRPC）患者的总生存期，并且耐受性良好。2012年8月，美国食品和药品管理局（FDA）批准恩杂鲁胺用于治疗化疗后进展的CRPC。

单用NSAA治疗晚期前列腺癌可以取得与雄激素阻断治疗（ADT）相同的效果，但有较高的不良反应发生率；醋酸环丙孕酮（CPA）单药治疗比ADT的效果差，因此新版的美国国立综合癌症网络（NCCN）和欧洲泌尿外科协会（EAU）均不推荐抗雄激素单药作为一线内分泌治疗方案。

NSAA的主要不良反应包括男性乳房发育、潮热、肝毒性等，停药后可以缓解。长期服用应定期检查肝功能。

（马建辉　李亚健）

liánhé zǔduàn xióngjīsù

联合阻断雄激素（combined androgen blockade，CAB）

采用手术去势或药物去势，再联合抗雄激素药物治疗前列腺癌的内分泌治疗方法。利用抗雄激素药物来对抗手术去势或药物去势后肾上腺来源的雄激素，以达到最大限度阻断雄激素的目的。又称最大雄激素阻断（MAB）、雄激素全阻断（TAB）。20世纪80年代开始应用CAB方法治疗前列腺癌，其疗效显著优于单纯去势治疗。

（刘卓炜　杨飞亚）

jiànxiēxìng xióngjīsù bōduó

间歇性雄激素剥夺（intermittent androgen deprivation，IAD）

运用药物去势或药物去势联合抗雄激素药物治疗，使血清前列腺特异性抗原（PSA）值下降至正常水平时，暂时撤除所用的内分泌治疗药物，恢复体内的雄激素水平；等血清PSA值再次升高超过4ng/ml时，重新使用原来的内分泌治疗方案。又称间歇性内分泌治疗（IHT）。

20世纪90年代，在动物实验的基础上，为延缓激素敏感型前列腺癌进展为去势抵抗性前列腺癌的时间所提出的内分泌治疗方案。IAD的优点是在治疗间歇期患者生活质量明显提高（如性欲恢复等），降低了治疗成本。2020年的一篇荟萃分析对比了间歇性内分泌治疗（IHT）与持续性内分泌疗法（CHT）治疗前列腺癌的疗效，在患者去势抵抗时间方面，IHT组比CHT组更具优势，生活质量评分也明显升高，不良反应发生率显著降低。有限的数据表明IHT具有相对较少的不良反应。但IHT治疗存在潜在风险：是否可加速雄激素依赖性向非激素依赖性的发展、在治疗的间歇期病灶是否会进展，尚需研究证实或排除。基于此，IAD仍然是激素敏感性前列腺癌的标准治疗方案。

（马建辉　李亚健）

qiánlièxiàn'ái huàliáo

前列腺癌化疗（chemotherapy of prostate cancer）

用化学药物治疗激素难治性前列腺癌的方法。2004年10月在《新英格兰医学杂志》上报道的两项应用化疗治疗去势抵抗性前列腺癌（CPRC）的随机对照Ⅲ期临床研究，证实了含多西他赛或米托蒽醌为基础的化疗方案可给转移性CRPC患者带来总生存获益，从此，奠定了多西他赛或米托蒽醌为基础的化疗方案在晚期CPRC中的一线治疗地位。

2010年6月，美国食品和药品管理局（FDA）批准卡巴他赛联合泼尼松用于CRPC多西紫杉醇一线化疗失败后的二线化疗方案。美国国立综合癌症网络（NCCN）的《前列腺癌临床实践指南》2020 1版中推荐的治疗转移性CRPC的一线化疗药物有多西他赛和米托蒽醌，推荐的二线化疗方案有卡巴他赛、解救性化疗、再次使用多西他赛、米托蒽醌。其他可选择的化疗方案有：雌二醇氮芥+长春花碱，雌二醇氮芥+依托泊苷。

（马建辉　李亚健）

qiánlièxiàn'ái gūxī zhìliáo

前列腺癌姑息治疗（palliative therapy of prostate cancer）

对不能治愈的前列腺癌进行的以缓解症状、减轻痛苦为目的的方法。包括内分泌治疗、镇痛治疗、支持治疗、姑息性化疗、姑息性放疗、对骨转移患者的治疗（包括应用骨改良药如双膦酸盐类药、地诺单抗，放射性核素治疗，以减少骨转移、缓解骨痛症状）、姑息性手术、介入治疗以及中医药治疗等。

（刘卓炜　杨飞亚）

qiánlièxiàn'ái de gǔxiāngguān shìjiàn

前列腺癌的骨相关事件（skeletal related event of prostate cancer）

前列腺癌骨转移所引起一系列并发症的统称。包括骨痛、病理性骨折、脊髓压迫、需手术治疗的骨并发症、需放射治疗的骨并发症和高钙血症。骨相关事件严重影响患者的生活质量、显著缩短患者的生存期，还明显增加医疗费用。去势治疗导致前列腺癌患者血中睾酮及雌二醇水平降低，进而影响骨代谢致骨质丢失、骨密度降低，加之许多老年前列腺癌患者在发生前列腺癌之前便有骨质疏松，使前列腺癌患者骨相关事件发生率较高。

（刘卓炜 杨飞亚）

qiánlièxiàn ròuliú

前列腺肉瘤（prostatic sarcoma）

发生于前列腺间叶源性恶性肿瘤的总称。占前列腺恶性肿瘤的 0.1%~0.2%。病理类型包括横纹肌肉瘤、平滑肌肉瘤、纤维肉瘤、骨肉瘤、软骨肉瘤等。成年人最常见的是平滑肌肉瘤，绝大多数年龄为 40~70 岁，其中约 20% 的患者为年轻人。儿童最常见的是横纹肌肉瘤，前列腺横纹肌肉瘤发生在幼儿期至成年早期，诊断时平均年龄 5 岁。临床表现有排尿困难、膀胱刺激症状、肉眼血尿和排便困难等。直肠指检示前列腺体积明显增大，一般向直肠内突出明显。盆腔 B 超、CT 和 MRI 检查有助于临床诊断。治疗以外科手术为主。

（刘卓炜 杨飞亚）

gāowán zhǒngliú

睾丸肿瘤（testicular tumor）

发生于睾丸生殖细胞和非生殖细胞，具有良性和恶性生物学行为的新生物。其占男性全身肿瘤的 1%~2%，占泌尿男生殖系统肿瘤的 5%~9%。双侧睾丸肿瘤占 1%~2%。

流行病学 睾丸肿瘤发病率有明显的地区和种族差异，较高的是丹麦、挪威、瑞士、德国和新西兰，最高 8/10 万~10/10 万。亚洲和非洲的发病率最低，中国的发病率约为 1/10 万。白种人发病率是黑种人的四倍。

睾丸肿瘤可发生在各年龄段，不同年龄段的病理类型有差异，新生儿以颗粒细胞瘤最为常见，青春期前以卵黄囊瘤最为常见，绒毛膜癌高发年龄为 18~35 岁，胚胎性癌、畸胎癌为 25~30 岁，而精原细胞瘤多见于 30~50 岁，精母细胞性精原细胞瘤多发生于 50 岁以上。睾丸肿瘤的转移主要经淋巴道及血行转移。精原细胞瘤以淋巴道转移为主，淋巴结转移首先至腹膜后及髂血管旁淋巴结，随后到纵隔和左锁骨上淋巴结。肿瘤如侵及鞘膜、附睾、阴囊或既往有腹股沟及阴囊手术史，可发生腹股沟淋巴结转移，甚至股管淋巴结转移。胚胎性癌和成人畸胎瘤初期以淋巴道转移为主，也可同时伴有血行转移；绒毛膜癌及成人卵黄囊瘤易发生血行转移。血行转移常见部位依次为肺、肝、脑、肾、胃肠道及骨。

病因和发病机制 病因尚不清楚，但实验和临床证据均支持先天性因素在生殖细胞肿瘤发病中有重要作用，19 世纪早期，就有人提出睾丸下降不良与肿瘤形成密切相关。隐睾是其发病的第一相关因素，5%~20% 的患者既往有隐睾病史，隐睾恶变率比正常人高 20~40 倍，腹腔内隐睾恶变率比腹股沟区隐睾高四倍。隐睾发生睾丸肿瘤的原因有生殖细胞异常、局部温度升高、性腺发育不全及内分泌功能失调等。此外，睾丸肿瘤的发生可能与遗传、病毒感染、睾丸外伤等因素有关。

病理分类 睾丸肿瘤病理类型繁杂，2016 年，世界卫生组织（WHO）的《泌尿系统及男性生殖器官肿瘤分类》中将睾丸肿瘤分成来源于原位生殖细胞新生物的生殖细胞肿瘤，与原位生殖细胞新生物无关的生殖细胞肿瘤，性索间质肿瘤，由生殖细胞和性索间质成分构成的肿瘤，混杂细胞成分睾丸肿瘤，血液淋巴性睾丸肿瘤，集合管和睾丸网肿瘤。

组成 90% 的睾丸肿瘤为恶性，其中生殖细胞肿瘤（GCT）占 90% 以上。性索性间质肿瘤占成年人睾丸肿瘤的 4%~6%。淋巴瘤占睾丸恶性肿瘤的 2%~5%，多为非霍奇金淋巴瘤，霍奇金淋巴瘤较少见。临床上将 GCT 分为精原细胞性生殖细胞肿瘤（SGCT）和非精原细胞性生殖细胞肿瘤（NSGCT）两大类，SGCT 包括经典型精原细胞瘤和精母细胞性精原细胞瘤两个主要类型；NSGCT 主要包括胚胎性癌、畸胎瘤、绒毛膜癌和卵黄囊瘤 4 种基本形式。在睾丸肿瘤中 40% 是两种或两种以上组织类型的混合型肿瘤。混合型肿瘤在成年人常见，而儿童多为单一成分。睾丸原发瘤可能表现为单一病理类型组织，而其转移瘤却可含有一种或多种瘤组织成分，有 10% 的 GCT 转移瘤同原发肿瘤的病理类型不同。病理诊断时应结合甲胎蛋白（AFP）、人绒毛膜促性腺激素（β-HCG）的检测结果，以求与临床特征相吻合。

临床表现 典型表现是无痛性、进行性睾丸肿大或腹股沟/下腹部肿块。多为单侧，仅有 1%~3% 为双侧。双侧肿瘤可同时或相继发生，对老年双侧睾丸肿瘤患者应首先考虑为淋巴瘤；睾丸生殖细胞来源的肿瘤以双侧精母细胞性或经典型精原细胞瘤最为常见。通常肿瘤生长缓慢，但有 10% 的患者起病较急，出现突发性疼痛，类似于急性睾丸炎，易误诊。30%的患者出现睾丸下坠感或钝痛。睾丸性索间质肿瘤及绒毛膜癌可伴有乳房肿大、疼痛及性早熟等。10%的患者因肿瘤转移引起骨痛、咳嗽等症状。

诊断 主要包括体格检查、血清肿瘤标志物和影像学检查。

体格检查 睾丸内可触及肿块或结节或睾丸肿大，质地可因肿瘤组织类型不同而有差异。①精原细胞瘤常表现为卵圆形、表面光滑，质地硬，患者往往无挤压正常睾丸时的疼痛或不适感。2%精原细胞瘤为双侧，精原细胞瘤很少侵及精索或附睾。②畸胎瘤或胚胎性癌可呈结节性肿大。③绒毛膜癌患者睾丸增大多不明显，睾丸内可触及硬性结节。④睾丸胚胎性癌易侵及附睾或精索，表现为附睾或精索变硬。部分伴有睾丸鞘膜积液。⑤精母细胞性精原细胞瘤不发生在未下降的睾丸，6%为双侧。肿瘤通常较大，质软，切面呈胶冻状或黏液状、囊性变。⑥性索间质肿瘤绝大部分为良性，仅10%的患者可出现转移，且几乎全部见于成人。

肿瘤标志物检查 对诊断、分期、预后及监测复发都至关重要。常用的血清肿瘤标志物有甲胎蛋白（AFP）、人绒毛膜促性腺激素（β-HCG）、乳酸脱氢酶（LDH）。AFP升高主要见于卵黄囊瘤，也见于部分胚胎性癌、畸胎瘤，精原细胞瘤和绒毛膜癌的血AFP多为正常。β-HCG升高主要见于绒毛膜癌及胚胎性癌，也可见于含有合体滋养层细胞成分的精原细胞瘤。LDH的特异度较前两种差，与肿瘤大小相关，在进展期肿瘤中升高。

影像学检查 阴囊超声是筛查和诊断睾丸肿瘤的常规检查项目，能准确发现睾丸内肿块，可区别睾丸炎、睾丸鞘膜积液与肿瘤，诊断敏感性近100%。还可用于检查腹膜后有无肿大淋巴结。阴囊MRI检查也可用于睾丸肿瘤的诊断或鉴别诊断。其他影像学检查还包括胸部X线平片，腹、盆腔CT或MRI检查，以及胸部CT检查，以了解有无肺、腹膜后和纵隔淋巴结转移。对晚期患者应行核素骨显像检查及头颅CT或MRI检查。PET-CT检查可发现全身多发转移灶，且能够区分放、化疗后的腹膜后肿物是存活的肿瘤细胞还是纤维化组织。但检查费用昂贵，仍有假阳性和假阴性结果。

鉴别诊断 需与睾丸炎、附睾炎、附睾结核、附睾肿瘤和睾丸鞘膜积液鉴别。通过查体、阴囊透光试验以及影像学检查不难鉴别。

治疗 无论哪种类型的睾丸肿瘤都应先行经腹股沟睾丸切除术，并在内环处切除精索，而不应先行针吸活检或经阴囊切口手术，以避免精索残端切除不全、局部复发、切口种植及引起淋巴转移途径发生改变给放疗设野带来困难。在睾丸切除术后应依据AFP和β-HCG的半衰期（AFP为7天、β-HCG为3天）进行检测，分期以睾丸切除术后β-HCG和AFP最低值为依据。血清LDH水平对于转移患者具有预后价值，并且包括在分期中。根治性睾丸切除术后再根据病理分期、病理类型决定是否进一步治疗。如病理为单一成分的精母细胞性精原细胞瘤、婴幼儿和儿童的畸胎瘤及睾丸其他类型良性肿瘤，治疗即可结束。如为混合型肿瘤则按恶性程度最高的一种治疗。

Ⅰ期和Ⅱ期睾丸生殖细胞瘤手术后依据分期可分别选择严密监测、辅助放疗、单周期卡铂辅助化疗或系统化疗。对Ⅰ期和Ⅱ期NSGCT非精原细胞瘤手术后依据分期分别采取严密监测、以顺铂为主的多药联合辅助化疗、腹膜后淋巴结清扫术、保留神经的腹膜后淋巴结清扫术、残留病灶清除术。Ⅲ期睾丸生殖细胞肿瘤手术后以联合化疗为主，如化疗后有肿瘤残留可考虑保留神经的腹膜后淋巴结清扫术、残留病灶清除术、解救性化疗方案、大剂量化疗+自体干细胞移植。对脑转移以化疗为主，辅助以放疗。对孤立脑转移也可考虑手术切除。绒毛膜上皮癌患者就诊时多已伴有广泛转移，治疗以化疗为主，不做腹膜后淋巴结清扫术。

预后 Ⅰ期SGCT和Ⅰ期NSGCT的总体治愈率分别为97%～100%和95%～100%。ⅡA/ⅡB期生殖细胞肿瘤手术联合化疗或放疗，总体生存率90%～100%。ⅡC和Ⅲ期生殖细胞肿瘤总体生存率60%～80%。精母细胞性精原细胞瘤预后较经典型精原细胞瘤好，极少转移。

预防 应尽早实施隐睾下降固定术，以便于监测，及时发现病变。

（刘卓伟 杨飞亚）

gāowán jīngyuánxìbāoliú

睾丸精原细胞瘤（testicular seminoma） 发生于睾丸或隐睾，由形态一致的生殖细胞组成的肿瘤。占睾丸生殖细胞肿瘤（GCT）的40%～71%，是最常见的睾丸肿瘤病理类型。包括经典型精原细胞瘤和精母细胞性精原细胞瘤。其中经典型占绝大多数，为93%，多发生在隐睾患者，发病高峰年龄为30～50岁；而精母细胞性精原细胞瘤仅发生在正常下降到阴囊的睾丸，与隐睾无关，多发生于50岁以上中老年人。

常见临床表现为睾丸无痛性、进行性睾丸肿大或腹股沟/下腹部肿块或睾丸增大。经典型精原细胞瘤中2%为双侧，精母细胞性精原细胞瘤中6%为双侧。肿瘤直径常为3~5cm，表面光滑、质地硬。显微镜下可见，瘤细胞类似于原始生殖细胞，胞质透明含有丰富的糖原，核大而规则，有1个或多个核，细胞胞界清楚。

5%~10%的经典型精原细胞瘤患者血浆中可检测到人绒毛膜促性腺激素（β-HCG）低水平升高，少数有甲胎蛋白（AFP）升高。而精母细胞性精原细胞瘤患者血清肿瘤标志物阴性。

经腹股沟行根治性睾丸切除术是首选治疗方案，术后根据病理分期决定是否采用后续治疗。Ⅰ期经典型精原细胞瘤手术后可密切随访或辅助性放疗（D_T 20~25Gy）或单周期卡铂辅助化疗。ⅡA/ⅡB期精原细胞瘤手术联合放疗（D_T 30~36Gy）为主。ⅡC和Ⅲ期以化疗为主。总体治愈率70%~100%。精母细胞性精原细胞瘤手术后预后良好，极少出现转移。

（刘卓伟　杨飞亚）

gāowán jītāiliú

睾丸畸胎瘤 （testicular teratoma）

由内胚层、中胚层和外胚层组织构成的睾丸肿瘤。又称成熟性畸胎瘤、未成熟性畸胎瘤、畸胎瘤分化（成熟型）和畸胎瘤未分化（未成熟型）。占睾丸肿瘤的2%~9%。2016年世界卫生组织（WHO）的《泌尿系统及男性生殖器官肿瘤分类》中将睾丸畸胎瘤分为畸胎瘤、皮样囊肿、单胚层畸胎瘤和伴有体细胞恶性成分的畸胎瘤。睾丸畸胎瘤的高发年龄分为儿童和成年人两个年龄段，儿童为1~2岁，成年人为

25~35岁。青春期前睾丸畸胎瘤为良性病变，青春期后睾丸畸胎瘤中有22%~37%发生转移。皮样囊肿是一种特殊类型的良性单胚层畸胎瘤，镜下表现为富含毛发、角化物的囊肿伴有皮肤附属器结构。睾丸畸胎瘤多是由两种或三种胚层构成，包括内胚层的黏液腺体，中胚层的软骨、骨、肌肉和淋巴组织，以及外胚层的鳞状上皮和神经组织。

临床绝大多数表现为睾丸无痛性肿块，肿块质硬、结节状或不规则。睾丸皮样囊肿和儿童睾丸畸胎瘤手术后无需其他治疗。绝大多数畸胎瘤转移灶与原发灶病理类型一致，但也有在畸胎瘤的转移灶中发现胚胎癌成分。腹膜后淋巴结转移的畸胎瘤的主要治疗方式是根治性睾丸切除术联合腹膜后淋巴结清扫术。远处转移畸胎瘤中的恶变成分对生殖细胞肿瘤的化疗方案疗效不佳。

（刘卓伟　杨飞亚）

gāowán zhīchíxìbāoliú

睾丸支持细胞瘤 （testicular Sertoli cell tumor）

由儿童期、青春期前以及成年人不同时期支持细胞组成的睾丸性索间质肿瘤。又称精母细胞瘤。占睾丸肿瘤不足1%。平均发病年龄45岁，20岁以下罕见。常见临床表现是睾丸缓慢增大的肿块，部分有雌激素增多的表现，如男性乳房增大。肿瘤直径一般1~20cm，平均3.5cm。呈球形或分叶状。血清肿瘤标志物不升高。大多数睾丸支持细胞瘤为良性肿瘤，预后良好。少数为恶性，体积常较良性肿瘤大，直径大于5cm，肿瘤内常伴有出血和坏死。恶性睾丸支持细胞瘤常有腹膜后淋巴结转移或远处脏器转移，预后差。

（刘卓伟　杨飞亚）

gāowán jiānzhìxìbāoliú

睾丸间质细胞瘤 （testicular Leydig cell tumor）

由正常发育和演化的间质细胞构成的睾丸肿瘤。2016年世界卫生组织（WHO）的《泌尿系统及男性生殖器官肿瘤分类》中将其分为间质细胞瘤和恶性间质细胞瘤。间质细胞瘤占睾丸肿瘤的1%~3%，是最常见的性索间质肿瘤。

儿童睾丸间质肿瘤高发年龄为3~9岁，成人睾丸间质肿瘤高发年龄为21~59岁。最常见的临床表现是无痛性睾丸增大或肿物，30%的患者有乳房增大，男性乳房增大的表现往往较睾丸肿物更早，平均比睾丸间质细胞瘤的诊断早3年。成人睾丸间质细胞瘤血清和尿中的雌激素常升高。儿童间质细胞瘤少见，临床表现为外生殖器早期发育，阴部毛发增生，声音低沉和睾丸肿物。儿童睾丸间质细胞瘤血清睾酮升高，部分患儿的尿17-酮升高。间质细胞瘤患者的血清甲胎蛋白（AFP）和人绒毛膜促性腺激素（β-HCG）多在正常范围。

儿童睾丸间质细胞瘤为良性，成人的睾丸间质细胞瘤约有10%为恶性，可能发生腹膜后淋巴结转移或远处脏器转移。恶性睾丸间质细胞瘤肿瘤直径常大于5cm，核分裂象增多，有坏死或血管浸润。

根治性睾丸切除术能够治愈大多数患者，对于病理怀疑恶性者可以考虑腹膜后淋巴结清扫术。有远处转移者对放疗或化疗不敏感。

（刘卓伟　杨飞亚）

jīngmǔxìbāoxìng jīngyuánxìbāoliú

精母细胞性精原细胞瘤 （spermatocytic seminoma）

发生于睾丸，由肿瘤性生殖细胞组成的肿瘤。是睾丸精原细胞瘤的一种。

发病率为经典精原细胞瘤的 9%，近半数发生于 50 岁以上中老年人，而且部分为双侧睾丸肿瘤。肿瘤体积较大，平均为 7cm，质地较软。显微镜下，细胞大小不一，有淋巴细胞样大小，也有直径约 100μm 的巨细胞，还有介于两者之间中等大小的细胞。

精母细胞性精原细胞瘤低度恶性，很少发生转移，行根治性睾丸切除术可治愈，无需辅助放疗或化疗。有少数病例伴有未分化或分化的肉瘤。典型的病例肿瘤生长速度缓慢，但可突然增大，一般瘤体较大，50% 的患者就诊时已有转移。转移部位多为肉瘤成分，大多数患者死于转移，平均生存期 1 年。

(刘卓伟　杨飞亚)

gāowán luǎnhuángnángliú

睾丸卵黄囊瘤 (testicular yolk sac tumor)　发生于睾丸，含有大量卵黄囊样结构、尿囊和胚外间充质的肿瘤。又称睾丸内胚窦瘤、睾丸母细胞瘤、婴儿型胚胎性癌、卵黄囊癌等。常为几种不同结构混合存在，单一组织结构的卵黄囊瘤罕见。多发生在婴儿和儿童，70%～80% 年龄小于 2 岁，是小儿最常见的睾丸肿瘤，占小儿睾丸肿瘤的 70%～75%。成人睾丸卵黄囊瘤常是混合型睾丸生殖细胞肿瘤的成分之一，40% 的睾丸非精原细胞瘤中可见黄囊瘤成分。常见临床表现是无痛性、进行性睾丸肿大，肿瘤通常质软，巨大肿瘤常伴有肿瘤内出血、坏死。10%～20% 的儿童患者就诊时已经有远处转移。90% 的患儿血清甲胎蛋白（AFP）升高，人绒毛膜促性腺激素（β-HCG）正常。

对于 I 期卵黄囊瘤行根治性睾丸切除术，对伴有精索脉管系统受侵者可行辅助化疗。对伴有腹膜后转移灶，可行腹膜后淋巴结清扫术或联合辅助化疗。对有远处转移灶者以化疗为主。发生在儿童的睾丸卵黄囊瘤大多预后好。而在成人通常伴有胚胎性癌、畸胎癌或精原细胞瘤，分化差，预后不良。

(刘卓伟　杨飞亚)

gāowán pēitāixìng'ái

睾丸胚胎性癌 (testicular embryonal carcinoma)　由未分化的类似胚胎干细胞上皮细胞组成的睾丸恶性肿瘤。又称未分化型恶性睾丸畸胎瘤。占睾丸生殖细胞肿瘤的 13%～35%。可以单一成分存在于睾丸肿瘤中，也可以是混合性睾丸生殖细胞瘤的组成成分，80% 的混合性睾丸生殖细胞肿瘤含有胚胎癌组织，常合并畸胎瘤、绒毛膜癌及精原细胞瘤。仅有 2%～10% 为单纯睾丸胚胎性癌。

该病高发年龄在 30 岁左右，较经典型精原细胞瘤小 10 岁。最常见症状为无痛性、进行性睾丸肿大，生长速度常较精原细胞瘤快，睾丸多为轻至中度增大，外观变形，肿瘤呈结节状，平均直径约 4cm，睾丸表面常不光整。患者血清甲胎蛋白（AFP）、人绒毛膜促性腺激素（β-HCG）都有不同程度的升高。

对 I 期胚胎性癌行根治性睾丸切除术或联合保留性神经的腹膜后淋巴结清扫术（RLA）或加辅助性化疗或随访监测，治愈率可达 99%。II 期胚胎性癌行根治性睾丸切除术+保留性神经的 RLA 或根治性睾丸切除术+保留性神经的 RLA+化疗；淋巴结清除不彻底的患者，术后应加化疗，对腹膜后巨大肿块或术前估计清除不彻底的患者，可先予联合化疗，待肿块缩小后再行残余病灶切除术或 RLA；治愈率达 90% 以上。对 III 期睾丸胚胎性癌以联合化疗为主，5 年生存率为 48%～80%。

(刘卓伟　杨飞亚)

gāowán róngmáomó'ái

睾丸绒毛膜癌 (testicular choriocarcinoma)　由合体滋养层细胞、细胞滋养层细胞及中间型滋养层细胞组成的睾丸恶性肿瘤。其中单纯睾丸绒毛膜癌占睾丸生殖细胞肿瘤不足 1%，而混有生殖细胞瘤成分者占睾丸生殖细胞肿瘤的 8%。

该病高发年龄为 25～30 岁。患者常以转移症状就诊，睾丸增大多不明显，睾丸内可触及硬性结节或仅在 B 超检查中发现睾丸内小结节。10% 的患者可伴有乳房肿大、疼痛及性早熟等，部分伴有甲状腺功能亢进的临床表现。绝大多数患者血清人绒毛膜促性腺激素（β-HCG）和胎盘碱性磷酸酶异常升高。化疗是主要治疗方法。该病预后差。

(刘卓伟　杨飞亚)

wèifēnlèixíng jīngqǔxiǎoguǎn nèi shēngzhí xìbāo zhǒngliú

未分类型精曲小管内生殖细胞肿瘤 (intratubular germ cell neoplasia of unclassified type, IGCNU)　精曲小管内尚未侵破基底膜的生殖细胞肿瘤。病变位于精曲小管内的生殖细胞，具有丰富的空泡状胞质、大而不规则的细胞核及明显的核仁。又称睾丸原位癌、睾丸上皮内瘤变、曲细精管内恶性生殖细胞、曲细精管内浸润前肿瘤、原位生殖细胞肿瘤、曲细精管内不典型生殖细胞。2016 年世界卫生组织（WHO）的《泌尿系统及男性生殖器官肿瘤分类》中将其归为睾丸癌前病变。一般认为该病是多数生殖细胞肿瘤的前体，以精曲小管内出现恶性生殖细胞为特征。

该病可见于1%的男性不育患者睾丸穿刺活检标本，隐睾、异位睾丸以及浸润性生殖细胞肿瘤的手术标本。2009年，美国癌症联合委员会（AJCC）睾丸肿瘤TNM分期为pT_{is}。对IGCNU若不治疗，5年后有50%可发展成为癌。对穿刺活检确诊的IGCNU可行放疗（16~20Gy），但对有生育要求的患者可考虑推迟治疗。

（马建辉 李亚健）

根治性睾丸切除术（radical orchiectomy）

gēnzhìxìng gāowán qiēchúshù

通常取腹股沟切口，游离精索至腹股沟内环处离断，然后沿精索向阴囊方向剥离并切除睾丸的术式。又称经腹股沟睾丸切除术。是治疗睾丸肿瘤的标准术式。手术通常在全麻或硬膜外麻醉下进行。取患侧腹股沟斜形切口，距腹股沟韧带上2cm做平行切口，切口长5~7cm，切口可延长至阴囊上方，逐层切开皮肤、皮下组织、腹外斜肌腱膜，注意保护腹股沟神经及髂腹下神经。分离精索，在腹股沟内环处，分别切断、结扎输精管和精索血管。然后再切除睾丸及其肿瘤。

（刘卓伟 杨飞亚）

阴茎肿瘤（penile tumor）

yīnjīng zhǒngliú

发生于阴茎各种组织来源的肿瘤。主要起源于皮肤，其他组织来源的肿瘤罕见。2016年，世界卫生组织（WHO）的《泌尿系统及男性生殖器官肿瘤分类》中将阴茎肿瘤分为阴茎恶性上皮性肿瘤、癌前病变、黑色素肿瘤、间叶性肿瘤、造血系统肿瘤和继发性肿瘤六大类。其中，恶性上皮性肿瘤包括阴茎鳞状细胞癌、梅克尔（Merkel）细胞癌、神经内分泌小细胞癌、皮脂腺癌、透明细胞癌和基底细胞癌。阴茎鳞状细胞癌中还包括基底样癌、湿疣状癌、疣状癌、乳头状癌、肉瘤样癌、混合性癌和腺鳞癌7种亚型。

阴茎癌前病变包括上皮内瘤变3级、阴茎鲍恩（Bowen）病、阴茎凯拉（Queyrat）增殖性红斑和阴茎佩吉特（Paget）病。黑色素肿瘤包括色素痣和恶性黑色素瘤。间叶性肿瘤包括良性肿瘤、中间性生物学潜能肿瘤和恶性肿瘤。其中，良性肿瘤包括各种血管瘤、淋巴管瘤、神经纤维瘤、神经鞘瘤、颗粒细胞瘤、肌性内膜瘤、平滑肌瘤、血管球瘤、纤维组织细胞瘤、幼年性黄色肉芽肿。中间性生物学潜能肿瘤包括巨细胞成纤维细胞瘤和隆突性皮肤纤维瘤。恶性肿瘤包括卡波西（Kaposi）肉瘤、上皮样血管内皮瘤、血管肉瘤、平滑肌肉瘤、恶性纤维组织细胞瘤、横纹肌肉瘤、上皮样肉瘤、滑膜肉瘤、透明细胞肉瘤、恶性外周神经鞘瘤、外周原始神经外胚层肿瘤、尤因（Ewing）肉瘤和骨外骨肉瘤。

阴茎继发肿瘤主要继发于前列腺癌和膀胱癌，其次是肾癌、结肠癌和直肠癌，其余可继发于肺癌、胰腺癌、输尿管癌、睾丸癌、皮肤癌及骨肉瘤等。

（马建辉 李亚健）

阴茎癌（penile cancer）

yīnjīng'ái

发生于阴茎上皮组织的细胞异常快速增殖并可发生浸润和转移的新生物。是阴茎中最常见的肿瘤，占阴茎肿瘤的90%以上。其中95%是阴茎鳞状细胞癌，因此，阴茎癌几乎成为阴茎鳞状细胞癌的代名词。

流行病学 阴茎癌在全球的发病率差异较大，发展中国家明显高于发达国家，总体趋势是日渐减少。1986~1990年美国白种人阴茎癌发病率为0.6/10万，黑种人为0.9/10万。以色列犹太人由于新生儿期常规行包皮环切术，阴茎癌发病率仅为0.1/10万。20世纪50年代以前，阴茎癌曾是中国男性泌尿生殖系统常见的恶性肿瘤，发病率占男性恶性肿瘤的10%。随着生活和卫生条件的不断改善，阴茎癌的发病率迅速下降，尤其是改革开放以后下降更加明显。发病年龄最小19岁，最大年龄82岁。中国的发病年龄高峰为41~60岁。

病因和发病机制 确切病因仍不清楚，公认的是与包茎和包皮过长关系密切，包皮垢以及慢性炎症刺激是阴茎癌的重要原因。婴幼儿期行包皮环切术可以预防阴茎癌发生，而儿童期或成年以后再行包皮环切术并不能降低阴茎癌的发病率。因此，患有包茎应尽早手术治疗。对于包皮过长，应注重保持包皮局部的清洁，也可以降低阴茎癌的发病率。其他阴茎癌相关病因还包括患有阴茎硬化性苔藓、疣、湿疣、人乳头瘤病毒（HPV）感染以及包皮环切不彻底等。

病理分类 2016年世界卫生组织（WHO）的《泌尿系统及男性生殖器官肿瘤分类》中将阴茎恶性上皮性肿瘤组织学分为阴茎鳞状细胞癌、梅克尔（Merkel）细胞癌、神经内分泌小细胞癌、皮脂腺癌、透明细胞癌和基底细胞癌。而将阴茎鲍恩（Bowen）病和阴茎佩吉特（Paget）病归于癌前病变。最常见的组织学类型为鳞状细胞癌，占90%~95%。

肿瘤初起时位于阴茎头、包皮内侧面或冠状沟，可单发或多发，呈疣状、乳头状或菜花状，早期以表面生长为主，之后病变逐渐增大成浸润型，可有表面溃疡或累及阴茎海绵体。显微镜下最常见的是角化型和中分化鳞状细胞癌。阴茎鳞状细胞癌中还有基底样癌、湿疣状癌、乳头状癌、肉瘤样癌、混合性癌和腺鳞癌 7 种亚型。其他类型较罕见。阴茎癌可侵犯阴囊、会阴部的皮肤、耻骨和前列腺。

分期 推荐采用 2017 年美国癌症联合委员会（AJCC）TNM 分期（第 8 版）标准。T_{is} 期：原位癌；T_a 期：非浸润性疣状癌；T_1 期：肿瘤侵及皮下结缔组织；T_2 期：肿瘤侵及尿道海绵体或阴茎海绵体；T_3 期：肿瘤侵及尿道；T_4 期：肿瘤侵及其他邻近结构。N_1 期：可触及活动的单侧腹股沟淋巴结；N_2 期：可触及活动的多个或双侧腹股沟淋巴结；N_3 期：腹股沟淋巴结固定或单侧或双侧盆腔淋巴结肿大。M_1 期：有远处转移。

临床表现 肿瘤常起始于阴茎头、冠状沟及包皮内板的黏膜上，发生于龟头者占 48%，发生于包皮占 21%。早期常无任何症状或仅有轻微的不适如瘙痒、热灼或隐痛。对于包茎患者，一般早期病变不易被发现，可触及包皮内有结节或肿块，且逐渐增大，并可穿破包皮露出癌肿。包皮口常有脓性或血性分泌物流出。若包皮能上翻，病变处可见到红斑、丘疹、乳头状或扁平突起、疣或菜花状斑块、溃疡，病变逐渐增大，表面常伴有恶臭分泌物。病变继续发展成为菜花状或乳头状、蕈状溃疡。由于伴有感染，常伴有单侧或双侧腹股沟淋巴结肿大，约 50% 淋巴结肿大的患者经病理证实为淋巴结转移。晚期常有全身症状如消瘦、贫血、食欲减退、乏力和恶病质。

阴茎癌大多沿淋巴道转移，常转移到腹股沟表浅与深层的淋巴结，随后上行到髂动脉、腹主动脉周围的淋巴结。极少数直接转移到髂动脉周围深部的淋巴结。1%～10% 晚期阴茎癌可经血行转移至肝、肺、脑和骨等。

诊断 阴茎肿物切取活检或切除活检是标准诊断方式。对腹股沟肿大淋巴结经抗炎治疗无效后，应切取淋巴结送病理检查以明确是否有淋巴结转移。

鉴别诊断 需与尖锐湿疣、硬下疳、腹股沟肉芽肿、结核、未分化肉瘤等鉴别，主要依靠组织病理学检查。

治疗 手术切除病变是最主要、最有效的治疗方法。可根据病变的部位、大小和分期决定选择包皮环切术、阴茎部分切除术和阴茎全切除加尿道阴部造口术。阴茎部分切除术手术切除范围应距肿瘤边缘至少 2cm 以上正常组织。因常伴有感染，手术前最好先抗炎治疗 1 周，包括病灶局部的抗炎处理。对于腹股沟无淋巴结肿大患者，不主张常规行腹股沟淋巴结清扫术。如活检证实腹股沟淋巴结有转移可行腹股沟淋巴结切除或清扫术。术后可考虑联合放疗。对于晚期阴茎癌伴有远处转移者应考虑化疗，常用的化疗药物有平阳霉素、5-氟尿嘧啶（5-FU）和环磷酰胺等。化疗亦可配合手术和放疗。

预后 多数阴茎癌恶性程度低，经积极治疗预后良好。早期阴茎癌手术后治愈率可达 70%～80%，伴腹股沟淋巴结转移者治疗后的 5 年生存率仅有 20%～30%。如不治疗一般在 2 年内死亡，无 5 年生存率。

预防 ①包茎或包皮过长的男孩，如果状况不能好转，应尽早施行包皮环切术，到了成年再做则失去预防作用。②经常清洗外生殖器和会阴区，防止包皮垢聚积。③对癌前病变积极治疗，长期观察，阻断向阴茎癌发展。④对有婚外配偶、性生活混乱者，应加强其危害性的宣传教育。

(刘卓炜 杨飞亚)

yīnnáng zhǒngliú

阴囊肿瘤（tumor of scrotum） 发生于阴囊的各种组织来源的肿瘤。阴囊的组织结构与腹壁相似，由外向内的各层结构依次为皮肤、肉膜、精索外筋膜、提睾肌、精索内筋膜和睾丸固有鞘膜。阴囊肿瘤罕见，分良性和恶性。前者包括皮脂腺囊肿、表皮囊肿、先天性囊肿、血管瘤、血管角皮瘤、淋巴管瘤、脂肪瘤、平滑肌瘤和纤维瘤等；后者包括鳞状细胞癌、基底细胞癌、黑色素瘤、阴囊佩吉特（Paget）病、阴囊鲍恩（Bowen）病和肉瘤等。其中以阴囊鳞状细胞癌最为多见。

(刘卓炜 杨飞亚)

yīnnáng línzhuàngxìbāo'ái

阴囊鳞状细胞癌（squamous cell carcinoma of scrotum） 起源于阴囊鳞状上皮的恶性肿瘤。简称阴囊鳞癌。是最常见的阴囊恶性肿瘤，俗称阴囊癌。1774 年，英国外科医师珀西瓦尔·波特（Percival Pott）发现一些从童年就开始从事打扫烟囱的工人成年后易患此病。这是人类发现环境因素可以致癌的第 1 个例证，从此开创了人类对化学致癌因素的研究。由于逐渐加强了对职业致癌因素的防护，从 20 世纪 60 年代起，阴囊癌的发病率和病死率已经明显降低。阴囊鳞状细胞癌在临床上已属罕见。

病因和发病机制 由于波特医师提出了阴囊癌与职业有关，此后的调查发现，从事含有烟灰或粉尘作业的工人以及长期接触沥青或石蜡的工人或从事石油、焦油、精纺和机械等职业的工人同样易患阴囊癌。这是由于缺乏劳动保护，使阴囊、会阴、阴茎等处皮肤易被各种矿物油及粉尘污染，沉积在皮脂分泌旺盛的皮肤皱襞中，经长期的刺激使皮肤上皮细胞发生癌变。其中主要的致癌物质是3,4-苯并芘。职业因素致癌是个长期缓慢的过程，最长者高达68年才发现癌变。此外，癌变的发生也与遗传、长期炎性病变、溃疡、使用免疫抑制剂等因素有关。人乳头状瘤病毒（HPV）6、11、16、18型感染也与阴囊癌的发生有关。

临床表现 早期为无痛性阴囊疣状或丘疹样肿物，进一步发展可呈菜花状，质地变硬。肿瘤的生长速度个体差异较大，有的可多年变化不大而突然生长速度加快。菜花状肿瘤的中央可出现坏死及溃疡，伴有感染时流脓、血、味臭，局部疼痛，而全身症状不明显。50%以上的患者就诊时有同侧或双侧腹股沟淋巴结肿大，腹股沟淋巴结转移率为30%~70%，其中双侧腹股沟淋巴结转移率为50%~80%。晚期肿瘤可侵及阴茎及阴囊内容物，甚至发生血行转移。

诊断 确诊该病需要取病变处组织进行病理学检查。显微镜下可见增生的上皮突破基膜向深层浸润形成不规则条索形癌巢。根据癌细胞的分化程度可分为高、中、低分化。癌浸润以皮肤为主，很少侵犯阴囊内容物。特征性的病理表现是癌细胞上皮膜抗原（EMA）和细胞角蛋白（CK）表达阳性。

治疗 阴囊病变处皮肤扩大切除术是首选治疗，切除范围应超过肿瘤边缘2cm以上的阴囊壁，除非病变已侵犯阴囊内容物，否则应尽量予以保留。术后局部复发往往是切除范围不够所致，但也可能是新发而非复发。对于切除范围过大，残留阴囊皮肤包蔽阴囊内容物困难者，可采用皮瓣转移及阴囊成形术。阴囊内容物已受累者则应一并切除。

对腹股沟肿大淋巴结需切除活检，经病理检查证实有转移者行髂腹股沟淋巴结清扫术。淋巴结清扫手术可在原发灶切除术后2~6周进行。淋巴结活检阴性者不建议做预防性腹股沟淋巴结清扫术。对有淋巴结转移者手术后可进行放疗。局部病变切除不彻底、不宜行淋巴结清扫术者也可选用放疗。必要时可加化疗，但常欠敏感。晚期阴囊癌有远处转移者亦可用放化疗做姑息性治疗。常用的化疗药物有顺铂、博莱霉素和甲氨蝶呤等。

预后 无淋巴结转移的早期阴囊癌患者，手术后5年生存率达50%以上，而伴有淋巴结转移的阴囊癌患者手术后5年生存率常低于25%。

预防 改善工作环境，避免致癌物质的侵害，局部保持清洁，可避免或减少阴囊癌的发生。

（马建辉 李亚健）

yīnnáng Pèijítèbìng

阴囊佩吉特病（Paget disease of scrotum） 阴囊皮肤附属器恶性肿瘤，为表皮内腺癌。又称阴囊湿疹样癌、阴囊炎性癌。是乳腺外佩吉特病最主要的表现形式。1874年，英国外科医师詹姆斯·佩吉特（James Paget）首先报道了15例发生在乳腺头和乳晕部的湿疹样癌。1881年，廷（Thin）仔细描述了这种病变的病理学特点。1889年，克罗克（Croker）首先报道了发生于阴茎和阴囊的湿疹样癌，首次将发生在乳腺的湿疹样癌命名为佩吉特病，而将发生在乳腺外统称为乳腺外佩吉特病（EMPD），发病部位有外生殖器、会阴、腹股沟、肛周、腋下、腘窝、眼睑和外耳道等。

流行病学 佩吉特病几乎都发生在女性，男性发病罕见。病因与乳腺癌相同。多发生于外阴部，占外阴原发肿瘤的2%以下。

病因和发病机制 病因未明，可能与炎症、慢性刺激、人乳头状瘤病毒16型（HPV16）感染有关。佩吉特病是一种特殊类型的皮肤原位癌，可向下蔓延至汗腺导管或乳腺导管，进而形成腺癌。这类疾病好发于50~60岁的老年人。

临床表现 发病初期阴囊皮肤发红、粗糙、出现小水疱样皮疹。伴有皮肤瘙痒和烧灼感，也可无症状。因抓挠皮肤受损至渗液、结痂和脱屑。如此反复，疾病进展缓慢，病程多长达数年至十余年，最长有30余年。皮肤病变境界清楚，表现为红斑样脱屑性斑片或斑块，病变皮肤表面可有糜烂、渗液和结痂，甚至可形成溃疡。常被误诊为阴囊湿疹，久治不愈，皮损范围逐渐扩大。腹股沟淋巴结是其主要的转移部位，表现为病变侧腹股沟淋巴结肿大，但多数腹股沟肿大的淋巴结是感染因素所致。

诊断 确诊需要病理学检查。在病变处活检，显微镜下在表皮的基底层或棘层下部找到佩吉特细胞为诊断依据。佩吉特细胞：体积较大的异型性细胞，核大而不规则，无细胞间桥。核仁显著，可含有多个核仁或巨大核仁，常有丝状分裂。胞质丰富，呈嗜酸性浅染，细胞呈单个或小簇状散在分布于表皮全层。细胞团成巢状、索状或岛屿状分布。疾病晚期佩吉特细胞增多，但不进入真皮，表皮下的佩吉特细胞常由基底细胞层与真皮隔开，真皮内可有炎性浸润。有时佩吉特细胞可表现为印戒环形或腺样结构，常表示肿瘤分化差，转移和浸润的危险增加。

鉴别诊断 阴囊佩吉特病可同时伴发局部大汗腺癌，需与原发汗腺癌相鉴别，鉴别要点是原发汗腺癌中无佩吉特细胞。还应与阴囊鳞癌、阴囊鲍恩（Bowen）病、凯拉（Queyrat）增殖性红斑相鉴别。

治疗 阴囊病变处皮肤扩大切除术是首选治疗，切除范围应达到肉眼所见肿瘤病变周围正常皮肤2cm以外的阴囊壁全层，包括表皮、真皮至睾丸鞘膜壁层，深层组织受侵犯者应将睾丸、精索一并切除。切除范围过大时，缺损处可行自体皮片移植术、带蒂皮瓣修补术。对病变范围较小者，可考虑用Nd：YAG激光治疗。

病变侧腹股沟淋巴结肿大常为炎症所致，手术前可先行抗感染治疗1周，病灶切除后术中取淋巴结活检送冷冻病理检查，阴性者术后继续抗感染治疗，无需预防性腹股沟淋巴结清扫术。只有淋巴结活检阳性者行腹股沟淋巴结清扫术，同时切除同侧睾丸和精索。腹股沟淋巴结清扫手术可同期进行，也可在原发病灶切除后2~3周进行，可减少切口感染、皮瓣坏死及淋巴瘘的发生。

该病对放疗、化疗不敏感，故常不选用单纯放疗或化疗治疗。但对有转移者可配合术前、术后使用放疗和/或化疗以增强疗效。选用的化疗药物有环磷酰胺、柔红霉素、顺铂及甲氨蝶呤，对晚期患者的姑息治疗有一定的效果。

预后 手术后大多数预后良好，术后复发率为15%~33%，复发患者中约有10%进展为浸润癌甚至转移。伴有区域淋巴结或远处转移者预后不良，术后生存时间很少超过5年。

（马建辉 李亚健）

zǐgōngjǐng áiqián bìngbiàn

子宫颈癌前病变 （precancerous lesion of cervix）

凡有癌变倾向而又不足以诊断为癌的子宫颈病变。又称子宫颈上皮内瘤变（CIN）。此概念由美国病理学家拉尔夫·理查特（Ralph M. Richart）于1967年提出而得到广泛应用，它反映了子宫颈癌发生发展中的连续病理过程，是一组癌前期病变的统称。

分级 根据异常细胞及其侵犯上皮的程度，分为三个级别。

子宫颈上皮内瘤变Ⅰ级（CINⅠ）病变局限在上皮层的下1/3，细胞异型性较轻，排列稍紊乱。CINⅠ的患者中，有约57%的病变可自行消退；32%的病变保持不变；只有11%的病变会有进展。因此CINⅠ的处理应趋于保守。

子宫颈上皮内瘤变Ⅱ级（CINⅡ）异型细胞占据上皮层的下2/3，细胞异型性明显，排列紊乱。

子宫颈上皮内瘤变Ⅲ级（CINⅢ）异型细胞超过上皮层的下2/3，细胞显著异型，失去极性，但病变仍限于上皮层内，未穿透基底膜，无间质浸润。

异型细胞还可沿着子宫颈腺腔开口进入腺体，代替子宫颈腺体的柱状上皮，但腺体的基底膜未被破坏，这种情况称为累及腺体。

三级分类系统有一定的局限性：①由于相当一部分轻度不典型增生或CINⅠ是人乳头状瘤病毒（HPV）一过性感染造成的，约57%的病变可以自行消退，并非真正的"瘤变"。②病理诊断中对于CINⅡ诊断的重复性较差，不同病理医师之间或同一位医师在不同时间对于同一例CIN的诊断差异性较大。直接影响后续临床治疗的准确性。2012年，美国临床病理学会（ASCP）和美国阴道镜及宫颈病理学会（ASCCP）联合发表了下生殖道HPV相关病变的命名标准化计划，推荐采用鳞状上皮内病变（SIL）一词，并分为低级别鳞状上皮内病变（LSIL）和高级别鳞状上皮内病变（HSIL）。2014年版世界卫生组织（WHO）子宫颈肿瘤组织学分类采用了这一命名方案，使得病理诊断重复性有了很大提高。

病因和发病机制 HPV感染是CIN发生的必要因素。根据致癌性不同分为以下类型：HPV16、18、31、33、35、39、45、51、52、56、58、59、68为高危型，HPV6、11等为低危型。CINⅠ及亚临床HPV感染常为HPV6、11型，CINⅢ中80%为HPV16型感染。CINⅢ病变细胞内染色体常伴有HPV基因的整合，从而启动E1、E2基因，导致病毒基因在宫颈上皮内表达，其后E6、E7基因编码合成多功能蛋白：高危型HPV E6蛋白可与抑癌基因 $p53$ 的蛋白结合，导致P53降解；E7蛋白可与抑癌基因 Rb 的蛋白结合导致其功能灭活，上述机制在HPV16、18型感染中起重要作用。此外，吸烟与CIN的发生有一定关系，烟草降解物尼古丁对子宫颈的刺激性与致肺癌作用类似，在 CIN 的发生中起重要作用。内源性与外源性免疫缺陷可致 CIN 的发生增加，如霍奇金淋巴瘤、白血病、胶原性血管病与 HPV 感染性疾病发生有关。

临床表现　一般无明显症状和体征，部分有白带增多、白带带血、接触性出血及宫颈肥大、充血、糜烂、息肉等慢性子宫颈炎的表现，正常子宫颈也占相当比例（10%~50%），故单凭肉眼观察无法诊断 CIN。约半数患者无临床症状，仅 5.2% 有接触性出血，12.2% 有少量的不规则出血。

诊断　由于癌前病变常缺乏典型的临床表现，需借助多种辅助诊断方法联合使用，但最后确诊须靠病理学检查。子宫颈细胞学涂片+子宫颈多点活检［醋酸和复方碘液染色肉眼观察（VIA 和 VILI）或阴道镜下］+子宫颈管诊刮术（ECC）已成为普遍采用的早诊方法。

治疗　处理原则既要符合治疗规范，又应根据具体情况进行个体化治疗，以避免治疗过度或治疗不足。CIN 的治疗选择主要取决于以下因素：CIN 级别及病变范围；年龄和对生育的要求；是否具有随诊条件；就诊医院的设备、技术条件等。

LSIL 的处理　需结合阴道镜活检前的液基薄层细胞学检查（TCT）结果进行个体化处理。如细胞学结果低于不能排除高级别鳞状上皮内病变的非典型鳞状细胞（ASC-H）或 HSIL，可观察。对于细胞学为 HSIL，应行切除活检进行诊断，如阴道镜检查满意（鳞柱细胞交界及病变上限可见）且 ECC 病理低于 CIN Ⅱ，也可选择观察，1 年后复查阴道镜及 HPV 检测或 HPV+TCT 检查。对

于细胞学为 ASC-H，如阴道镜检查满意（鳞柱细胞交界及病变上限可见）且 ECC 病理阴性，可观察，不推荐切除活检诊断，1 年后复查 HPV 或 HPV+TCT。满足观察条件者，如 1 年复查时全部结果均阴性，则 1 年后再次复查 HPV 或 HPV+TCT，如仍然均为阴性，则每 3 年复查 1 次，至少 25 年。观察期间任何一项结果异常，推荐行阴道镜检及活检。如组织学 LSIL 持续 2 年，首选继续观察，切除治疗或消融治疗也可接受。

HSIL 的处理　首选切除治疗（包括子宫颈高频电圈刀环形切除术、冷刀锥切术及激光锥切术），可接受物理消融治疗（冷冻、激光或热消融）。不可直接行全子宫切除术。WHO 提出以下情况不能选择消融治疗（特别是冷冻治疗）：①病变延伸至子宫颈管。②病变范围超过子宫颈外口面积 75%，或超过冷冻头治疗范围。不建议选择冷冻治疗的情况还有：①鳞柱细胞交界或病变上限不可见。②ECC 病理为 CIN Ⅱ 及以上或未分级。③既往有 CIN Ⅱ+治疗史。④活检不充分无法明确病理诊断。⑤可疑浸润癌。

对于病理诊断明确为 CIN Ⅱ，患者担忧治疗对未来生育的影响超过对癌症的顾虑，可接受观察，但如果鳞柱细胞交界或病变上限不可见，或 ECC 病理为 CIN Ⅱ 及以上或未分级，不可选择观察。满足观察条件的患者应每 6 个月进行 1 次阴道镜检查及 HPV 检测或 HPV+TCT 检查，持续 2 年。如连续 2 次复查结果低于 CIN Ⅱ 及 ASC-H，可每年复查 HPV 或 HPV+TCT，连续 3 年为阴性，可回归常规筛查至少 25 年。如果 2 年中再次出现 CIN Ⅱ，则应进行治疗。

子宫颈原位腺癌的处理　均

应行诊断性切除术，需完整切除标本，切除深度至少为 10mm，无影响妊娠顾虑者，可增加至 18~20mm。诊断性切除病理诊断为原位腺癌且切缘阴性者，首选单纯全子宫切除术。如切缘阳性，首选再次切除以获取阴性切缘，如无法获得阴性切缘，建议行单纯全子宫切除术或改良根治性子宫切除术。如患者有生育要求，切缘阴性的子宫颈原位腺癌可行保留生育功能的管理，即每 6 个月 1 次 HPV+TCT+ECC，至少持续 3 年，之后每年 1 次，至少持续 2 年，连续 5 年复查结果均阴性者，每 3 年复查 1 次，直至子宫切除术或至少 25 年。复查中出现任意一项结果异常者，首选完成生育后行子宫切除术。

25 岁以下患者的处理　有以下几种情况。

LSIL 的处理　予以观察，1 年后复查细胞学，如细胞学为 LSIL 或意义不明确的非典型鳞状细胞（ASC-US），2 年后再复查；如细胞学为 ASC-H 及以上，则行阴道镜活检。

HSIL 的处理　CIN Ⅲ 建议进行治疗，CIN Ⅱ 首选观察，可接受治疗。观察者每 6 个月进行 1 次阴道镜检查及 TCT 检查，如连续 2 次细胞学均低于 ASC-H 且组织学低于 CIN Ⅱ，此后 1 年复查。如 CIN Ⅱ 或 HSIL 持续 2 年，应予治疗，阴道镜检查鳞柱细胞交界或病变范围不完全可见，选择切除治疗。

妊娠期 CIN　因 75% 的妊娠期 CIN 可在产后半年消退，故主张保守观察。不推荐在妊娠期治疗 HSIL。妊娠期首次组织学诊断 HSIL，首选每 12~24 周复查 1 次阴道镜及 HPV/TCT，也可分娩 4 周后再复查阴道镜，如阴道镜检

查病变进展或可疑浸润癌，给予活检。

（吴令英 李 楠）

rénrǔtóuliúbìngdú jiǎncè

人乳头瘤病毒检测（detection of human papilloma virus）

利用免疫学和分子生物学技术对人乳头瘤病毒进行定性、定量及定位检测的方法。

方法 主要有以下几种。

HPV 抗原检测 HPV 感染人体表皮细胞后，在细胞内增殖合成衣壳蛋白而成为 HPV 抗原成分。免疫酶染色可检测感染组织细胞内的 HPV 抗原成分，以了解有无 HPV 感染。HPV 抗原阳性对诊断 HPV 感染或尖锐湿疣有一定意义。

HPV 抗体检测 在 HPV 感染的早期，由于感染时间短，血清中可能检测不出抗 HPV 抗体。随着 HPV 感染时间延长，HPV 诱导产生了抗 HPV 抗体，故血清中可检测到，同时抗体阳性也反映曾感染过这种病毒。

HPV DNA 检测 包括以下几种方法。

高危型 HPV（HR-HPV）第二代杂交捕获试验（HC2） 已经通过美国食品和药物管理局（FDA）及中国国家药品监督管理局（NMPA）认证。原理是利用对抗体捕获信号的放大和化学发光信号的检测，采用 96 孔平板法，同时检测 13 种 HR-HPV（16、18、31、33、35、39、45、51、52、56、58、59 和 68 型），并可对 HPV-DNA 进行半定量测定：样本产生的光由 DML 2000 微孔板判读器来测量，表达为相对光单位（RLU），通过其与设置的标准阳性对照之比来判定结果。当比值 ≥1.00 时认为 HR-HPV DNA 检测为阳性，<1.00 时为阴性。因 RLU 与样本所含 DNA 是成比例的，比值越高，样本中 HR-HPV DNA 载量越高。HC2 客观性较强，有较高的可重复性。缺点是无法将 HPV16 型或 HPV18 型与其他 HR-HPV 区分，并且没有内部控制。将 HPV 检测联合细胞学检查是高效的子宫颈癌筛查方法，HC2 有效地补偿了子宫颈涂片的假阴性结果，避免了细胞学假阴性而延误早诊早治的时机。

实时荧光聚合酶链反应（实时荧光 PCR） 在实时 PCR 中，通过监测与反应产物成正比的染料或探针的荧光，以及与获得产物所需的扩增循环数成正比，来监测反应过程中形成的产物量，特定数量的 DNA 分子被记录下来。Cobas 4800 HPV Test 是 2011 年被美国 FDA 唯一批准可同时检测 12 种 HR-HPV 及 16 和 18 型 HPV 的试剂盒。其灵敏度与 HC2 有很高的一致性（91.4% ~ 98.0%），但其有更高的特异度，与其他低危型 HPV（LR-HPV）的交叉反应水平较低。

反向斑点杂交法（RDBH） 已获中国国家药品监督管理局（NMPA）许可。原理是把寡核苷酸探针固定在固相尼龙膜上，标本进行 HPV DNA 提取，PCR 扩增后杂交、显色及结果判读。PCR 反向斑点印迹 HPV 基因分型作为子宫颈癌的筛查方法，成本较低且有效，可用于基层医院的机会性筛查。

临床意义 HPV DNA 检测在子宫颈细胞学结果为意义不明确的非典型鳞状细胞（ASC-US）的分流中及子宫颈上皮内瘤变（CIN）治疗后随诊中具有重要意义。无 HR-HPV 感染者发生 CIN Ⅱ~Ⅲ 的比率为 5.9%，而有感染者发生 CIN Ⅱ~Ⅲ 的比率为 38.0%。因此，应对 HPV DNA 检测阳性 ASC-US 者行阴道镜检查，必要时行子宫颈活检；对 HPV DNA 检测阴性 ASC-US 者应严密随诊。对单纯 HR-HPV 阳性而细胞学检测阴性可以预测发生高级别 CIN 的风险。临床发现，CIN Ⅱ~Ⅲ 患者体内 HR-HPV 载量随病变进展呈上升趋势，而阴性者为下降趋势。因此，治疗后通过 HC2 检测 HR-HPV DNA 有助于及早发现病变持续或再发。

（吴令英 李 楠）

zǐgōngjǐng xìbāoxué jiǎnchá

子宫颈细胞学检查（cervical cytologic examination）

对子宫颈脱落细胞进行检查以判断子宫颈病变的诊断方法。是妇科常规检查的重要内容及子宫颈癌普查中首选的初筛工具。细胞学阳性准确率虽达 95.4%，但有一定的假阴性和假阳性。检出子宫颈上皮内瘤变（CIN）假阴性的比率为 10%~35%，甚至高达 50%。

细胞学诊断的准确性主要取决于以下因素：①取材部位，是影响涂片质量的关键。常规在子宫颈外口的鳞柱细胞交界处取材，但因有一定比例的子宫颈癌起源于颈管，特别是腺癌及绝经后妇女或子宫颈局部治疗后鳞柱细胞交界上移，故应重视颈管部位的取材。②加强质量控制，提高制片、染色技术及诊断水平。涂片质量差影响诊断的正确性，占 40%。液基细胞学几乎保留了取材器上的全部标本，制成的薄层涂片提高了涂片质量，便于阅片观察。③统一诊断标准，应用新的报告方式。长期以来国内外大多采用传统的巴氏五级分类法，随着细胞病理学的进展，该方法已不能适应疾病的诊断和临床要求。1988 年，世界卫生组织（WHO）提出应用描述性报告和与 CIN 一致的报告系统；同年美国国家癌症研究所（NCI）在马里兰州的贝塞斯达（Bethesda）规范了子宫颈细胞学报告系统（TBS），经逐步完善此报告系统，现已在临床广泛应用。

（张智慧）

bāshì wǔjí fēnlèifǎ

巴氏五级分类法（Papanicloaou five-level classification）

阴道脱落细胞学诊断方法。1941 年，由帕帕尼古劳（Papanicloaou GN）和特劳特（Traut HF）创立。

根据巴氏染色的特点将细胞分为 I～V 级。I 级（正常）：未见异常细胞。II 级（炎症）：发现异常细胞，但均为良性。III 级（可疑）：发现可疑恶性细胞：性质不明细胞；细胞形态明显异常，难于肯定其良、恶性，需要近期复查核实；未分化或退化的可疑恶性细胞与恶性裸核。IV 级（高度）：发现待证实的癌细胞（高度可疑的恶性细胞），具有恶性特征但不够典型；或更典型但数目太少需要复核，如高度可疑的未分化或退化癌细胞或少数低分化癌细胞。V 级（恶性）：发现癌细胞，其恶性特征明显或数目较多，可作互相比较以确定为恶性者，如高分化的鳞癌或腺癌细胞；成群未分化或低分化癌细胞。

缺点：以级别来表示细胞学改变的程度易造成假象，每个级别之间应有严格的区别，使临床医师仅根据分类级别的特定范围处理患者。实际上 I～IV 级之间的区别并无严格的客观标准，主观因素较多；对癌前病变也无明确规定，可疑癌是指可疑浸润癌还是子宫颈上皮内瘤变（CIN）不明确；不典型细胞全部作为良

性细胞学改变也欠妥，因偶然也可见到 CIN I 伴微小浸润癌的病例；未能与组织病理学诊断名词相对应，也未包括非癌的诊断。巴氏五级分类法已逐步被 TBS 细胞学分类法取代。

（张智慧）

TBS xìbāoxué fēnlèifǎ

TBS 细胞学分类法（the Bethesda system）

阴道细胞学诊断方法。为了使子宫颈/阴道细胞学的诊断报告与组织病理学术语一致，1988 年，美国国家癌症研究所（NCI）在马里兰州的贝塞斯达（Bethesda）规范了子宫颈细胞学报告系统（TBS）。该报告系统于 1991 年和 2001 年先后两次进行修改和补充。中国也逐步推广 TBS 分类法。TBS 的细胞病理学诊断报告中包括：为临床医师提供有关标本（涂片）质量的信息、病变的描述、细胞病理学诊断及其处理的建议。

TBS 描述性诊断的主要内容包括：①感染。有无真菌、细菌、原虫和病毒等感染。诊断滴虫、念珠菌阴道炎；单纯疱疹病毒或巨细胞病毒及人乳头瘤病毒感染。②反应性和修复性改变。炎症（如萎缩性阴道炎）或宫内节育器引起的上皮细胞反应性改变，以及放射治疗后的反应性改变。③上皮细胞异常。鳞状上皮细胞异常，不典型鳞状上皮细胞性质待定，低级别鳞状上皮内病变；高级别鳞状上皮内病变；鳞状细胞癌。腺上皮细胞异常，包括不典型腺上皮细胞、原位腺癌。可疑腺癌和腺癌。

（张智慧）

yīndàojìng jiǎnchá

阴道镜检查（colposcopy）

强光源照射下，利用阴道镜（放大 10～40 倍）观察子宫颈阴道部位

上皮结构及血管形态，发现肉眼无法识别的微小病变，对可疑部位行定位活体组织检查的方法。目的是指示正确的活检部位，避免遗漏病变。通过观察宫颈上皮的微细形态而进行诊断。

阴道镜结构　分为光学阴道镜和电子阴道镜两种。

光学阴道镜　由镜体、支架、光源和附件 4 部分组成。①镜体：位于支架的顶部，设有倾斜度调节和左右调节手柄，保证镜体可自由地转动。前方有两个物镜，光源出口及滤色镜片。后端有双目目镜，双目镜间距调节以检查者瞳孔间距为准，使双侧目镜的图像重叠，成一最佳的立体图像。②支架：分陆地式和悬挂式两种。支架的选择主要取决于阴道镜诊室的条件。③光源：有镜内光源和镜外冷光源两种。④附件：包括照相系统（普通照相、立体照相和一次成像系统）、摄录像系统、打印系统和计算机图文信息管理系统等。

电子阴道镜　主要包括镜头主体、支架和附件等。

适应证　①子宫颈细胞学异常：传统巴氏 II 级及以上或 TBS 报告中 ≥ 非典型鳞状细胞/非典型腺细胞（ASC/AGC）或意义不明确的非典型鳞状细胞（ASC-US）伴高危型人乳头瘤病毒（HR-HPV）DNA 检测阳性。②单纯 HPV16 型或 18 型阳性。③临床可疑：如接触性阴道出血、异常排液及子宫颈外观异常，不论细胞学结果如何。

观察内容　首先确认鳞柱细胞交界及移行区，然后观察移行区内有无醋白上皮，观其厚度、边界，与鳞柱细胞交界是否相连，病变边界是否完全可见，是否伸入子宫颈管及醋白上皮之上有无

点状血管、镶嵌结构或异型血管，最后观察移行区之外是否有上述异常表现。

结果判断　有以下几种情况。

正常子宫颈阴道部鳞状上皮　上皮光滑呈粉红色。涂 3%~5% 醋酸后上皮不变色。碘试验阳性。

子宫颈阴道部柱状上皮　子宫颈管内的柱状上皮下移，取代子宫颈阴道部的鳞状上皮，临床称子宫颈柱状上皮异位（曾称宫颈糜烂）。肉眼见表面绒毛状，色红。涂 3%~5% 醋酸后迅速肿胀呈葡萄状。碘试验阴性。

转化区　即鳞状上皮与柱状上皮交错的区域，含新生的鳞状上皮及尚未被鳞状上皮取代的柱状上皮。阴道镜下见树枝状毛细血管；由化生上皮环绕柱状上皮形成的葡萄岛；开口于化生上皮之中的腺体开口及被化生上皮遮盖的潴留囊肿（子宫颈腺囊肿）。涂 3% 醋酸后化生上皮与圈内的柱状上皮明显对比。涂碘后，碘着色深浅不一。病理学检查为鳞状上皮化生。

不正常的阴道镜图像　碘试验均为阴性。①白色上皮：涂醋酸后色白，边界清楚，无血管。病理学检查可能为化生上皮、不典型增生。②白斑：白色斑片，表面粗糙隆起且无血管。不涂醋酸也可见。病理学检查为角化亢进或角化不全，有时为 HPV 感染。在白斑深层或周围可能有恶性病变，应常规取活检。③点状结构：涂 3%~5% 醋酸后发白，边界清楚，表面光滑且有极细的红点（点状毛细血管）。病理学检查可能有不典型增生。④镶嵌：不规则的血管将涂 3%~5% 醋酸后增生的白色上皮分割成边界清楚、形态不规则的小块状，犹如红色细线镶嵌的花纹。若表面呈

不规则突出，将血管推向四周，提示细胞增生过速，应注意癌变。病理学检查常为不典型增生。⑤异型血管：指血管口径、大小、形态、分支、走向及排列极不规则，如螺旋形、逗点形、发夹形、树叶形、绒球形和杨梅形等。病理学检查多为程度不等的癌变。

早期宫颈癌　强光照射下表面结构不清，呈云雾、脑回、猪油状，表面稍高或稍凹陷。局部血管异常增生，管腔扩大，失去正常血管分支状，相互距离变宽，走向紊乱，形态特殊，可呈蝌蚪形、棍棒形、发夹形、螺旋形或绒球形等改变。涂醋酸后表面呈玻璃样水肿或熟肉状，常并有异型上皮。碘试验阴性或着色极浅。

注意事项　应用醋酸溶液 30 秒后至少观察 2~3 分钟，颜色变化才完全出现，3 分钟后可重复涂醋酸。鳞柱交界移入颈管无法看到上界者为阴道镜检查不满意，应做子宫颈管诊刮术，必要时锥切进行诊断。阴道镜检查前禁阴道冲洗、用药及性交，不做妇科检查和子宫颈细胞学涂片，以免损伤上皮影响观察。

（吴令英　李　楠）

zǐgōngjǐng yíhángdài

子宫颈移行带 （cervical transformation zone，TZ）　子宫颈外口处的鳞状上皮细胞和柱状上皮细胞的交界处。可随月经周期雌激素水平的周期性变化而周期性地向内或向外移行，又称转化区。其内有鳞柱状上皮的周期性化生，受外界刺激容易发生病理变化，是子宫颈癌的高发部位。

（吴令英　李　楠）

zǐgōngjǐng cùsuān shìyàn

子宫颈醋酸试验 （cervical acetic acid testing）　将醋酸涂抹在子宫颈表面以判断有无病变的

试验方法。涂抹醋酸肉眼观察（VIA）是指子宫颈表面涂抹 3%~5% 醋酸溶液后，无放大条件下肉眼直接观察子宫颈上皮对醋酸的反应程度。根据醋白上皮的厚薄、边界轮廓和消失的快慢等作判断，20 世纪 90 年代后用于发展中国家和经济落后地区的子宫颈癌筛查。VIA 在子宫颈癌筛查中的灵敏度和特异度分别为 70.9% 和 74.3%，此法简便易行，经济有效。

（吴令英　李　楠）

zǐgōngjǐng diǎnshìyàn

子宫颈碘试验 （cervical iodine testing）　将碘液涂抹于子宫颈表面使其染色后用肉眼观察子宫颈上皮对碘液的反应，并在不着色的部位取组织活检进行病理学诊断的检查方法。碘试验肉眼观察（VILI）可作为发展中国家或经济落后地区替代子宫颈细胞学的一种子宫颈癌初筛方法。

碘液配制　常用的碘液有两种，一种是 5% 鲁氏（Lugol）碘液：将 10g 碘化钾溶于 100ml 蒸馏水中，待碘化钾完全溶解后加入 5g 碘，搅拌至所有的碘结晶完全溶解；另一种是 2.5% 碘液。溶液应置于密闭的容器中保存，防止碘挥发而失去染色活性。

原理　碘试验是利用碘与血糖的化学反应，用碘液后含有糖原的上皮可吸收碘；原始的和新形成的成熟鳞状化生上皮含有糖原，而子宫颈上皮内瘤变（CIN）和子宫颈浸润癌几乎不含或没有糖原，柱状上皮不含糖原，未成熟的化生鳞状上皮没有或偶有糖原。因此，正常含有糖原的鳞状上皮涂碘液后可染成棕褐色或黑色；柱状上皮不吸碘不被染色，但因有一薄层碘液，看起来略有染色；而未成熟的化生鳞状上皮

区不染色或仅部分染色。炎症导致鳞状上皮缺失或糜烂，涂碘后也不着色或在黑色或褐色背景周围还有一些无色区。CIN 和子宫颈浸润癌部位不吸碘，似出现深的芥末黄或深红色区；白斑也不着色；湿疣也不着色或偶尔仅部分着色。

判断标准 碘试验结果与标准（表 1）。

临床意义 碘试验过去常用于子宫颈细胞学异常或临床可疑癌，在没有阴道镜设备时指导子宫颈活检或宫颈锥切术。现常用于阴道镜检查后，有助于发现被忽略的病变及确定异常区域的范围，指导活检，确定治疗的范围。碘试验操作简便，技术要求低，已成为发展中国家或经济落后地区子宫颈癌初筛的一种有效方法。

注意事项 大部分子宫颈炎性病变和宫颈的未成熟鳞状化生上皮常不吸碘，而导致 VILI 结果呈假阳性，因此须谨慎识别与这些情况相关的染色表现，确保诊断的准确性。子宫颈的未成熟鳞状化生上皮以转化区内的不规则且模糊的不吸碘或部分吸碘区域为特征，而炎性病变以整个子宫颈（不限于转化区）呈不规则、补丁样模糊、延及不延及阴道

壁的不吸碘或部分吸碘区为特征。碘染色一般需持续 30~45 分钟，若其后进行子宫颈阴道镜检查，应延时等待，避免碘试验影响阴道镜检查结果。

（吴令英 李 楠）

zǐgōngjǐng duōdiǎn huójiǎn

子宫颈多点活检（cervical punch biopsy）

钳取子宫颈处数块可疑病变组织，送病理学检查，以明确是否有子宫颈癌及其癌前病变的方法。是确诊宫颈癌及其癌前病变最可靠和不可缺少的方法。活检的方法有盲取活检、碘试验后活检、涂抹醋酸肉眼观察（VIA）后活检、阴道镜指引下活检和锥切活检等，其中盲取活检的癌漏诊率最高，达 12%~26%；阴道镜下活检的准确率为 75.9%~97.0%；与细胞学联合应用时，子宫颈癌早期诊断的正确率高达 97.5%~99.4%。在某些情况下需要行锥切活检（即诊断性锥切）。

适应证：子宫颈细胞学非典型腺细胞（AGC-H）或 VIA/碘试验肉眼观察（VILI）试验阳性；子宫颈赘生物（如息肉、湿疣等）需活检者；阴道镜检查发现可疑子宫颈病变或临床检查可疑癌者。

相对禁忌证：妊娠期尽量不

行宫颈活检，除非有明显肿瘤；子宫颈局部或生殖器官有急性炎症时不宜活检；月经期不宜活检。

活检方法：活检最好在阴道镜指示下进行，除非有子宫颈赘生物或肉眼明显的癌灶，应尽量避免肉眼直视盲目活检，如无阴道镜检查条件，可于碘试验或醋酸涂抹后活检。应于病变处、阴道镜检异常最严重区域或可疑区、碘试验不着色处钳取活检。如遇取材困难，也可用手术刀切取宫颈组织。

注意事项：活检应有一定深度，包括上皮及足够的间质；活检病理结果阴性不能排除癌前病变，如细胞学或临床怀疑癌，应重复活检，必要时锥切活检；位于子宫颈管或子宫颈深部的病变，行子宫颈切取活检加子宫颈管诊刮，必要时锥切；阴道镜检查发现异常者，应于异常处取活检。如未发现异常则于子宫颈每一象限的上皮鳞柱细胞交界处进行活检；对溃疡型病灶，不宜在溃疡坏死中心取材，应于溃疡边缘取材，便于做出正确诊断。

（吴令英 李 楠）

zǐgōngjǐng gāopín diànquāndāo huánxíng qiēchúshù

子宫颈高频电圈刀环形切除术（loop electrosurgical excision procedure，LEEP）

将高频电波形成电切环，对子宫颈病变组织做圆圈状切除的诊断与治疗技术。又称子宫颈移行带切除术。它是利用高频电刀经由环形电极尖端产生 3.8MHz 的高频（微波）电波，与身体接触后，由于组织本身阻抗，吸收此高频电波而瞬间产生高热，使细胞内水分形成蒸气波来达到各种切割、止血等手术目的，但不影响切口边缘组织的病理学检查。1989 年，普伦迪

表 1　碘试验结果与标准

碘试验结果	标准
阴性	
	正常子宫颈的鳞状上皮变成红褐色或黑色，柱状上皮不变色，仍为淡白色
	转化区内斑块状、不清晰、不明确的、无色或部分碘着色区
	蜥蜴皮样表现
	子宫颈有散在、不规则的模糊的不吸碘区，并伸入或未伸入阴道
	远离鳞柱细胞交界的薄黄色的不吸碘区，边缘呈角状或指状，看起来像地图
阳性	
	近鳞柱细胞交界的深厚的亮芥末黄色或橘黄色的不吸碘区
	子宫颈表面大部分呈清晰的厚深黄色病变
	子宫颈表面的肿瘤呈黄色

维尔（Prendiville W）首次提出了 LEEP。它与子宫颈冷刀锥切术相比，具有手术时间短、并发症少、出血少、操作简便安全及价廉等优点；同时对标本切缘组织热损伤比激光锥切小。安全、无痛，仅用局部麻醉，在门诊即能完成，所以费用相对较少，尤其适合子宫颈息肉、子宫颈湿疣和子宫颈癌前病变。

（吴令英 李楠）

lěngdāo zhuīqiēshù

冷刀锥切术（cold-knife conization，CKC） 由外向内，呈圆锥形切下部分子宫颈组织的诊断与治疗技术。是传统经典的锥切方式。

适应证 不愿意随诊和拒绝接受物理治疗的子宫颈上皮内瘤变（CIN）Ⅰ、Ⅱ患者；CIN Ⅲ，包括子宫颈原位鳞癌；子宫颈原位腺癌；原位癌可疑早期浸润；局灶子宫颈微小浸润癌（ⅠA$_1$期），浸润深度不超过3mm，且无血管、淋巴间隙受累者，均可采用该手术治疗。

手术方法 暴露子宫颈，于12点和6点处各缝线做牵引，便于手术操作。分别在子宫颈前后唇的病灶外注射3‰～4‰的肾上腺素盐水溶液，减少术中出血。在碘试验指导下，观察拟切除的宫颈病变范围。在碘不着色区域外3～5mm处环行切开子宫颈表面，并以30°～50°角向颈管倾斜行锥形切除。宫颈锥切范围应根据CIN的级别、病变是否累及颈管以及累及颈管的深度、阴道镜检查子宫颈鳞柱细胞交界情况等确定。如病变范围较广，但未累及颈管或宫颈管诊刮（ECC）阴性时，宜行宽而浅的锥形切除；如病变范围较小，但伸入颈管或ECC阳性/可疑阳性时，宜行深而

窄的锥切。锥切高度一般为1.5～2.5cm，多数在2cm左右，应将子宫颈鳞柱细胞交界完全切除。锥切术后，常规在残存子宫颈切缘3、6、9、12点或术前病变较重部位的切缘及颈管顶端行多点活检同时送病理检查，便于了解宫颈病变有无残留及残存病变的部位、级别等，可指导锥切术后的处理和追踪观察。子宫颈残端创面可用电凝、在创面上涂孟氏（Monsel）溶液及缝合止血。中国多采用斯特姆多夫（Sturmdorf）或改良斯特姆多夫缝合法止血，并用碘仿纱条填塞压迫，效果较好。

术后处理 锥切的子宫颈标本应在子宫颈12点处缝线标记；锥切标本应进行充分取材，可疑部位做垂直连续或连续切片，便于病理科医师全面评价宫颈病变；病理学报告应注明标本切缘是否受累、病变距切缘距离、子宫颈腺体是否受累及以及累及深度、病变是否为多中心等，均有助于子宫颈病变的治疗。术后需密切随诊，定期做细胞学检查、阴道镜检查，必要时行病理检查。

并发症及处理 有以下几点。

术后出血 是子宫颈锥切最常见的并发症，多发生在术后1～2周，可能由于手术创面感染或痂皮脱落引起。可用烧灼、冷冻、填塞及重新缝合等止血处理，必要时抗生素治疗，偶尔需行全子宫切除。

子宫颈管狭窄或粘连 主要与宫颈锥切时患者年龄和锥切深度有关，年龄大于50岁及锥切深度大于2cm者易发生。子宫颈管狭窄的发生率为1%～5%。若术后患者出现痛经、经量少、经血不畅甚至闭经等，应在术后3个月内探宫腔，可用子宫颈扩张器

进行子宫颈管扩张处理。

子宫颈功能不全 指锥切术后妇女妊娠过程中发生早产、流产或难产等情况，一般概率很低。

治疗效果 子宫颈冷刀锥切术可切除体积较大的子宫颈组织，明显提高CIN的边缘切净率，复发率多低于6%。冷刀锥切的疗效受以下因素影响：①年龄，年龄越大越容易复发。②子宫颈病变的严重程度，CIN的级别越高，复发率越高。③高危型人乳头瘤病毒（HR-HPV）感染，CIN术后随诊中，有HR-HPV感染者的复发率达8.5%，而无HPV感染者均无CIN复发，其阴性预测值达100%。④切除子宫颈病变标本切缘的安全性，CIN标本切缘阳性者的复发率为11%～17%，而切缘阴性者的复发率则为2%～10.5%。

注意事项 术前应在阴道镜指导下行子宫颈多点活检及ECC，了解子宫颈病变的范围和程度，同时除外浸润癌；术前阴道、子宫颈消毒操作须轻柔，以免损伤子宫颈、阴道上皮，影响碘试验结果，继而影响手术范围的确定。

（吴令英 李楠）

zǐgōngjǐng èxìng zhǒngliú

子宫颈恶性肿瘤（cervical malignant tumor） 发生于子宫颈的恶性肿瘤。有多种组织学类型，包括鳞状细胞癌、腺癌、肉瘤及其他少见类型如小细胞癌等。其中以子宫颈鳞状细胞癌最多见，约占90%，腺癌次之，约占5%，其他恶性肿瘤约占5%。

子宫颈恶性肿瘤的分期有3种：临床分期、TNM分期和手术-病理分期，普遍采用临床分期。由于通过临床检查反映TNM的情况尚存在一定困难，因此，

TNM 分期的实际应用受到限制，不如 FIGO 分期简单而实用。

国际妇产科联盟（FIGO）分期：子宫颈癌的国际临床分期始于 1929 年，虽经多次修改，其分期原则基本无改变；自 1961 年后全世界均采用 FIGO 临床分期标准。分别在 1994 年、2009 年和 2018 年进行了修改（表 1）。

子宫颈恶性肿瘤 TNM 分期：由国际抗癌联盟（UICC）提出，即在临床分期的基础上说明区域性淋巴结及远处器官有无转移。T 代表原发肿瘤，N 代表区域淋巴结，M 代表远处转移。T_{is} 侵蚀前期癌，即原位癌。T_1 癌瘤局限于子宫颈。T_{1a} 临床前期浸润癌。T_{1b} 临床浸润癌。T_2 肿瘤超过子宫颈，但未达骨盆，或肿瘤侵犯阴道，但未达下 1/3。T_{2a} 肿瘤侵犯阴道，但未侵犯宫旁。T_{2b} 肿瘤侵犯宫旁，伴有或无阴道侵蚀。T_3 癌瘤侵犯阴道下 1/3 或浸润达盆壁。T_4 癌瘤超出骨盆，或侵犯直肠或膀胱黏膜。N_0 无淋巴结转移。N_1 有淋巴结转移。M_0 无远处转移。M_1 有远处转移。

（吴令英　安菊生）

子宫颈癌（cervical carcinoma）

zǐgōngjǐng'ái

发生在子宫阴道部及子宫颈管的上皮源性恶性肿瘤。是最常见的妇科恶性肿瘤，发病率在女性恶性肿瘤中占第二位，仅次于乳腺癌。

流行病学　全世界范围内每年约有 50 万新发病例，占所有癌症新发病例的 5%，其中 80% 以上发生在发展中国家。中国每年约有新发病例 13 万，占世界新发病例总数的 28%。子宫颈癌发病率的分布有地区的差异，农村高于城市，山区高于平原，发展中国家高于发达国家。在大多数妇女中，子宫颈浸润癌在 20 岁前发病率很低，20～50 岁增长较快，其后上升幅度变缓。患病的高峰年龄为 40～60 岁，年轻患者逐年增加。子宫颈细胞学筛查的普遍应用，使子宫颈癌和癌前病变得以早期发现和治疗，发病率和病死率已有明显下降。

病因和发病机制　人乳头瘤病毒（HPV）感染是子宫颈癌的首要病因，其他如单纯疱疹病毒、人类免疫缺陷病毒、巨细胞病毒、EB 病毒及衣原体等病原体，可能在子宫颈癌的发生中起辅助作用。流行因素与初次发生性行为的年龄、多个性伙伴、多产、吸烟、丈夫婚外性行为和阴茎癌等因素有关。其他因素还有如经济条件低下、营养不良等。

临床表现　早期子宫颈癌大多无症状，或仅有类似子宫颈炎的表现，易被忽略。最多见的是阴道接触性出血或不规则出血、白带增多。其他表现则随癌细胞

表 1　子宫颈恶性肿瘤的 FIGO 分期和 TMN 分期（2018 年）

FIGO 分期	临床意义	TMN 分期
	原发肿瘤无法评估	T_X
	无原发肿瘤的证据	T_0
0 期	原位癌（浸润前癌）	T_{is}
I 期	肿瘤局限于子宫颈（不论宫体是否受侵）	T_1
I A	仅能在显微镜下诊断的浸润癌，所测量的最大浸润深度 ≤5.0mm 的浸润癌。所有肉眼可见的病灶，包括表浅浸润，均为 I B	T_{1a}
I A1	间质浸润深度 ≤3mm	T_{1a1}
I A2	间质浸润深度 >3.0mm 而 ≤5.0mm	T_{1a2}
I B	肉眼可见的癌灶局限于子宫颈，或镜下病变 >IA2 期	T_{1b}
I B1	间质浸润深度 >5.0mm 而最大径线 ≤2.0cm 的浸润癌	T_{1b1}
I B2	最大径线 >2.0cm 而 ≤4.0cm 的浸润癌	T_{1b2}
I B3	最大径线 >4.0cm 的浸润癌	T_{1b3}
II 期	肿瘤浸润超过了宫，但未达盆壁或未达阴道下 1/3	T_2
II A	无宫旁浸润	T_{2a}
II A1	肉眼可见的癌灶最大直径 ≤4cm	
II A2	肉眼可见的癌灶最大直径 >4cm	
II B	有宫旁浸润	T_{2b}
III 期	肿瘤扩展到盆壁和/或累及阴道达下 1/3 和/或引起肾盂积水或肾无功能和/或侵犯盆腔和/或腹主动脉旁淋巴结	T_3
III A	肿瘤累及阴道达下 1/3，但没有扩展到盆壁	T_{3a}
III B	肿瘤扩展到盆壁和/或引起肾盂积水或肾无功能	T_{3b}
III C	侵犯盆腔和/或腹主动脉旁淋巴结（包括微转移），无论肿瘤大小和范围（需标注 r 或 p，r 表示影像诊断，p 表示病理诊断）	T_{3c}
III C1	仅有盆腔淋巴结转移	
III C2	腹主动脉旁淋巴结转移	
IV 期		
IV A	肿瘤侵犯膀胱或直肠黏膜和/或超出真骨盆	T_4
IV B	远处转移	M_1

侵犯部位及程度不同而异。

诊断 需详细了解病史和临床表现，采用必要的辅助检查和病理学检查等做出诊断。

辅助检查 除一般的系统查体外，尤应注意检查淋巴结系统。淋巴结是子宫颈癌远处转移的常见部位。此外，还有妇科检查、腔镜和影像学检查等。

视诊 在充足照明条件下，直接观察外阴、通过阴道窥器观察阴道及子宫颈。除一般观察外应注意癌浸润范围，子宫颈肿瘤的位置、范围、形状、体积及与周围组织的关系。

触诊 肿瘤的质地、浸润范围及其与周围的关系等，必须通过触诊来确定。有些黏膜下及颈管内浸润，触诊比视诊更准确。三合诊检查可了解阴道旁、子宫颈旁及子宫旁有无浸润，肿瘤与盆壁关系，子宫骶骨韧带、子宫直肠窝、直肠本身及周围情况等。

腔镜检查 ①阴道镜：对早期子宫颈癌的发现、确定病变部位有重要作用，可提高活检的阳性率。②膀胱镜：临床可疑膀胱受侵者行膀胱镜检查。③直肠镜：临床可疑直肠受侵者行直肠镜检查。

影像学检查 ①胸部 X 线片：是治疗前常规检查项目。②B 超：可经腹部、阴道或直肠途径进行检查，显示腹腔及盆腔情况。③静脉肾盂造影：主要检查输尿管及肾盂有无积水，同时可了解肾的排泄功能，帮助临床分期。晚期子宫颈癌可选择进行。④CT、MRI 及 PET：可以测出肿块的从属性、结构、部位及大小。鉴定肿瘤向宫旁及盆腔播散情况，可以显示增大的淋巴结。MRI、CT 或 PET 扫描可以用来辅助制订治疗计划，并可协助分期。

病理学检查 包括细胞学和组织学检查。

子宫颈/阴道细胞学涂片 是发现早期子宫颈癌主要手段，特别是对临床不易发现的早期子宫颈癌的诊断。

组织学检查 均需活体组织学检查证实。如病变部位肉眼观察不明显，可用碘试验或在阴道镜下提示活检部位。对于多次钳取活检仍不能确诊，需进一步采取较深部组织。当子宫颈表面活检阴性、阴道细胞学涂片检查阳性或临床不能排除子宫颈癌时，或发现癌但不能确定有无浸润和浸润深度而临床上需要确诊者，可行宫颈锥形切除。

放射性同位素肾图 可以检查输尿管梗阻及肾的排泄功能。

肿瘤标志物检测 鳞状细胞癌（SCC）相关抗原、癌胚抗原（CEA）的检测可用于子宫颈癌诊断和治疗后的监测。

分期 见子宫颈恶性肿瘤。

治疗 采用手术、放疗、化疗和多种方式联合的综合治疗。早期子宫颈癌（Ⅰ~ⅡA 期）单纯根治性手术与单纯根治性放疗的疗效相当，5 年生存率、病死率、并发症概率相似。但其中一些具有不良预后因素的患者预后仍较差，5 年生存率可下降至 50%，甚或更低。影响早期子宫颈癌术后的预后因素是宫旁浸润、切缘阳性、淋巴结转移、子宫颈局部肿瘤体积巨大（≥4cm）、脉管瘤栓、子宫颈间质浸润深度超过外 1/3 等。手术、放疗和/或化疗联合应用，能有效地改善早期癌的疗效。

对于ⅡB 期以上中晚期子宫颈癌，在过去传统治疗中公认的首选方法是放射治疗。随着国内外大量的有关宫颈癌同步放化疗研究的开展，以顺铂为基础的同步放化疗较单纯放疗提高生存率、降低死亡风险，已成为中晚期子宫颈癌治疗的新模式。

（吴令英 安菊生）

zǐgōngjǐng línzhuàngxìbāo'ái

子宫颈鳞状细胞癌（cervical squamous cell carcinoma）

发生于子宫颈，由各级分化程度的鳞状细胞组成的浸润性上皮源性恶性肿瘤。简称子宫颈鳞癌。占子宫颈癌的 95%。鳞癌与腺癌在外观上无特殊差异，两者均可发生在子宫颈阴道部或子宫颈管内。子宫颈鳞癌病因基本明确，高危型人乳头瘤病毒（HR-HPV）持续感染是子宫颈鳞癌的必要因素。

大体见，子宫颈上皮内瘤变、镜下早期浸润癌，肉眼观察无明显异常，或类似宫颈糜烂，随着病变逐步发展，有以下 4 种类型。①外生型：最常见。病灶向外生长，状如菜花又称菜花型。组织脆，初起为息肉样或乳头状隆起，继而发展为向阴道内突出的菜花状赘生物，触之易出血。②内生型：癌灶向子宫颈深部组织浸润，使子宫颈扩张并侵犯子宫峡部。子宫颈肥大而硬，表面光滑或仅见轻度糜烂，整个子宫颈膨大如桶状。③溃疡型：上述两型继续发展，癌组织坏死脱落形成凹陷性溃疡或空洞，外形如火山口。④颈管型：癌灶发生在子宫颈外口内，隐蔽在宫颈管；侵入子宫颈及子宫峡部供血层以及转移到盆壁的淋巴结，不同于内生型，后者是由特殊的浸润性生长扩散到子宫颈管。

显微镜下表现，①子宫颈微小浸润癌：原位癌基础上，癌细胞小团似泪滴状。锯齿状穿破基底膜，或进而出现膨胀性间质浸润。镜下早期浸润癌的标准参见临床分期。②子宫颈浸润癌：指癌灶浸润间质的范围已超出可测量的早期浸润癌，呈网状或团块状融合浸润间质。根据细胞分化程度分三级：Ⅰ级，即角化性大细胞型，分化较好，癌巢中有多数角化现象，可见癌珠，核分裂象少于 2/HPF；Ⅱ级，即非角化性大细胞型，中度分化，达子宫颈上皮中层细胞的分化程度，细胞大小不一，癌巢中无明显角化现象，核分裂象为（2～4）/HPF；Ⅲ级，即小细胞型，多为未分化的小细胞（相当于子宫颈上皮底层的未分化细胞），核分裂象超过 4/HPF。

（吴令英　安菊生）

zǐgōngjǐng wēixiǎo jìnrùn'ái
子宫颈微小浸润癌（cervical microinvasive carcinoma）

只能在显微镜下检出而临床难以发现的最早期子宫颈癌。临床分期为ⅠA 期。ⅠA 期肿瘤的判定需依据显微镜下测量，活检标本不能包含全部病变，无法进行病变范围的测量，故正确诊断需行锥切活检。因此，准确诊断ⅠA 期宫颈癌，需对切缘阴性的锥切标本进行细致的病理检查。

ⅠA1 期病变，没有生育要求者可行筋膜外全子宫切除术（Ⅰ型扩大子宫切除手术）。有生育要求者，可行子宫颈锥形切除，切缘阴性可定期随访。因ⅠA1 期淋巴结转移的概率低于 1%，一般无需行淋巴结切除术。如淋巴管间隙受侵则行改良根治性子宫切除和盆腔淋巴结切除术。ⅠA2 期子宫颈癌有潜在的淋巴结转移率，为 3%～5%，可行次广泛子宫切除术（Ⅱ型扩大子宫切除术）加盆腔淋巴结切除术。要求保留生育功能者，可选择广泛子宫颈切除加盆腔淋巴结切除术。

（吴令英　安菊生）

zǐgōngjǐng cánduān'ái
子宫颈残端癌（carcinoma of cervical stump）

因其他原因行子宫次全切除术后，所残留的子宫颈部分发生癌变的子宫颈癌。较少见，是子宫颈癌的一个特殊类型，分为两类：一类为隐性残端癌，是指在子宫次全切除时子宫颈已有癌前病变或病变，但未能发现；另一类为真性残端癌，是指在行子宫次全切除时子宫颈正常，术后多年经过癌前病变、原位癌发展为浸润癌，一般以 2 年为界。超过 2 年可归为真性癌，但子宫颈癌（包括残端癌）有较长的癌前病变阶段。

在临床表现为浸润癌阶段的子宫颈残端癌的病例中，有一部分是隐性残端癌，关键应在行子宫次全切除术前对子宫颈进行详细的检查。由于子宫体切除，正常解剖结构的改变和前次手术可能造成的并发症，如粘连、术后组织纤维化等，增加了残端癌治疗的难度。但其治疗原则与一般子宫颈癌相同，以手术和放疗为主。因其特殊性，残端癌治疗更应强调个体化，根据临床分期、局部肿瘤大小、残存子宫颈管长短改变、年龄、患者意愿和医疗技术条件等制订合理的个体化治疗方案。

（吴令英　安菊生）

zǐgōngjǐng xiàn'ái
子宫颈腺癌（cervical adeno-carcinoma）

向腺体分化的浸润性子宫颈癌。发生率约占全部子宫颈浸润癌的 5%，但有逐年上升趋势，平均发病年龄在 49 岁左右，多发于 45～55 岁围绝经期妇女。由于临床上对其癌前病变及早期微小浸润腺癌的诊断有一定困难，且子宫颈腺癌多向子宫颈管内生长，不易早期发现，故诊断时多已不是早期。

病因和发病机制　病因与人乳头瘤病毒（HPV）感染密切相关，但与子宫颈鳞癌感染的 HPV 型别可能不同，子宫颈鳞癌中以 HPV16 型为主，HPV18 型仅占 HPV 阳性肿瘤的 5%～17%，而在子宫颈腺癌中以 HPV18 型为主。也有观点认为腺癌的发生与性生活及分娩无明显关系，而与内分泌紊乱及服用外源性激素有关。

病理特征　大体见，肿瘤来自于子宫颈管，并浸润颈管壁，当病灶长大至一定程度时，可从宫颈外口向外突出，常侵犯阴道及宫旁组织。形态多种多样。可向内生长，颈管受侵扩大，整个宫颈增大呈桶状宫颈，而宫颈表面光滑或轻度糜烂，体检时易漏诊；向外生长者可呈息肉状、结节状、乳头状或蕈样团块。常被误认为子宫颈息肉，近 15% 的患者无肉眼可见病灶。光镜下见，子宫颈腺癌起源于宫颈管内膜，最常见的为颈管内膜型，可向子宫内膜方向分化，形成子宫内膜样癌和透明细胞癌，也可向输卵管上皮方向分化，形成浆液乳头状腺癌，另一部分则为中肾残迹起源的中肾腺癌。腺鳞癌则起源于子宫颈柱状上皮下的储备细胞，同时向腺癌和鳞癌两个方向分化，因两者比例不一，分化程度也不一，故腺鳞癌在形态上有多种类型。多数腺癌为中高分化。腺体成分排列复杂，可见乳头从表面突入管腔。有些细胞含有中量至大量黏蛋白。

癌前病变　发生在子宫颈移行带区，可以是单灶或多灶性，国际上通用两级分类法，即腺上皮非典型增生或腺上皮内瘤变和原位癌。前者的特点为除核异型外，核的位置异常，还可见到腺体轮廓异常。子宫颈原位腺癌（AIS），是局限于宫颈管黏膜表面及其以下腺体内的上皮内肿瘤，多从移行带开始，可同时累及子宫颈内膜表面腺上皮及深部腺体，可呈多灶性，其病理特点为不典型程度加重，核质比例大，核异性型大，核参差不齐，极性紊乱，但基底膜完整。腺上皮内瘤变与癌变的区分困难，常与早期浸润癌并存，故诊断应以子宫颈锥切标本较好。

微小浸润性腺癌　子宫颈表面可光滑，或呈糜烂、息肉、乳头状。多数病例病变累及子宫颈 1/2 以上。光镜下，腺体结构形态异常，细胞向外出芽形成子腺体，浸润间质，周围有淋巴细胞浸润和/或纤维细胞增生。腺体成堆增生形成背靠背现象，其中间质极少，癌变腺体中常混杂有正常腺体，有时互相融合成筛状结构。浸润腺体周围常见到原位腺癌形态。

浸润性腺癌　多数为中高分化。腺体成分排列复杂，可见乳头从表面突入管腔，有些细胞含有中量至大量黏蛋白。

其他类型腺癌　黏液腺癌（胃型、肠型和印戒细胞型）、绒毛腺管状癌、子宫内膜样腺癌、透明细胞癌和浆液性癌等。子宫颈腺鳞癌包括腺癌和鳞癌的成分，腺癌来自子宫颈管，并浸润颈管壁。当病灶长大至一定程度时，即从子宫颈外口向外突出，此时常侵犯阴道及宫旁组织。

分期　采用 2018 年国际妇产科联盟（FIGO）子宫颈癌分期（见子宫颈恶性肿瘤表 1）。由于宫颈癌分期采用临床分期，故分期应有以下原则：需两名以上高年资医师共同查体，分期有分歧时以分期较早的为准。分期一旦确定不应更改，患者最好在麻醉状态下检查，影像学检查可以辅助分期。

临床表现　同子宫颈鳞状细胞癌，主要为性交出血、不规则阴道出血、白带带血等，由于子宫颈腺癌内生型多见，起病隐匿，故初期症状常不典型，需注意检查，避免漏诊。晚期根据病灶广泛程度及侵犯的脏器而出现一系列继发性症状，如疼痛、肛门坠胀、贫血和泌尿系统症状等。

诊断　依靠阴道镜下的子宫颈活检，对高度怀疑者还应行子宫颈管诊刮，避免漏诊。阴道镜检、子宫颈管诊刮、子宫颈活检或锥切是诊断子宫颈腺癌的重要手段。肿瘤可以是原发的或转移性，特别需要排除子宫内膜癌侵犯子宫颈管。

治疗　参照子宫颈鳞状细胞癌治疗方法，根据不同分期制订相应的治疗方案。原则上，对于ⅡB 期以内（不含ⅡB 期），可采用手术或放疗，手术可采用开腹手术或腹腔镜或经阴道联合腹腔镜均可，对于ⅡB 期及以上者，一般采用放疗为主的综合治疗，放疗应采用外照射联合后装腔内放疗的形式，不能采用外照射来替代后装腔内治疗。对于局部晚期患者还提倡加入同步化疗，方案可选择顺铂为基础的化疗方案，如紫杉醇+顺铂方案。新辅助化疗尚未进入子宫颈腺癌治疗指南，但已改变了子宫颈腺癌对放疗不敏感的观点，各期都可以采用同步放化疗。综合治疗可以提高疗效。

年轻或有生育要求的早期子宫颈腺癌　①ⅠA1 期：可采用冷刀锥切术。有脉管浸润时，采用广泛子宫颈切除+盆腔淋巴结清扫。术中先行盆腔淋巴结清扫，送冷冻病理检查，如有转移，改行根治性子宫切除（Ⅲ型）+盆腔淋巴结清扫术，如无转移，再行根治性子宫颈切除±腹主动脉旁淋巴结取样。②ⅠA2 期：根治性子宫颈切除+盆腔淋巴结切除±腹主动脉旁淋巴结取样。术中先行盆腔淋巴结清扫，送冷冻病理检查，如有转移，改行根治性子宫切除（Ⅲ型）+盆腔淋巴结清扫术，如无转移，再行根治性子宫颈切除±腹主动脉旁淋巴结取样。③ⅠB1 期：术中先行盆腔淋巴结清扫，送冷冻病理检查，如有转移，改行根治性子宫切除（Ⅲ型）+盆腔淋巴结清扫术，如无转移，再行根治性子宫颈切除±腹主动脉旁淋巴结取样。

无生育要求者　①ⅠA1 期以筋膜外全子宫切除为首选。如果伴有淋巴血管受侵，则行改良根治性子宫切除（Ⅱ型）+盆腔淋巴结清扫术。ⅠA2 期选择根治性子宫切除（Ⅲ型）+盆腔淋巴结清扫术。有手术禁忌者可采用顺铂为基础的同步放化疗。②ⅠB1、ⅠB2 期及ⅡA1 期以根治性子宫切除（Ⅲ型）+盆腔淋巴结清扫术±主动脉旁淋巴结取样首选。有手术禁忌者可采用根治性放疗（A 点剂量 80Gy 左右，B 点剂量 50Gy 左右）。

ⅠB3 期及ⅡA2 期子宫颈腺癌患者　首选根治性子宫切除（Ⅲ型）+盆腔±腹主动脉旁淋巴结切除，术前可行顺铂为基础的新辅助化疗。次选体外放疗+顺铂同步化疗+近距离放疗（A 点剂量 85Gy 左右，B 点剂量 50Gy 左右）。

ⅡB 期及以上的子宫颈腺癌患者　采用顺铂为基础同步放化疗（A 点剂量≥85Gy，B 点剂量 60Gy 左右）。

子宫颈腺癌术后治疗　初始手术治疗的患者，应根据术后病理决定补充治疗提高治愈率。有高危因素，原发肿瘤大、间质浸润深、有淋巴脉管侵犯者，补充盆腔放疗±顺铂为主的同步化疗。对于盆腔淋巴结阳性、切缘阳性或宫旁组织阳性者，可在术后补充盆腔放疗+顺铂同步化疗±阴道近距离放疗。

对于腹主动脉旁淋巴结阳性者，须进一步行正电子发射计算机体层成像（PET-CT）检查明确有无其他转移。对于有远处转移者，只要有指征就应在可疑部位取活检以明确诊断，活检阴性者应接受针对腹主动脉旁淋巴结放疗+以顺铂为基础的同步化疗+盆腔放疗±近距离放疗，活检阳性者应接受全身化疗和个体化放疗。

预后 与在相同条件下的子宫颈鳞癌类似，但由于子宫颈腺癌发病隐匿，难以早期发现，故总体预后较鳞癌差。

（吴令英 周 琦 唐 郢）

zǐgōngjǐng rǔtóuzhuàng xiàn'ái

子宫颈乳头状腺癌（cervical papillary adenocarcinoma）

朝输卵管上皮方向分化，乳头样生长为特征的子宫颈腺癌。多见于20～30岁妇女。是一种向输卵管上皮方向分化的腺癌，自子宫颈内膜表面长出呈乳头状，乳头有狭窄的间质中心柱，乳头周围有腺圈结构，细胞为复层低柱状上皮，无黏液分泌，核深染而小。还有一种特殊的子宫颈乳头状腺癌，称为绒毛腺管状乳头状腺癌，为界限较清楚的外生性肿瘤，光镜下可见由长的乳头构成，被覆乳头的上皮呈不典型性，核分裂较少，肿瘤常侵及子宫颈间质的浅层。

诊断依靠子宫颈活检或子宫颈锥切，分期同子宫颈腺癌。治疗原则同子宫颈腺癌，对于子宫颈腺癌ⅡB期以内（不含ⅡB期），可采用手术或放疗，参照子宫颈腺癌分期的手术选择；对于ⅡB期及以上的患者，一般采用放射治疗为主的综合治疗，对于局部晚期的患者还提倡同步化疗，方案首选顺铂周疗。该型预后好于其他类型子宫颈腺癌。

（吴令英 周 琦 唐 郢 袁光文）

zǐgōngjǐng gōngnèimóyàngxiàn'ái

子宫颈宫内膜样腺癌（cervical endometrial adenocarcinoma）

来自于未分化的子宫颈储备细胞，形态类似子宫内膜癌的子宫颈腺癌。约占子宫颈腺癌的30%。病理形态上与子宫内膜腺癌难以鉴别，由于子宫颈腺癌常合并入乳头瘤病毒（HPV）感染，而子宫内膜腺癌少有HPV感染，故用HPV DNA检测有无HPV感染来区分两者，子宫颈内膜样腺癌HPV阳性，而子宫内膜腺癌一般为阴性。诊断子宫颈内膜样腺癌应排除子宫内膜癌子宫颈侵犯，二者预后和分期不同，治疗策略也不同。

诊断依靠子宫颈活检，分期及治疗同子宫颈腺癌，早期选择手术治疗为主，对于ⅡB期以内（不含ⅡB期）可采用手术或放疗，对于ⅡB期及以上的患者，一般采用放射治疗为主的综合治疗，放疗原则同子宫颈腺癌，对于局部晚期患者仍然应选择同步化疗，方案首选顺铂周疗。预后较其他类型子宫颈腺癌好。

（吴令英 周 琦 唐 郢 袁光文）

zǐgōngjǐng tòumíngxìbāo'ái

子宫颈透明细胞癌（cervical clear cell adenocarcinoma）

朝子宫内膜方向分化的子宫颈腺癌。部分患者有服用二乙基己烯雌酚病史。与子宫内膜透明细胞癌、卵巢透明细胞癌、阴道透明细胞癌同源，来源于米勒（Müllerian）管。光镜下见，细胞大、多角形，有丰富的透明至嗜伊红染色的胞质，排列成腺体或片状结构。腺圈结构中细胞呈单层立方形，核圆突起如图钉状，核分裂象多。位于子宫颈侧壁的透明细胞癌又称中肾管腺癌，来自于中肾管残留物，但它与普通的透明细胞癌不同，子宫颈透明细胞内不含糖原及黏液。诊断依靠宫颈活检。分期同子宫颈腺癌。

子宫颈透明细胞癌的治疗并无共识，处于经验治疗阶段，尚无足够的循证医学证据，一般参照子宫颈腺癌治疗方法。早期以手术治疗为主，对于ⅡB期及以上的患者，一般采用放射治疗为主的综合治疗，对于局部晚期的患者同步化疗，方案首选顺铂周疗。该病预后差。

（吴令英 周 琦 唐 郢 袁光文）

zǐgōngjǐng chángxíng xiàn'ái

子宫颈肠型腺癌（cervical intestinal adenocarcinoma）

具有肠上皮分化特征的子宫颈腺癌。极罕见，特点是腺癌上皮内有典型的杯状细胞，甚至可见有刷毛缘的吸收细胞、嗜银细胞及帕内特（Paneth）细胞，特殊染色提示癌细胞分泌O-酰基唾液酸黏液。常需与结直肠癌子宫颈转移相鉴别，需肠镜检查以排除结直肠癌。子宫颈肠型腺癌的诊断依靠子宫颈活检，分期和治疗见子宫颈腺癌。预后较差。

（吴令英 周 琦 唐 郢 袁光文）

zǐgōngjǐng jiāngyèxìng rǔtóuzhuàng xiàn'ái

子宫颈浆液性乳头状腺癌（serous papillary adenocarcinoma of the cervix）

朝输卵管上皮方向分化的子宫颈腺癌。临床少见。自子宫颈内膜表面长出呈乳头状，乳头有狭窄的间质中心柱，乳头周围有腺圈结构，细胞为复层低柱状上皮，无黏液分泌，核深染而小。血清糖类抗原（CA）125 可以升高。常有不规则阴道出血、阴道排液等症状，子宫颈有息肉或外生性肿瘤，或有溃疡、变硬。

显微镜下与卵巢浆液性乳头状腺癌、子宫内膜浆液性乳头状腺癌、输卵管浆液性乳头状腺癌和腹膜浆液性乳头状腺癌相同，瘤细胞有复杂的乳头状结构和细胞簇，乳头的核心和间质浸润处有大量的急、慢性炎症细胞。

诊断依靠子宫颈活检，分期和治疗参照子宫颈腺癌。总体预后较差，平均约 56 个月，影响预后的因素有年龄、临床分期、肿瘤直径 >2cm、肿瘤浸润深度 >10mm、淋巴结阳性及血清 CA125 水平升高。

（吴令英 周琦 唐郢 袁光文）

zǐgōngjǐng wēipiānxiàn'ái

子宫颈微偏腺癌（cervical minimal deviation adenocarcinoma）

肿瘤细胞分化程度高，细胞异型性不显著，常与子宫颈黏液细胞相似，但临床表现恶性的子宫颈腺癌。罕见，占子宫颈腺癌的 1%~3%。发病年龄 25~76 岁，中位年龄为 45 岁。德国妇科医师古斯德（Gussedow）在 1870 年首次报道了该病，西尔弗伯格（Silverberg SG）和赫特（Hurt WG）在 1975 年首次命名微偏腺癌一词。该病缺乏特异性临床表现，肿瘤细胞分化程度高，组织异型性小，病理诊断也极为困难，临床常易误诊或漏诊，可高达30%。部分诊断是因其他疾病子宫切除或宫颈锥形切除时被偶然发现。因临床上难以发现，而将此类肿瘤归为恶性程度较高的子宫颈肿瘤。

病因和发病机制　病因不清，可能与人乳头瘤病毒（HPV）感染无关。

病理特征　组织病理学特点为肿瘤腺上皮细胞类似正常宫颈腺上皮，为黏液性单层柱状上皮，细胞异型性不显著，腺体浸润深度常超过 5mm。保持了正常的子宫颈腺体的分支形状，有或无轻微的间质反应。具有近似良性的组织形态及高度浸润性的生长过程。是一种在组织形态学上分化极其良好的子宫颈黏液腺癌。光镜下见：①腺体增生有轻度异型，在腺体的底层藏有黏液分泌细胞。②有浸润性生长的特征，常有子宫颈基质被侵犯，间质反应轻或无；瘤细胞浸润血管、淋巴管及神经；腺体基底膜常缺失。③多数腺体有类似良性的组织学表现，但腺体数目增多，且大小不一，形态怪异，常呈尖角状或分支状，向间质扩展深度常可超过 5mm。④免疫组化染色：H1K1083、癌胚抗原（CEA）和 P53 的阳性表达有诊断意义，而糖类抗原（CA）125 阳性率低。

临床表现　缺乏特异性，可表现为阴道大量稀薄的黏液性或水样白带，部分患者伴不规则的阴道出血，或有性交出血、间歇性下腹痛等。常与卵巢黏液性肿瘤或性索间质肿瘤并存，约 10% 的患者同时合并有波伊茨－耶格（Peutz-Jeghers）综合征（表现为皮肤黏膜着色），错构瘤息肉病或合并胃肠道、卵巢、子宫颈良恶性肿瘤等；子宫颈异常肥大，可以表面常光滑，阴道镜及子宫颈细胞学检查无阳性发现，易被忽视；还可表现为子宫颈糜烂或息肉样增生，外观无特异性改变；肿瘤常呈内生性生长，很快发展到局部中晚期，侵犯宫旁组织，

影像学检查可发现子宫颈异常增大和异常回声。

诊断　妇科检查发现子宫颈异常增大且有白带增多、黏液白带及不规则出血时，应考虑到该病的可能；若同时合并卵巢黏液性肿瘤或性索间质肿瘤及波伊茨－耶格综合征时，应高度怀疑该病；必要时行子宫颈管诊刮及子宫颈锥切以明确诊断；还需超声、CT 和 MRI 等影像学检查，其中 MRI 最具诊断优势，能很好地显示该病的特征，如子宫颈显示非囊性的细绒毛或多囊状病灶，作为影像学辅助检查的首选。

临床分期　采用国际妇产科联盟（FIGO）子宫颈癌 2018 年分期。

鉴别诊断　因子宫颈微偏腺癌细胞组织形态良好，应与一些良性疾病进行鉴别，包括子宫内膜隧道状腺丛、深在性纳氏（Naboth）腺囊肿和中肾管增生性疾病。从病理上这些病变的腺体细胞大小较为一致，呈圆或卵圆形，缺乏腺体特征性的奇异分支和不规则的外形，缺乏纤维组织增生的间质反应以及没有血管和/或神经浸润。CEA 特殊染色时，上述良性病变为阴性，可作为重要的鉴别点，其他免疫组化染色显示，Ki67 指数、增殖细胞核抗原（PCNA）、P53 在子宫颈微偏腺癌均为阳性表达。

治疗　应与同期的子宫颈癌治疗相同。

早期多采用手术治疗，手术方式为广泛子宫切除及盆腔淋巴结清扫术，强烈建议双附件切除。术后根据有无高危因素加或不加辅助治疗，如术后放疗或化疗。由于子宫颈微偏腺癌多数根据术后病理才能确诊，第一次手术往往手术范围不足，故术后多需放

射治疗及化疗。常用化疗药物为以顺铂为基础的联合化疗。对于ⅡB期及以上患者采用同步放化疗。

预后 较差，与同期的子宫颈腺癌类似。2年无瘤生存率仅为30%。但早期诊断有较高的生存率，故早期诊断和规范的综合治疗是提高生存率的关键。

（吴令英 周 琦 袁光文）

zǐgōngjǐng xiàn-lín'ái

子宫颈腺鳞癌（cervical adenosquamous carcinoma） 由鳞状细胞癌和腺癌两种成分构成的子宫颈恶性肿瘤。占子宫颈浸润癌的8%~10%。

病因和发病机制 病因与人乳头瘤病毒（HPV）感染密切相关，特别是HPV 18型。还与内分泌紊乱及服用外源性激素有关，其中的低分化磨玻璃样细胞癌可发生在年轻或妊娠妇女。

病理特征 大体形态多种多样。可向内生长，颈管受侵扩大，整个子宫颈增大呈桶状宫颈，而子宫颈表面光滑或轻度糜烂，体检时易漏诊。向外生长者可呈息肉状、结节状、乳头状或蕈样团块。常被误认为子宫颈息肉，也可表现为子宫颈鳞癌状的宫颈结节，菜花状或空洞形成。部分无肉眼可见病灶。

组织学上，腺鳞癌由恶性腺细胞和恶性鳞状上皮细胞两种成分组成，细胞主要来源于子宫颈柱状上皮下储备细胞，恶性腺体细胞可表现为黏液性或子宫内膜样，既可有印戒细胞表现，也可有腺泡结构或存在少数裂隙的分化不良细胞，呈片状或巢状分布。鳞癌成分常无角化，分化程度不一。原位腺鳞癌包括鳞状细胞原位癌和原位腺癌，原位鳞癌也存在产生黏液的印戒样细胞。

子宫颈腺鳞癌有3种类型。①成熟型：表现出分化程度不同的腺癌和鳞癌成分。②印戒样细胞型：肿瘤细胞呈实质性巢状或片状生长，与非角化大细胞鳞癌极其相似，但其中具有嗜碱性细胞，胞质透亮或有空泡。许多形如印戒样细胞外貌，黏液染色阳性。③磨玻璃样细胞癌：低分化，占子宫颈癌不足1%，癌细胞为大的多角形细胞，界限清楚，有丰富的磨玻璃样细胞质，核大，呈空泡状，有明显核仁，癌细胞像蜕膜细胞，可见角化灶形成，常见该型移行为分化好或中等的腺鳞癌。癌组织中癌胚抗原（CEA）的表达增高。

临床表现 临床症状同子宫颈鳞状细胞癌，主要为性交出血、不规则阴道出血、白带内有血和月经紊乱等。由于内生型多见，起病隐匿，故初期症状常不典型，应仔细进行妇科检查，避免漏诊。子宫颈腺鳞癌筛查同子宫颈鳞癌，主要依靠子宫颈细胞学检查及HPV检查，筛查方案同正常的子宫颈癌筛查流程。对于部分子宫颈细胞学异常、子宫颈活检正常者，应警惕子宫颈腺鳞癌的可能，确诊需依靠阴道镜下的子宫颈活检，对于高度怀疑者，还应行宫颈管诊刮，避免漏诊。分期参考子宫颈腺癌。

诊断 在早期，由于腺鳞癌与腺癌一样具有内生性生长的特点，子宫颈外观光滑或呈息肉状生长、宫颈糜烂等，往往因无明显的症状和体征而被忽视。晚期表现为性交后出血、白带增多和阴道不规则出血。晚期病变局部表现为宫颈上有菜花状、息肉样新生物。细胞学可有异型性改变，可作为早期诊断的手段，确诊依赖于组织病理学诊断。对于成熟

型子宫颈腺鳞癌，组织病理学检查很容易就能区分腺癌和鳞癌成分，但对于分化差或不成熟或特殊腺鳞癌有误诊的可能，临床一般通过特殊染色进行鉴别，如黏液染色、糖原染色［过碘酸希夫（PAS）染色］或CEA免疫组化染色。

影像学检查为诊断及分期提供了可靠的依据，特别是MRI可以准确地显示肿瘤病灶的大小，对判断早期宫旁侵犯有较高价值，CT对晚期子宫侵犯和放疗定位非常有帮助，还可以引导穿刺活检，正电子发射计算机体层成像（PET-CT）对淋巴结转移有较高的敏感性及特异性。

治疗 主要参照子宫颈鳞状细胞癌的治疗方法。治疗方案多基于子宫颈癌指南，根据分期制订相应的治疗方案。

ⅡB期以内（不含ⅡB期） 采用手术或放疗，手术可采用开腹手术或腹腔镜或经阴道联合腹腔镜均可。

ⅡB期及以上 一般采用放射治疗为主的综合治疗，放疗采用外照射联合后装腔内放疗的形式，不主张采用外照射替代后装腔内治疗。子宫颈腺鳞癌盆腔淋巴结转移率高，为50%~60%，因此，放疗是重要手段。三维适形照射加调强适形放射治疗技术，促进了肿瘤的局部控制，尽可能减少靶区周围器官和正常组织的照射剂量，是子宫颈腺鳞癌等特殊类型子宫颈癌治疗的首选。

能手术治疗者 可行术前新辅助化疗，提高手术切除率，对于局部晚期患者放疗的同时应给予同步化疗，方案首选顺铂周疗。

预后 子宫颈腺鳞癌具有较高的侵袭性，预后较差，总体5年生存率45%左右。磨玻璃样细

胞癌在腺鳞癌中侵袭性最高，诊断时往往为晚期，对放疗不敏感，其 5 年生存率 13%～30%。盆腔和盆腔外转移多见，局部复发通常在阴道穹隆，盆腔转移多发生在宫旁、卵巢和主动脉旁淋巴结，盆外转移包括肺、肝、脾和骨髓。临床分期、病理亚型、淋巴结转移、肿瘤大小是重要的预后因素。

（吴令英 周琦 袁光文）

zǐgōngjǐng xiǎoxìbāo'ái

子宫颈小细胞癌 （cervical small cell carcinoma）

发生于子宫颈，具有神经内分泌分化特征的恶性上皮性肿瘤。属于神经内分泌癌，是最具侵袭力的妇科恶性肿瘤之一。少见，发病率占子宫颈恶性肿瘤的 1%～3%。发病年龄多见于 40～50 岁，与子宫颈鳞癌发病年龄相似或略低于鳞癌发病年龄。子宫颈小细胞癌可同时伴有鳞状细胞癌或腺癌成分，还有多种名称，如类癌、嗜银细胞癌、燕麦细胞癌、神经内分泌癌、低分化类癌、分化差的小细胞非角化鳞癌、具有神经上皮特性的小细胞癌等，临床和病理更多倾向于采用子宫颈小细胞癌称谓。

病因和发病机制 病因不十分清楚，其发病与人乳头瘤病毒（HPV）感染密切相关，约有 85% 病例有 HPV 感染，以 HPV16、18 型为主，其次是 45 型。HPV E7 蛋白与 P53 结合，导致基因突变和激发多能干细胞恶变潜能是公认的致病原因。

生物学行为 其组织来源尚不明确，但普遍认为子宫颈腺上皮和鳞状上皮内的嗜银细胞，属于神经内分泌系统外的嗜银细胞。该细胞在癌基因活化后调节蛋白异常，恶变成为具有神经内分泌功能的小细胞癌。90% 以上的神经内分泌肿瘤表达神经元特异性烯醇酶（NSE），50% 嗜铬粒蛋白阳性（CgA），但特异性差，因此子宫颈小细胞癌尚无特异性肿瘤标志物。免疫组织化学是确诊的重要途径。

病理特征 大体见，子宫颈小细胞癌与鳞癌或腺癌没有明显区别，表现为菜花状肿块，瘤体灰白或灰黄色，质脆，或向内浸润形成桶状宫颈，质硬；有的表面可形成溃疡，出现坏死。光镜下，癌细胞相似于肺小细胞癌，小且较为一致，呈卵圆形或梭形。胞质少，胞核大，深染，核分裂象多见，常伴有坏死。绝大多数细胞排列呈岛屿状、梁状或弥散状，亦可成菊花形、圆形结构，由小细胞或中间型细胞构成，并以其中一种为主，部分可见到分化很低的鳞癌或腺癌细胞。坏死、血管及淋巴管浸润均可见到。有时混有灶性鳞癌或腺癌，可含有嗜银颗粒。电镜下，细胞核形态不一，核多圆形或椭圆形，核染色明显，可见散在核仁，胞质少，瘤细胞内可见致密核心神经分泌颗粒。免疫组化染色，神经内分泌标志物神经元烯醇化酶（NSE）、嗜铬粒蛋白 A（CgA）和突触素（Syn）阳性。

临床表现 同子宫颈鳞状细胞癌，主要为阴道分泌物增多、性交出血、不规则阴道出血和白带带血等，少数可伴有神经内分泌症状。激素产物可通过自分泌或旁分泌机制产生局部或全身表现，如库欣综合征、肌无力、类癌综合征和低血糖等。

由于子宫颈小细胞癌无常见癌前病变，普通筛查一般不能早期发现。检查发现子宫颈小细胞癌患者宫颈正常大小，或增大至 5～6cm，糜烂状、菜花样或溃疡样生长。早期常发生血液及淋巴转移，可有相应的影像学表现。

诊断 诊断和鉴别诊断需联合应用光镜、电镜检查和免疫组化染色，以提高宫颈小细胞癌诊断的准确性。子宫颈细胞学检查常为阴性，阴道镜检查无特异改变，阴道镜下的子宫颈活检是诊断的有效方法，要保证足够多的组织，以免误诊为分化差的子宫颈鳞状上皮细胞癌。

治疗 对于子宫颈小细胞癌治疗方案并无定论，传统的子宫颈癌治疗行手术与放疗的单一治疗效果差，美国国立综合癌症网络（NCCN）指南特别指出不包括子宫颈小细胞癌，子宫颈小细胞癌尚处于经验治疗阶段，缺乏重要的循证医学证据。与肺小细胞癌一样，子宫颈小细胞癌也是化疗敏感性肿瘤。

对于ⅡA 期以内的子宫颈小细胞癌可采用广泛子宫切除+盆腔淋巴结清扫，术后一般需补充化疗，如有高危因素，如原发肿瘤大、间质浸润深、脉管瘤栓、盆腔淋巴结阳性、切缘阳性或宫旁组织阳性，还需补充盆腔放疗，与化疗同步的放疗可以提高疗效。对于ⅡB 期以上（含ⅡB 期）的子宫颈小细胞癌采用放疗+化疗。化疗最常用顺铂+依托泊苷（VP-16），也可选 VAC 方案（长春新碱+多柔比星+环磷酰胺）、PP 方案（卡铂+培洛霉素）、顺铂+5-氟尿嘧啶方案、紫杉醇+卡铂的联合方案。该病对化疗敏感，短期疗效好，远期疗效差。

预后 由于子宫颈小细胞癌恶性程度高，早期有淋巴结及血行转移，病情进展快，复发率高，预后差，总体 5 年生存率为 16%～36.4%。影响预后和生存率的主要因素有 FIGO 分期、脉管瘤栓、淋巴结转移和肿瘤大小，其中淋巴结转移是最重要因素。吸烟也可能是影响预后的因素。

（吴令英　周　琦　袁光文）

zǐgōngjǐng xiànyàng jīdǐxìbāo'ái

子宫颈腺样基底细胞癌（cervical adenoid basal carcinoma）

起源于子宫颈黏膜下多潜能储备细胞的恶性肿瘤。罕见，在子宫颈恶性肿瘤中占比不足 1%，主要发生于绝经后女性。该病的发生与人乳头瘤病毒（HPV）感染有关。

组织发生学尚不十分清楚，研究证明该肿瘤起源于子宫颈内膜的多潜能储备细胞，形态类似皮肤基底细胞癌，由基底细胞样细胞构成的细胞巢、索或腺体腺泡结构，无间质反应，部分似以出芽的方式突破基膜，瘤细胞体积小，形态一致，排列紧密，胞质稀少，胞核深染，瘤巢周边的细胞呈栅栏状排列，有时可见鳞癌成分及子宫颈上皮内瘤变Ⅲ级（CIN Ⅲ）等，核分裂少见。免疫组化染色显示，细胞角蛋白 CK14、CK17、CK19、BCL-2 常阳性。检查见子宫颈肉眼形态大多正常，没有明确的肿瘤表现，常为术后标本偶然发现。

临床无明显症状，组织病理多伴有 CIN。诊断依靠阴道镜下的子宫颈活检或锥形切除标本诊断，需与子宫颈腺样囊性癌鉴别（表1）。治疗常采用手术，一般全子宫切除即可，一般不需做术后放化疗。该病几乎无转移，预后好。

（吴令英　周　琦　唐　郢　袁光文）

zǐgōngjǐng xiànyàng nángxìng'ái

子宫颈腺样囊性癌（cervical adenoid cystic carcinoma）

由上皮细胞和肌上皮细胞分化的肿瘤细胞构成的子宫颈恶性肿瘤。多认为起源于宫颈的储备细胞。常发生在绝经后女性，发病年龄平均 64.8 岁。腺样囊性癌多发生在涎腺、泪腺和汗腺等处，发生于子宫颈者非常罕见。

子宫颈腺样囊性癌的病理特点与发生在涎腺的腺样囊性癌相似：由大小一致的基底细胞排列成片、块、实性巢或相互吻合的条索。细胞巢常呈筛状，特征性囊性腔隙中充满微嗜酸性玻璃样物质或碱性黏液，周围有栅栏状排列的上皮细胞，与涎腺的腺样囊性癌不同，发生在子宫颈的腺样囊性癌细胞核多形性更明显，分裂活性高，核分裂多见，常混有鳞癌或腺癌成分，癌周有明显的间质反应。

临床常表现为阴道出血，妇科检查可发现子宫颈肿块。诊断依靠阴道镜下的子宫颈活检，常需多点活检或锥切，避免漏诊。需与子宫颈腺样基底细胞癌鉴别，因两种癌治疗方式选择和预后区别极大。

子宫颈腺样囊性癌发生率极低，治疗方案无定论，还处于经验治疗的阶段，缺乏循证医学证据。对于ⅡA期以内者可采用广泛子宫切除+盆腔淋巴结清扫术，术后需放疗，同步化疗可以提高疗效。即使临床分期早、有高危因素者，如原发肿瘤大、间质浸润深、有淋巴脉管侵犯、盆腔淋巴结阳性、切缘阳性或宫旁组织阳性的患者，仍需补充术后放疗。对于ⅡB期以上（含ⅡB期）者应采用放疗联合化疗。

因子宫颈腺样囊性癌早期转移常见，最常用以顺铂为基础的化疗，如顺铂+5-氟尿嘧啶以及其他子宫颈鳞癌所用化疗方案。该病对化疗敏感，短期疗效好，但局部复发及远处转移多见，远期疗效差，预后差。

（吴令英　周　琦　唐　郢　袁光文）

zǐgōngjǐng'ái shǒushù

子宫颈癌手术（surgery for cervical carcinoma）

子宫颈癌主要的治疗方法之一。自19世纪末20世纪初以来就已应用于临床，起初常伴随着较高的并发症及死亡率，后随着抗生素的发展、手术及麻醉技术的进步及围术期护理的加强，与手术相关的并发症及死亡率大大降低。手术的选择具有严格的适应证和禁忌证。手术对象应是经病理确诊为子宫颈癌且能耐受手术、临床分期为早中期的患者。临床按子宫颈癌浸润深度、临床分期、影像评估以及患者身体状况，选择不同的

表1　子宫颈腺样基底细胞癌和子宫颈腺样囊性癌的鉴别

特征	子宫颈腺样基底细胞癌	子宫颈腺样囊性癌
临床症状	不明显	绝经后阴道出血
肉眼观察	无肿块	有肿块
生长方式	巢状、索状，癌巢中心有腺样分化	岛状、筛状，中心有玻璃样变或黏液样物质
坏死	无	有
核多形性	少有	常有
间质反应	少有	常有
合并 CIN	常有	少有
淋巴管浸润	少有	常有
预后	好	差
治疗	以手术为主	Ⅰ期手术，Ⅱ期手术+放疗

手术方式。

发展史 子宫颈癌手术的发展历经了近两个世纪。

经腹的子宫切除术 法国人约翰·索泰（Johann Sauter）于1822年首次经阴道行全子宫切除术。奥地利的韦特海姆（Wertheim）于1898年首创经腹的广泛性子宫切除及盆腔淋巴结清扫术，虽然该手术受到多位学者的支持，但因其死亡率高达30%，以及并发症多而未得到进一步发展。直至20世纪30~40年代，梅格斯（Meigs）将韦特海姆经腹根治性全子宫切除术与陶西格（Taussig）经腹盆腔淋巴结清扫术结合，形成韦特海姆-梅格斯（Wertheim-Meigs）手术。传入亚洲后，日本的冈林（Okabayashi）等对其手术进行更广泛的解剖、分离及宫旁组织的切除，该手术被推广成为临床Ⅰ、Ⅱ期和极少数Ⅲ期子宫颈癌的主要治疗手段。50~70年代，荻野（Ogino）、小林（Kobayashi）、坂本（Sakamoto）等相继对组织切除的先后顺序与根治手术的彻底性进行修改，并在手术中采取保护输尿管的措施，称改进后的子宫颈癌根治术，又称东京大学术式。中国自1950年初开始施行广泛性子宫切除术，此后也经历了多次改进和完善。1953~1957年柯应夔、林元英、康映蕖、杨学志、张其本等分别在天津、上海、北京、江西、安徽开展了广泛子宫切除术。进入20世纪80年代后，中国的子宫颈癌手术术式改进呈现出百花齐放的局面。由韦特海姆提出的广泛性全子宫切除合并盆腔淋巴结清扫术是公认的早期子宫颈癌的首选治疗方式。后经不断改进形成各种术式，包括根据病变期别实施不同范围的手术。

经阴道子宫切除术 该术式由卡尔·奥古斯特·舒哈特（Karl August Schuchardt）与绍塔（Schauta）倡导，以绍塔为主。受到多位学者如绍塔的学生阿姆里希（Amreich）、施特克尔（Stoeckel）、纳夫拉蒂尔（Navratil）等的追随和支持。施特克尔于1928年提出经腹切除盆腔淋巴结，然后经阴道行全子宫切除术。20世纪40~50年代，对盆腔淋巴结清扫术如何与经阴道全子宫切除术配合的观点并不一致。1949年，纳夫拉蒂尔首次以腹膜后淋巴结清扫术开始，然后同期行绍塔-阿姆里希式经阴道广泛子宫切除术。同时期，亦有分期行腹膜后淋巴结清扫术及经阴道广泛子宫切除术者，如米特拉（Mitra）于1949年先以施特克尔式经阴道广泛性子宫切除术，3周后行腹膜后淋巴结清扫术；因朱拉（Ingiulla）于1952年将腹膜后淋巴结清扫术延伸至经阴道子宫切除术后4周。1951年，巴斯蒂安斯（Bastiaanse）则认为在经阴道广泛性子宫切除术后行腹膜后淋巴结清扫术，会遇到组织分离技术上的困难。为配合子宫颈癌放疗，内桑森（Nathanson）于1950年开创了较传统的腹膜后淋巴结清扫术。1955年，张其本在内桑森式腹膜后淋巴结清扫术的基础上进行了改良，创立改良的盆腔淋巴结腹膜后系统切除术合并经阴道广泛性子宫切除术。

腹腔镜下子宫颈癌根治术 自20世纪90年代以来，随着腹腔镜技术的不断发展，临床开始应用腹腔镜进行早期子宫颈癌的手术治疗。手术范围与开腹手术相同。腹腔镜具有视野清晰、切口小、创伤小等优点，有益于术后恢复。但腹腔镜手术学习曲线较长并需要不断积累经验，且对手术适应证的要求比开腹手术更高。

手术分类 子宫颈癌的手术治疗要求切除中心病灶及其周围可能受侵的邻近组织及盆腔淋巴结。1974年，皮韦尔（Piver）将子宫颈癌根治术分为Ⅰ~Ⅴ五类（表1）。随着子宫颈癌手术技术的发展，凯尔洛伊-莫罗（Querleu-Morrow）宫颈癌手术分类在原

表1 皮韦尔子宫颈癌根治术分类

分类	名称	阴道	膀胱	输尿管	子宫动脉	宫旁	子宫骶韧带
Ⅰ	筋膜外子宫切除	不切除	部分游离	不游离	贴子宫结扎	贴子宫切除	贴子宫切断
Ⅱ	改良性根治术	1~2cm	部分游离	打开输尿管隧道顶端	于输尿管内侧段结扎	于输尿管内侧段切除	于韧带1/2处切断
Ⅲ	根治术	上1/3~1/2	完全游离	完全游离输尿管直至膀胱入口处	于子宫动脉起始处结扎	贴盆壁切除	于韧带远端切断
Ⅳ	扩大根治术	同Ⅲ类	完全游离，但不切除	完全切除输尿管周围组织	于子宫动脉起始处结扎并且结扎膀胱上动脉	同Ⅲ类	同Ⅲ类
Ⅴ	盆腔脏器切除术	同Ⅲ类	切除膀胱的一部分	切除远端输尿管	同Ⅳ类	同Ⅲ类	同Ⅲ类

有基础上加入了子宫颈癌前哨淋巴结活检术及保留神经的子宫颈癌根治术，为与皮韦尔分类区别，分为 A~D 四类。不同类型的手术分别适用于 ⅠA~ⅡA 期不同阶段的子宫颈癌。

A 类手术 即筋膜外子宫切除术，通过触及或视及输尿管来明确输尿管位置，而不游离输尿管。于输尿管内侧、子宫颈外侧切除宫颈旁组织。紧贴子宫切除子宫骶韧带及膀胱宫颈韧带。阴道切除范围不超过 10mm，且不切除阴道旁组织。主要目的是完整切除子宫颈。

B 类手术 相当于原分类中的改良根治术，适用于早期子宫颈癌。部分切除子宫骶韧带及膀胱宫颈韧带。打开输尿管隧道顶，将输尿管游离至输尿管床外侧，于输尿管隧道水平切除宫颈旁组织。不切除子宫深静脉尾端的宫颈旁组织深层神经部分。至少切除 1cm 阴道。

C 类手术 相当于原分类中的子宫颈癌根治术。于直肠处切除子宫骶韧带，于膀胱处切除膀胱宫颈韧带。完全游离输尿管。切除 15~20mm 阴道。C1 类手术要求保留盆腔自主神经，主要是在分离出腹下神经后切除子宫骶韧带；切断下腹下神经丛的子宫支而保留下腹下神经丛的膀胱支，不切除子宫深静脉尾端的宫颈旁组织深层神经部分。C2 类手术时完全切除宫颈旁组织，包括子宫深静脉尾端的宫颈旁组织深层神经部分。

D 类手术 相当于超根治性手术。D1 类手术是于盆壁切除宫颈旁组织同时切除髂内血管，保留骶神经根。D2 类手术是在 D1 类手术基础上切除宫颈旁组织、髂内血管及其周围的筋膜、肌肉。

手术适应证 需满足以下条件：①全身情况好，无严重并发症。②对于子宫颈癌ⅠA1 期，可仅行筋膜外子宫切除术，不行盆腔淋巴结清扫术；ⅠA2~ⅡA 期，可行广泛子宫切除合并盆腔淋巴结清扫术；对于肿瘤直径大于 4cm 者，如手术不能保证癌灶彻底切除，最好不选择手术治疗。③Ⅰ~ⅡA 期较年轻、要求保留卵巢者，可保留双侧卵巢。④符合条件①及条件②，子宫颈残端癌但不宜放疗或拒绝放疗；合并妊娠、子宫肌瘤或附件包块。

手术并发症 指术中及术后有可能出现的并发症。有以下几种情况及处理方法。

泌尿系统并发症 广泛性全子宫切除时，如果损伤供应膀胱的血管及支配盆腔的自主神经，术后有可能出现不同程度的膀胱功能障碍，出现尿潴留，甚至输尿管梗阻、输尿管瘘等。如果手术损伤了盆腔自主神经，则有可能出现尿潴留及输尿管梗阻和瘘等。术后保留导尿管及引流管通畅是最好的预防尿潴留措施。对于术后尿潴留，须防止其发展成为顽固性尿潴留。对于轻症尿潴留，持续导尿 5~7 天，然后定时开-关导尿管，训练膀胱功能 1~2 天，多数患者在拔除导尿管后均可以自主排尿。输尿管阴道瘘及膀胱阴道瘘多发生于术后 1~2 周。膀胱内注入亚甲蓝可以鉴别。诊断明确后再做处理：留置导尿管，积极抗炎治疗，一般 3~6 个月后坏死及水肿消退后，根据瘘的发生部位考虑修补。

淋巴囊肿 手术后腹膜后留有死腔，损伤的淋巴管回流的淋巴液及创面渗液滞留于腹膜后形成淋巴囊肿。囊肿较大时有下腹不适感，可有同侧下肢水肿及腰腿疼痛。因此留置引流很有必要，可以避免或减少盆腔淋巴囊肿的发生。部分淋巴囊肿可以自行吸收，部分需要穿刺抽液。

感染 术后感染可分为手术部位的感染和其他感染，包括泌尿道感染、肺部感染等。感染发生有患者因素如营养不良、免疫力低下，手术相关危险因素如手术时间较长、组织损伤和失血较多等。为减少术后感染，应注意术前积极纠正贫血和其他营养障碍，术中尽量减少出血，术后尽早进行适当的活动，并注意保持呼吸道卫生，合理应用抗生素。

血栓性静脉炎 主要是因为手术时间长、术后长时间卧床等导致下肢静脉血流长时间淤滞、术中静脉壁创伤、术后高凝状态等因素导致血栓性静脉炎，甚至形成静脉栓塞，子宫颈癌手术后深静脉栓塞发生率可达 25%。深静脉栓塞可继发肺栓塞，危及生命。最好的预防措施是术后鼓励患者尽早下床活动，有助于减少下肢静脉血栓形成。深静脉血栓表现为患侧肢体水肿、肿胀和疼痛，可伴长期低热。应积极确诊或排除，一旦诊断立即抗凝治疗，抬高患肢，避免下地活动。急性静脉血栓发生 48 小时内可溶栓治疗，必要时可手术取出血栓。

（李　斌　袁光文）

zǐgōngjǐng zhuīxíng qiēchúshù

子宫颈锥形切除术（conization of cervix） 由外向内呈圆锥形切下一部分宫颈组织的手术。简称子宫颈锥切术。随着子宫颈上皮内瘤变（CIN）及子宫颈早期浸润性癌患者的增多及日益年轻化，保留生育功能的要求越来越普遍，子宫颈锥切在子宫颈病变的诊断及治疗中起重要作用。

分类 ①冷刀锥切术：是最

早应用于临床的传统锥切方法，手术切除的标本较深且完整，但费时，且感染、术中及术后出血、子宫颈粘连及子宫颈功能不全发生率较高。②激光锥切：操作简便，可以在门诊进行，治疗准确，组织愈合快，出血和并发症少，对分娩影响小，缺点是价格昂贵，对标本切缘的热损伤较大，影响术后病理诊断。③子宫颈高频电圈刀环形切除术：该方法省时、简单、安全和便宜，但因切除子宫颈组织的深度较浅，不适于子宫颈原位癌及以上级别病变的治疗。

适应证 ①子宫颈诊刮细胞学检查多次发现有恶性细胞，阴道镜检查无异常，子宫颈活检或分段诊刮颈管阴性者，应作子宫颈锥切进一步确诊。②子宫颈活检已确诊是高级别鳞状上皮内病变（包括 CIN Ⅱ～Ⅲ，子宫颈原位癌）、子宫颈原位腺癌，显微镜下发现有子宫颈微小浸润癌（ⅠA1 期），为了确定手术范围，可以先作子宫颈锥切，切下子宫颈组织作病理检查，明确病变程度，指导手术范围的选择。③怀疑子宫颈腺癌，但活检或子宫颈颈管诊刮阴性者，可行子宫颈锥切以明确诊断。

注意事项 ①一般选在月经干净后 3～7 天进行手术，绝经后妇女无此限制。②术前应检查血常规及出凝血时间，还需检查肝肾功能，梅毒、人乳头瘤病毒（HPV）检查、乙肝和丙肝病毒相关检查，同时做心电图检查。③术前行阴道分泌物检查，排除滴虫、真菌和细菌性阴道炎方可施行手术。④手术后两个月内避免性生活、盆浴和游泳，保持会阴清洁，同时避免剧烈运动，以免出血和伤口感染，尤其是术后

2～4 周子宫颈脱痂时。⑤术后如有阴道出血超过月经量需立即止血，大出血会有生命危险。⑥术前常规行妇科检查，以排除子宫及附件肿瘤及急性盆腔炎症。

术后并发症 根据发生时间分为近期和远期两类，主要是出血、感染及颈管狭窄以及子宫颈功能不全等。①手术后出血：即时出血是因为手术时止血不彻底；手术后继发性出血往往发生于手术后 5～12 天，多见于深部切除病变以及合并感染者。可根据出血的多寡采用纱布压迫、冷冻、电烧和重新缝合，偶尔需切除子宫。②子宫穿孔或子宫颈穿孔：虽极少见，但一发生可能要将子宫切除。③手术后盆腔感染：需抗生素治疗。④子宫颈狭窄：有 1%～5% 的发生率，其中冷刀锥切术的发生率要高于激光锥切及 LEEP。子宫颈粘连患者可采用子宫颈扩张器扩张子宫颈。

术后复查 术后 3 个月复查 HPV、防癌涂片和阴道镜检查。只要各项检查正常则半年后再检查 1 次。每半年 1 次，共 6 次。若仍正常则可以 1 年复查 1 次。共检查 8 年。

（李　斌　袁光文）

jīnmó wài quánzǐgōng qiēchúshù

筋膜外全子宫切除术（extrafascial hysterectomy）

子宫颈癌手术分类中的一种。相当于皮韦尔（Piver）子宫颈癌手术分类中的Ⅰ类及凯尔洛伊-莫罗（Querleu-Morrow）新分类中的 A 类手术。

适应证： 子宫颈癌ⅠA1 期无脉管浸润，无生育要求的患者。**切除范围：** 通过触及或视及输尿管来明确输尿管位置，而不游离输尿管。于输尿管的内侧、子宫颈的外侧切除宫颈旁组织。紧贴

子宫切除子宫骶韧带及膀胱宫颈韧带。阴道切除范围不超过 10mm，且不切除阴道旁组织。

（李　斌　袁光文）

zǐgōngjǐng'ái gēnzhìshù

子宫颈癌根治术（radical hysterectomy）

早期子宫颈癌手术治疗的基本术式。切除范围主要包括子宫、子宫颈、部分阴道、宫旁组织、双附件以及腹膜后淋巴结。对于绝经前双卵巢无病变者可保留双侧卵巢。切除全部盆腔区域淋巴结，必要时切除骶前淋巴结、腹股沟淋巴结以及腹主动脉旁淋巴结。

适应证 适用于ⅠB～ⅡA 期，此外可应用于部分非子宫颈癌患者，如子宫内膜癌子宫颈受侵以及上段阴道癌。对于尚未绝经患者可保留双侧卵巢，以维持其周期性功能。

手术方法 该术式相当于子宫颈癌凯尔洛伊-莫罗（Querleu-Morrow）新分类中的 C 类手术，又根据是否保留盆腔自主神经分为 C1 及 C2 类。

手术步骤 于直肠处切除子宫骶韧带，于膀胱处切除膀胱宫颈韧带；完全游离输尿管；切除 15～20mm 阴道。C1 类手术要求保留盆腔自主神经，在分离出腹下神经后切除子宫骶韧带；切断下腹下神经丛的子宫支而保留下腹下神经丛的膀胱支，不切除子宫深静脉尾端的宫颈旁组织深层神经部分。C2 类手术时完全切除宫颈旁组织，包括子宫深静脉尾端的宫颈旁组织深层神经部分。此外必须切除全部盆腔区域淋巴结，应彻底地、系统地由髂总淋巴管向下切除，必要时切除骶前淋巴结、腹股沟淋巴结以及腹主动脉旁淋巴结。

手术前准备 ①符合手术适

应证并且愿意承担子宫颈癌根治术后并发症者。②无心、肺及其他脏器严重合并症。③避免口服阿司匹林等易增加术后出血风险的药物。④术前 3 天起阴道消毒。⑤手术前日准备腹部及外阴皮肤。⑥手术前日清洁灌肠。

手术后注意事项 ①排气后清淡流质饮食。②保护引流管防止脱落。③术后保留尿管时间较长，听从医师指导。④适量活动，防止静脉血栓。

并发症 ①泌尿系统并发症：由于手术切除范围广，盆腔自主神经不同程度受损伤，以至排尿困难，形成尿潴留，严重者出现输尿管阴道瘘以及膀胱阴道瘘。因此，术后保持输尿管通畅以及引流管通畅至关重要。②淋巴囊肿：盆腔淋巴结清扫术后，因为盆腔积液引流不畅易引起腹膜后淋巴囊肿。③出血：如发生于术后 1 周，多为术中止血不彻底以及术后合并感染所致。另外常见的出血原因是阴道残端出血，多发生于术后 7 ~ 10 天。④静脉栓塞：手术时间长、下肢静脉血流长时间淤滞、术中静脉壁损伤等均有可能导致下肢静脉血栓。术后宜早下地活动，预防下肢静脉血栓。

术后随诊 观察患者术后恢复情况以及治疗效果，按计划定期随诊非常重要。须重视术后长时间内仍有发生并发症或肿瘤复发的可能。因此，术后近期应频繁随诊，一般于术后 2 年内每 3 ~ 6 个月 1 次，3 ~ 5 年内每 6 个月复查 1 次，之后每年复查 1 次。

（李　斌　袁光文）

guǎngfàn zǐgōngjǐng qiēchúshù

广泛子宫颈切除术（radical trachelectomy，RT） 用于早期子宫颈癌患者切除肿瘤病灶并保

留生育功能的手术。又称根治性子宫颈切除术。1994 年由法国学者达尔让（Dargent D）首先提出，起初是在腹腔镜下行淋巴结清扫术，经阴道行保留子宫的根治性子宫颈切除。1997 年，史密斯（Smith）又提出经腹根治性子宫颈切除。该术式的提出是基于年轻患者对生育功能的要求，以及对前哨淋巴结的认识基础上。适用于年轻、有生育要求的中低危患者。

适应证 ①强烈要求保留生育功能。②没有其他生育能力受损的证据。③ⅠA2 ~ ⅠB1 期子宫颈癌及ⅠA1 期伴脉管瘤栓患者。④肿瘤直径小于 2cm。⑤无明显宫旁扩散。⑥局限于子宫颈外口，未达颈管上方或累及子宫颈内口。⑦无明显淋巴结转移。⑧谨慎选择子宫颈腺癌。

手术前评估 ①明确肿瘤浸润深度、宽度、细胞组织类型及分化程度。②行 MRI 或 CT 检查，明确子宫颈管长度以及宫颈内口距肿瘤的距离。③进一步行三合诊检查，明确临床分期。

手术步骤 ①行淋巴结清扫术：对可疑转移淋巴结进行术中冷冻病理检查，若淋巴结阴性，则行以下步骤手术。②保留子宫体：行广泛子宫颈切除，确保肿瘤被切净且切缘距离肿瘤组织超过 5mm，从残存子宫颈上取标本进行冷冻病理检查，病理阴性说明切除范围足够。③子宫颈内口结扎，预防子宫颈过短或宫颈内口松弛造成功能不全导致晚期流产及早产。④缝合残余子宫颈及阴道黏膜。

并发症 膀胱、输尿管、肠管损伤及出血，子宫颈内口松弛、宫颈管狭窄，妊娠失败如流产、早产。此外，手术本身引起的粘

连也有可能引起不孕。

妊娠结局 此术式相对较新，病例数较少。妊娠率及结局尚可，但流产率较高，早期与晚期流产率差别不大。子宫颈薄弱、短小是流产、早产的主要原因，其次是胎膜早破或并发绒毛膜炎。

术后复发的危险因素 ①肿瘤直径小于 2cm 是保留生育功能的指征。②腺癌：占相当比例，特别是子宫颈管腺癌，难以估计其浸润高度，若距离颈管内口很近，则给手术造成很大困难，要么切除不够，要么残留子宫颈较小。③切缘距癌灶太近（小于 5mm）。④淋巴管、血管瘤栓。

术后随访 一般主张术后 4 ~ 6 个月复查 1 次，按照临床检查→细胞学或 HPV 检查→阴道镜检查程序进行。术后 6 ~ 12 个月可考虑妊娠。

（李　斌　袁光文）

pénqiāng kuòqīngshù

盆腔廓清术（pelvic exenteration） 包括广泛性子宫切除，而且将膀胱和/或直肠一并切除，分别称为前盆腔脏器廓清术、后盆腔脏器廓清术及全盆腔脏器廓清术，手术同时进行尿便分流手术。盆腔廓清术又称全盆腔脏器切除术，是一种超根治性手术。于 1948 年首先应用于妇科恶性肿瘤。

1948 年，布伦瑞克（Brunschwig）首次将盆腔廓清术应用于晚期盆腔癌的姑息性治疗，但受到严厉批评。1956 年，布里克尔（Briker）发明了回肠膀胱术，术后肾盂肾炎及高氯性酸中毒的发生率大幅降低，但也降低了患者的生活质量。随着手术分流技术的出现、术后护理的加强、抗生素的应用及抗血栓药物的应用，与该手术相关的并发症大大降低。该手术已不单纯是盆腔廓

清术，而且还包括尿路改道、乙状结肠及肛门括约肌保留手术、盆底重建手术。该手术已被大多数学者接受，对某些无其他治疗选择的患者施行该手术是安全可行的。

一般认为该术式适用于年轻、全身情况好、子宫颈癌根治术后或放疗后局部未能控制，或中心性复发，或部分ⅣA期的患者。不论是原发还是复发，凡浸润超出盆腔均为禁忌证。年龄过高、泌尿系统造影显示输尿管梗阻，以及明显的疼痛与水肿者是相对禁忌。盆腹腔CT和MRI可辅助确定肿瘤浸润范围，评估手术切除的可能性，但很难区分肿瘤复发还是放疗后组织纤维化或手术后反应。正电子发射计算机体层成像（PET-CT）在这方面更具优势，但最终均需要组织学病理的诊断。

早期手术并发症与一般手术后并发症类似，主要是出血、败血症、静脉栓塞及肺部并发症。术后特异性并发症主要有肠梗阻、肠瘘、盆腔脓肿等，晚期并发症主要有尿路反复感染、肠梗阻、肾盂肾炎、肾功能不全和缺少性生活等。

手术切缘阳性、肿瘤直径大于3cm、淋巴结转移是导致预后差的因素。

（李 斌 袁光文）

pénqiāng línbājié qīngsǎoshù

盆腔淋巴结清扫术（pelvic lymph node dissection） 子宫颈癌进行广泛性子宫切除时必须伴行的手术。术中切除所有可能受累区域的淋巴组织，常见的部位是髂总、髂外、髂内、子宫旁、闭孔及骶淋巴结。

盆腔淋巴结清扫术可分为3类。①Ⅰ类：髂外淋巴结区，去除髂外血管前侧及内侧的淋巴结，前侧的切除范围直至旋髂深静脉；闭孔淋巴结区，清除闭孔神经以上的淋巴结；髂总淋巴结区，去除髂总血管前部的淋巴结直至髂总血管的中部。②Ⅱ类：即在Ⅰ类的基础上去除以下部位淋巴结。髂外淋巴结区，去除髂外血管与腰大肌之间的淋巴结；去除旋髂深静脉远端的淋巴结；髂内淋巴结区，暴露髂内静脉，去除髂内淋巴结；闭孔淋巴结区，去除闭孔神经以下的淋巴结；骶前淋巴结区，完整去除骶前淋巴结。③Ⅲ类：在Ⅱ类的基础上清除以下部位淋巴结。髂总淋巴结区，清除髂总淋巴结至主动脉分叉处；暴露腰骶干，清除髂内静脉外侧与腰大肌之间的深部髂总淋巴结。

手术路径除开腹行盆腔淋巴结清扫外，尚可采用腹膜外途径进行。术中常见并发症为血管、神经损伤。术后常见的并发症为淋巴囊肿和/或合并感染，因此术中放置盆腔引流管并保持术后引流管通畅很关键。

（李 斌 袁光文）

fùzhǔdòngmài páng línbājié qīngsǎoshù

腹主动脉旁淋巴结清扫术（para-aortic lymph node dissection） 子宫颈癌手术中，如扪及盆腔淋巴结肿大或盆腔淋巴结可疑转移，则行腹主动脉旁淋巴结清扫术。目的是确定腹主动脉旁淋巴结转移情况；为制订治疗计划提供依据；评价疗效，评估患者预后。

腹主动脉旁淋巴结属于腰群淋巴结，分三部分：腹主动脉前群淋巴结、腹主动脉后群淋巴结和腹主动脉侧群淋巴结（左侧群及右侧群）。前群淋巴结引流胃肠道腹部直至直肠中段。后群淋巴结无特殊的淋巴引流区域。侧群淋巴结主要引流髂血管区淋巴结、卵巢、其他盆腔脏器。侧群淋巴结每侧有15~20个淋巴结。主要位于主动脉附近、腰椎前侧，外侧延伸至腰大肌内侧，上延至膈脚。在妇科肿瘤腹主动脉旁淋巴结切除范围一般为腹主动脉分叉处直至肠系膜下动脉水平或肾静脉水平。

腹膜后淋巴结清扫术分为4个级别，1级：清扫淋巴结至髂外、髂内淋巴结区；2级：髂总淋巴结区（包括骶前淋巴结区）；3级：肠系膜下动脉水平；4级：肾静脉水平。

（李 斌 袁光文）

pénqiāng-fùzhǔdòngmài páng línbājié qǔyàngshù

盆腔-腹主动脉旁淋巴结取样术（pelvic and para-aortic lymph node sampling） 在两个部位进行取样。

盆腔淋巴结取样术去除以下范围的淋巴结：暴露髂总血管分叉、髂外及髂内血管、输尿管。切除所有肿大及可疑转移的淋巴结，如无法切除则行淋巴结活检。切除髂总动脉远端1/2淋巴结、髂内血管近端1/2前端及内侧段的淋巴结、闭孔神经前端闭孔窝淋巴脂肪组织的远端1/2。

腹主动脉旁淋巴结取样术去除以下范围的淋巴结：暴露主动脉分叉、下腔静脉、卵巢血管、肠系膜下动脉、输尿管及十二指肠。切除所有肿大及可疑转移的淋巴结，如无法切除则行淋巴结活检。切除主动脉与左侧输尿管之间的淋巴组织，上达肠系膜下静脉水平，下达左侧髂总动脉中部。肠系膜下静脉以上水平淋巴结的切除仅限于可触及的肿大淋巴结。

（李 斌 袁光文）

luǎncháo yíwèishù

卵巢移位术（ovarian transposition）

用于女性在盆腔放射治疗前将卵巢移位于放射野之外，以保存卵巢功能的手术方法。对手术后可能追加盆腔放射治疗又欲保留卵巢功能的年轻早期子宫颈癌患者，须将卵巢移位至盆腔放射野之外，避免术后放疗损害卵巢功能，从而免除因内分泌紊乱带给患者痛苦，使治疗后的日常生活障碍减少到最低限度，提高生活质量。

安全性：早期子宫颈癌很少转移到卵巢，子宫颈癌转移到卵巢前先有子宫体转移（宫体增大），或癌细胞为低分化。遇到上述情况时，应严格选择卵巢移位悬吊。但一般情况下，保留卵巢不致产生不良后果，且卵巢的存在不是子宫颈癌的发病、生长及复发的因素。因此，早期子宫颈癌患者行卵巢移位术是安全的。

适应证：要求保留卵巢功能的绝经前患者；在接受子宫颈癌根治术后可能追加盆腔放疗的患者。

手术方法：包括以下几种。①卵巢侧腹上部移位术：将卵巢移位于侧腹上部，固定于皮下或腹壁上。②卵巢横结肠下移位术：卵巢经腹膜后固定于横结肠下方。③卵巢乳房下移位术：固定于乳房下方。④腹膜外卵巢移位术：将卵巢移位于结肠旁沟外侧，相当于髂嵴上 2cm 水平，固定于腹壁上。另一方法是移位于髂嵴上 2cm 的皮下。⑤腹腔镜下卵巢移位术：将卵巢移位于结肠旁沟外侧，用皮下腱膜缝合固定于前外侧腹壁上。

如卵巢移位于乳房下，术后放疗不影响其功能，但因移位部位距离远，通过季肋部时受压，移位的卵巢可能发生血运障碍。

如移位于腹部，其位置对保留卵巢功能起决定性作用；如位于髂嵴以下，59%~100%的患者出现绝经；而位于髂嵴以上（第 4 腰椎上缘水平），则 70%~90%的患者可保留卵巢功能。腹部卵巢移位时都应在移位的卵巢处放置金属夹，以便术后测定和计算移位的卵巢所受照射的剂量。

术后随访：①通过视诊、触诊或 B 超检查了解卵巢形态的变化。注意症状性卵巢囊肿的形成，及时处理。②加强随访。

（李 斌 袁光文）

qiánshào línbājié huójiǎnshù

前哨淋巴结活检术（sentinel lymph node biopsy，SLNB）

切取前哨淋巴结（SLN）送病理学检查，以明确是否有淋巴结癌转移的方法。SLN 指直接接受原发肿瘤淋巴引流的第 1 个（组）淋巴结，是区域淋巴引流的第 1 站，是肿瘤最有可能转移的部位。其临床意义在于理论上 SLN 的病理能代表区域淋巴结的病理状态。

SLN 的概念最初是在 1977 年由卡巴纳斯（Cabanas）提出。他通过淋巴造影发现阴茎肿瘤引流到一组特殊的淋巴结群，这组淋巴结是最早出现转移的淋巴结，因此命名为前哨淋巴结。此后随着淋巴检测技术的提高，SLN 识别的临床研究在黑色素瘤和乳腺癌两个领域取得突破性进展。关于宫颈癌 SLN 的研究中，以前哨淋巴结活检术取代传统的淋巴结清扫术已成为趋势。

SLN 检测方法 ①生物活性染料定位法：术前在子宫颈局部瘤体周围注射一定量的生物活性染料，如亚甲蓝、专利蓝 V 和异硫蓝等，使肿瘤引流区域内的淋巴管、淋巴结着色，最先着色的淋巴结为 SLN，然后手术确定最

佳范围。②放射性核素定位法：术前于瘤周注射放射性核素标记的胶体颗粒或高分子聚合物，术前淋巴显像结合术中 γ 探针探测；常用的显像剂有 ^{99m}Tc（锝）-硫胶体、^{99m}Tc - 人血清白蛋白和 ^{99m}Tc-右旋糖酐等，因淋巴系统具清除异物功能，此药物将在首站淋巴结内滞留数小时，可利用放射性核素引发的 γ 射线行术前淋巴闪烁成像及术中 γ 探测仪定位 SLN，予以切除行活检。③联合应用生物活性染料与放射性核素定位法：可弥补单独应用一种方法造成的弊端。

SLN 分布特点 盆腔内的淋巴引流较为复杂，子宫颈癌淋巴转移的具体途径也不如体表肿瘤明确（如乳腺癌、皮肤黑色素瘤等），为 SLN 的检测带来一定困难。子宫颈淋巴引流主要经子宫颈间质→子宫颈浆膜淋巴网→宫旁淋巴结→盆腔淋巴结（包括髂内、外及闭孔淋巴结）→髂总淋巴结→腹主动脉旁淋巴结。宫旁淋巴结应为子宫颈淋巴引流最先到达的淋巴结，理论上最有可能成为 SLN。但在多项研究中，SLN 主要分布在髂内、外血管区及闭孔区，而宫旁 SLN 占很小比例。

SLN 的预测性 SLN 是发生肿瘤转移的最高危淋巴结，理论上 SLN 可预测整个淋巴结区域是否发生肿瘤转移。在早期子宫颈癌的治疗中，既要保证疗效，又要避免过度治疗。在子宫颈癌领域，前哨淋巴结活检术的研究仍处于探索阶段，相应的技术方法有待完善。

（李 斌 袁光文）

zǐgōngjǐng'ái fàngshè zhìliáo

子宫颈癌放射治疗（radiotherapy of cervical carcinoma）

通过体外照射放疗或近距离照射

来治疗子宫颈癌的方法。是子宫颈癌治疗的主要手段之一。早期宫颈癌（Ⅰ~ⅡA期）单纯根治性手术与单纯根治性放疗的疗效相当，5年生存率、病死率和并发症发生概率相似。但具有不良因素的患者预后较差，5年生存率可下降至50%或更低。

适用人群 ⅡB期以上中晚期子宫颈癌的首选方法是放疗。70%以上的子宫颈癌患者需接受放疗。选择根治性手术的早期子宫颈癌，术后病理具有切缘阳性、淋巴结转移、宫旁浸润、局部肿瘤体积大、脉管瘤栓以及深度间质浸润等不良预后因素的，术后需辅助体外放疗或联合腔内放疗或联合同步化疗。中晚期子宫颈癌的根治性放射治疗是远距离体外放疗联合近距离放疗和同步化疗。

放疗原则 与其他治疗手段一样，要最大限度地杀灭癌细胞，尽最大可能保护正常组织和重要器官，即尽量提高疗效，降低并发症。为此，放疗应选择适当的治疗工具、设计适宜的照射范围、给予足够的照射剂量，照射剂量分布尽可能均匀、照射体积要合理，正确运用个体化治疗原则，才能取得最好效果。

放疗计划的制订 应根据恶性肿瘤的类型、病变范围及患者的全身情况等决定。放疗后可望获得长期生存者可选择根治性放疗，姑息性放疗是为了减轻痛苦，延长生存时间。术前放疗是计划性的，目的是通过术前放疗，降低癌细胞活力或减少种植和扩散的概率；缩小肿瘤范围，提高手术切除率；消减亚临床病灶，降低局部复发率。术后放疗需根据手术情况决定，术后病理具有切缘阳性、淋巴结转移、宫旁浸润、

局部肿瘤体积大、脉管瘤栓以及深度间质浸润等不良预后因素的，可行术后放疗以提高疗效。

放疗计划的实施 做好治疗前的准备，积极处理合并症，仔细查阅各种实验室检查、影像资料及有关的检查结果，特别要注意病理组织学检查结果，因为放疗前必须有病理证实。妇科检查了解肿瘤的大小、范围、类型与周围组织器官的关系。放疗的准确与否很大程度上与患者的体位及其重复性程度有关。应选择患者感到舒适而重复性好的体位，有时还需采用固定体位的装置以保证体位的准确。患者应在最少变动的位置上进行治疗，以免因体位的变动致内脏相对位置的改变而影响治疗的准确性。在放疗过程中，放疗医师与放射物理师和技术员间必须密切配合，共同负责放疗计划的制订与实施。

治疗方法 主要包括体外放疗和近距离放疗。体外放疗主要照射子宫颈癌的盆腔蔓延和转移区域，同步化疗主要是增加放射敏感性。近距离放疗主要照射子宫颈癌的原发区域。

体外放疗 是通过特殊的放射治疗机进行远距离照射。从20世纪20年代开始使用的深部X线机，到50年代的^{60}Co（钴）远距离治疗机、60年代的电子直线加速器，20世纪末开展的立体定向放射外科、三维适形放射治疗、调强放射治疗等。体外放疗的确定需综合考虑射线能量、照射技

术、照射剂量、照射范围、照射野数目和照射疗程等因素（见子宫颈癌体外放射治疗）。

近距离放疗 将密封的放射源直接或采用后装技术放入人体的天然管腔内（如子宫腔、阴道等）为腔内照射，放射源直接或采用后装技术放入肿瘤组织间进行照射为组织间照射，二者统称为近距离照射。子宫颈癌的腔内放疗有其自然的有利条件，子宫颈、宫体及阴道对放射线耐量高、放射源距肿瘤最近、以小的放射体积剂量可取得最大的放疗效果（见子宫颈癌近距离放疗）。近距离放疗与体外放疗的区别有以下几点（表1）。

同步放化疗 是放疗同时接受化疗，利用化疗加强放疗的效果。该方式强调同步，即在放疗刚开始时、放疗期间以及放疗刚结束时同时给予化疗。同步放化疗除了使肿瘤缩小和消灭微小转移病灶之外，放化疗间具有协同作用，因处于不同细胞周期的肿瘤细胞对放射敏感性不同，同步放化疗后可使肿瘤细胞同步化，增加放射敏感性；化疗还能通过直接肿瘤细胞毒性、肿瘤细胞周期同步化和抑制亚致死放射修复增加放射剂量反应曲线的梯度，促进肿瘤细胞死亡；另外，同步放化疗避免了延迟盆腔放疗时间。这种治疗手段更能体现出化疗对于放疗的增强作用和同步化作用，并且两种治疗手段没有丝毫的延误，即两种治疗间没有间隔，也

表1　近距离放疗与体外放疗的区别

项目	近距离放疗	体外放疗
放射源强度	弱	强
放射源与肿瘤照射距离	近	远
照射体积	小，对正常组织及器官辐射损伤很少	大，在照射范围内的组织和器官都有损伤

最大限度地减少了放化疗之间不利的相互影响（见子宫颈癌同步放化疗）。

放疗反应的处理 放疗反应主要表现在消化系统和造血系统。消化系统反应多表现为食欲减退、恶心、呕吐及腹泻等。造血系统反应主要为白细胞减少、血小板减少等。对这些患者应积极处理，保证其充足营养（包括蛋白质、糖类及维生素等）、水分及休息，一般都能使患者按计划完成放疗。治疗过程中应定期做化验检查及查体，一般情况下每周查白细胞1次。疗程中间、治疗结束及随诊时均应做全面查体，包括血尿常规、血生化、肿瘤标志物检查及影像学检查，其他检查根据需要进行。发现并发症应及时处理，以免影响疗效。自治疗开始起即应坚持阴道冲洗，每日或隔日一次，直至治疗后半年以上，无特殊情况可改为每周冲洗1~2次，坚持2年以上，以减少感染、促进上皮愈合、避免阴道粘连。按计划完成治疗后，如检查局部肿瘤消失、子宫颈原形恢复、质地均匀、硬度正常、宫旁组织硬结消失、质地变软及弹性好转，则可认为治疗结果满意，可以结束治疗。治疗后恢复期，亦应保证营养和休息。治疗后2~4周行第1次随诊检查，8~12周行第2次随诊检查，并决定是否需要补充治疗。以后根据检查情况3~6个月随诊一次。治疗后2年以上者，6个月至1年随诊一次。如有可疑情况，可提前随诊。

放疗效果 1991年，国际妇产科联盟（FIGO）公布的二维时代子宫颈癌5年生存率：Ⅰ期81.6%，Ⅱ期61.3%，Ⅲ期36.7%，Ⅳ期12.1%。精准放疗的应用，明显提高了局部控制率约20%，延长生存期，降低放射性损伤。精准放疗子宫颈癌5年生存率，Ⅰ期90%以上，Ⅱ期70%~90%，Ⅲ期50%~70%，Ⅳ期10%~50%。除临床分期对疗效有明显的影响以外，还有一些因素也不同程度地影响预后，如贫血、宫腔积脓、盆腔感染、输尿管梗阻、组织类别、剂量和疗程等。

并发症 放疗在杀灭肿瘤细胞的同时也会对正常细胞造成一定损害而产生一系列放疗副作用。包括早期并发症和晚期并发症。

早期并发症 包括治疗中及治疗后不久发生的并发症。

感染 子宫颈癌经常合并局部感染，部分患者合并潜在盆腔感染，在放疗中加重或被发现，也有因腔内治疗时无菌操作不严而引起感染者，感染对放疗效果有明显的影响，必须积极预防和治疗。

皮肤反应 由于放射物理条件、照射部位、照射面积、照射剂量及个体差异等不同，并发症的程度也有较大不同。首先表现为干性反应，皮肤发生红肿、疼痛，此时给予局部处理如痱子粉、上皮生长因子等，如症状无好转必要时停止放疗。继续发展表现为湿性反应，此时皮肤破溃、渗液，应停止放疗同时给予局部处理如甲紫溶液、上皮生长因子等，症状可以好转。

阴道炎 在放疗过程中，阴道包括在放射区域内，必然受到辐射，特别是腔内照射，引起阴道物理性炎症反应，也可以合并感染，表现为阴道黏膜水肿、充血、疼痛及分泌物增多。在此期间应加强阴道冲洗，保持局部清洁；局部应用抗生素，控制感染；促进上皮愈合，避免阴道粘连。

外阴炎 由于阴道分泌物的刺激和辐射的影响，易出现不同程度的外阴部放射反应。表现为局部充血、肿胀、疼痛，严重时出现溃疡、感染。出现外阴反应后，应保持局部清洁干燥、保护创面、促进愈合。重者调整放疗计划。

胃肠反应 多发生在体外照射时，特别是腹部照射对胃肠道影响较大，常出现食欲缺乏、恶心、呕吐、腹痛及腹泻等。如有上述症状，轻者对症处理，重者调整放疗计划。

直肠反应 是腔内照射较常见的早期并发症。腔内照射的放射源距直肠很近，虽然可以设法减少其对直肠的辐射，但完全避免不可能，直肠反应主要表现为里急后重、排便疼痛，甚至有黏液便等；直肠镜检查可见，在子宫颈水平附近的直肠前壁黏膜充血、水肿。有直肠反应者，应减少对直肠的刺激、避免便秘、保证供应充足的营养和水分、预防感染。直肠反应在治疗期间很少出现，如出现则应暂缓放疗，积极处理，待症状好转后再恢复照射，必要时修改照射计划。

机械损伤 主要发生在腔内照射的操作过程中，最多见的是子宫穿孔及阴道撕裂。如子宫颈肿瘤较大或溃疡较深时，造成子宫颈口显示不清，在探测宫腔或向宫腔内放置宫腔管时，可引起子宫穿孔。在宫腔操作时发现患者突然下腹痛或探宫腔已超过正常深度而无宫底感时，应考虑为子宫穿孔。这时应立即停止操作、严密观察、预防感染、严禁反复试探官腔。如有内出血，应及时手术处理。行阴道腔内照射时，阴道狭窄或阴道弹性不佳者，由于阴道容器过大、操作粗暴，均可造成阴道裂伤。操作过程中如发现有突然出血或剧痛，应检查有无阴道损伤，如有裂伤应即刻中止治疗，充分冲洗阴道、局部用消炎药物、避免感染、促进愈合，如裂伤较深或有活动性出血，应及时缝合。

晚期并发症 有以下几种。

皮肤及皮下组织的改变 表现为照射区的皮肤，特别是皮下组织甚至肌肉纤维化挛缩。由于缺血造成组织坏死而形成溃疡者罕见。由于体外照射多采用高能射线如加速器的高能 X 线或电子束，有剂量建成区，皮肤剂量较低，而且多采用两个以上照射野，严重的皮肤及皮下放射损伤已很少见。如果发生，则治疗极其困难，重点在预防：选择合适的放射源；正确掌握时间、剂量；照射范围要适当；在照射一定剂量后要根据肿瘤消退情况缩小照射野；避免照射的重叠而形成的超量区；注意保护照射区的皮肤，避免外伤及刺激。

生殖器官的改变 盆腔部的体外照射和腔内照射对生殖器官都有影响。子宫颈、子宫体及阴道对放射线的高度耐受为子宫颈癌、子宫体癌及阴道癌放疗提供了有利的条件。但也都会出现不同的放射反应，最多见放疗后的纤维化。表现为阴道壁弹性消失、阴道变窄。在子宫颈及宫体则表现为萎缩变小。若全子宫照射100Gy则有不到5%的患者在5年内出现子宫组织坏死和穿孔，宫腔内发生溃疡。子宫颈管引流不畅时，则可引起宫腔积液，合并感染后可造成宫腔积脓。卵巢照射后可使卵巢功能消失而出现绝经期症状。盆腔纤维化严重者，可引起循环障碍或压迫神经导致下肢水肿或疼痛。

肠道的改变 腹、盆腔放射治疗受影响最多的是小肠（主要是回肠）、乙状结肠及直肠。小肠是对放射线耐受量较低的器官之一，在 100cm 范围内受照射45Gy，则在 5 年内有不到 5%的患者发生小肠溃疡、狭窄。但因小肠活动性较好，减少了局部小肠所受的辐射剂量，因此，盆腔照射一般给予 45Gy 是安全的，增至50Gy 一般也未发现严重并发症。小肠的放射损伤使肠道纤维化，引起肠粘连、溃疡、狭窄甚至梗阻，临床表现为腹痛、腹泻和血便等。乙状结肠及直肠虽然对放射线的耐受量略高，但由于其活动受限，也是易受放射（尤其是腔内照射）损伤的器官，常表现为里急后重感、肛门下坠疼痛、黏液便甚至血便，直肠镜检可见肠黏膜水肿、充血、溃疡甚至成瘘，尤以直肠为多见。放射性直肠炎80%在完成放疗后6个月至2年间出现，大部分在3年内可恢复。肠道的放射损伤很难治疗，主要是对症处理，重点是预防，因此，在设计放疗计划时即应慎重，如有肠粘连史，或腹、盆腔手术后的放疗，就不能用过高的剂量，以防肠道的严重损伤。

泌尿系统的改变 腹腔和盆腔的放疗对泌尿系统也有不同程度的影响。妇科放疗中，盆腔放疗居多，所以对膀胱及输尿管的影响较大。最多见的是放射性膀胱炎，由于膀胱对放射线的耐受力较直肠为高，所以其放射损伤的发生率远低于放射性直肠炎，约3%。出现的时间也较放射性直肠炎为晚，2/3 的患者在放疗后1~6 年出现，大部分在 4 年内恢复。其主要表现为尿频、尿急、尿血甚至排尿困难。膀胱镜检查可见：膀胱黏膜充血、水肿、弹

性减弱或消失、毛细血管扩张，甚至出现溃疡。也只能对症处理：预防感染、止血及大量补充液体等，出血严重者需在膀胱镜下电灼止血。需手术止血者罕见。放疗对宫旁组织及输尿管的影响均可导致输尿管不同程度的梗阻，进而出现肾盂积水及输尿管积水。肾盂积水时常有腰痛，检查为患侧肾区叩痛，通过 B 超、放射性核素肾图或肾盂造影即可确诊。

对骨骼的影响 盆腔体外照射可以影响骨盆及股骨上段。过去体外照射用低能射线时可见放射性骨炎，严重时可致股骨头坏死或股骨颈骨折等。体外照射改用高能射线后，基本上不存在严重的骨损伤。

放射致癌 子宫颈癌放疗的疗效不断提高，患者生存期也逐渐延长，因而可观察到放疗的远期并发症——放射癌。有报道子宫颈癌放疗后恶性肿瘤的发生率为 0.52%，发生部位最多的是子宫体，其次为直肠、膀胱、卵巢、软组织及骨骼，这与该器官所受的放射剂量呈正相关。因为放射癌在组织学上没有任何特征，诊断较困难。放射癌的诊断标准是：有放射治疗史；在原放射区域内发生的恶性肿瘤，并能排除原肿瘤的复发、转移；组织学证实与原发癌不同；有相当长的潜伏期。

（黄曼妮）

zǐgōngjǐng'ái tǐwài fàngshè zhìliáo

子宫颈癌体外放射治疗 （external beam radiotherapy of cervical carcinoma） 子宫颈癌的远距离体外照射，主要照射子宫颈癌的盆腔蔓延和转移区域。外照射是通过特殊的放射治疗机远距离地进行照射。从 20 世纪 20 年代开始使用的深部 X 线机，到50年代的^{60}Co（钴）远距离治疗机、

60年代的电子直线加速器，20世纪末开展的立体定向放射外科、三维适形放射治疗、调强放射治疗等，体外放射治疗有了飞跃的发展。体外放射治疗的确定需综合考虑射线能量、照射技术、照射剂量、照射范围、照射野数目和照射疗程等因素。

射线选择　射线能量增加，体表剂量下降，最大剂量点深度增加，百分深度剂量增加。射线能量越高，其穿透能力越强，需要的防护条件高，放射线能量的选择既要考虑患者的治疗，同时也要考虑医护人员的防护。因此，一般前后二野照射选择 10～18meV X 线，而多野照射可以选择 6～10meV X 线。

放疗技术　应用于临床的有源皮距放疗、等中心放疗、适形放疗和调强放疗等精确放疗。2012年，美国国立综合癌症网络（NCCN）指南明确指出："对于接受子宫切除以及需要接受腹主动脉旁淋巴结放疗的患者，调强放疗和其他高度适形放疗技术有助于减少肠管及其他重要器官接受的放疗剂量。对于因局部淋巴结肿大而需要接受大剂量放疗的患者，这些技术同样有效。但对于子宫颈未切除且伴有中心性病变的患者，中心病变区不应将调强放疗等适形技术作为首选，仍应选择近距离照射作为主要治疗方法。在使用调强放疗等适形放疗技术时，应尤其重视放疗计划的设计、注重细节、保证计划具有重复性。准确界定靶区和正常组织、考虑患者接受放疗时内脏器官的运动、软组织的形变、定期进行物理质量控制是成功应用适形技术的重要保证。"

源皮距（SSD）照射技术　从放射源表面沿射线束中心轴到受照物体表面（照射野中心皮肤）的距离，一般是100cm。

等中心照射技术　从放射源表面沿射线束中心轴到等中心的距离称为源轴距（SAD）。等中心照射是源轴距相等（一般是100cm），即肿瘤或靶区中心位于加速器旋转中心（等中心）的照射技术。

精确放疗技术　包括三维适形放射治疗（3D-CRT）、调强适形放射治疗（IMRT）、图像引导的放射治疗（IGRT）、旋转调强放射治疗（IMAT）及螺旋断层放射治疗（TOMO）等。

三维适形放射治疗　此概念的提出和进行临床研究最早始于1959年。3D-CRT使高剂量区分布的形状在三维方向上与病变（靶区）的形状一致。为达到剂量分布的三维适形，必须满足下述的必要条件：①在照射方向上，照射野的形状必须与病变（靶区）的形状一致。②要使靶区内及表面的剂量处处相等，必须要求每个射野内诸点的输出剂量率能按要求的方式进行调整。满足上述两个必要条件的第1个条件的3D-CRT称为经典适形治疗（CCRT）；同时满足上述两个必要条件的称为调强适形放射治疗（IMRT）。从提高靶区的剂量以及器官保护方面，3D-CRT均优于常规体外放疗，劣于IMRT。

调强适形放射治疗　调强放疗中最先用于临床的，其优势主要在于：提高靶区剂量，增加控制率；降低正常组织受量，减少并发症。

图像引导的放射治疗　随着放疗精度增加，对靶区的位置限定更加严格。靶区及正常组织在分次间的移动仍然是影响放疗精确性的重要原因。IGRT技术应运而生，将放射治疗机与成像设备结合在一起，在治疗时采集图像信息，确定治疗靶区和重要结构的位置、运动，并在必要时进行位置和剂量分布的校正，继承了IMRT在空间上的剂量学分布优势，同时考虑了时间轴上分次放疗间的误差，使放射治疗的实施更为精确。用于引导放疗的成像方式主要有锥形束千伏级 CT（CBCT）、MRI、PET-CT，还包括TOMO技术所采用的FBCT。kV-CBCT可以达到比传统CT更高的空间分辨率，密度分辨率也足以分辨软组织结构，通过肿瘤本身成像引导放疗，且患者接受的射线剂量少，使其可作为一种实时监测手段，但对于子宫颈癌上界的界定不够精确，在左右方向上可能存在过度估计。

旋转调强放射治疗　是一种在机架连续旋转过程中通过动态多叶准直器连续运动，不断改变射野大小和形状的锥形束 IMRT实施方式，它通过机架多弧或单弧旋转，实现在不同射野方向上射束强度的调整。将 IMRT 的空间调强，发展为空间和时间两方面的调强，更适合于器官生理运动度较小部位的放疗。其优点主要是缩短了治疗时间，剂量分布比 IMRT 更优化，但 IMAT 计划的优化更复杂，所需时间明显长于IMRT，对物理师的要求更高。

螺旋断层放射治疗　集调强放疗、图像引导、剂量引导于一体，采用螺旋断层照射方式、快速二元气动 MLC、机架 360°连续旋转，通过多子野的螺旋断层照射方式，能够实现超长范围的调强照射野（60cm×160cm），无论适形度、均匀度和治疗范围，TOMO治疗都具有优势，可用于治疗大范围、多发、形态复杂的肿瘤。

TOMO 采用的放射治疗与 CT 同源，采用 FBCT 的影像质量明显优于常规加速器的 CBCT，在完成 IMRT 时，用 MV-FBCT 收集影像，适时矫正摆位误差。TOMO 同时具有剂量引导（DGRT）。利用影像追踪解剖结构和剂量的变化，通过剂量重新计算和/或剂量重建验证治疗计划，从而判断计划是否需要修改，并通过在线或离线手段修改计划，以保证治疗实施的准确性。

放射野范围 包括头、脚、前、后、左和右各方向的界限，需要根据原发肿瘤大小以及潜在的亚临床病灶、高复发转移区来确定。推荐照射范围包括子宫颈病灶、宫旁、子宫骶韧带、阴道距离肿瘤 3cm、骶前淋巴结和其他可疑淋巴结；手术或影像无淋巴结受累者包括髂外、髂内和闭孔淋巴结；盆腔淋巴结可疑或证实转移，包括髂总动脉；髂总淋巴结或腹主动脉旁淋巴结受累，包括腹主动脉旁照射，上界达肾静脉水平。放射野如何设计具体应根据医疗设备和医疗技术而定。

传统二维等中心照射 主要应用 X 线模拟机下定位，依靠骨性标志确定照射范围。

盆腔大野照射 根据肿瘤范围而定，建议 X 线模拟机下骨性标记定位和/或 CT 定位。包括下腹及盆腔，前后各一野相对垂直照射，野上缘在髂峰（第 4、5 腰椎）水平，下缘在闭孔下缘（ⅢA 期除外），两侧缘在髂前上棘（股骨头内 1/3）附近，包括髂总 1/2 淋巴区、髂外淋巴区、髂内淋巴区、闭孔淋巴区和骶前等淋巴区，照射野大小在（16～20）cm×（14～15）cm，照射野的形状可为方形、六边形等。

盆腔四野照射 根据肿瘤范围而定，建议 X 线模拟机下骨性标记定位和/或 CT 定位。一般采用 8cm×15cm 的前后各二野垂直照射，即 20cm×15cm 的前后两个大野，前野中间用 4cm×15cm 铅块遮挡，后野中央（4～6）cm×15cm 的区域以铅块遮挡（用直线加速器照射时，铅块的两侧缘应为坡形，以防止体外照射与腔内照射交叉部位剂量低谷区的形成）。照射野上缘髂峰（第 4、5 腰椎）水平附近，下缘在闭孔下缘（ⅢA 期除外），照射野外缘在股骨头内 1/3，照射野的形状可以多种。

盆腔盒式照射 根据肿瘤范围而定，建议 X 线模拟机下骨性标记定位和/或 CT 定位。即盆腔大野照射加两个侧野照射，前后野上缘达第 5 腰椎水平（以覆盖髂总淋巴结），下缘在闭孔下缘（ⅢA 期除外），前后野侧缘在骨盆边缘旁开 1.5～2.0cm，前后野一般为 16cm×16cm。两侧野前界达耻骨联合（包括髂外淋巴结），后界在第 2～3 骶椎交界水平（包括骶前淋巴结），如宫颈原发灶大，宫骶韧带受侵，后缘应达第 3～4 骶椎水平，两侧野一般为（10～12）cm×16cm。侧野照射要对小肠进行防护。

盆腔延伸野 根据肿瘤范围而定，建议 X 线模拟机下骨性标记定位和/或 CT 定位。以盆腔大野照射为基础，上界延伸至第 3～4 腰椎之间水平或更高，闭孔下缘（ⅢA 期除外），外界：在真骨盆最宽处外 1.5～2.0cm（注意保护肾和脊髓）。

精确放疗 把照射范围细化，不再以骨性标志确定照射野范围而提出了肿瘤区（GTV）、临床靶区（CTV）、计划靶区（PTV）等概念。

GTV 指临床可见的肿瘤灶，为临床手段［包括妇科检查、CT、MRI 和正电子发射计算机体层成像（PET）等］能够诊断出的、可见的、具有一定形状和大小的恶性病变范围，包括子宫颈原发病灶、浸润的阴道、宫旁、子宫体组织及转移的淋巴结和其他转移的病变。GTV 的确定受多重因素的影响，包括医师的知识和经验、采用的影像模式以及影像参数的设置。制定放疗计划的基础是影像学资料，最常用的定位方式仍为 CT 模拟，普遍认为 MRI 是确定软组织及宫旁受侵最好的方法。对于手术分期未明确者，PET 是确定淋巴结转移范围的有效方法。

CTV 指按一定的时间剂量模式给予一定剂量的肿瘤的临床灶（肿瘤区）、亚临床灶以及肿瘤可能侵犯的范围。对于淋巴结区的勾画经过多年经验积累已达成共识，临床实践中可以采纳泰勒（Taylor）和斯莫尔（Small）等推荐的勾画方法。2005 年，泰勒报道了 20 例患者共 1216 枚淋巴结的位置，发现全部淋巴结的数量与围绕血管的边界大小成正比，以 3mm、5mm、7mm、10mm 和 15mm 血管旁边界勾画 CTV 包括的淋巴结数分别为 56%、76%、88%、94% 和 99%。推荐沿血管周围 7mm 边界勾画 CTV，可以较好地包括淋巴结，通过适当调整可包括各组淋巴结并降低正常组织受量。2008 年，斯莫尔总结专家组意见得出结论：共同推荐 CTV 应包括髂总淋巴结区、髂内淋巴结区和髂外淋巴结区，对于子宫颈间质受侵的患者，CTV 应包括骶前淋巴结区。特别指出应建立考虑膀胱体积变化的内靶区（ITV），若在计划 CT 中发现直肠过度扩张，则应考虑再次行 CT 模拟制定计划。

PTV 为了在治疗过程中满足器官生理位移、患者移动、疗程中肿瘤的缩小、射野及摆位误差的需求而提出的一个静态的几何概念。CTV 如何外放形成 PTV 的标准差异较大，推荐的外放边界范围为 5～25mm，并出现更多确定 PTV 范围的新方法，但无一致推荐。建议根据仪器设备、摆位误差和肿瘤特性而定，一般 CTV 外放 5～10mm。

照射剂量 子宫颈癌二维等中心体外照射以 B 点为剂量参考点，位于宫口水平上方 2cm，距子宫中轴旁开 5cm。代表盆腔淋巴结剂量。精确放疗技术（如 3D-CRT、IMRT、IMAT/VMAT、IGRT 和 TOMO）采用治疗靶区为剂量参考体积。体外放射治疗常规剂量 B 点和/或治疗靶体积 DT45～50Gy 范围，分割为 1.8～2Gy，每周 5 次。精确放疗技术理论上可以提高总照射剂量和加大分割剂量。

随着精确放疗技术和靶区勾画标准的进步，对剂量的评估方法也提出新的要求。体外放疗的指导性文件——国际辐射单位及测量委员会（ICRU）系列报告对靶区和危及器官定义、处方剂量、计划报告和记录等内容制定了全面的推荐标准，已建立了 3 个水平的剂量描述和报告标准。ICRU 29 号文件提出第一水平的报告方法，是基于点剂量的评估方法，适用于简单的放射治疗。ICRU 50、62 号文件提出并完善了第 2 水平的剂量报告方法，是基于剂量体积直方图（DVH）得到的吸收剂量和体积，并提出了 GTV、CTV、PTV 等概念，自 1970 年起已应用于 3D-CRT、IMRT、电子

线及其他重粒子治疗的剂量评估。2010 年，ICRU 新发布的 83 号文件对 IMRT 的处方、记录和报告提出了第 3 水平的要求，提出了肿瘤控制率（TCP）、正常组织并发症概率（NTCP）、等效均一剂量（EUD）和剩余危及体积（RVR）等新概念，并推荐中位剂量（$D_{50}\%$）用于评估 PTV 接受的剂量；推荐最大剂量用于评估危及器官的剂量，并提出以 D2% 作为评估指标。

照射疗程 指第 1 天照射开始至照射结束的时间。常规分割剂量照射疗程的长短影响预后。有报道治疗总时间少于 55 天，局部控制率为 87%，超过 55 天为 72%，5 年生存率分别为 65% 和 54%。推荐常规分割照射治疗时间是 6～7 周。

（黄曼妮）

zǐgōngjǐng'ái jìnjùlí fàngshè zhìliáo
子宫颈癌近距离放射治疗
（brachytherapy of cervical carcinoma） 将放射源放置于需要治疗的部位内部或附近治疗子宫颈癌的方法。包括两种。①子宫颈癌腔内放射治疗：将密封的放射源直接或采用后装技术放入人体的天然管腔内（如子宫腔、阴道等）。②子宫颈癌插植放射治疗：放射源直接或采用后装技术放入肿瘤组织间进行照射。子宫颈、宫体及阴道对放射线耐量高、放射源距肿瘤最近、以小的放射体积剂量可取得最大的放疗效果。

放射源 自从 1898 年居里（Curie）夫妇首次提炼出天然放射性元素 ^{226}Ra（镭）之后，1903 年，玛格丽特·克利夫斯（Margaret Cleaves）首次报道了用腔内镭疗治愈 2 例子宫颈癌，镭作为腔内放射治疗的放射源过了半个多世纪，才相继被 ^{60}Co（钴）、

^{137}Cs（铯）和 ^{192}Ir（铱）所取代。1952 年，埃内韦塔克岛（Eniwetok Island）热核反应堆中，用强力的中子照射，将铀的原子序数提高，产物之一便是放射性核素 ^{252}Cf（锎），衰变发射中子及 γ 射线可用于临床。早在 1975 年就曾用快中子治疗晚期子宫颈癌，快中子在局部控制率、生存率及放疗并发症方面与光子治疗相似。但中子治疗被认为对生长缓慢的肿瘤更有效。而对生长较快的子宫颈鳞癌适应证较少。

施源器 用于将放射源输送到治疗部位的载体。施源器不具有放射性，常见的是组织间插植针或宫腔管、阴道容器等。宫腔管直径一般是 4.5～7mm，有金属管和非金属管，有直管及角度不同的弯管；阴道容器形状很多，有球形、半球形、柱形及盒形等；组织间插植针也有各种型号。放射源的排列是否合理与临床治疗效果直接相关，即需要放射容器足够理想，以形成临床需要的各种放射剂量分布，满足宫颈局部复杂病变的需要。结合 3D 打印技术能更好地打造个体化施源器。

选择合适的施源器是内照射治疗的关键之一。应根据肿瘤的体积和患者具体情况选择施源器的形状和长度，使等剂量曲线能包绕肿瘤整个体积。注意在治疗过程中，肿瘤的大小和形状是变化的，需要不断调整施源器的类型以适合肿瘤的形状。要根据患者阴道的大小和穹隆的情况选择阴道施源器卵圆体的大小和形状。施源器需要放置在最接近子宫颈肿瘤的位置，如果因为阴道狭窄或技术原因，阴道施源器卵圆体放置在子宫颈偏下方，会造成剂量冷点。阴道施源器的前后位置

不当也可以造成子宫颈前唇或后唇剂量冷点，肿瘤偏于前唇或后唇，或穹隆浅或没有穹隆，或由于插植的原因均可造成卵圆体前后位置的不合适。文献报道，大部分放疗后怀疑为辐射抗拒的肿瘤，施源器位置的失误是其可能的实际原因。施源器和剂量驻留点设计的位置与并发症有关系。施源器位置太向下，会造成阴道黏膜剂量过高致阴道狭窄。子宫前位会增加膀胱的剂量，子宫后位会增加直肠和乙状结肠的剂量。另外，腔内放疗时的阴道过度填塞会增加乙状结肠的剂量。

参考点 因近距离照射参考点剂量与距离平方成反比的特点，不同参考点其剂量不同，自曼切斯特法提出 A、B 点概念，一直沿用至今。

A 点 子宫颈癌腔内治疗的剂量参照点，位于宫口水平上方 2cm，距子宫中轴旁开 2cm。代表子宫颈旁剂量。

B 点 子宫颈癌腔内治疗的剂量参照点，位于宫口水平上方 2cm，距子宫中轴旁开 5cm。代表盆腔淋巴结剂量。

膀胱参考点 Foley 管插入膀胱，注入 7ml 造影剂将其顶端充盈成球，再将充盈球拉回膀胱内口，其参照点在 X 线侧位片中定位为通过球心的垂直线与充盈球后壁的交点，在正位片中以球心为参考点。近距离治疗时，检测该点剂量为膀胱受量。其大小是制约治疗的重要因素之一。

直肠参考点 通过宫腔源末端（或阴道源中心）的垂直线与阴道后壁交界处下方 5mm。近距离放疗时，检测该点剂量为直肠受量。其大小是制约治疗的重要因素之一。

（黄曼妮）

子宫颈癌腔内放射治疗（intracavitary radiotherapy of cervical carcinoma） 将密封的放射源直接或采用后装技术放入人体的天然管腔内（如子宫腔、阴道等），用以治疗子宫颈癌的方法。是子宫颈癌近距离放疗的一种，主要针对原发肿瘤区进行照射。由于子宫颈、阴道和子宫的特殊解剖位置适合施源器植入，可将放射源置于宫腔及阴道内，使得放射源能贴近肿瘤区给予肿瘤较高的能量。相比外照射，腔内照射可给予原发肿瘤部位较高的剂量，对周围组织损伤小。临床应根据患者的情况，尽早开始腔内照射，缩短治疗总时间，减少肿瘤复发。进行腔内放疗时，剂量参考点 A 点接受的剂量是通过低剂量率（LDR）或高剂量率（HDR）放疗给予，HDR 与 LDR 之间的放射生物等价剂量需要通过线性二次方模型等式来转换。

联合使用体外放疗时，可用的近距离放疗方法有很多种，其中最常用的高剂量率后装近距离方法，包括宫腔内管、阴道施源器，每次 A 点的标准剂量为 6Gy，在 5 次分割放疗后 A 点接受的总剂量为 30Gy，如果使用 LDR 技术完成近距离放疗时，A 点剂量可达到 40Gy。传统的腔内放疗方法有斯德哥尔摩（Stockholm）方法、巴黎（Paris）方法和曼彻斯特（Manchester）方法等。

斯德哥尔摩方法 1914 年建立的子宫颈癌镭疗方法，根据宫腔深度可置镭 53~74mg，一般在颈管内 1.5~2.0cm 的一段不置放射源。阴道容器有不同大小和形状，可根据肿瘤形状及大小进行选择，阴道容器置镭 60~80mg。腔内镭疗分两次进行，每次

24~28 小时，两次间隔 3 周，宫腔及阴道照射同时进行，总量 7 000~8 000（mg·h），其中宫腔为 2 400~3 000（mg·h），阴道为 3 600~4 500（mg·h），A 点剂量相当于 75~85Gy。若子宫颈旁组织受累、颈管内癌或怀疑盆腔淋巴结转移，则增加宫腔内镭照射量，相应减少阴道内镭照射量。

巴黎方法 1919 年建立的子宫颈癌镭疗方法。根据宫腔深度不同，可置宫腔管 2~4 支，每支含镭 13.3mg 或 6.6mg。阴道容器为橡胶制成的圆柱状体（阴道施镭器，colpostat），以钢质弹簧片联接，使两个阴道施镭器尽量撑向两侧穹隆，两个阴道施镭器各置镭 13.3mg，阴道宽松时可在其中间增加一个阴道施镭器，置镭 6.6mg。置镭时间尽量持续 5 天（120 小时），照射总量为 8000（mg·h），其中宫腔及阴道各 4000（mg·h），A 点剂量相当于 80Gy 左右。一般腔内放疗完成后 48 小时内即可开始体外照射，由于盆腔感染，子宫颈大面积溃疡或阴道广泛浸润，可先行体外照射适当时间后，再行腔内镭疗，完成腔内照射后再继续体外照射，以完成整个治疗。

曼彻斯特方法 1938 年根据巴黎方法演变而成的子宫颈癌放疗方法。主要特点是确定了 A、B 点为剂量参考点，通过应用点剂量为处方参考剂量，替代了以往治疗以经验为主的方法。它的阴道容器为两个卵圆形容器，两卵圆球间以橡皮块支撑和固定，宫腔管置镭 25~35mg，阴道容器置镭 35~45mg，每次置镭 72 小时，分 2~3 次进行，每次间隔 1 周。宫腔及阴道同时照射，总剂量 8 640~11 520（mg·h），A 点剂量相当于 80Gy。该方法的特点是

确定了 A、B 点为剂量参考点，A 点位于侧穹隆上方 2cm，子宫中轴旁开 2cm 的交点处，临床相当于子宫动脉与输尿管交叉点，是子宫颈癌腔内放疗的计算点，代表正常组织所接受剂量；B 点位于 A 点同一水平，在 A 点外侧 3cm，临床相当于闭孔淋巴结区域，代表盆腔淋巴结受量。根据容器大小的不同组合，可计算出各组 A 点的剂量。通过应用点剂量为处方参考剂量，剂量计算改用照射量（伦琴）来描述。A、B 点概念为世界各国广泛应用。

北京方法 中国医学科学院肿瘤医院 1958 年根据斯德哥尔摩方法的原则设计的子宫颈癌放疗方法。宫腔管分长、中、短 3 种，各装放射源为 60mg、40mg、20mg 镭当量，阴道容器是排管式，可以任意组装，并带有防护装置，每个放射单元内装放射源 10mg 镭当量，可以根据肿瘤大小及阴道宽窄任意组合 2～6 个放射源，一般 4～5 次，多者 7～8 次，每次间隔 1 周，A 点剂量 60～80Gy。

弗莱彻（Fletcher）方法 产生于 19 世纪 50 年代。由刚性的金属宫腔管和柱状的阴道管组成，宫腔管有不同的曲度和长度，以适合宫腔位置。阴道管紧对着宫颈，与阴道轴垂直，宫腔管和阴道管可分别独立放置。一般是 15-10-10mg 或 15-10-10-10mg，子宫颈管内癌时则将末端的镭改为 15mg。阴道布镭则根据阴道宽窄而定，阴道宽度为 2cm、2.5cm 及 3cm，各布镭 15mg、20mg 及 25mg。分两次进行，间隔时间为 2 周，置镭时间总计 120～140 小时，原发肿瘤区剂量在 70Gy 以上。布镭方法、剂量等亦是根据肿瘤及患者的具体情况而个别对待。该方法与传统腔内照射方法的主要不同在于：宫腔照射剂量高于阴道剂量；强调盆腔大野体外照射在宫颈癌放射治疗中的作用。

该方法对曼彻斯特方法进行了改进，主要是以淋巴引流区为参考点，提出淋巴区梯形定位法（图 1）：从耻骨联合上缘中点至骶骨 1～2 之间连线，在此线中点与第 4 腰椎前连成一线，在此线中点平行向两侧延伸 6cm，此点为髂外淋巴区域；在第 4 腰椎中点平行向两侧延伸 2cm，此点为腹主动脉旁淋巴区域；髂外区与腹主动脉旁区联线的中点为髂总淋巴区。1953 年它确定了正常组织，包括膀胱、直肠参考剂量耐受点。1963 年后做了进一步修改，成为后装技术的基础。该方法与传统腔内照射方法的主要不同在于：宫腔照射剂量高于阴道剂量；强调盆腔大野体外照射在宫颈癌放疗中的作用。

（黄曼妮）

zǐgōngjǐng'ái chāzhí fàngshè zhìliáo
子宫颈癌插植放射治疗（interstitial implantation radiotherapy of cervical carcinoma） 根据肿瘤的形状和范围，将一定规格

的多个装有放射源的针状施源器（或采用后装技术）直接插植入人体组织器官，对子宫颈癌组织（或癌床部位）进行高剂量照射的方法。是子宫颈癌近距离放射治疗的一种，其剂量分布直接受针管阵列的影响。组织间插植可分为暂时性插植和永久性插植。根据放射源的排列方式，可分为单平面插植、双平面插植、多平面插植，以及直接用插植的几何形状等描述。

插植放疗特点：①局部高剂量，剂量下降陡然。②剂量不均匀，近放射源处是很高。③一次连续照射。④治疗疗程短。对于肿瘤局限、边界清晰的宫颈癌，通过组织间插植可提高宫颈局部肿瘤照射剂量，降低放射反应。

（黄曼妮）

zǐgōngjǐng'ái hòuzhuāng qiāngnèi fàngshè zhìliáo
子宫颈癌后装腔内放射治疗（after-load radiotherapy of cervical carcinoma） 先将不带放射源的施源器放入治疗靶区内，确定好位置后再由计算机控制，将放射源传入施源器内进行治疗的

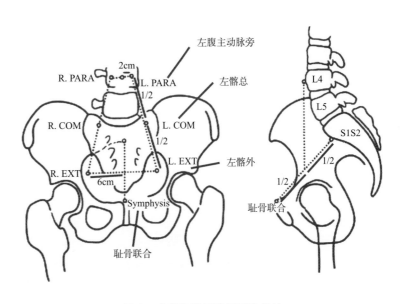

图 1 弗莱彻梯形淋巴区定位法

方法。可避免工作人员受到过多辐射。放置施源器时不受时间限制，医师可根据需要精细地进行摆位和固定，提高了医疗质量；由于有很好的防护屏蔽条件，放射源的强度可大幅提高，明显缩短了每次的治疗时间，减轻患者痛苦。常用后装放疗的放射源有^{137}Cs（铯）、^{60}Co（钴）、^{192}Ir（铱）和^{252}Cf（锎）中子。

剂量参考点 子宫颈癌腔内照射剂量参考点采用的是代表子宫颈旁剂量的 A 点（位于宫口水平上方 2cm，距子宫中轴旁开 2cm），同时也要求对代表盆腔淋巴结剂量的 B 点（位于宫口水平上方 2cm，距子宫中轴旁开 5cm）进行评估。随着后装技术的发展，也提出了膀胱剂量参考点、直肠剂量参考点等剂量参考点。

研究历史 1960 年，亨施克（Henschke）及其同事提出了远程低剂量率后装技术，即先将空载的放射容器置于体腔内病变部位，然后在有防护屏蔽的条件下远距离地将放射源通过管道传输到容器内进行治疗。该技术的应用很好地解决了医务人员的辐射防护问题。由于低剂量率后装治疗时间仍然很长，亨施克及奥康奈尔（O'Connel）开始应用远距离高剂量率后装技术，使得传统腔内放疗的缺点得以弥补。经过多年的临床应用，到 20 世纪 90 年代后装腔内治疗机 Selectron 得到多数学者认同。

后装腔内治疗机分类 按照放射源在治疗时的传送方式，分为手动后装和遥控后装。按照放射源在治疗时的运动状态可分为固定式、步进式和摆动式等。按照对参考点 A 点放射剂量率分为三类。①低剂量率：A 点剂量率在（0.667～3.33cGy/min，0.4～

2Gy/h）。②中剂量率：A 点剂量率在（3.33～20cGy/min，2～12Gy/h）。③高剂量率：A 点剂量率在（20cGy/min，12Gy/h）以上。

腔内放疗剂量计算 传统腔内放疗的剂量是以（mg·h）表示，mg 是重量单位，h 是时间单位，两者都不是放射剂量单位，所以（mg·h）只是经验剂量，不能确切反映肿瘤剂量。后装腔内放疗剂量是以 A 点为参考点计算的。由于每次治疗时放射源的位置不完全相同，肿瘤体积亦经常变化。理论上的 A 点剂量与实际剂量相差甚远。只用一个点的剂量来表示也同样不能反映出肿瘤的真正受量，三维后装放疗技术可以设计出较理想、立体的放疗剂量曲线，比 A 点参考剂量更有意义。A 点作为参考点只用于子宫颈癌的腔内放疗，对宫体癌及阴道癌则不适用。

后装放疗特点 ①使用高强度微型 ^{192}Ir 放射源，使源容器（特别是针状容器）可以更细小，患者损伤小，可以治疗全身多个部位肿瘤。②程控步进/步退电机驱动，可以任意控制放射源的驻留位置和驻留时间，以实现理想的剂量分布。③二维/三维治疗计划系统，配合影像资料的输入，加速了治疗计划的设计和优化，以实现治疗计划的个体化。④严谨的安全连锁系统，使患者能按治疗计划得到精确的治疗，同时也保证了医务人员的安全。

（黄曼妮）

zǐgōngjǐng'ái sānwéi hòuzhuāng
fàngshè zhìliáo

子宫颈癌三维后装放射治疗
（three dimensional after-load radiotherapy of cervical carcinoma） 预先在需要治疗的部位准确地放置施源器，行 CT、MRI 扫

描后将图像传到计算机三维计划系统，勾画治疗靶区及危及器官（膀胱、直肠、乙状结肠和和小肠等），施源器重建，设计放射源驻留位置及时间，使剂量辐射在三维空间上的分布与靶区相一致的放射治疗技术。通过提高肿瘤靶区的剂量适形度，控制危及器官的高剂量受照射体积，从而达到提高局部控制率、降低严重不良反应的发生率的目的。

研究历史 近代后装放射治疗始于 20 世纪 50 年代末及 60 年代初，英国、瑞士等国的几个医疗中心分别研制了后装式腔内放疗的机械装置，1964 年的亨施克（Henschke）及 1967 年的奥康奈尔（O'Connel）开始应用远距离高剂量率后装技术，使传统腔内放疗的缺点得以弥补。70 年代以后，在妇科腔内放疗领域中，镭已被更新的人工合成放射性核素[^{60}Co（钴）、^{137}Cs（铯）]所取代。80 年代末期，微型源 ^{192}Ir（铱）出现，它具有高强度（10～20Ci，高于旧源的 4～5 倍）、体积微细（直径 0.5～1.0mm，不足旧源的 1/10）及更适合纤细体腔治疗的优点，配上新颖的电脑控制，使后装治疗进入了革新阶段。由于中子的治疗优势[高传能线密度（LET）、高相对生物学效应（RBE）]，^{252}Cf（锎）腔内放疗在子宫颈癌的治疗中也有显著疗效，但只对生长缓慢的肿瘤更有效。

剂量参考点 在二维腔内治疗中，盆腔各点由于离放射源的距离不同，不同点的剂量各异，剂量梯度变化大。由于计算困难，因此，选择个别有临床实际意义的点来作为宫颈癌放射治疗的剂量参考点。1938 年曼彻斯特系统提出了 A 点、B 点为剂量参考点，一直应用至今。随着计算机在临

床剂量学的应用，点剂量已经不能满足近距离放射治疗发展的需求，1985年，国际辐射单位与测量委员会（ICRU）38号报告除确定靶区和治疗区外，ICRU还定义了参考体积的概念，即参考等剂量线面包绕的体积。参考剂量值对低剂量率（0.4~2Gy/h）治疗为60Gy；对高剂量率治疗为相应的（<60Gy）等效生物剂量值。参考体积由剂量分布反映的长（dl）、宽（dw）、高（dh）确定。当采用内外照射综合治疗时，参考剂量60Gy应扣除外照射剂量，点剂量除包括人体器官和近源位置的监控外，还涉及骨结构，其中直肠剂量参考点（R）为阴道容器轴线与阴道后壁交点后0.5cm处；膀胱剂量参考点（BL）为仰位投影片造影剂积聚的最低点，即福莱（Foley）气囊的中心。腹主动脉旁、髂总和髂外淋巴结参考点与弗莱彻（Fletcher）梯形淋巴区定义一致。1997年，ICRU 58号报告针对组织间插植治疗中吸收剂量和体积参数的表述做出了明确的建议。与外照射领域的ICRU 50号报告类似，ICRU 58号报告为近距离放疗引入并定义了一系列体积和平面的概念，如肿瘤区（GTV）、临床靶区（CTV）、计划靶区（PTV）、治疗体积（TV）和中心平面。

GTV分类 2004年，欧洲放射肿瘤学会近距离放疗学组（GEC-ESTRO）对ICRU 58号进一步细化，推荐三维后装放疗引入GTV和CTV等概念，并将GTV分为诊断GTV和治疗GTV。治疗前所见的GTV定义为诊断GTV（GTV_D），每次近距离治疗时所见的GTV定义为治疗GTV（可表达为GTV_{B1}、GTV_{B2}、GTV_{B3}……）。

GEC-ESTRO分类 按照肿瘤负荷和复发的危险程度将CTV分为三类。

高危CTV（HR-CTV） 指每次近距离治疗时表示高肿瘤负荷区，为肉眼可见肿瘤区，包括全部子宫颈和近距离治疗前认定的肿瘤扩展区。其剂量按肿瘤体积、分期和治疗方式确定。每次腔内治疗时需描述，可表达为$HR\text{-}CTV_{B1}$、$HR\text{-}CTV_{B2}$、$HR\text{-}CTV_{B3}$……。

中危CTV（IR-CTV） 指每次近距离治疗时明显的显微镜下肿瘤区，是包绕HR-CTV的5~10mm的安全边缘区。此安全边缘的确定需要参考原肿瘤大小、位置、可能的肿瘤扩展和肿瘤治疗后的消退情况以及治疗方式，可表达为$IR\text{-}CTV_{B1}$、$IR\text{-}CTV_{B2}$、$IR\text{-}CTV_{B3}$……。

低危CTV（LR-CTV） 指可能的显微镜下播散区，一般用手术或外照射处理，在近距离治疗时不具体描述。同时，引入剂量体积直方图（DVH）进行剂量评价，准确地估计靶区及危及器官的受照剂量。2006年，GEC-ESTRO提出D_{90}、D_{100}用于评估GTV、HR-CTV和IR-CTV，V_{150}、V_{200}用于评估高剂量体积，用$D_{0.1cm3}$、D_{1cm3}、D_{2cm3}或D_{5cm3}和D_{10cm3}评估危及器官的受量。以2Gy分次放射等效剂量（EQD_2）计算能量。至此形成了2D后装向3D转变时期的一致推荐。

ICRU分类 2016年，ICRU 89号报告，对子宫颈癌的近距离放疗进行细化并提出新的推荐。推荐三维后装治疗的GTV、CTV概念，应用MRI图像勾画靶区，以T2WI序列所示的肿瘤范围为GTV。按照肿瘤负荷和复发的危险程度将CTV分三类。

高危CTV（CTV-THR） 包括外照射治疗后残余肿瘤（GTV-Tres），病变组织和全部子宫颈。其中病变组织是指MRI影像上肿瘤周围灰区、水肿及纤维化的部分，还包括查体触及的残余肿瘤；肉眼可见的残余黏膜改变。

中危CTV（CTV-TIR） 包括GTV-Tinit的范围在近距离治疗时的映射，CTV-THR基础上参考GTV-Tinit的缩小进行的外扩，建议左右及头脚方向外扩1cm，前后方向外扩0.5cm。

低危CTV（CTV-TLR） 代表潜在的相邻或非连续的原发肿瘤的显微扩散。在局部晚期子宫颈癌中，CTV-TLR包括整个子宫颈、整个子宫体、阴道上部、膀胱和直肠的前后间隙，剂量给予主要依靠体外放疗，近距离放疗时不做评估要求。

对于无法行MRI定位的患者，以CT模拟定位为基础的子宫颈癌三维适形近距离治疗，宫体、宫旁受侵及子宫颈局部肿瘤显示欠佳，靶区勾画的准确性降低，对于ⅠB1、ⅠB2期的患者，将宫体的1/2勾画于CTV-THR内；对于ⅠB3、ⅡA2、ⅡB~ⅣA期的患者，至少将宫体的2/3，甚至是全部子宫勾画于CTV-THR内以保证靶区的准确性。对于某些早期子宫颈癌可以先开始或同时开始近距离放疗。

ICRU 89号报告中首次提出CTV-T1、CTV-T2、CTV-T3的概念。CTV-T1为全部的子宫颈、查体或影像上发现的子宫颈及周围的肿物；CTV-T2则为在CTV-T1的基础上进行相应的外扩，膀胱、直肠方向外扩0.5cm，左右、头脚方向外扩1cm；CTV-T3则包括CTV-T1、CTV-T2在内，还包括全部子宫、全部宫旁以及阴道上1/2

或 1/3，以及直肠子宫陷凹、膀胱子宫陷凹。三者还可相应地以初始 CTV-THR、初始 CTV-TIR 和初始 CTV-TLR 来表示。建议以 D_{90}、D_{100} 评估 GTV、HR-CTV 和 IR-CTV 的剂量，以 V_{150}、V_{200} 评估高剂量体积；以 D_{1cc}、D_{2cc} 评估危及器官（OAR）受量。A 点剂量仍需报告，作为评价靶区剂量的参考。以 HR-CTV 确定处方剂量，每次 4~7Gy，每周 1~2 次，共 4~7 次。HR-CTV EQD_2 达到 80Gy，对于肿瘤体积大或退缩不佳病灶，剂量应该≥87Gy。根据公布的指南，正常组织的限定剂量为：直肠 2cc≤（65~75）Gy；乙状结肠 2cc≤（70~75）Gy；膀胱 2cc≤（80~90）Gy。

（黄曼妮）

子宫颈癌同步放化疗

zǐgōngjǐng'ái tóngbù fàng-huàliáo

子宫颈癌同步放化疗（concurrent chemoradiotherapy of cervical carcinoma）　在放射治疗分次照射的同时，应用化疗的子宫颈癌综合治疗模式。同步放化疗治疗中，化疗的主要作用是提高放疗的敏感性。增敏化疗以化疗药物的不良反应不影响放疗进程为原则，化疗剂量应相对较低。化疗的增敏作用表现为：抑制放疗中肿瘤细胞损伤的修复，降低了肿瘤细胞的再增殖；促进肿瘤细胞同步化，使 G_0 期细胞进入放射敏感的 M 期，提高放疗的杀伤力；提高细胞的氧合状态；化疗的细胞毒作用对肿瘤细胞有独立的杀伤作用。

适应证　同步放化疗可起协同抗癌作用，适用于ⅠB3 期以上的局部晚期子宫颈癌，以及早期子宫颈癌术后具有高危因素的术后辅助同步放化疗。

治疗方案　20 世纪末，美国先后进行的 5 个以顺铂为基础的同步放化疗大样本前瞻性随机对照研究，证明了包含顺铂的同步放化疗较单纯放疗能使死亡风险下降 30%~50%，并明显改善患者的生存，从而奠定了含顺铂的同步放化疗在中晚期子宫颈癌治疗中的地位。

常用方案　①顺铂单药。②顺铂+5-氟尿嘧啶（5-FU）。在取得相同长期生存率的同时，单药顺铂方案比顺铂+5-FU 的同步化疗的消化道、骨髓毒性更小。因此，2020 年以后美国国立综合癌症网络（NCCN）指南将顺铂周疗同步方案做为首选，并强调说明 5-FU+顺铂方案的不良反应大于单药铂类方案。如果顺铂毒性不能耐受，可采用卡铂治疗。

其他方案　除上述药物及方案，另一种铂类药物奈达铂，与顺铂无完全性交叉耐药，肾毒性及消化道不良反应显著低于顺铂，但骨髓抑制较顺铂重，该药可用于放疗增敏。紫杉醇对子宫颈癌有效且耐受性良好，对子宫颈非鳞癌似乎更为有效，该药也可用于放疗增敏，常用剂量为 30~60mg/（m^2·w）。铂类为基础的联合化疗方案，包括紫杉醇+顺铂、紫杉醇+卡铂、吉西他滨+顺铂。

（吴令英　安菊生）

子宫颈癌化疗

zǐgōngjǐng'ái huàliáo

子宫颈癌化疗（chemotherapy of cervical carcinoma）　以一种或多种药物治疗子宫颈癌的方法。化疗是宫颈癌现代综合治疗的重要手段之一，主要包括根治性手术或放疗前的新辅助化疗、同步放化疗（用于放射线增敏）及其后续的巩固化疗、术后辅助化疗、中晚期患者的综合治疗和复发患者的姑息性化疗。

曾认为子宫颈癌对化疗不敏感，使化疗在子宫颈癌的治疗中长期未受到重视。原因有以下几点：①手术及放疗是子宫颈癌的主要治疗手段，很少有患者先接受化疗，放疗导致盆腔组织纤维化，改变盆腔血管的分布，影响血管生成，使化疗药物难以在肿瘤组织中达到有效浓度。②只对其他治疗方法无效的患者才试用化疗，这些患者中很多有局部复发，或因放疗引起组织纤维化，常导致输尿管梗阻，影响肾功能，限制了化疗药物的应用。③接受过放疗的患者骨髓储备能力下降，对化疗的耐受性降低。④放疗引起的盆腔纤维化不易与肿瘤组织区分，在一定程度上影响了复发诊断和疗效评价。对于初治患者，由于具有完整的骨髓储备能力和未受损伤的肾排泄系统，显然可以耐受更强的化疗方案和更大的化疗剂量。直至 20 世纪 80 年代以后，子宫颈癌初治患者采用化疗（主要是手术前或放疗前的新辅助化疗及同步放化疗）的研究开始出现，得到的结果颠覆了子宫颈癌对化疗不敏感的传统看法，使化疗成为子宫颈癌综合治疗的重要组成部分。

化疗的指征：①新辅助化疗主要用于局部晚期宫颈癌，目的在于缩小肿瘤体积，提高手术切除率和放疗的治愈率。②术后具有预后不良因素者的辅助化疗，如宫旁或腹膜后淋巴结转移，肿瘤切缘不净等，属于根治性治疗后巩固治疗范畴。这种情况临床标准治疗是先行辅助放疗或同步放化疗。③放疗同期进行的同步化疗，常见于中晚期子宫颈癌同步放化疗。④放疗（多为同步放化疗）后或根治术后的巩固化疗，及放疗不敏感者的补救治疗。⑤高危病理类型的综合治疗，主要指非鳞癌，如子宫颈腺癌、腺鳞癌、透明细胞癌及小细胞癌等，这些类型子宫颈癌放疗敏感性较低，预后较差。⑥复发性及转移性子宫颈癌的姑息性化疗。

常用化疗药物：单药主要有顺铂、卡铂、奈达铂、紫杉醇、多西他赛、拓扑替康、伊立替康、氟尿嘧啶、甲氨蝶呤、吉西他滨、丝裂霉素、博来霉素、环磷酰胺和异环磷酰胺等。顺铂被认为是最有效的药物之一，是最常用的放疗增敏药物和多数子宫颈癌化疗方案的基础药物。

（吴令英 安菊生）

zǐgōngjǐng'ái xīnfǔzhù huàliáo

子宫颈癌新辅助化疗（neo-adjuvant chemotherapy of cervical carcinoma）

患者在根治性手术或放疗前先给予 2~3 个疗程的化疗，主要目的在于缩小肿瘤体积，提高手术切除率或放疗治愈率。

适应证 分以下情况：ⅠB2 期（FIGO，2009 年）及ⅡA2 期子宫颈癌（子宫颈局部肿瘤直径≥4cm，即所谓巨块型）；ⅠB1 期及ⅡA1 期伴有不良预后因素的子宫颈癌（如非鳞癌）；局限性的ⅡB~ⅣA 期子宫颈癌（目的即所谓降分期）。

理论基础 主要包括以下方面：缩小肿瘤体积，有利于提高手术切除率及放疗治愈率；作用于局部或远处的亚临床转移灶，降低根治性治疗后的复发率；放疗增敏；鉴别化疗药物敏感性，可供后续治疗参考；化疗敏感与否本身也是判断预后的一个因素。

潜在缺陷 可能增加肿瘤边界判断的难度，及将原本明显可见的转移灶转变为隐匿的转移灶，从而影响手术切除边界的准确选择；增加总的治疗毒副作用；可能增加术后并发症；可能人为地

增加耐药风险；延长治疗时间，增加治疗费用。

常用化疗药物及方案 以顺铂为基础的联合化疗是子宫颈癌新辅助化疗的主流方案，常用方案有：紫杉醇+顺铂、紫杉醇+卡铂、顺铂+长春新碱+博来霉素、顺铂+5-氟尿嘧啶等。一般采用 2~3 个疗程，足以观察肿瘤对化疗的反应，更多疗程增加化疗耐药概率，并无益处。

给药途径 包括传统的静脉化疗和子宫动脉介入化疗。选择性子宫动脉介入化疗用于局部晚期子宫颈癌已普遍开展（见子宫颈癌介入化疗）。

效果评价 对于手术前新辅助化疗用于局部晚期子宫颈癌（主要是ⅠB2 及ⅡA 期）。①荟萃分析比较新辅助化疗联合手术与单纯放疗：新辅助化疗可使死亡风险降低 35%，5 年生存率提高 14%。②2018 年的大型随机对照研究比较新辅助化疗联合手术与同步放化疗：其中ⅠB2 及ⅡA 期患者未获得生存获益，分层分析ⅡB 期患者新辅助化疗组总体生存明显低于直接同步放化疗。

对于放疗前新辅助化疗用于局部晚期子宫颈癌：①荟萃分析比较新辅助化疗联合放疗与单纯放疗：顺铂剂量≥25mg/（m²·w）且周期≤14 天的新辅助化疗+放疗有助于提高生存期，否则与单纯放疗相比并无益处。②一项Ⅱ期随机对照研究：新辅助化疗组生存及不良反应均比直接同步放化疗组要差。

新辅助化疗联合手术对于治疗局部晚期子宫颈癌（特别是ⅠB2 和ⅡA2 期巨块形子宫颈癌）的争议较大。新辅助化疗有效可使一些原本无手术机会的患者接受手术治疗成为可能，减少预后

不良病理因素并降低术后辅助放疗患者的比例。但没有生存获益的证据。与同步放化疗比较疗效并无优势。这也是美国国立综合癌症网络（NCCN）指南中没有把新辅助化疗纳入子宫颈癌治疗推荐方案中的重要原因。鉴于规范的同步放化疗在放疗设备、技术及患者依从性等方面要求相对较高，局部晚期子宫颈癌患者采用新辅助化疗联合根治性手术治疗模式值得肯定。

对于中晚期子宫颈癌（ⅡB 期及以上），新辅助化疗对预后没有帮助，倾向于否定。同步放化疗已成为中晚期子宫颈癌的标准治疗模式，根治性放疗前的新辅助化疗已很少采用。

（吴令英 安菊生）

zǐgōngjǐng'ái jièrù huàliáo

子宫颈癌介入化疗（interventional chemotherapy of cervical carcinoma）

以介入治疗的手段将化疗药物灌注到肿瘤局部或肿瘤内部的方法。动脉介入化疗是一种新的子宫颈癌化疗途径，具有高效、全身毒性较低，同时栓塞肿瘤主要营养血管可快速有效止血的特点。

理论基础 与静脉化疗相比，子宫颈癌动脉介入化疗具有以下优势：化疗药物直接进入（子宫颈）肿瘤营养血管，使肿瘤组织内药物浓度升高而提高疗效；肿瘤组织对化疗药物有蓄积作用，只有部分药物反流回静脉系统，使化疗的毒副作用明显减轻；可显著减少静脉给药时药物与血浆蛋白的结合，从而提高药物抗癌效果；若同时加用动脉栓塞治疗，可阻断肿瘤主要血供，使肿瘤缺血坏死，进而达到止血和提高疗效的作用。

适应证 用于子宫颈癌新辅

助化疗，可明显缩小肿瘤体积（降低肿瘤负荷）及消灭亚临床转移灶，提高手术切除率；大出血患者的紧急止血治疗；复发或转移癌患者的姑息性治疗，可以减轻症状，提高生存质量，可望延长生存期。

禁忌证 穿刺部位感染；碘造影剂过敏；凝血功能障碍；严重的器官功能不全；急性盆腔炎；肿瘤全身转移；骨髓抑制；一般情况较差，不能耐受介入手术操作及化疗等。

操作基本流程 多采用 X 线监视下选择性子宫动脉介入治疗。

穿刺 一般选择经皮股动脉穿刺。

插管 在 X 线监视下，导管依次经过腹主动脉分叉、髂总动脉、髂内动脉到达子宫动脉。导管到达髂内动脉主干时造影摄片，观察肿瘤血供。

注射化疗药物 一般双侧动脉分别注射药物，注射速度宜慢，通常以 30 分钟以上为宜。子宫颈癌常用的介入化疗药物（含参考剂量）有：顺铂（60～100mg）、5-氟尿嘧啶（1 000～1 500mg）、博来霉素（45mg）、长春新碱（2mg）、丝裂霉素（6～8mg）及紫杉醇（180～240mg）等。

栓塞治疗 同侧动脉注射化疗药物后给予肿瘤主要营养动脉栓塞治疗，可以提高疗效，快速止血或明显减少出血量。常用的栓塞剂有：明胶海绵，属中效栓塞剂，具有安全无毒，可塑性好，使用方便，可被机体吸收而血管复通等特点；聚乙烯醇，属长效栓塞剂，无毒，组织相容性好，在机体中长时间不被吸收。

术后处理 拔管，局部压迫，加压包扎；穿刺侧下肢制动及平卧 24 小时。

不良反应 主要的不良反应及应对措施如下。

造影剂过敏 碘剂过敏可非常严重，如出现喉头水肿、休克甚至死亡。若发生过敏反应，应根据情况立即注射糖皮质激素、肾上腺素和氨茶碱等，并采取其他急救措施。术前应常规做碘过敏试验，对过敏风险较高的患者应预防性给予抗过敏处理，并尽可能采用非离子型造影剂，如碘普罗胺。

动脉损伤 应选择合适的导管、导丝型号，在 X 线监视下有把握地稳健而轻柔地操作。对于动脉条件不好的患者，如动脉畸形、硬化和动脉瘤等，更需小心操作。

误栓 指错误栓塞其他组织器官营养血管引起相应组织器官坏死，化疗药物可加重组织损伤。较多见的如误栓臀上动脉引起臀部相应组织坏死。

穿刺部位皮下血肿 血肿不大者给予有效加压包扎后不再扩大者可逐渐吸收，血肿较大且有压迫症状者应考虑手术清除血肿。

下腹部疼痛与发热 与肿瘤坏死吸收、释放炎性介质及化疗药物刺激等有关。一般给予非甾体类抗炎药（如双氯芬酸、布洛芬等）可有效缓解症状。一般术后 1 周后多可自行缓解。

（吴令英　安菊生）

zǐgōngjǐng'ái gǒnggù huàliáo

子宫颈癌巩固化疗 （consolidation chemotherapy of cervical carcinoma） 子宫颈癌根治性放疗或同步放化疗或根治术后继续给予若干个疗程的全身化疗，以期巩固和提高疗效、减少复发的治疗方法。放疗或同步放化疗后的巩固化疗可能通过以下机制发挥疗效：提高肿瘤局部控制；消

灭远处转移灶，特别是微小转移灶；可能对放疗延迟效应起增敏作用等。巩固化疗方案有：顺铂+5-氟尿嘧啶、顺铂+异环磷酰胺、卡铂+紫杉醇及奈达铂+紫杉醇等。巩固化疗多采用 2～4 个疗程，更多疗程因先前同步放化疗造成的骨髓储备下降而往往难以耐受，且增加疗程是否有益也无相关证据支持。关于巩固化疗的最佳方案、剂量及疗程等尚无定论。

（吴令英　安菊生）

zhuǎnyíxìng huò fùfā zǐgōngjǐng'ái de xìtǒng zhìliáo

转移性或复发子宫颈癌的系统治疗 （systemic therapy for metastatic and recurrent cervical carcinoma） 对于盆腔外转移或复发子宫颈癌，化疗常为不能手术或放疗患者的选择。化疗有效者可能疼痛减轻、症状缓解。但患者对化疗的有效反应持续时间不长，挽救化疗的客观反应期很短（4～6 个月），只有少数患者生存期超过 1 年。生存并未得到显著改善，属于姑息治疗范畴。多项 Ⅲ 期研究发现，如果之前放疗时采用单药顺铂作为增敏方案，那么复发转移病例中铂类联合方案优于单药，其余大部分是探索性的。顺铂+紫杉醇和卡铂+紫杉醇是转移性或复发子宫颈癌应用最广泛的方案。

美国妇科肿瘤学组 GOG-240 研究比较了贝伐珠单抗联合两种化疗方案（顺铂+紫杉醇+贝伐珠单抗或拓扑替康+紫杉醇+贝伐珠单抗），结果显示接受贝伐珠单抗的患者总生存期有改善，据此，美国食品和药品管理局（FDA）批准贝伐珠单抗作为紫杉醇和顺铂或拓扑替康联合紫杉醇用于治疗持续性、复发性或转移性子宫颈癌。卡铂+紫杉醇+贝伐珠单抗

作为复发和转移性子宫颈癌的另一治疗推荐方案。卡铂+紫杉醇作为接受过顺铂治疗的患者首选，而既往未使用过顺铂的患者推荐顺铂联合紫杉醇。对于不能使用紫杉醇者，可采用顺铂+拓扑替康替代。无铂方案拓扑替康联合紫杉醇可作为无法耐受铂类化疗者的选择。KEYNOTE-826 研究发现，在持续、复发性或转移性子宫颈癌中，帕博利珠单抗联合一线化疗珠单抗±贝伐珠单抗延长无疾病进展期及总生存期。FDA 批准以上联合方案用于 PD-L1［联合阳性评分（CPS）≥1 分］的持续、复发性或转移性子宫颈癌。

常见药物及方案：顺铂+紫杉醇；拓扑替康+紫杉醇；卡铂+紫杉醇；顺铂+拓扑替康。除这些方案外，美国国立综合癌症网络（NCCN）推荐的一线系统治疗还包括化疗联合靶向治疗，对于 PD-L1（CPS≥1 分）的子宫颈癌，推荐 PD-L1 单抗联合一线化疗±贝伐珠单抗。临床应用时，须结合患者的一般状况及耐受情况，对化疗及靶向药物剂量进行适当调整。

无论新药研发应用及新化疗方案的设计，目的均应包括提高肿瘤局部控制，减少远处转移；延长生存期；降低化疗的毒性；减轻症状及提高患者生活质量。

（吴令英　安菊生）

zǐgōngjǐng'ái fēnzǐ bǎxiàng zhìliáo

子宫颈癌分子靶向治疗（molecular targeted therapy of cervical carcinoma）

在细胞分子水平上，针对子宫颈癌细胞或其周围组织微环境，设计相应的治疗药物从而杀灭癌细胞的疗法。具有肿瘤专一性高和副作用小的明显优越性。子宫颈癌的发生和进展是多步骤、多环节、多因素调控的生物学过程。子宫颈癌分子靶向治疗药物多样，但多数在临床试验阶段，研究集中的靶点及药物如下。

血管内皮生长因子（VEGF）

通过抑制肿瘤血管生长可达到控制肿瘤生长的目的。VEGF 与子宫颈癌的发生与发展有着密切关系，有可能成为治疗恶性肿瘤的一个潜在分子靶点。包括抗 VEGF 单抗和 VEGF 受体（VEGFR）酪氨酸激酶抑制剂。分别以贝伐珠单抗和西地尼布、舒尼替尼为代表。基于 GOG-240 研究结果，美国食品和药品管理局（FDA）于 2014 年批准贝伐珠单抗与紫杉醇和顺铂合用或拓扑替康联合紫杉醇来治疗持续性、复发性或转移性子宫颈癌。

表皮生长因子受体（EGFR）

EGFR 与配体结合后形成同源二聚体或与家族其他成员形成异源二聚体，导致受体自身磷酸化和酪氨酸激酶活化，即受体发生活化，随后启动一系列复杂的信号传导通路，最终诱导增殖、迁移、浸润和血管形成。EGFR 在子宫颈癌的发生发展中有重要作用，其过表达常预示预后差。EGFR 能够调节肿瘤对化疗药物的敏感性和对放疗的敏感性。EGFR 拮抗剂分为抗 EGFR 的单克隆抗体和 EGFR 的小分子酪氨酸激酶抑制剂，前者有西妥昔单抗、帕尼单抗、马妥珠单抗和曲妥珠单抗，后者包括可逆性吉非替尼、厄洛替尼和不可逆性抑制剂 EKB-569。

环氧合酶2（COX-2）

COX-2 的过度表达与肿瘤的发生发展密切相关，并与肿瘤的扩散、转移、不良预后有关。有可能作为新的治疗靶点，对子宫颈癌的早期防治具有重要意义。COX-2 抑制剂主要以塞来昔布为代表。

基质金属蛋白酶（MMP）

MMP 能通过破坏基质的降解平衡而促进癌细胞突破基底膜和细胞外基质构成的组织学屏障，从而侵袭周围组织使肿瘤发生转移。代表药物主要有巴马司他、马马司他、坦诺司他等。唑来膦酸因可通过抑制肿瘤浸润巨噬细胞 MMP-9 的表达并抑制其活性，减少 VEGF 及其受体相关的肿瘤血管内皮细胞生成，可以作为靶向 MMP-9 的抗血管生成药物。

内皮素轴　也与子宫颈癌的发生和进展密切相关。其拮抗剂有阿曲生坦。

除以上述靶向因子外，还有多个分子通路及相关通路因子在子宫颈癌的发生、侵袭以及转移过程中发挥重要作用，如磷脂酰肌醇-3 激酶（PI3K）通路抑制剂如西罗莫司以及针对子宫颈癌癌基因、抑癌基因的基因治疗。通过 siRNA 技术阻断 HPV-E6/E7 蛋白表达，诱导凋亡及抑癌基因的活化。多数处于Ⅰ期和Ⅱ期临床试验阶段。

（吴令英　安菊生）

zǐgōngjǐng'ái miǎnyì zhìliáo

子宫颈癌免疫治疗（immunotherapy of cervical carcinoma）

应用免疫学理论与方法治疗子宫颈癌的方法。具体包括免疫检查点抑制剂、治疗性疫苗和过继细胞免疫治疗等。

免疫检查点抑制剂（ICI）

免疫检查点是免疫系统中发挥抑制作用的分子，常见的检查点包括 PD-1、CTLA-4 等，正常情况下这些检查点通过调节 T 细胞功能，维持自身免疫耐受，防止发生自身免疫反应。然而，肿瘤则通过免疫逃避而发生发展。免疫检查点抑制剂可通过靶向 PD-1 或 CTLA-4，恢复效应 T 细胞功能，表现出抗肿瘤活性。在 KEY-NOTE-158 研究中，83.7%的患者为 PD-L1 阳性，采用帕博利珠单抗单药治疗，获得较好效果。基于此，美国食品和药品管理局（FDA）批准帕博利珠单抗用于化疗过程中或化疗后疾病进展并且肿瘤组织 PD-L1 表达阳性的晚期或复发子宫颈癌。总体单药反应率有限，联合治疗提高疗效，子宫颈癌免疫检查点抑制剂临床研究以联合化疗、靶向或放疗作为主要治疗方式。基于 KEYNOTE-826 研究结果，FDA 于 2021 年批准帕博利珠单抗联合含铂化疗及靶向治疗用于 PD-L1［联合阳性评分（CPS）≥1 分］的复发和转移性子宫颈癌的一线治疗。为探索 ICP 联合放化疗在中晚期子宫颈癌初始治疗中的作用，有多项多中心 Ⅲ 期研究（MK-3475-A018/KEYNOTE A18/ENGOTcx11、CALLA 等）在进行中。这些将为改善中晚期子宫颈癌的预后探索新的方向。

治疗性疫苗 用于刺激 T 细胞对肿瘤细胞的免疫反应，可分为树突细胞、肿瘤细胞、肽蛋白、核酸或活载体的疫苗。最终消灭表达 HPV 抗原的被感染细胞。由于 E6、E7 两种基因产物是 HPV 阳性的肿瘤细胞表达的癌蛋白，而这种持续表达是肿瘤细胞转化和维持恶性特征所必需的。正常组织中不存在这两种蛋白质。是完全的外来病毒蛋白，具有比突变细胞蛋白更多的抗原决定簇，因此，E6 和 E7 蛋白就成为 HPV 相关宫颈癌及癌前病变治疗性疫苗的理想靶抗原，诱导针对 E6、E7 蛋白的细胞毒性 T 细胞（CTL）的产生。更多研究以 E7 作为靶抗原，因其表达充足、免疫原性好，且序列比 E6 更稳定。

已有不同形式的治疗性疫苗已进入临床 Ⅰ~Ⅱ 期试验阶段，尽管尚未发现免疫应答与临床结果之间具有相关性。Ⅱ 期临床研究 GOG-265 结果显示子宫颈癌疫苗治疗 12 个月后 38% 的患者存活，比预期生存率 24.5% 提高了 52%。单核增生李斯特菌灭毒活疫苗载体 ADXS11-001 可通过基因工程产生 HPV16 的 E7 融合蛋白来刺激对 E7 的免疫应。这是子宫颈癌治疗性疫苗的 Ⅲ 期临床研究。

过继细胞免疫治疗（ACI） 主要包括肿瘤浸润淋巴细胞（TIL）治疗和基因修饰 T 细胞疗法（TCR-T 和 CAR-T）。从患者自身收集 T 细胞，在体外激活并扩增抗原特异性 T 细胞，然后注入患者体内达到抗肿瘤效果。几项 Ⅱ 期临床研究显示反应率在 30% 左右，持续时间最长可达 67 个月。

（吴令英 安菊生）

子宫颈癌姑息治疗（palliative treatment of cervical carcinoma）

以改善晚期或复发子宫颈癌患者症状、延长生存、减轻痛苦为目标的治疗。

姑息性放疗：主要适用于晚期、盆腔外有浸润或术后复发-转移再治疗后疗效差的患者，晚期子宫颈癌由于病变广泛，照射范围仅包括引发症状的部位，如引发梗阻或压迫症状的肿瘤或骨转移，照射剂量也相对较低。

姑息性化疗：可使晚期或复发子宫颈癌暂时缓解（见转移性或复发子宫颈癌的系统治疗）。应用于子宫颈癌最多的为铂类药物。另外一些对宫颈癌有一定疗效的药物也可产生 10%~25% 的疗效。但通常这种疗效维持的时间不长。多药联合化疗的疗效可达 50%~60%，但主要是用于一些晚

期患者初治。化疗对子宫颈癌虽有一定作用，但尚未见能根治的报道。

姑息手术：包括部分肿瘤切除术、维持或恢复功能的手术（如膀胱或乙状结肠造瘘改道手术、骨转移后内固定手术等）。

内科对症支持处理：镇痛、止血、维持水与电解质及酸碱平衡、胃肠外静脉营养或胃肠营养支持等，针对晚期肿瘤导致的相关内外科并发症而进行的中西医联合治疗。

（吴令英 安菊生）

子宫颈黑色素瘤（cervical melanoma）

发生于子宫颈，起源于黑色素细胞的恶性肿瘤。黑色素细胞起源于胚胎的神经嵴弥散性神经内分泌细胞，是一种位于表皮、真皮交界处的树突状细胞，供给表皮黑色素，健康妇女在阴道和宫颈上皮可发现黑色素母细胞。黑色素瘤可发生于皮肤和黏膜，女性生殖系统黑色素瘤占全身黑色素瘤的 1%~3%，多见于外阴及阴道，皮肤以外的黑色素瘤少见，如黏膜型黑色素瘤，子宫颈黑色素瘤即属于该型，是临床上极为罕见的恶性肿瘤，好发于绝经后妇女。

病因和发病机制 病因尚不完全清楚，可能与以下因素有关：①创伤、刺激。②良性病变恶变。③病毒感染，黑色素瘤组织中可发现病毒颗粒。此外，可能与机体免疫功能低下有关。预后与患者的免疫状况关系密切，其确切原因尚不清楚，有研究发现，患者血液中胞质抗原及胞膜抗原的抗体可在预防或推迟血源性转移方面起重要作用，肿瘤局限时该抗体水平最高，发生转移前抗体水平明显下降或消失。

病理特征　子宫颈原发黑色素瘤与皮肤黑色素瘤组织形态基本相同。光镜下见：细胞以梭形或多角形为主，核圆形或多角形；核仁清晰，核分裂象常见；胞质中等量，胞质内可见不等量粗大的颗粒状染色质分布其中，大者似墨滴，小者如尘粒，各细胞中含量相差悬殊，而有些胞质内则无黑色素；表皮与真皮交界处细胞增生活跃。电镜下见：瘤细胞核大，有深染切迹及假包涵体，常染色质丰富，胞质中含数量不一的Ⅰ～Ⅳ期黑色素颗粒，Ⅰ～Ⅲ期黑色素颗粒是诊断恶性黑色素瘤的主要根据，而Ⅳ期黑色素颗粒能在正常皮肤及眼球色素层见到。黑色素瘤主要由3种细胞构成：梭形细胞、上皮样细胞及小痣细胞，只是其间变程度和多形性更加显著。

临床表现　主要有阴道不规则出血、绝经后阴道出血及阴道分泌物增多，以及接触性阴道出血。体检可见子宫颈部位呈棕黑色或蓝黑色，表面可有坏死和溃疡或伴有感染，但约有10%为无色素变化的黑色素瘤不易诊断。

诊断　依靠临床检查及子宫颈活检可明确诊断，高度怀疑诊断宫颈黑色素瘤的病例，谨慎做局部活检，因不完整切除会加速肿瘤转移，且足够完整切除也是分期需要。为鉴别诊断，常需免疫组化染色。为判断病期和选择治疗方案，需做盆腔MRI或CT了解区域淋巴结有无转移，也要做上腹部和胸部检查，除外盆腔以外转移。有条件可以在治疗前行正电子发射计算机体层成像（PET-CT）检查。

组织病理学检查是诊断黑素瘤的主要依据。规范的病理报告内容应包括病变范围的厚度、边缘状况、是否有表面溃疡及浸润深度、肿瘤边界等。肿瘤的浸润深度是判断预后最有价值的指标，深度测量起始于颗粒层或溃疡底部，发现卫星病灶高度提示预后不良，也应在病理报告中指出。病理预后预测指标包括有丝分裂比率、垂直生长情况、血管淋巴管受累、肿瘤浸润的淋巴细胞和组织学亚型等。免疫组化染色如S-100蛋白、HMB45等对诊断有帮助。

对诊断、治疗及统计最有意义的分型是将黑色素瘤分为原位黑色素瘤及侵袭性黑色素瘤。原位黑色素瘤的黑色素细胞不典型，有异型性，散布于表皮各层，水平扩展，细胞坏死，瘤细胞未突破表皮基底膜。细胞巢大小不一、形状不规则，倾向于融合。肿瘤相对较大，直径常大于6mm，不对称。侵袭性黑色素瘤常有原位黑色素瘤的表皮内特点，瘤体基底部细胞仍呈巢状，细胞大，含色素，色素痣的结构正好相反。淋巴细胞浸润，可以见到浆细胞。淋巴管内或血管内有瘤细胞。瘤内及瘤周小血管增生。真皮内瘤细胞常呈巢状分布，巢周有网织纤维包绕。

鉴别诊断　组织学形态类似分化差的癌，特别是无色素颗粒的子宫颈黑色素瘤诊断较为困难，黑色素颗粒染色阳性，HMB-45、S-100蛋白阳性，CK阴性能确诊。与横纹肌肉瘤的鉴别需免疫组化染色，横纹肌肉瘤结蛋白（desmin）阳性，子宫颈黑色素瘤则为阴性。

治疗　缺乏循证医学证据，只能参照黑色素瘤和子宫颈癌的治疗方案来选择。

手术治疗　对于活检证实者，应立即手术治疗，手术范围存在争议，但广泛手术加上区域淋巴结清扫是必须的，基本术式应选择全子宫或广泛子宫切除＋双附件切除＋盆腔淋巴结清扫。

化疗　是主要治疗手段，也是综合治疗的重要组成部分，联合放化疗可能有助于提高疗效。化疗主要用于手术前防止早期转移、术后治疗和不能手术者。化疗方案可选用替莫唑胺联合顺铂。

免疫（生物）疗法及靶向治疗　辅助PD-1单抗治疗已在皮肤黑色素瘤中得到验证，但在黏膜黑色素瘤中的效果尚在研究当中。另外针对新靶点的靶向药，如针对 *BRAF* 突变的维莫非尼，针对 *C-KIT* 的伊马替尼均已有初步疗效。

术后辅助放疗　能够改善肿瘤的局部控制率，但尚无高级别循证医学证据证实术后辅助放疗能够延长生存。针对Ⅲ、Ⅳ期转移患者则应采用化疗、免疫（生物）治疗、放疗等综合疗法以达到缓解症状、延长生存时间及减轻痛苦的目的。

预后　子宫颈黑色素瘤恶性度高，预后极差，但由于发病率低，其5年生存率尚无准确统计，估计不足20%。

（吴令英　袁光文）

zǐgōngjǐng ròuliú

子宫颈肉瘤（cervical sarcoma）

来源于子宫颈间叶组织的恶性肿瘤。十分罕见，约占宫颈恶性肿瘤的0.005%，与子宫体肉瘤之比约为1∶5.4。发病年龄为17～74岁，好发于中年人，中位发病年龄55岁，其中子宫颈平滑肌肉瘤则多见于年轻人。子宫颈肉瘤包括恶性中胚叶混合瘤、平滑肌肉瘤、内膜间质肉瘤、横纹肌肉瘤和癌肉瘤等。原发性子宫颈肉瘤中恶性中胚叶混合瘤相对较多，约占子宫颈肉瘤的46%。

病因和发病机制 病因尚不明确，也可能与长期口服避孕药有关，与人乳头瘤病毒（HPV）感染无关，子宫颈中胚叶混合瘤可能与盆腔放疗有关。

病理特征 子宫颈肉瘤病理学特点与子宫肉瘤基本相同。主要有以下四种类型。

恶性中胚叶混合瘤 又称恶性米勒管混合瘤或癌肉瘤。发病率最高，组织中同时含有恶性的上皮成分及间质成分。大体观，肿瘤表面光滑或有糜烂溃疡，切面呈鱼肉状；光镜下见，90%为腺癌成分，也可见有癌及肉瘤成分，癌性成分多为子宫内膜样或浆液性分化，肉瘤为梭形细胞，异源性成分极为复杂，肉瘤中含横纹肌、脂肪、骨和软骨等。

平滑肌肉瘤 光镜下见，细胞呈束状、不规则编织状或旋涡状排列，核仁长呈纺锤状，染色质浓聚，核有丝分裂常见。多数肿瘤细胞核分裂≥10/10HPF。也有人认为平滑肌肉瘤肿瘤细胞核分裂≥5/10HPF即可符合平滑肌肉瘤的诊断，核分裂≤4/10HPF多为良性肿瘤，核分裂数和细胞核异型性，对于诊断平滑肌肉瘤有重要意义。常需免疫组化染色，平滑肌肌动蛋白（SMA）、肌特异性肌动蛋白（MSA）、结蛋白（desmin）或钙调蛋白结合蛋白（h-caldesmon）阳性才能确诊。

横纹肌肉瘤 一般分三个亚型（多形型、腺泡型和胚胎型），发生于生殖道的多形型、腺泡型横纹肌肉瘤少见，而胚胎型横纹肌肉瘤占90%以上。肿瘤大体呈粉红或灰白色、水肿、透明似葡萄状。而光镜下主要表现为早期幼稚阶段的横纹肌母细胞和原始的间叶细胞，内有星芒状梭形细胞互相连接为特点，通过免疫组化染色检查肌红蛋白（myoglobin）有助于诊断。

间质肉瘤 分低度恶性和高度恶性。

低度恶性间质肉瘤 光镜下见，细胞大小基本一致，呈梭形或卵圆形，一般核分裂≤3/10HPF，但也可≥10/10HPF，甚至有不典型核分裂，瘤组织内血管丰富，在部分病例中出现血管周围的玻璃样变及玻璃样变的星状结构。网状染色显示，在单个细胞或小群细胞的周围有致密的纤维网。而典型病例不出现坏死，或坏死不明显，免疫组化染色显示，波形蛋白（vimentin）、CD10、雌激素受体（ER）和孕激素受体（PR）阳性，钙调蛋白结合蛋白阴性，细胞角蛋白（CK）、CD99阳性。

高度恶性间质肉瘤 大体形态与低度恶性间质肉瘤相似，但体积较大，出血坏死明显。核分裂象多见，平均25/10HPF，瘤细胞排列成上皮样巢、索、块状。与低度恶性间质肉瘤的鉴别依据是肿瘤细胞的形态、有无坏死和核分裂数，低度恶性间质肉瘤细胞大小一致，肿瘤细胞核分裂≤10/10HPF，坏死少见。肉瘤的病理诊断已少关注核分裂象，而主要依赖免疫组化技术和病理医师的判断。

分期 采用2018年国际妇产科联盟（FIGO）子宫颈癌分期（见子宫颈恶性肿瘤）

临床表现 典型表现为疼痛、阴道不规则出血、阴道排液、接触性出血、性交出血等，类似其他病理类型的子宫颈癌。检查发现子宫颈质地硬、增大不等，呈外生性结节状、菜花状或息肉样改变，极易侵犯阴道及子宫颈旁组织，晚期有大小便困难等邻近脏器侵犯或压迫症状。子宫颈横纹肌肉瘤及恶性中胚叶混合瘤恶性程度最高，极易早期发生血行转移。

诊断与鉴别诊断 由于肉瘤组织来源于间质，子宫颈细胞学难以确诊。因此，确诊主要依赖于组织活检，子宫颈多点活检是主要方法，还需免疫组化确定类型和鉴别诊断。原发子宫颈肉瘤应与子宫肉瘤宫颈侵犯相鉴别，晚期病例从临床表现和病理诊断往往很难鉴别。

治疗 尚无规范的治疗方案，治疗主要根据分期，参考子宫颈癌及子宫肉瘤的治疗方法。

对于能够手术切除的患者，以手术为主，手术范围一直存在争议。可选择全子宫或广泛子宫切除+双附件切除+盆腔淋巴结清扫术，也可将手术范围扩大，包括切除大网膜。术前新辅助化疗能提高手术切除率。手术后联合放化疗有助于提高疗效。

对于不能手术的晚期患者，同步放化疗可作为首选。全量放疗采用宫颈上皮癌治疗方案，外照射+腔内放疗，由于对射线相对不敏感，腔内放疗可选用^{252}Cf（锎）放疗。化疗方案可选用子宫肉瘤的化疗方案，如长春新碱+吡柔比星+达卡巴嗪+环磷酰胺，异环磷酰胺+吡柔比星+顺铂，紫杉醇+异环磷酰胺等联合化疗。对于子宫颈间质肉瘤，还可采用孕激素治疗。

子宫颈肉瘤术后常复发，对于病灶局限者应以手术切除为首选，局部复发累及邻近脏器可采用盆腔脏器清除术，但应权衡治疗给患者带来的利弊，病灶广泛则以化疗为主，首选姑息性放疗联合化疗。

预后 该病总体预后较差，

Ⅰ～Ⅱ期手术联合局部放疗和静脉化疗，2年生存率可达90%，5年生存率约59%，Ⅲ～Ⅳ期2年生存率仅为23%。肿瘤分期、病理类型是预后的重要因素，平滑肌肉瘤及低度恶性的间质肉瘤预后较好，高度恶性的间质肉瘤、恶性中胚叶混合瘤预后最差，总体5年生存率不到30%。

（吴令英）

zhěnduànxìng guāgōng

诊断性刮宫（dilatation and curettage）

刮取子宫腔内容物做病理检查以协助诊断的方法。简称诊刮。是诊断宫腔疾病的重要操作之一。通过刮取子宫内膜作病理检查，来判断卵巢有无排卵、卵巢激素水平如何。子宫异常出血时，诊刮不仅能起到诊断作用，而且还可起到止血等治疗作用。

分类 分一般诊刮和分段诊刮。①一般诊刮：适用于内分泌异常需了解子宫内膜变化及对性激素的反应、有无排卵、有无结核等症。②分段诊刮：指操作时先刮颈管再刮宫腔，将刮出物分别送病理检查，适用于诊断子宫颈管癌、子宫内膜癌及其他子宫恶性肿瘤，并可了解癌灶范围。

适应证 ①子宫异常出血：需证实或排除子宫内膜癌、子宫颈管癌。②月经失调：需了解子宫内膜变化及其对性激素的反应。③不孕症：需了解有无排卵。④疑有子宫内膜结核。⑤因宫腔残留组织或子宫内膜脱落不全导致长时间大量出血，不仅可诊断，还可治疗。

用物准备 宫颈钳、阴道窥器、子宫颈扩张器、子宫探针、刮匙、小标本瓶（内盛10%甲醛溶液）、棉球和纱布。

操作方法 一般不需麻醉，对敏感者或子宫颈内口较紧者，酌用镇痛剂、子宫颈局部麻醉剂或静脉麻醉。①患者排尿后取膀胱截石位，常规消毒、铺巾，做双合诊，了解子宫大小及方向，用阴道窥器暴露子宫颈，清除分泌物，再次消毒子宫颈，钳夹子宫颈前唇。②取纱布一块垫于阴道穹隆后部，以小号刮匙刮取宫颈管组织一周。取下纱布并将其上积存的组织全部装瓶，固定并标记（疑有宫颈管病变应行分段诊刮术，先刮取宫颈管组织，然后再探子宫）。以子宫探针探子宫方向并测宫腔深度。若子宫颈内口过紧影响操作，可用子宫颈扩张器扩张至满意的宽度。③再垫一块纱布，顺序刮取宫腔内组织，应特别注意子宫角部与底部。直至满意，取下纱布上全部组织，固定于另一小瓶，标记后一并送检。查看无活动性出血时术毕。

并发症 ①出血：诊刮通常出血不多。若疑侵蚀性葡萄胎、绒毛膜癌、胎盘粘连、胎盘植入或术中出现子宫穿孔以至破裂等，可能在刮宫时导致大出血。术前应做好输液、配血及开腹准备后方可进行诊刮。②子宫穿孔：哺乳期、绝经后及恶性病变患者，因组织薄弱易发生子宫穿孔，应格外重视。穿孔发生在扩张器扩子宫颈、子宫探针探宫腔、刮匙操作不当及吸管吸宫时。穿孔后有的无症状，但也可导致严重急腹症。因此，怀疑子宫穿孔时一定留诊观察至少48小时。③感染：原因是患者本身的生殖道炎症未被控制，诊刮后扩散为盆腔炎、败血症。手术时无菌操作不严格，患者贫血、体弱、免疫功能低下。针对上述情况，应做到术前控制感染，术中无菌操作，术后应用抗生素防止感染，同时纠正并发症。

注意事项 诊刮为盲视操作，误诊率达20%左右，应在有条件的医院考虑宫腔镜下的诊刮。其他还应注意以下事项：①如有发热，或阴道、子宫颈有炎症，需治疗后再做此项检查。②术前患者应被告知病情及可能出现的并发症，并签署手术同意书。③因不孕症进行诊刮，应选择月经前12小时或月经来潮12小时内，以便判断有无排卵。④异常出血疑癌变者随时可行诊刮，如果影像学提示很可能为癌或刮出组织经肉眼检查高度疑为癌组织时，只要足够病理检查用，不必全面刮宫以防子宫穿孔、出血及癌组织扩散。若未见明显癌组织，则应全面刮宫，以获得诊断依据和治疗效果（若为双子宫或双角子宫，应将两处的子宫内膜全部刮除，以免漏诊和术后出血）。⑤不孕症或功能失调性子宫出血患者，应选在月经前或月经来潮12小时内刮宫，以判断有无排卵或黄体功能不良。⑥出血、子宫穿孔、感染是刮宫的主要并发症。有些疾病可能导致刮宫时大出血。应术前输液、配血并做好开腹准备。哺乳期、绝经后及子宫恶性肿瘤者，均应查清子宫位置并仔细操作，以防子宫穿孔。阴道出血时间长者，术前、术后应给予抗生素。术中严格无菌操作。刮宫患者术后2周内禁性生活及盆浴，以防感染。⑦术者在操作时应注意避免反复刮宫，可能会伤及子宫内膜基底层，甚至刮出肌纤维组织，造成子宫内膜炎或宫腔粘连，导致闭经。

（李晓光 吴 忱）

bùguīzé yīndào chūxuè

不规则阴道出血（abnormal vaginal bleeding）

除正常的月经出血外，表现为经血过多、经

期过长、不规则出血及接触性出血等现象。出血多时可出现贫血，严重时可并发出血性休克，危及生命。

临床表现 早期表现为少量的血性白带及接触性阴道出血，患者常因性交或便后有少量阴道出血前来就诊。对绝经后出现的阴道出血应注意寻找原因。子宫颈癌阴道出血往往不规则，一般先少后多，时多时少。菜花型出血早，量较多，晚期癌肿侵及大血管后，可引起致命性阴道大出血，由于长期反复出血，患者常继发贫血。

临床意义 对于育龄期女性出现不规则出血可考虑以下情况。

妊娠相关疾病 如流产、异位妊娠、葡萄胎流产，这些疾病表现为停经后的不规则出血。常伴有不同程度的晨起恶心、呕吐，厌油腻，喜酸食等早孕反应。异位妊娠者可有下腹部不适，肛门下坠感，甚至晕厥、休克。通过查血或尿中的人绒毛膜促性腺激素（β-HCG）以及 B 超多可明确诊断，大多需要住院治疗。

妊娠相关恶性肿瘤 如绒毛膜癌。此病继发于流产或分娩后，表现为阴道持续不规则出血，出血量时多时少，偶可大出血致休克。有的伴有咳嗽、咯血、头晕、一过性晕厥。检查血中 β-HCG 异常升高，结合彩色 B 超、盆腔动脉造影确诊后需要住院化疗。

子宫良性病变 如子宫内膜息肉、黏膜下子宫肌瘤，表现为月经之间的不规则出血，伴有经量增多、经期延长，但周期可正常。子宫内膜息肉在治疗前需要刮宫取活检送病理排除子宫内膜癌前病变，治疗上需多次刮宫和口服激素类药物，如果药物治疗效果不佳并且没有生育要求者可

考虑行保留子宫的宫内膜切除术。黏膜下子宫肌瘤通过 B 超或宫腔镜检查可确诊，住院手术是必不可少的。

子宫恶性肿瘤 子宫颈癌可表现为阴道不规则出血，但主要特点是性交出血和血性白带，借助妇科检查、子宫颈细胞学检查和阴道镜下取活检可确诊。子宫内膜癌：子宫不规则出血，量时多时少，经宫腔镜检查或诊断性刮宫可确诊。幼儿阴道出血，可能患阴道肉瘤等。

全身性疾病 如血液病、肝病及甲状腺疾病等也可伴有阴道不规则出血，经相应的实验室检查可确诊。

口服避孕药 由于漏服、迟服、服药方法错误、药片受潮，糖衣剥脱或剂量不合适，在用药期间可出现不规则少量出血，最好不要随便自行停药，向有经验的妇科医师详细询问后再做决定。

其他疾病 萎缩性阴道炎、子宫颈糜烂及子宫颈息肉，多在妇科检查后或性生活后有少许新鲜出血。平时可能有血性白带（有时白带呈高粱米汤样或色如琥珀）。子宫内膜炎、子宫内膜增生也能引起阴道出血。多囊卵巢综合征表现为阴道不规则出血，甚至闭经，常有不孕史，伴有多毛、肥胖，毛发分布男性化，通过测定激素水平和 B 超多可明确诊断。功能失调性子宫出血及服黄体酮、己烯雌酚、避孕药等激素类药物，停药后引起的出血。患血小板减少性紫癜、白血病及肝功能损伤。

(李晓光 吴 忱)

yīndào yìcháng páiyè

阴道异常排液（abnormal vaginal discharge） 阴道分泌物增加的现象。阴道排液是人体自然防御体系的重要组成部分。当这

种自然防御体系由于某种原因遭到破坏时，病原体就会侵入机体引起疾病，使阴道排液发生变化。由于肿瘤坏死、破溃或感染造成的阴道异常排液，与正常脱落的白带完全不同，多为水样、血性或米汤样白带，伴有臭味。常见于阴道癌、子宫颈癌、子宫内膜癌及子宫内膜下肌瘤等。

凝乳状排液：此种排液是外阴阴道假丝酵母菌病的典型症状，多发生于阴道中糖原增多、酸性增加的孕妇、糖尿病患者及大量接受雌激素治疗或长期应用抗生素者。因阴道内微生物之间相互抑制关系的改变，可导致以下症状的出现：阴道黏膜充血水肿，外阴、阴道奇痒，小阴唇或阴道黏膜覆盖白膜，除去白膜后多露出红肿面，分泌物为豆渣样或黏稠凝乳状。

血性排液：即分泌物中带血，导致血性排液的原因可能是宫颈息肉、黏膜下子宫肌瘤、萎缩性阴道炎等良性病变所致，也可能是子宫颈癌、子宫体癌等恶性肿瘤所致。

泡沫状排液：是滴虫性阴道炎的典型症状，常发生于妊娠期、产后、月经期等阴道酸性降低时，排液为灰黄色泡沫状，质稀薄且有臭味，并伴有外阴或阴道内奇痒、烧灼感、疼痛感。检查时可见宫颈及阴道黏膜充血、红肿，有散在的出血点或红色小丘疹，穹隆部有大量的泡沫状分泌物。

黄色水样排液：出现此种液体时应警惕可能患有子宫颈癌、子宫体癌、输卵管癌、黏膜下肌癌继发感染；患有尿瘘和萎缩性阴道炎时也会出现黄色水样排液。

脓性排液：呈黄色或黄绿色，黏稠且有臭味，这类排液大多是生殖道炎症所致，如慢性宫颈炎、

子宫内膜炎、阿米巴性阴道炎、幼女性阴道炎、非异物性阴道炎和阴道异物等。

（李晓光 吴忧）

zǐgōng nèimó'ái

子宫内膜癌 （endometrial carcinoma）

发生于子宫内膜的一组上皮性恶性肿瘤。又称子宫体癌。发病率仅次于子宫颈癌，占女性生殖系统肿瘤的 20%~30%，有逐渐增高的趋势。子宫内膜癌平均发病率为 6.5/10 万，在全部女性恶性肿瘤中列第七位，病死率为 1.6/10 万。据 2019 年国家癌症中心（NCC）统计，中国子宫内膜癌发病率为 10.28/10 万，病死率为 1.9/10 万。

病因和发病机制 病因不明，相关危险因素包括持续雌激素暴露［如卵巢排卵功能障碍、分泌雌激素的卵巢肿瘤、无孕激素保护的雌激素替代治疗（包括选择性雌激素受体调节剂治疗，如他莫昔芬等）］、代谢异常（如肥胖、糖尿病）、初潮早、未育、绝经延迟及携带子宫内膜癌遗传易感基因［如林奇（Lynch）综合征］以及高龄等。还与高脂、高热饮食和低运动量生活方式有关。

分类 子宫内膜癌分为雌激素依赖型（Ⅰ型或相关型）和雌激素非依赖型（Ⅱ型或非相关型），发病机制尚不甚明确，其生物学行为及预后也不相同。1983年，伯克曼（Bokhman JV）发现60%~70%的患者与高雌激素状态相关，大多数发生于子宫内膜过度增生后，且多为晚绝经（>50岁）、肥胖以及合并高血糖、高脂血症等内分泌代谢疾病，将其称为Ⅰ型子宫内膜癌；其余30%~40%的子宫内膜癌类型称为Ⅱ型子宫内膜癌，该型多发生于绝经后女性，发病与高雌激素无

关，无内分泌代谢紊乱，病灶多继发于萎缩性子宫内膜之上。

两型子宫内膜癌的病理表现及临床表现不同，Ⅰ型多为浅肌层浸润，细胞呈高、中分化，很少累及脉管，且对孕激素治疗反应好，预后好。Ⅱ型多为深肌层浸润，细胞分化差，主要为浆液性乳头状腺癌，少部分为透明细胞癌，易复发和转移，对孕激素无反应，预后差。1947年，诺瓦克（Novak）报道了具有乳头状结构的子宫内膜癌，但直到1982年才由亨德里克森（Hendrickson）将其正式命名为子宫乳头状浆液性腺癌（UPSC），并制定了细胞病理学诊断标准。1995年，金（King）、科瓦廖夫（Kovalev）和舍曼（Sherman）先后发现在73%的UPSC患者中有 $p53$ 基因的过表达或基因突变，而在高分化子宫内膜腺癌中 $p53$ 基因表达仅10%~20%。过表达者的生存率明显低于无 $p53$ 过度表达者。舍曼还提出子宫内膜癌起源的两种假说，认为在雌激素长期作用下通过慢性通路可导致子宫内膜腺癌发生，而在 $p53$ 作用下则可能为快速通路，导致UPSC发生。$p53$ 基因与UPSC的发生发展有很大的关系。

病理分型 2020年，世界卫生组织（WHO）对子宫内膜癌病理学类型进行了修订，并整合了子宫内膜癌分型。

子宫内膜样腺癌 癌组织的形态特征为形成与子宫内膜腺体相似的腺癌结构。大多数子宫内膜样腺癌的形态与增生期腺体相似，仅少数与分泌期腺体的形态或妊娠期子宫内膜腺体形态相似，因此可将子宫内膜样腺癌分为增生型和分泌型两型。

增生型子宫内膜样腺癌 为

典型的子宫内膜样腺癌，最多见，占所有子宫内膜癌的 3/4。癌组织构成类似于增生期子宫内膜腺体，细胞柱状或矮柱状，排列紧密，假复层，核长圆形，染色较深，胞质少，腺体大小不等，形状不规则，背靠背或腺腔共壁，或呈筛状腺腔结构。分化好者常见腺体结构，分化差的主要为实性条索或片状癌巢，很难找到腺体，中等分化的癌介于两者之间。腺体中有时可见细长或短的乳头形成，这是腺体增生的上皮皱襞突入腺腔内而形成，或因相邻腺腔融合，间隔的腔面被复上皮连接而形成乳头状突起。这种乳头没有复杂的乳头分支和宽的纤维血管轴心，要与浆液性癌的真性乳头区别。有的增生型子宫内膜样腺癌中可见纤毛细胞成分，这在正常子宫内膜上皮从宫体到子宫颈阴道部均可见到，常成簇或散在分布于子宫内膜和子宫颈黏膜上皮之间，服用雌激素的患者子宫内膜上皮间纤毛细胞形成更多，因此在癌组织中仍可保留纤毛细胞的分化，是伴随现象。少数增生型子宫内膜样腺癌中还可见少量黏液细胞和鳞状上皮成分，亦为伴随现象。若腺癌混合有明显的鳞状上皮化生时，鳞状上皮呈大的片块状，但为良性，与腺癌混合为腺棘癌。

分泌型子宫内膜样腺癌 曾称透明细胞癌，后者以癌细胞的形态特点命名，组织发生不明。其形态特征为由多数胞质透明、富含糖原的透明细胞构成4种结构形式：管状、乳头状、实性片状、分泌型腺体结构。分泌型腺体结构的癌细胞一般分化良好，而管状、乳头状或实性片状结构的癌细胞多形性明显，核大深染，胞质透明或不透明；细胞间可见

一些特征性的鞋钉样细胞，其基底部细长，顶端膨大，包含1~2个大而深染的核，突起于上皮层表面。电镜观察可见透明细胞质内有大量糖原聚积。透明细胞癌可发生在子宫内膜，亦可发生在卵巢、子宫颈和阴道，形态特征和发生来源一致。透明细胞癌的发生来源，过去认为是中肾管残留，现已证明是米勒管发生。在透明细胞癌中，分泌型腺体结构与子宫内膜分泌期腺体相似，而管状、乳头状和实性片状结构的癌组织中常含有十分类似于妊娠期子宫内膜腺体的病灶。有时透明细胞与非透明细胞型子宫内膜样腺癌共存，支持透明细胞癌由米勒管上皮发生而来。电镜及免疫组织化学染色均证明透明细胞富含糖原，而中肾管残留的上皮无糖原黏液。另外，透明细胞癌的原发部位在子宫内膜，而中肾管残留发生的腺癌位于子宫旁，其子宫内膜上皮是完整的且病灶一般较小。

浆液性癌　子宫浆液性腺癌首先报道于1963年，认为是含砂砾体的特殊类型的子宫内膜癌，1982年，亨德里克森提出此类肿瘤的诊断和名称。浆液性癌由米勒管发生而来，癌细胞向输卵管上皮分化，十分少见。其形态特征与输卵管癌和卵巢浆液性癌相似。癌细胞形成复杂分支的乳头，突向大小囊腔，乳头中心为致密纤维组织及丰富血管间质所形成的轴心，常见水肿及玻璃样变。复杂的乳头分支在病理组织切片中常可见短小乳头断面或上皮簇。被覆乳头的癌细胞异型性明显，上皮复层化可达到三层以上。癌细胞立方形或矮柱状，细胞核多形，深染，约半数病例可见多核、巨核或畸形核，1/3的病例可见

砂砾体。分化好的癌乳头分支明显，分化差的癌乳头分支常融合。浆液性癌的乳头与分泌型子宫内膜样腺癌的乳头很难区别，但后者被覆的癌细胞有糖原丰富的透明细胞及管状结构。有的病例两者可混合存在，则以占主要成分的类型为癌的诊断。

黏液性癌　较少见，占子宫癌的0.6%~5%。纯黏液型极少见，大多含有其他类型的癌细胞，黏液成分大于50%时，即诊断为黏液性癌。黏液性癌亦由米勒管上皮发生而来，向颈管黏液上皮分化。癌组织的形态特征与子宫颈黏液性癌和卵巢黏液性癌十分相似，癌细胞高柱状或杯状，胞质富含黏液而透明（HE染色切片中），核基底位。癌细胞构成弯曲腺体，大小、形状不一，有的腺体上皮向腔内折叠突起形成乳头（非真性乳头），有的腺腔扩张形成囊状。阿辛蓝、黏液卡红染色及过碘酸希夫（PAS）染色经酶消化后可见癌细胞胞质和腺腔内黏液物质呈阳性反应。黏液性癌常可在子宫内膜样腺癌中灶状出现，但必须黏液性癌的成分占优势，达到一半以上，才可诊断为黏液性癌。

透明细胞癌　子宫内膜透明细胞癌是子宫内膜癌的特殊病理类型，占子宫内膜恶性肿瘤的2%~4%。透明细胞癌起源于米勒管上皮，按组织学结构不同分为四种类型。①乳头型：乳头状结构占瘤组织的60%以上。②腺样型：以腺样或管样结构为主，有的腺体扩张呈囊状，内衬鞋钉样透明细胞和立方细胞。③实体型：癌细胞呈片状或巢状分布，细胞核的多形性通常较明显，核分裂象多少不等，在实性区域中也可见微小腺腔样结构，腺腔内偶见

PAS阳性的嗜酸性物质。④混合型：肿瘤中常多种形态混合存在。

混合型腺癌　多数病理学家认为混合型腺癌由Ⅰ型子宫内膜样腺癌及其变异、黏液性腺癌混合有浆液性或透明细胞癌的成分等组成，每种成分大于肿瘤总量的10%。混合型腺癌并不少见。40%的Ⅱ型子宫内膜癌为混合型，肿瘤组织中合并有子宫内膜样腺癌、透明细胞癌、浆液性腺癌。临床表现与子宫乳头浆液性腺癌相似。

移行细胞癌　原发性子宫内膜移行细胞癌罕见。子宫内膜移行细胞癌光镜下像尿路上皮癌，免疫组织化学染色CK7阳性，CK20阴性，支持此肿瘤为米勒管分化，而非真正意义上的移行细胞癌。

小细胞癌　原发性子宫内膜小细胞癌只占子宫内膜癌的0.8%。组织学特点：单纯由小细胞构成，或以小细胞为主，合并腺癌细胞或腺鳞癌细胞或中胚层混合瘤细胞，常伴发子宫其他恶性肿瘤，其中以腺癌居多。

未分化癌　癌细胞完全处于未分化阶段，缺乏向腺癌、鳞状细胞癌或肉瘤等组织分化的证据，占子宫内膜癌比率不足1%。

鳞状细胞癌　原发性子宫鳞状细胞癌罕见，多见于老年妇女，往往伴有宫颈阻塞、子宫积脓及慢性炎症。肿瘤多发生在子宫内膜的柱状上皮发生鳞状上皮化生的基础上；在绝经后萎缩的子宫常发生老年性子宫内膜炎，并可见鳞状上皮化生的区域。少数严重的病例整个子宫内膜被鳞状上皮所替代，即所谓子宫鱼鳞癣。这种鳞状上皮化生可发生鳞状细胞癌。子宫内膜灶状鳞状上皮化生，包括良性和恶性上皮，常与

腺癌混合构成棘癌和鳞腺癌，属于混合性癌。子宫原发的鳞状细胞癌，大体上无明显特征，但有些病例显示子宫内膜呈白色，并可看到类似子宫颈尖锐湿疣样的表现。

病理特征：由不同分化的鳞状细胞组成，肿瘤组织中没有子宫内膜样腺癌成分。肿瘤分化不一，有时鳞状细胞分化非常好，类似于子宫颈或外阴发生的疣状癌，以至于在诊断性刮宫标本中难以做出恶性的诊断，只有在子宫切除标本后，可以发现肿瘤向子宫肌层推挤浸润性生长。也有些肿瘤呈现中-低分化鳞状细胞癌表现。诊断子宫内膜原发性鳞状细胞癌时，还要求鳞状细胞癌成分不能与子宫颈鳞状上皮相连续。

诊断 75%的子宫内膜患者癌为早期，极早期可无症状。阴道出血最常见，可发生于任何年龄，因此仅根据症状难以确诊。多以分段诊断性刮宫、阴道彩色多普勒超声、宫腔镜下活检、CT和MRI检查等进行术前病理诊断及临床分期。经阴道彩超，尤其当绝经后子宫内膜厚度在5mm及以上，伴有出血且年龄超过60岁的高危患者，应高度怀疑有子宫内膜癌前病变或子宫内膜癌。经阴道B超检查绝经后子宫内膜厚度大于5mm，可达到96%阴性预测值。CT检查可正确诊断肌层浸润的深度以及腹腔脏器和淋巴结转移。MRI检查能准确显示病变范围、肌层受侵深度和盆腔淋巴结转移情况，有助于术前分期，Ⅰ期准确率为88.9%，Ⅱ期准确率为75%，Ⅰ期和Ⅱ期总的准确率为84.6%。正电子发射体层成像（PET）检查出现^{18}F-FDG聚集病灶，可判断肿瘤的良恶性和临床分期，发现是否有淋巴结转移，寻找早期原发灶以及确定复发病灶等。PET检查有助于发现病灶，但对于子宫内膜癌术前分期的诊断欠佳。

宫腔镜诊断子宫内膜癌的准确率较高，但仅限位于子宫内膜部位的病变，而对于子宫内膜癌组织已充满宫腔的情况则不适宜应用宫腔镜检查。

鉴别诊断 ①子宫颈鳞状细胞癌扩散到子宫内膜：由于真正原发于子宫内膜的鳞状细胞非常少见，因此在诊断时必须首先除外子宫颈鳞状细胞癌扩散到子宫内膜。②子宫内膜样腺癌伴有大片鳞状分化：子宫内膜样癌常伴有不同程度的鳞状上皮分化，故应该与纯粹的子宫内膜鳞状细胞癌鉴别，前者仔细寻找，总能发现子宫内膜腺体样成分。③上皮样滋养细胞肿瘤：是来自中间滋养细胞的恶性肿瘤，肿瘤细胞呈片状排列，细胞边界清楚，类似于鳞状细胞。但患者多为育龄期妇女，有近期或前期的妊娠史，免疫组织化学染色发现肿瘤除表达上皮标志物（CK等）外，还表达滋养细胞的标志物，如人胎盘催乳素（HPL）、胎盘碱性磷酸酶（PLAP）等。组织学表现同发生在子宫颈的鳞状细胞癌。

分子分型 2013年，癌症基因组图谱（TCGA）首次通过全基因组和转录组结合微阵列、二代测序及DNA甲基化等方法将子宫内膜癌分为POLE超突变型、MSI-H型、低拷贝型和高拷贝型四种分子类型。随后，子宫内膜癌的分子分型方法不断改进和变迁，临床多采用TransPORTEC分型，根据一代或二代测序结果，并结合免疫组化，将内膜癌分为四种类型：POLE超突变型；MSI-H型（微卫星不稳定型）或错配修复系统缺陷（dMMR）型；微卫星稳定（MSS）型或无特异性分子谱（NSMP）型或低拷贝型；p53突变型或高拷贝型。

子宫内膜癌分子分型有助于预测预后和指导治疗。其中POLE超突变型预后很好，如果手术分期为Ⅰ～Ⅱ期，术后可考虑随访，不做辅助治疗。MSI-H型预后中等，对免疫检查点抑制剂的治疗敏感，但已有证据仅限于晚期和复发病例。MSS型预后中等，对激素治疗较敏感，年轻患者保留生育治疗效果较好。p53突变型预后最差，对化疗可能敏感。

子宫内膜癌分期 采用2009年国际妇产科联盟（FIGO）分期和2017年第8版美国癌症联合委员会（AJCC）的TNM分期（表1）。

治疗 以手术为主，放射治疗、化疗及内分泌治疗为辅。应结合患者的年龄、病理学类型和分子分型、临床（影像）分期、高危因素和体能状态等制定治疗方案。早期患者以手术为主，按照手术-病理分期结果和存在的复发高危因素选择辅助治疗，晚期则采用手术、放疗和化疗等综合治疗。

预后 影响预后的因素包括淋巴结转移、子宫肌层侵袭深度、腹腔内转移、附件转移以及淋巴血管腔侵袭等。综合治疗可明显降低局部复发率，延长患者生存时间。

（李晓光 吴忧）

zǐgōngnèimó'ái shǒushù zhìliáo

子宫内膜癌手术治疗（principles of surgical staging） 手术的目的在于进行全面的手术-病理分期，并同时切除子宫及肿瘤有可能转移或已有转移的病灶。准

表 1　子宫内膜癌 TNM（2017 年）和 FIGO（2009 年）手术分期系统

TNM 分期	FIGO 分期	临床意义
原发肿瘤定义（T）		
T_X		原发肿瘤无法评估
T_0		无原发肿瘤证据
T_1 期	I 期	肿瘤局限于子宫体，包括子宫颈腺体累及
T_{1a} 期	I A 期	肿瘤局限于子宫内膜或浸润子宫肌层 <1/2
T_{1b} 期	I B 期	肿瘤浸润子宫肌层 ≥1/2
T_2 期	II 期	肿瘤浸润子宫颈间质结缔组织，但未超出子宫。不包括子宫颈腺体累及
T_3 期	III 期	肿瘤累及浆膜、附件、阴道或宫旁
T_{3a} 期	III A 期	肿瘤累及浆膜和/或附件（直接浸润或转移）
T_{3b} 期	III B 期	阴道累及（直接浸润或转移），或子宫旁累及
T_4 期	IV A 期	肿瘤浸润膀胱黏膜和/或肠黏膜大疱性水肿不足以将肿瘤定义为 T_4
区域淋巴结定义（N）		
N_X 期		区域淋巴结无法评估
N_0 期		无区域淋巴结转移
$N_{0(i+)}$ 期		区域淋巴结见孤立肿瘤细胞 ≤0.2mm
N1 期	III C1 期	盆腔区域淋巴结转移
N_{1mi} 期	III C1 期	盆腔区域淋巴结转移（转移灶直径 0.2~2.0mm）
N_{1a} 期	III C1 期	盆腔区域淋巴结转移（转移灶直径 >2.0mm）
N_2 期	III C2 期	腹主动脉旁淋巴结转移，伴或不伴盆腔淋巴结转移
N_{2mi} 期	III C2 期	腹主动脉旁区域淋巴结转移（转移灶直径 0.2~2.0mm），伴或不伴盆腔淋巴结转移
N_{2a} 期	III C2 期	腹主动脉旁区域淋巴结转移（转移灶直径 >2.0mm），伴或不伴盆腔淋巴结转移
如仅通过前哨淋巴活检发现有转移，N 前加 sn		
远处转移定义（M）		
M_0 期		无远处转移
M_1 期	IV B 期	远处转移（包括转移至腹股沟淋巴结、腹腔内病灶、肺、肝或骨）（不包括转移至盆腔或腹主动脉旁淋巴结、阴道、子宫浆膜面或附件）

确的分期对术后辅助治疗有重要的指导意义。对于子宫内膜样癌的治疗方法是首先进行全面的手术分期，术后根据病理的结果即有无高危因素决定是否给予辅助治疗，即化疗和/或放疗。

全面分期手术　是应用最广泛的术式，手术范围包括全子宫+双附件切除术、盆腹腔冲洗液细胞学检查、盆腔淋巴结切除和腹主动脉旁淋巴结切除术（或活检）。由于子宫内膜癌生长较慢，可有相当长的时间内局限于子宫，如果没有肌层浸润或肌层浸润深度未达到肌层的 1/2，而且组织学分级为 G_1，这样的情况发生淋巴结转移的机会低于 5%。以往标准临床 I 期子宫内膜癌的手术，即是完全筋膜外全子宫+双附件切除术，要求全子宫切除是完全筋膜外全子宫切除术（不可伤及子宫颈筋膜）及加 2cm 的阴道切除。

对于卵巢的去留，年龄小于 45 岁的低级别子宫内膜样癌、子宫肌层浸润少于 1/2、术前检查和术中评估无卵巢累及和子宫外转移证据的绝经前患者，可考虑保留卵巢，但应切除双侧输卵管。对有胚系 BRCA 基因突变、林奇（Lynch）综合征或子宫内膜癌家族史的患者，不建议保留卵巢。

手术可采用开腹、经阴道、腹腔镜或机器人手术系统等方式。无论采取何种术式，均要坚持无瘤原则，子宫切除后应完整取出，禁止采用子宫粉碎术取标本。肿瘤局限于子宫者（临床 I／II 期）应行全面分期手术，术中取腹腔冲洗液送细胞病理学检查，并作记录。术中全面探查评估腹膜、膈肌以及腹腔器官，并对可疑处取样活检。

对临床 I／II 期的子宫内膜癌，前哨淋巴结示踪切除是系统性淋巴结清扫的可选择替代方案。但前哨淋巴结切除可能更适合于中低危患者（不存在任何高危因素或仅存在以下一个高危因素：深肌层浸润、组织学分级为 G_2 或 G_3、I A 期非内膜样癌无肌层浸润）。如果一侧盆腔未检出前哨淋巴结，则该侧需行系统性淋巴结切除术。推荐对前哨淋巴结进行病理超分期。

有子宫外转移的晚期患者，经多学科协作团队（MDT）评估能完全切除病灶，且手术风险和对术后生活质量的影响可被接受者，可考虑行肿瘤细胞减灭术（包括切除肿大淋巴结）。如果基于影像学检查和手术探查已发现有明显的子宫外转移病灶，为了分期目的进行淋巴结切除是不必要的。

次广泛式子宫切除或扩大的全子宫切除　因常规子宫切除术后阴道残端复发率较高，可将手术范围扩大。该术式不包括盆腔淋巴结切除，术时将子宫动脉在输尿管外侧结扎切断，然后将输尿管向下游离 5～6cm，并将膀胱进一步下推，如此在切除子宫同时，可能切除部分宫旁组织和约 2cm 的阴道穹隆部分。这种手术与常规子宫切除相比，只稍延长手术时间，操作难度和创伤增加不多，术后形成输尿管瘘者极少。扩大的全子宫切除有助于减少术后复发率。

广泛式子宫切除　手术范围包括子宫、全部宫旁组织、3～4cm 的阴道上段和盆腔淋巴结。一般用于细胞分化不好，肌层浸润较深或癌瘤已侵及子宫颈管及子宫外的病例。

Ⅱ型（雌激素非依赖型）子宫内膜癌较少见，包括浆液性癌、透明细胞癌和癌肉瘤等，在内膜癌导致的死亡中占很大比例。手术方式主要包括全子宫、双附件切除、大网膜切除、盆腔及腹主动脉旁淋巴结切除、阑尾切除，还包括腹水或盆腔冲洗液的细胞学检查。若肿瘤明显超出子宫范围，应行类似卵巢癌的肿瘤减灭术。术后化疗很重要，多数采用卵巢上皮癌的化疗方案。

（李晓光　吴忧）

zǐgōng nèimó'ái huàliáo

子宫内膜癌化疗 （chemotherapy of endometrial carcinoma）

应用化疗药物治疗子宫内膜癌。以往认为，子宫内膜癌对化疗尤

其是对全身化疗不敏感，但美国妇科肿瘤学组 GOG-122 研究报道，抗癌药物治疗子宫内膜癌可取得较好疗效。GOG-139 研究报道，透明细胞癌、浆液性乳头状腺癌等特殊病理类型的子宫内膜癌对化疗药物的反应与子宫内膜样腺癌无明显差别。2007 年版美国国家综合癌症网络（NCCN）子宫内膜癌诊疗指南进行了更新，将化疗作为ⅢA 期或以上患者的主要治疗手段之一。因此，化疗主要用于治疗晚期或复发性子宫内膜癌。此外，化疗还用于早期子宫内膜癌有复发高危因素患者的术后治疗。

卡铂联合紫杉醇是治疗晚期、转移性或复发性子宫内膜癌的首选化疗方案。其他常用方案或药物包括：多西他赛联合卡铂，多柔比星联合顺铂，卡铂联合紫杉醇方案加贝伐珠单抗、脂质体多柔比星、白蛋白结合型紫杉醇、拓扑替康等。对病理学类型为癌肉瘤的患者，紫杉醇联合卡铂（TC 方案）也是首选的化疗方案，其他可选择的化疗方案包括紫杉醇联合异环磷酰胺或顺铂联合异环磷酰胺。NCCN 子宫体肿瘤指南 2021.V1 中推荐了以下治疗方案（表1）。

（李晓光　吴忧）

zǐgōng nèimó'ái fàngshè zhìliáo

子宫内膜癌放射治疗 （radiotherapy of endometrial carcinoma）　对不能手术的子宫内膜癌需行根治性放射治疗，包括体外放疗联合近距离放疗。放疗在子宫内膜癌中常作为术后的辅助治疗手段。

体外放疗　针对原发肿瘤和盆腔内转移实体肿瘤部位，还要包括髂总、髂外、髂内淋巴结引流区以及宫旁及上段阴道和阴道旁组织。子宫颈受侵还应包括骶前淋巴结区。腹主动脉旁淋巴结受侵行延伸野照射，包括髂总和腹主动旁淋巴结区域。延伸野的上界取决于具体的临床情况，至少达到肾血管水平。美国国立综合癌症网络（NCCN）指南建议采用 CT 图像为基础的多野适形技术或调强适形放疗（IMRT）技术的放疗计划，但需注意精确放疗技术中的质量验证和分次照射期间的器官移动的问题（见子宫颈癌体外放射治疗）。对于放疗野亚临床病灶剂量在 45～50Gy，如有实体肿瘤或肿大淋巴结，可采用同步加量或序贯加量 10～20Gy，同时考虑正常组织限量。

近距离放疗　传统子宫内膜癌的腔内治疗，没有公认的剂量参考点。以内膜受量、子宫体肌

表 1　转移性/复发性子宫内膜癌或高危型患者术后辅助系统治疗方案

首选方案	其他推荐方案
卡铂+紫杉醇（对癌肉瘤为 1 类证据）	卡铂+多西他赛（多西他赛可用于有紫杉醇使用禁忌的患者）
卡铂+紫杉醇+曲妥珠单抗（对Ⅲ/Ⅳ期或复发的 HER2 阳性的浆液性腺癌，曲妥珠单抗可用美国 FDA 批准的生物类似物替代）	顺铂+多柔比星（第 1 天水化、利尿）
	顺铂+多柔比星+紫杉醇（仅用于晚期和复发患者，因毒性较大，应用不广）
	卡铂+紫杉醇+贝伐珠单抗（仅用于晚期和复发患者，贝伐珠单抗可用美国 FDA 批准的生物类似物替代）
	异环磷酰胺+紫杉醇（癌肉瘤）
	顺铂+异环磷酰胺（癌肉瘤）

层［内膜下 5mm、10mm 或通过 A 点与子宫中轴平行线的点（A-line）］作为剂量参考点。采用三维影像为基础的治疗计划，根据肿瘤实际情况个体化给予放疗剂量。治疗靶区（CTV）包括全部宫体、子宫颈和阴道上段组织。2015 年，美国近距离放疗协会（ABS）提出了 CT 或 MRI 引导下的子宫内膜癌根治性放疗靶区的定义。肿瘤区（GTV）主要是指 MRI 中 T2 加权影像中可见病灶范围。CTV 是指 MRI 或 CT 上的全部宫体、子宫颈和阴道上段部分。危及器官（OAR）需包括 MRI 或 CT 中乙状结肠、直肠、膀胱、肠管及未累及的阴道部分。根据不同分期，联合体外放疗，GTV 及 CTV 的 EQD$_2$ 总剂量分别达到 80～90Gy 和 48～75Gy。而 OAR 限量建议，乙状结肠、直肠 D2cc：不超过 70～75Gy，膀胱 D2cc：80～100Gy，肠管 D2cc：65Gy。

分期手术后辅助放疗　如下所述。

子宫内膜样腺癌　ⅠA（G$_1$～G$_2$）期：随诊观察，如有高危因素，可考虑腔内治疗。ⅠA（G$_3$）期：腔内放疗或随诊观察，如有高危因素，可考虑体外放疗（2B 类证据）。ⅠB（G$_1$）期：腔内放疗，如无高危因素可考虑随诊观察。ⅠB（G$_2$）期：腔内放疗，如有高危因素，可考虑体外放疗，部分患者亦可随诊观察。ⅠB（G$_3$）期：体外放疗±腔内放疗±系统治疗（系统治疗 2B 类证据）。Ⅱ期：体外放疗±腔内放疗±系统治疗（系统治疗 2B 类证据）。Ⅲ期：化疗±体外放疗±腔内放疗。ⅣA～ⅣB 期（减瘤术后无或仅有微小残留者）：化疗±体外放疗±腔内放疗。

非子宫内膜样癌　ⅠA 期：系统治疗+腔内治疗或体外放疗±腔内放疗，对于局限于黏膜内或无残存病变者，可以腔内治疗或观察。ⅠB 期及以上：系统治疗±体外放疗±腔内放疗的综合治疗。

对于子宫内膜癌术后辅助放疗，近距离放疗需要阴道残端愈合就可以开始，一般在手术后 12 周以内进行。多采用传统内膜癌术后剂量参考点，位于阴道黏膜表面或黏膜下 0.5cm。针对阴道上段，高剂量率近距离治疗。体外放疗后补充近距离放疗者，常用剂量为（4～6）Gy×（2～3）f（黏膜表面）。术后只补充近距离放疗者，通常方案为 7Gy×3f、5.5Gy×4f（黏膜下 0.5cm），或 6Gy×5f（黏膜表面）。

（安菊生）

子宫内膜癌内分泌治疗

zǐgōng nèimó'ái nèifēnmì zhìliáo

子宫内膜癌内分泌治疗（hormone therapy of endometrial carcinoma）　应用激素或抗激素类物质治疗子宫内膜癌的方法。又称子宫内膜癌激素治疗。子宫内膜癌根据其发生与雌激素的关系分为激素依赖型（Ⅰ型）和非激素依赖型（Ⅱ型），前者占子宫内膜癌的 80% 以上，多见于围绝经期女性，组织类型多为高分化腺癌，对孕激素治疗反应好，预后好。后者占 10% 左右，多见于绝经后女性，组织类型为浆液性乳头状腺癌、透明细胞癌等，分化差，预后差。内分泌治疗主要为大剂量孕激素治疗，应用于激素依赖型子宫内膜癌，取得一定疗效。

孕激素治疗子宫内膜癌已有数十年的历史。最早在 1959 年，希斯特纳（Kistner）就发现孕激素治疗对子宫内膜癌有效，从此，

子宫内膜癌的内分泌治疗得到广泛应用。现已有孕激素、他莫昔芬（TAM）及促性腺激素释放激素激动剂（GnRHa）等药物。但尚无统一规范的治疗方案。

一般认为，对于子宫内膜轻度和中度非典型增生可采用孕激素周期性用药，如口服醋酸甲羟孕酮（MPA）或氯地孕酮；对于子宫内膜重度非典型增生可考虑采用大剂量孕激素连续用药，如口服 MPA 或醋酸甲地孕酮（MA），也可以每周肌注己酸孕酮。同样，对于子宫内膜癌可单独应用大剂量孕激素，如 MPA、MA 口服，己酸孕酮肌注等，应用时间 1～2 年。孕激素并非用量越大疗效越好，TAM 可以在内分泌治疗中联合应用或对于孕激素受体阴性患者先行应用 3 个月。

还有一些新药物也逐渐应用于子宫内膜癌的内分泌治疗中，包括阿洛昔芬、促性腺激素释放激素激动剂和芳香化酶抑制剂等。美国国立综合癌症网络（NCCN）子宫体肿瘤指南 2021.V1 中推荐了子宫内膜癌的激素治疗方案（表 1）。

（李晓光　吴忧）

子宫内膜癌靶向治疗

zǐgōng nèimó'ái bǎxiàng zhìliáo

子宫内膜癌靶向治疗（additional treatment of endometrial carcinoma）　以肿瘤组织或细胞的特异性（或相对特异性）分子为靶点，利用分子靶向药物特异性阻断该靶点的生物学功能，抑制肿瘤细胞生长甚至清除肿瘤的治疗方法。靶向治疗针对肿瘤高表达分子或突变分子，作用比较缓和，不良反应较小，可起放疗和化疗增敏作用。分子靶向药物主要有以下几类。

哺乳动物雷帕霉素靶蛋白（mTOR）抑制剂：mTOR 及其类

表 1　子宫内膜癌激素治疗方案

首选方案	其他推荐方案
醋酸甲羟孕酮/他莫昔芬（交替）	维罗莫司/来曲唑（用于子宫内膜样癌）
醋酸甲地孕酮/他莫昔芬（交替）	
孕激素类单药：	
醋酸甲羟孕酮	
甲地孕酮	
左炔诺孕酮宫内装置	
（适用于部分保留生育功能的患者）	
芳香化酶抑制剂	
他莫昔芬	
氟维司群	

似物与紫杉醇、卡铂及长春瑞滨对乳腺癌细胞系有协同作用，与多柔比星和吉西他滨有相加作用。特别是在 HER-2/neu 过表达的细胞中，mTOR 还增加了对紫杉醇及卡铂的敏感性。

酪氨酸激酶抑制剂：表皮生长因子受体（EGFR）家族有 4 种不同的细胞表面酪氨酸激酶受体，为 ErbB-l 或 EGFR、ErbB-2 或 HER-2/neu、ErbB-3 和 ErbB-4。EGFR 在正常子宫内膜中呈阳性表达，而在子宫内膜癌中高表达，并与分化差、深肌层浸润、腹腔冲洗液阳性及预后不良有相关性。代表药物有：吉非替尼、厄洛替尼、拉帕替尼、伊马替尼和曲妥珠单抗。

抗血管内皮生长因子单克隆抗体：贝伐珠单抗是人类重组单克隆抗体 IgG$_1$，通过抑制血管内皮生长因子（VEGF）的生物学活性而起作用。可与紫杉醇和卡铂联用。

作用于密封蛋白的抑制剂：密封蛋白由 claudin-3、claudin-4 编码，该蛋白系上皮细胞的产气荚膜梭菌肠毒素（CPE）受体，结合 CPE 后可以触发级联反应，导致 claudin-3、claudin-4 高表达的靶细胞膜通透性增强，渗透压失衡，最终细胞破裂溶解。在子宫内膜浆液性乳头状癌（UPSC）中 claudin-3 和 claudin-4 呈高表达，CPE 介导的杀伤作用为高度敏感。提示 CPE 治疗可能是化疗耐药的 UPSC 的新模式。

内皮素（ET）轴：由 ET-1、ET-2、ET-3 及其受体 ET（A）R 和 ET（B）R 组成，在各种细胞和组织中均有表达。ET-1 的生物活性是由内皮素转换酶（ECE）作用形成的。ET-1 在组织生长、细胞增殖、凋亡及血管生成等方面有重要作用。在子宫内膜癌的胞内信号网络中，ET-1 激活 ET（A）R 启动了肿瘤的生长和进展，ET（A）R 或 ECE 拮抗剂可以阻断 ET 轴，进而抑制肿瘤生长、血管生成，达到治疗子宫内膜癌的目的。

帕博利珠单抗：用于肿瘤突变负荷高（TMB-H）或 MSI-H/dMMR，前线治疗后进展或没有满意替代治疗方案、无法切除的转移性子宫内膜癌。纳武单抗：适用于 dMMR 的复发、转移或高危型子宫内膜癌。乐伐替尼+帕博利珠单抗：用于晚期或复发性子宫内膜癌，不存在 MSI-H 或 dMMR，没有手术或放疗治愈的可能性，并且在前次系统治疗后进展。拉

罗替尼或恩曲替尼：用于治疗 *NTRK* 基因融合阳性的患者。

（李晓光 吴 忧）

fùfāxìng zǐgōng nèimó'ái
复发性子宫内膜癌（treatment for relapse endometrial carcinoma）
子宫内膜癌是预后相对较好的妇科肿瘤，5 年总体复发率约 27%。早期子宫内膜癌的复发率相对较低，Ⅰ 期约 15%，Ⅱ 期约 25%；晚期则复发率明显升高，Ⅲ 期约 45%，Ⅳ 期几乎 100% 复发。

复发部位　常见的复发和转移部位为盆、腹腔和肺，约 70% 的子宫内膜癌复发局限于盆腔，又称为局部复发，其中又以阴道复发最为常见，约占复发癌的 50%；而腹腔、肺、肝、脑和肾等部位的转移则称为远处转移。盆腔局部复发多出现在初治后 1 年，肺及其他部位的转移多在 2~3 年内发生。发现复发后约半数以上的患者在 16 个月内死亡。

复发诊断标准　通常采用以下标准：治疗停止 6 个月以上，随访过程中出现以下情况之一，并除外新发癌可能者，即可诊断为复发或转移：①妇科检查或影像学检查发现盆腹腔或远处出现可测量的占位性病灶。②未发现可测量占位性病变，但血清肿瘤标志物，如糖类抗原（CA）125 等持续升高。③出现胸腔积液和腹水，细胞学检查找到癌细胞。

治疗　以系统治疗为主，需要综合考虑复发的部位、病灶数量、既往是否接受过放疗、相关分子指标等情况，由 MDT 会诊讨论制定治疗方案。常用方法包括放疗、手术治疗、化疗、分子靶向药物和激素治疗等。

局部复发的治疗　有以下几种情况。

既往未接受过放疗或仅接受近距离放疗 ①外照射放疗通常是未接受过放疗的患者局部复发的首选治疗方法，必要时可联合阴道近距离放疗和/或系统治疗。②手术切除复发病灶，切除后可酌情考虑给予术中放疗（IORT），如盆侧壁病灶或包膜外受累的转移淋巴结切除后，可给予针对瘤床的IORT。术后治疗：①病变局限在阴道或者阴道旁，术后给予外照射，可联合阴道近距离放疗或系统治疗。②病变局限在盆腔或腹主动脉旁淋巴结，术后给予外照射，并联合系统治疗。③上腹部病灶术后无肉眼可见的残留，给予系统治疗。④上腹部病灶术后有肉眼可见的残留者，应给予系统治疗。必要时酌情给予局部放疗，上腹部的外照射放疗应慎重选择。

对既往仅接受过阴道近距离放疗的患者，处理同初治未接受过放疗的患者。

放疗野内的复发 对放疗野内孤立可切除的复发病灶，可选择手术联合系统治疗。再程放疗需十分谨慎，应根据复发病灶范围、以前的放射野和距离、以前放疗的时间进行个体化治疗。更多的再程放疗是采用组织间插植放疗或IORT，特别是对局限在阴道残端或盆侧壁的病灶。对个别经过充分评估的病例，再程外照射放疗、立体定向放疗、质子或重离子治疗也可以考虑，特别是盆侧壁或淋巴结转移病灶。通常都需要联合系统治疗。

远处转移的治疗 ①孤立病灶：对远处复发的孤立病灶可考虑手术切除和/或外照射，联合系统治疗。如果不适合采用局部治疗，或多次复发，可参照广泛转移的治疗方式。②广泛转移：对

有广泛转移病灶的患者，无论是初治还是复发，都应以系统治疗、特别是化疗为主。对于无症状的低级别肿瘤或雌激素受体/孕激素受体（ER/PR）阳性的患者，可考虑采用激素治疗；对有症状，或组织学分级为 G_2、G_3，或肿瘤较大的患者，建议化疗，并进行肿瘤相关基因检测，以指导靶向药物治疗。必要时也可考虑给予局部姑息放疗。

治疗后随访 如下所述。

随访周期 大多数复发出现在治疗后3年内。因此，在治疗结束后的2~3年，应每3~6个月复查1次，之后每半年1次，5年后每年1次。

随访内容 ①询问症状：有无阴道出血、血尿、血便、食欲减退、体重减轻、疼痛、咳嗽、呼吸困难、下肢水肿或腹胀等。②体格检查：每次复查时应注意进行全身浅表淋巴结检查和妇科检查。③对无症状患者，不推荐常规进行阴道细胞学检查，特别是短期内接受过近距离阴道放疗后的患者。④肿瘤标志物 CA125、人附睾蛋白4（HE4）检测。⑤影像学检查：可选择B超（腹部、盆部）、增强CT（胸部、腹部、盆部）或MRI检查，必要时行全身正电子发射计算机体层成像（PET-CT）检查。

健康教育 向患者宣教健康生活方式，指导饮食营养，鼓励适当的性生活（包括阴道扩张器、润滑剂的使用），评估其他合并疾病如糖尿病、高血压等情况，注意治疗的远期不良反应处理等。

（李晓光 吴 忱）

zǐgōng ròuliú

子宫肉瘤 （uterine sarcoma）

起源于子宫体间叶组织的恶性肿瘤。此类肿瘤相对少见，多数恶

性程度高。占全部子宫恶性肿瘤的1%~6%。中国大型妇科肿瘤中心统计数据显示，子宫肉瘤占全部收治妇科肿瘤的0.64%，子宫恶性肿瘤的0.7%。不同性质的子宫肉瘤好发年龄不同，横纹肌肉瘤好发于幼女；间质肉瘤与平滑肌肉瘤以绝经前后妇女为多，中胚叶混合瘤及癌肉瘤则多见于60岁以上老年妇女。婚产因素无特殊意义，多次孕产史患者多见，但未婚未育者仍占1/3。子宫肉瘤在宫体与宫颈部位均可发生，宫体占多数，其与宫颈肉瘤之比为6.2:1。

病因和发病机制 病因不明。部分患者有放射治疗史，在中胚叶混合瘤中占7%~37%，平滑肌肉瘤约4%。子宫颈癌放疗后，盆腔再发生肿瘤以中胚叶混合瘤为最多；1/2中胚叶混合瘤病例，以往有放射治疗史，且大多数发生在放疗10年以后。

分类 子宫肉瘤有多种组织来源，可来源于子宫本身组织，也可来源于子宫以外组织。2014年，世界卫生组织（WHO）女性生殖器官肿瘤组织学分类中将其分为：平滑肌肉瘤（包括上皮样平滑肌肉瘤和黏液样平滑肌肉瘤）；子宫内膜间质及相关肿瘤（包括子宫内膜间质结节、低级别子宫内膜间质肉瘤、高级别子宫内膜间质肉瘤、未分化子宫肉瘤、类似于卵巢性索肿瘤的子宫肿瘤）；杂类间叶性肿瘤（包括横纹肌肉瘤、恶性血管周上皮样细胞肿瘤及其他）；混合型上皮和间叶肿瘤（腺肉瘤、癌肉瘤）。

病理分类 如下所述。

子宫内膜间质肉瘤 主要分为两型。

低级别子宫内膜间质肉瘤常见于子宫底，内膜广基息肉状

或分叶状肿瘤突入宫腔，瘤体积比一般息肉大，蒂宽，质软，表面光滑或破溃，子宫肌层内肿瘤呈结节或弥漫性分布，大多浸润周围子宫肌层。肿瘤切面外翻，呈鱼肉状，棕褐至黄色，可有出血及囊性变。肌层和盆腔血管内有蚯蚓状瘤栓。光镜下见，肿瘤细胞像增殖期子宫内膜间质细胞，大小一致，卵圆形或小梭形，核分裂象一般≤10/10HPF。瘤组织内血管丰富，很少发生坏死。免疫组化染色，波形蛋白（vimentin）、CD100、雌激素受体（ER）和孕激素受体（PR）阳性。

高级别子宫内膜间质肉瘤大体形态与低级别子宫内膜间质肉瘤相似，但瘤体积较大，常伴有出血、坏死。光镜下见，瘤细胞呈梭形或多角形。大小不等，异型性明显，核分裂很多，并有不典型核分裂，常见坏死。

子宫平滑肌肉瘤 多为原发性，继发于子宫平滑肌瘤恶变者少见。原发者可发生于肌层内、黏膜下、浆膜下或阔韧带内。大体见，子宫体弥漫性增大，宫壁增厚，部分可构成结节状或巨块状；肿瘤质地较软，边界不清。切面呈灰白色或粉红色，鱼肉样或脑髓样；无典型的编织结构。可有出血、坏死或囊性变。继发性子宫平滑肌肉瘤，为子宫平滑肌瘤恶变而来。肉眼下多为结节状，且常呈多结节状。光镜下见，具有平滑肌细胞特点，瘤细胞呈梭形，胞质较丰富，常嗜伊红性，呈纵横交错的编织状结构，细胞丰富。胞核大小不一，呈棒状，有明显的异型性；瘤细胞常浸润正常宫壁组织，并累及血管或淋巴。

平滑肌瘤恶性变的主要诊断标准：在平滑肌瘤的基础上，部分区域或瘤结节细胞丰富，排列致密，有明显的异型性，可有瘤巨细胞出现，核分裂象增多，核分裂>5/10HPF，可有出血或坏死。对于平滑肌肿瘤的良恶性诊断标准并不统一。细胞分裂象是诊断恶性（或恶性变）的重要标志，但不是唯一标志，需要有恶性细胞的其他特征，如核异型性、瘤细胞凝固性坏死、浸润现象（如浸润肌间、血管或淋巴管）及核分裂增多等，才能诊断为恶性（或肌瘤肉瘤变）。可应用免疫组化染色来鉴别良恶性。

混合型上皮和间叶肿瘤 主要有两种。

癌肉瘤 来自米勒管上皮，具有多潜能分化的倾向，占子宫肉瘤的60%。大体见，肿瘤较大，多带蒂的广基息肉状肿物突入并充满宫腔，也可伸至宫颈口外阴道内，肿瘤表面光滑或有糜烂、溃疡，质软，切面灰黄色，鱼肉状，有出血、坏死及囊性变。光镜下见，癌和肉瘤成分混合存在，癌成分中90%为腺癌，主要为子宫内膜腺癌，少部分为透明细胞癌、浆液性或黏液性腺癌，约5%为鳞癌。但多数是与腺癌混合的腺鳞癌。肉瘤的成分典型的是梭形细胞肉瘤、平滑肌肉瘤、纤维肉瘤、未分化肉瘤或上述混合型。

腺肉瘤 相似于乳腺的恶性叶状囊肉瘤或卵巢的乳头状腺纤维瘤恶性变。肿瘤由间叶成分及上皮样成分组成，但只有间叶成分显示恶性特征，上皮成分均显示良性。腺体成分可扩张。内含丰富的黏液，间质细胞丰富，含有肉瘤样成纤维细胞及轻度异型性的间质细胞，瘤细胞呈梭形、多角形或圆形，常包绕在腺体周围或血管周围，呈结节状，细胞异型性明显，其间可混有横纹肌母细胞及成软骨细胞，为低度恶性，预后稍好。它的重要的诊断指标是无癌成分，腺体是良性表现。但须与子宫内膜间质肉瘤伴残存的正常腺体区别。也可伴有局灶性性索分化的特点。

临床表现 如下所述。

症状 ①阴道出血：常见，约1/2以上患者系因阴道不规则出血就诊。表现为经量过多，经期延长，或为不规则性出血及绝经后阴道出血，血量多少不一，可因大量出血，致出血性休克，亦可为阴道少量滴血，淋漓不净。②阴道分泌物异常：呈血性、黏液样，合并感染时为脓性，伴恶臭。③腹痛：由于肿瘤增大，合并局部及盆腔感染引起，疼痛为隐痛、胀痛或痉挛痛，1/3以上患者有此症状。④腹部肿块：当肿物增大超出盆腔时，可触及腹部肿块，部分患者可由于阴道内的肿瘤增大，引起不适而发现阴道内肿块。⑤排便障碍：由于肿瘤压迫或刺激膀胱、直肠所致，表现为尿频，排尿不畅；肛门下坠，便秘等。⑥阴道脱落组织：近一半患者有阴道脱落组织掉出阴道外及阴道内有来自宫腔的脱出物。⑦其他继发性症状：如继发性贫血、肾功能不全，长期消耗所致恶病质以及由肿瘤转移至不同器官而引起的症状。

体征 行阴道窥视时，可见有宫腔脱出物，表面可有坏死组织，肿物大小不一，有的可于宫口见息肉样肿物，子宫颈肉瘤可表现为局部巨大肿块，宫腔内肿物可合并宫口开大。三合诊检查子宫增大，增大范围由丰满状子宫到足月妊娠大小子宫，子宫可活动或可固定，表面可光滑或结节不平，宫旁可增厚、有结节或有肿块存在，并可与子宫融合成块。

诊断 子宫肉瘤无特异症状，早期病变易被忽略而延误治疗。除详细询问病史及仔细盆腔检查外，宫腔镜检查、B超、CT和MRI均有助于了解子宫情况，当肺部X线检查疑转移性肿瘤存在时，即使子宫均匀丰满，也应考虑子宫肉瘤可能。此外，有下述情况时应特别警惕：①凡老年妇女及少女具有妇科症状并伴有子宫增大。②在行阴道检查时，见宫口开大、息肉样物存在、宫腔脱出物存在、巨块肿物存在及有大量坏死组织存在时。③以往接受过盆腔放射治疗的患者，出现子宫增大，特别是治疗多年之后的子宫增大。

最终确诊需依靠病理学检查。通过宫口息肉样物、阴道脱出物以及取内膜活体组织检查可提高手术前诊断率。

临床分期 采用2009年国际妇产科联盟（FIGO）FIGO分期（表1，表2）。

治疗 以手术治疗为主，辅以放疗和化疗。

手术治疗 常规手术范围是全子宫、双附件切除。手术中应仔细探查盆、腹腔，并避免由于手术而致远处转移。术中应收集盆、腹腔液进行细胞学检查；对疑有转移区或肿瘤残存区可作金属标记，以利术后治疗。由于子宫肉瘤易发生宫旁转移和盆腔复发，尤其当肿瘤侵犯子宫颈时，可行次广泛或广泛性子宫切除。关于淋巴结转移问题，不同组织类型淋巴结转移率不同，术前诊断为子宫内膜间质肉瘤的患者应广泛淋巴结取样。

对复发肿瘤尤其是低度恶性的子宫平滑肌肉瘤及子宫内膜间质肉瘤，因分化好、恶性度低，

不论复发部位在盆腔、腹壁，还是肺转移，有手术指征应积极手术切除，经过再次手术后仍可获得长期生存。

放射治疗 盆腔复发是子宫肉瘤重要的临床生物行为，也是影响该病预后的主要因素之一。子宫肉瘤手术前后的盆腔放疗明显减少了盆腔复发。放疗对于改善无瘤生存及总生存的作用仍有争论。放疗主要以盆腔照射为主，

如有子宫颈受累可加用腔内放疗。对于已失去手术可能的病例，则予体外与腔内全量放疗。放疗原则见子宫颈癌和子宫内膜癌。

化疗 多数子宫肉瘤对化疗敏感性较差，但其远处转移的特点使化疗成为不可缺少的治疗手段。多柔比星和异环磷酰胺、达卡巴嗪、顺铂等为常用且有效的药物。单药研究中多柔比星是子宫肉瘤的首选药物之一，还有多

表1 子宫平滑肌肉瘤分期（FIGO，2009年）

FIGO分期	临床意义
I期	肿瘤局限于子宫
IA期	肿瘤<5cm
IB期	肿瘤>5cm
II期	肿瘤扩散到盆腔
IIA期	肿瘤侵犯附件
IIB期	肿瘤侵犯子宫外盆腔内组织
III期	肿瘤扩散至腹腔
IIIA期	一个病灶
IIIB期	多个病灶
IIIC期	肿瘤侵犯盆腔和/或主动脉旁淋巴结
IV期	肿瘤侵犯膀胱和/或直肠，或有远处转移
IVA期	肿瘤侵犯膀胱和/或直肠
IVB期	远处转移

表2 子宫内膜间质肉瘤和中胚叶混合瘤分期（FIGO，2009年）

FIGO分期	临床意义
I期	肿瘤局限于子宫
IA期	肿瘤局限于子宫或子宫颈内膜
IB期	肿瘤累及<1/2肌层
IC期	肿瘤累及>1/2肌层
II期	肿瘤扩散到盆腔
IIA期	肿瘤侵犯附件
IIB期	肿瘤侵犯子宫外盆腔内组织
III期	肿瘤扩散至腹腔
IIIA期	一个病灶
IIIB期	多个病灶
IIIC期	肿瘤侵犯盆腔和/或主动脉旁淋巴结
IV期	肿瘤侵犯膀胱和/或直肠，或有远处转移
IVA期	肿瘤侵犯膀胱和/或直肠
IVB期	远处转移

柔比星脂质体、异环磷酰胺。联合化疗较单药能增加治疗有效率，紫杉醇+异环磷酰胺、紫杉醇+卡铂、AP 方案（多柔比星+顺铂）治疗子宫中胚叶混合瘤和子宫内膜间质肉瘤；吉西他滨+多西他赛是平滑肌肉瘤首选方案；VAD 方案（长春新碱+多柔比星+达卡巴嗪）、MAP 方案（丝裂霉素+多柔比星+顺铂）也是治疗平滑肌肉瘤的方案选择。

靶向治疗 可采用多靶点酪氨酸激酶抑制剂的帕唑帕尼，免疫检查点抑制剂的帕博利珠单抗联合多柔比星，纳武单抗联合伊匹单抗，曲贝替定联合多柔比星等。

激素治疗 主张采用大量孕激素类药物治疗，低级别子宫内膜间质肉瘤内有较高的雌、孕激素受体表达，对孕激素类药物有较好反应。故可用于复发肿瘤的治疗，亦用于手术后的辅助治疗。常用激素有孕酮和甲地孕酮。

预后 子宫肉瘤不同病理类型间的 5 年生存率相差较大。总的说来，子宫平滑肌肉瘤 5 年生存率相对较高，为 20%～63%（平均 47%）。子宫中胚叶混合瘤 5 年生存率相对较低，维持在 20%～30%。低级别子宫内膜间质肉瘤预后好，且对放射线中度敏感，对孕激素治疗及化疗均有效，复发患者经综合治疗后仍可能获得长期生存；高级别子宫内膜间质肉瘤预后较差。影响预后的因素包括病变范围、病理类型、核分裂象、治疗方法、曾接受放射治疗及腹腔细胞学阳性等。

（白萍佐晶）

èxìng luǎncháo shàngpíxìng zhǒngliú
恶性卵巢上皮性肿瘤（malignant ovarian epithelial tumor）

来源于卵巢表面生发上皮的恶性肿瘤。又称卵巢癌。发病率位于子宫颈癌和子宫内膜癌之后。发病高峰年龄 50～70 岁，20 岁以下发病罕见。

流行病学 不同国家和地区卵巢癌的发病率不同，发达国家和地区通常发病率较高，如北美、西欧等国家的发病率高于多数亚洲国家。原来发病率较低的地区如一些发展中国家包括中国的发病率有所上升，这与诊断技术的提高、医疗条件的改善和癌症登记制度的完善有关。根据国际癌症研究机构（IARC）发布的 2020 年全球癌症负担数据显示，卵巢癌发病人数为 31 万，死亡高达 21 万。其中，中国卵巢癌发病人数达 6 万，死亡人数达 4 万。

病因和发病机制 病因尚不清楚。发病机制有多种假说，如不间断排卵学说、体腔上皮化生学说和二元论学说等。在某些预防性双附件切除的 BRCA1/2 胚系突变携带者中，发现输卵管早期癌的存在；另外输卵管结扎的女性中发生卵巢癌的比例也低于未结扎女性。因此有可能是输卵管上皮癌变，癌细胞脱落至卵巢，导致肿瘤的发生。

不间断排卵学说 持续排卵使卵巢表面上皮不断损伤与修复，可能导致卵巢癌的发生。应用促排卵药物可增加发生卵巢肿瘤的危险性。口服避孕药、妊娠和哺乳可以降低卵巢癌的发病风险，而无孕产史的妇女发生卵巢癌的风险有所增加。

二元论学说 表观遗传学研究表明，高级别卵巢浆液性癌与低级别的发病机制不同，即卵巢癌的二元论：①低级别卵巢癌中 $p53$ 突变者不到 10%，而 $K\text{-}ras$ 或 $BRAF$ 突变者约占 66%，交界性肿瘤恶变者多为低级别癌。②高级别浆液性癌中 $K\text{-}ras$ 突变罕见，而 $p53$ 突变者约 90%。高级别浆液性癌可能来自于输卵管上皮的癌变，而低级别浆液性癌可能来源于卵巢本身的病变。高级别与低级别浆液性癌的生物学行为也有较大差异。高级别者多数易复发，预后差，低级别者预后相对较好。这些都提示高级别与低级别浆液性癌之间可能存在各自不同的发病机制。

遗传因素 遗传相关的卵巢癌约占所有卵巢癌的 10%，多数呈家族聚集性。有报道家族中若有一位卵巢癌患者，其他女性成员发生卵巢癌的危险性为 4.5%，家族中若有两位卵巢癌患者，则危险性达 7%，若有两个以上一级亲属患卵巢癌或乳腺癌，则危险性可达 25%～30%。但普通妇女一生中患卵巢癌的可能性仅为 1.48%。遗传相关的卵巢癌中遗传性乳腺癌－卵巢癌综合征（HBOC）最常见，可占遗传性卵巢癌的 85%～90%。BRCA1 和 BRCA2 与 HBOC 的发生明确相关。在 HBOC 患者中，BRCA1/2 总的突变率为 40%～50%。BRCA1 和 BRCA2 突变携带者在一生之中发生卵巢癌的风险分别达 54% 和 23%，是卵巢癌的高危个体。口服避孕药、预防性双附件切除等措施可在不同程度上降低卵巢癌的发病风险。

其他 既往病史、生活方式和环境因素也会影响卵巢癌的发病风险。与卵巢癌的发生可能相关的疾病有子宫内膜异位症、多囊卵巢综合征（PCOS）等。饮食、烟、酒等可能对卵巢癌的发生有间接影响。高胆固醇、低维生素饮食可能造成细胞毒物质的堆积，间接引起卵巢癌。

分期 采用 2014 版国际妇产科联盟（FIGO）分期（表 1）。

病理分型 有以下几种。

卵巢浆液性癌 占卵巢癌的40%~60%，是最常见的病理类型。晚期除合并腹水及腹腔内播散转移外，发生淋巴结转移的概率较高，达45%~60%。在组织病理学上，浆液性腺癌的镜下表现变化很大，癌细胞可呈腺管样、乳头样或实性排列，纤维性间质成分也可多可少。部分病例还可见到砂粒体结构。根据组织学分级，可以分为低级别浆液性癌（LGSC）和高级别浆液性癌（HGSC），LGSC 中 KRAS 和 BRAF 突变常见，而 HGSC 中 p53 突变和 BRCA1/2 突变常见，提示二者可能具有不同的发病机制。LGSC 生长较为缓慢，预后较好，对于化疗不敏感，激素治疗相对有效；而 HGSC 则侵袭性强，约70%的患者发病即为晚期，预后较差。

卵巢黏液性癌 是卵巢上皮癌中少见的病理类型，应注意除外原发胃肠道包括阑尾的黏液性癌转移至卵巢，必要时应做胃镜或肠镜加以鉴别。确诊主要依靠组织病理学检查。临床表现与浆液性癌有差异。发病年龄较卵巢癌的平均发病年龄略小，为47~50岁。肿瘤通常较大，位于单侧、多房。血清肿瘤标志物以癌胚抗原（CEA）、糖类抗原（CA）19-9上升为主，少部分晚期或合并腹水的患者可见 CA125 升高。黏液性癌多数可在早期诊断，治疗效果较好，Ⅰ期的5年生存率约90%，但对化疗不敏感。如肿瘤破裂或有盆腹腔转移者预后差，淋巴结转移相对少见。早期卵巢黏液性癌，术前 CT 等检查及术中探查未见可疑转移的淋巴结，可不行盆腔及腹主动脉旁淋巴结清扫术。

卵巢子宫内膜样腺癌 具有子宫内膜上皮和/或间质组织学特点，占卵巢癌的10%~15%。部分伴有子宫内膜异位症，提示二者在发病原因上存在共同机制。有15%~20%的卵巢子宫内膜样腺癌与子宫的子宫内膜样腺癌同时发生。如果肿瘤局限于两个器官内，多数预后较好，提示二者可能独立发生，均来源于米勒（Müllerian）管系统。病理学上卵巢子宫内膜样腺癌的镜下表现与子宫体原发的子宫内膜样腺癌表现类似，分化较好者可见圆形、卵圆形管状腺体，腺体由复层非黏液上皮细胞构成，也可出现筛状或绒毛状结构。常见分子水平的变化包括 CTNNB1 突变、PIK3A 突变、K-ras 突变和 ARID1A 等基因突变等。2020年，世界卫生组织（WHO）第5版女性生殖系统肿瘤分类指出，卵巢子宫内膜样癌可参照子宫内膜癌的 TCGA 分子分型，其中错配修复缺陷型占比低于子宫原发的子宫内膜样腺癌，约17%。分期和治疗见恶性卵巢上皮性肿瘤。

卵巢透明细胞癌 卵巢恶性上皮性肿瘤的一种病理类型。在北美洲约占恶性卵巢上皮性肿瘤的10%，在亚洲地区比例较高，日本的研究显示可达27%。其病理特征是在肿瘤中可见富含糖原

表 1　恶性卵巢上皮性肿瘤手术-病理学分期（FIGO，2014）

分期	临床意义
Ⅰ期	肿瘤局限在一侧或双侧卵巢/输卵管
ⅠA期	肿瘤局限在一侧卵巢/输卵管，包膜完整、卵巢和输卵管表面无肿瘤，腹水或腹腔冲洗液无肿瘤细胞
ⅠB期	肿瘤局限在双侧卵巢/输卵管，包膜完整、卵巢和输卵管表面无肿瘤，腹水或腹腔冲洗液无肿瘤细胞
ⅠC期	肿瘤局限在一侧或双侧卵巢/输卵管，合并以下任何一项
ⅠC1期	肿瘤术中破裂
ⅠC2期	肿瘤术前破裂或卵巢或输卵管表面有肿瘤
ⅠC3期	腹水或腹腔冲洗液有恶性肿瘤细胞
Ⅱ期	一侧或双侧卵巢/输卵管癌或原发腹膜癌伴有盆腔内肿瘤侵犯（骨盆缘以下）
ⅡA期	肿瘤侵及或种植于子宫/输卵管/卵巢
ⅡB期	肿瘤侵及或种植于其他盆腔脏器
Ⅲ期	卵巢/输卵管/原发腹膜癌伴显微镜下病理证实的盆腔外腹腔和/或盆腔、腹膜后淋巴结转移
ⅢA期	
ⅢA1期	病理证实的腹膜后淋巴结转移
ⅢA1ⅰ期	转移灶最大径不超过10mm
ⅢA1ⅱ期	转移灶最大径超过10mm
ⅢA2期	仅显微镜下可见的盆腔外腹膜转移
ⅢB期	肉眼可见最大径不超过2cm 的盆腔外腹腔转移
ⅢC期	肉眼可见最大径超过2cm 的盆腔外腹腔转移（包括未累及实质的肝、脾被膜转移）
Ⅳ期	远处转移
ⅣA期	伴有细胞学阳性的胸腔积液
ⅣB期	肝、脾实质转移，腹腔外脏器转移（包括腹股沟淋巴结和超出盆腹腔的淋巴结）肿瘤侵透肠壁全层

的透明细胞和鞋钉样细胞。其发生与子宫内膜异位症及林奇（Lynch）综合征相关，部分患者可见合并子宫内膜异位症。40%～50%的卵巢透明细胞癌有 *ARID1A* 基因的功能缺失性突变，在 *ARID1A* 突变的同时，多伴有 *PIK3A* 的突变。分期和治疗见恶性卵巢上皮性肿瘤。除卵巢癌的一线方案紫杉醇+卡铂外，还有丝裂霉素、拓扑替康的治疗效果相对较好，可在复发后使用。相比于卵巢高级别浆液性癌（HGSC），透明细胞癌多数分期较早，可在肿瘤局限于盆腔的阶段得以诊治。分期是预后相关的重要因素，ⅠA/ⅠB 期的 5 年生存率可达 87%，Ⅲ/Ⅳ 期则约为 24%。

卵巢恶性布伦纳（Brenner）瘤　卵巢移行细胞瘤的一种。与侵袭性尿路上皮类似，其发生与良性及交界性布伦纳瘤有关。该病少见，分子研究显示，*PIK3CA* 突变和 *MDM2* 扩增常见。约 80% 为单侧肿瘤，多数在 50 岁后发病，且早期较为常见，预后较好。

卵巢混合性上皮癌　上述病理类型中的 2 个或 2 个以上癌成分同时存在的恶性卵巢上皮性肿瘤。病理报告中应标明癌的具体类型及各自所占的比例。临床表现与治疗见恶性卵巢上皮性肿瘤，预后取决于具体癌的成分。

卵巢未分化癌　由于肿瘤细胞分化太差，无法区分属于哪种卵巢上皮起源的癌。未分化癌在恶性卵巢肿瘤中罕见。大约 1/3 的未分化癌具有错配修复缺陷。多数未分化癌的恶性程度高，发病即晚期，预后差。

卵巢癌肉瘤　伴有癌和肉瘤成分的卵巢恶性肿瘤。又称卵巢恶性中胚叶混合瘤。较少见，占所有卵巢恶性肿瘤的 1.0%～

2.7%。肿瘤中癌成分以低分化为主。根据间质成分的不同分为同源性和异源性肿瘤，含有软骨、横纹肌肉瘤等成分的被称为异源性肿瘤。分子水平的研究显示，与高级别浆液性癌（HGSC）相似，*p53* 突变常见，在癌与肉瘤成分中均有发现，并呈单一克隆源性。癌肉瘤的大体所见，以实性成分为主，囊性成分较少，可伴有明显的出血和坏死。绝大多数卵巢癌肉瘤为绝经后发病。确诊依靠病理诊断。手术及化疗原则借鉴卵巢上皮癌的治疗，但总体预后较相应分期的 HGSC 差。

临床表现　缺乏典型的症状与体征，早期尤其如此，因此多数卵巢癌发现时已是晚期。即使有症状，也是非特异性的，如轻度胃肠不适、腹胀、食欲下降等，偶有因压迫直肠或膀胱而出现尿频、便秘、大小便困难等。晚期卵巢癌的症状多由腹水、网膜或胃肠道转移引起，如腹胀、气短、腹部不适以及肠道不全梗阻的症状，可伴有消瘦甚至恶病质。

妇科检查可触及盆腔内包块，囊实性或实性，不规则，活动度差，有时与子宫的界限不清，三合诊时于穹隆后部多可触及结节不平或包块。合并大量腹水者，腹部查体移动性浊音阳性。

肿瘤远处转移时可出现不同脏器受累症状，如肝转移的肝区闷胀、疼痛；胸腔积液、肺转移或心包转移的气短、呼吸困难；脑转移的头晕、头痛、喷射状呕吐等，体表淋巴结转移在相应区域触及肿大的淋巴结。

诊断　根据病史及辅助检查一般可诊断，确诊依赖组织病理学检查。

影像学检查　对诊断有非常重要的意义。常用的有超声、CT、

MRI 和正电子发射计算机体层成像（PET-CT）等。

超声　对腹、盆腔实质脏器和组织有较好的分辨能力，对于肿物的大小、囊实性及位置等有较好的诊断价值，而且具有简便、安全、无创等优点。恶性肿瘤多为囊实性，回声不均匀，肿瘤血流丰富，常伴有腹水，可见腹膜、网膜的转移结节。

CT　腹盆腔 CT 对肝、脾、网膜的转移灶、腹盆腔复发肿瘤以及腹膜后淋巴结转移具有较好的敏感性，但对于肠系膜及腹膜的小转移灶则容易漏诊。

PET-CT　PET 主要利用良、恶性组织在代谢活性上的差异将其加以区别。常用的 ^{18}F-2-脱氧葡萄糖（^{18}FDG）在代谢活跃的组织中发生浓聚，因肿瘤组织的代谢较正常组织活跃而将二者加以区分。但一些炎症、结核等良性病变亦会导致 ^{18}FDG 浓聚，因而产生假阳性结果。单纯 PET 显像的缺点在于异常 ^{18}FDG 的摄取区域和具体解剖结构的关联性较差，因此临床多将 PET 和 CT 同时应用，以准确显示 ^{18}FDG 异常摄取区域的确切解剖位置，同时确保对于病变的定性及定位诊断上的准确性。另外，还可通过 CT 快速、精确及低噪声的衰减校正改进 PET 图像质量，缩短检查时间。由于其价格昂贵，初诊时较少应用，多用于评价疗效、诊断复发，对于判断是否适合再次行减瘤术有一定的参考价值。

细胞学检查　腹水或胸腔积液中查到癌细胞是初步的诊断依据，准确率一般达 70%～80%，但应和晚期胃肠道肿瘤鉴别。

组织病理学检查　采用穿刺活检或腹腔镜探查活检。在 B 超引导下经腹或经阴道的穿刺活检

或腹腔镜探查活检，获得组织标本，用以病理学诊断。使用腹腔镜在直视下取得组织标本，有利于鉴别卵巢原发或转移性肿瘤，同时可探查肿瘤在腹盆腔内的侵犯转移程度，明确分期。如通过探查认为可能获得满意减瘤可立即行卵巢癌减瘤术，不用行新辅助化疗再手术。对于单纯的盆腔包块，良恶性尚难鉴别者不宜行穿刺活检，因为如果是肿瘤包膜完整、没有盆腹腔播散的早期癌症患者可因此导致分期上升，影响预后。腹腔镜探查时亦应注意避免人为导致肿瘤破裂，必要时改为开腹手术。

鉴别诊断 在明确诊断前需注意与以下情况相鉴别。

与卵巢良、恶性肿瘤的鉴别 主要有以下几个方面：病史、肿瘤的特点、有无腹水、近期是否有体重下降等。恶性肿瘤多为病程短，生长迅速；肿瘤多为不规则形，边界不清，实性或囊实性为主，活动度差等。晚期多合并腹水。严重子宫内膜异位症的临床表现与卵巢癌类似，但患者多为育龄期女性，有痛经史，有助于鉴别。

与其他原因引起腹水的疾病鉴别 包括肝炎、结核等，通常没有盆腔包块。肝硬化腹水多伴有肝功能异常以及肝病史；结核性腹膜炎多有午后低热的症状，结核菌素试验阳性，有助于鉴别，必要时可行腹腔镜手术取活检确诊。原发性腹膜癌通常也没有明确的腹盆腔包块，但多数影像学检查提示大网膜增厚，甚至形成大网膜饼，应注意鉴别。

转移瘤 胃肠道来源的恶性肿瘤有时可形成卵巢转移瘤，称为库肯勃瘤，多为双侧发生。应注意询问病史，有无消化道症状、

检查便潜血等，必要时做消化道造影或胃镜、肠镜等。此外，部分腹膜后肿瘤增大后可向前凸向盆腔，甚至占据盆腔一大部分，如浆膜下子宫肌瘤、腹膜后脂肪瘤、肉瘤和神经纤维瘤等。可通过MRI 或 CT 检查辨别肿瘤的来源。

血清肿瘤标志物 有助于卵巢肿瘤的鉴别，最常用的有 CA125、CA19-9 和 CEA 等，CA125上升多见于浆液性癌，CEA 及 CA19-9 升高常见于黏液性癌。

治疗 以手术联合化疗、靶向治疗的综合治疗为主。初诊的卵巢癌，无论早晚期，只要没有手术禁忌证，均应争取手术治疗。如果肿瘤难以实现满意减瘤，或患者恶病质状态手术后严重并发症风险大，也可先行化疗，待患者一般状况改善、肿瘤缩小后再手术，术后多需辅助化疗。对于晚期卵巢癌，在化疗结束获得完全缓解或部分缓解后，有必要采用以聚腺苷二磷酸核糖多聚酶（PARP）抑制剂为主的维持治疗，尤其是 *BRCA1/2* 突变或存在同源重组修复缺陷（HRD）的患者。复发卵巢癌的治疗相对较为复杂，需根据复发时间、部位、患者既往治疗情况等综合考虑，见复发性卵巢恶性上皮性肿瘤的治疗。

预后 不佳。主要因为难以早期发现、容易复发和化疗耐药。分期是影响预后的主要因素之一。Ⅰ期的 5 年生存率可达 80%～90%，而Ⅲ～Ⅳ期的 5 年生存率为20%～30%。约 70% 的患者经初次手术及化疗后可获得缓解，但约70% 的患者仍会在 2 年内复发。随着维持治疗的引入，晚期卵巢癌的预后有所改善，尤其是*BRCA1/2* 突变者，中位无进展生存期明显延长。晚期患者初次手

术的残存肿瘤情况、组织学分级和病理类型等也可影响预后。

预防 主要针对前述危险因素，如适龄妊娠、口服避孕药对卵巢癌的预防作用在多数研究中都得到了肯定。另外，预防盆腔炎，积极治疗子宫内膜异位症、PCOS 等疾病，亦有助于降低卵巢癌的发病风险。

通过遗传筛查和咨询确定高危个体，再针对高危个体采取相应的预防措施已经应用于很多发达国家的临床实践中。遗传筛查的主要对象是有卵巢癌和/或乳腺癌家族史或既往史的女性。主要检查 *BRCA1* 和 *BRCA2* 基因的突变状况及大片段重排等基因变化，胚系致病突变的携带者被认为是高危个体。对于高危个体采用预防性手术切除双侧附件，可降低卵巢癌的发病风险 90% 以上，同时也降低乳腺癌的发病风险。

（吴令英　李　宁）

èxìng luǎncháo shàngpíxìng zhǒngliú shǒushù zhìliáo

恶性卵巢上皮性肿瘤手术治疗（surgery for malignant ovarian epithelial tumor）

手术是卵巢癌的重要治疗手段。初治卵巢癌手术的目的有两个：一是明确诊断和分期，二是切除肿瘤或尽可能降低机体的肿瘤负荷，为后续化疗奠定基础。初治卵巢癌的手术方式主要有两种：针对早期癌的全面分期手术和针对晚期癌的肿瘤细胞减灭术（减瘤术）。前者见恶性卵巢上皮性肿瘤的全面分期手术，后者见恶性卵巢上皮性肿瘤的肿瘤细胞减灭术。

手术的切除范围以及残存肿瘤的情况都是影响预后的重要因素。如果初次手术不规范，切除范围不够，多需补充手术，再次手术不但给患者带来了痛苦，也

推迟了开始化疗的时间。初次肿瘤细胞减灭术达到无肉眼残存者预后相对较好，残存肿瘤直径小于1cm属于满意减瘤术，预后次之，而残存肿瘤大于1cm为非满意减瘤，预后相对更差。因此，在行卵巢癌减瘤术时，应尽可能实现无肉眼残存肿瘤。当然影响预后的因素还有很多，如年龄、肿瘤的分化程度，是否携带BRCA1/2突变等，需综合判断。

对于晚期患者不一定都适合直接手术，部分初诊时肿瘤已在腹盆腔内广泛转移，肿瘤与周围脏器粘连严重，对此可考虑新辅助化疗，然后再手术。另外，患者恶病质或合并大量胸腔积液，影响呼吸、循环功能难以耐受手术者，也可考虑先化疗，待化疗有效、一般状况好转，再考虑手术。这时的手术称为间隔减瘤术或中间肿瘤细胞减灭术。

早期患者可考虑保留生育功能，但指征较严格。渴望保留生育功能者可切除患侧附件，保留对侧无肿瘤的卵巢和子宫，需具备下述条件：①肿瘤为ⅠA期，和周围组织无粘连、腹盆腔冲洗液细胞学检查阴性。②对侧卵巢正常。③肿瘤分化好。④肿瘤类型属非透明细胞癌。⑤患者有定期随诊条件。完成生育后推荐行补充手术切除全子宫和卵巢。因卵巢透明细胞癌预后较差，可将其列入早期癌的高危因素，保留生育功能需谨慎。

腹腔镜在卵巢癌减瘤术中的应用较少，主要因为卵巢癌广泛种植转移容易导致腹盆腔广泛粘连，解剖结构严重改变，限制了腹腔镜的应用。仅有部分早期癌可行腹腔镜全面分期探查术或腹腔镜探查活检术。

（吴令英　李　宁）

恶性卵巢上皮性肿瘤全面分期手术（comprehensive staging surgery for malignant ovarian epithelial tumor）

èxìng luǎncháo shàngpíxìng zhǒngliú quánmiàn fēnqī shǒushù

早期卵巢癌所采用的手术。在切除肿瘤的同时明确诊断与分期。有些情况下，肉眼为ⅠA期的患者，经分期手术后病理证实为镜下的ⅡA甚至ⅢA期。分期的改变会影响术后辅助治疗方案的制订及对预后的评估，因此正确实施全面分期手术是治疗早期卵巢癌关键的第一步。

全面分期手术范围包括腹盆腔腹水或冲洗液的细胞学检查，腹盆腔全面探查，包括肝、膈、脾、肾、大肠和小肠、肠系膜以及盆腹腔膜、子宫、附件、腹膜后淋巴结等；行全子宫、双附件、大网膜切除（黏液腺癌或阑尾受累时切除阑尾），对探查发现的可疑肿瘤区、粘连区以及肿瘤易转移区如盆腔（盆底、侧壁及膀胱腹膜返折、结肠脂肪垂等）、两侧结肠旁沟腹膜、双侧横膈表面等行多点切取活检；以及腹膜后淋巴结清除术（至少达肠系膜下动脉水平）。

为全面探查，不遗漏某些区域，建议采取腹部纵切口，切口通常由耻骨联合上方向上绕脐达脐上2~4cm，以能够探查上腹腔，暴露切除横结肠以下网膜为准。必要时先完整切除卵巢肿瘤，送冷冻病理检查，明确诊断后再行其他器官的切除。

分期手术注意无瘤原则，避免刺破包膜完整的肿瘤，台下切开肿瘤标本，被肿瘤标本污染的器械避免再次应用等。术毕要反复彻底冲洗腹盆腔以及切口。

（吴令英　李　宁）

恶性卵巢上皮性肿瘤肿瘤细胞减灭术（cytoreductive surgery for malignant ovarian epithelial tumor）

èxìng luǎncháo shàngpíxìng zhǒngliú zhǒngliú xìbāo jiǎnmièshù

中晚期恶性卵巢上皮性肿瘤的初次手术。简称减瘤术。即尽可能切除一切肉眼可见的肿瘤，达到无肉眼残存肿瘤的目的。手术范围包括全子宫、双附件、大网膜（黏液腺癌或阑尾受累时切除阑尾）切除±盆腔及腹主动脉旁淋巴结切除、受累的腹膜以及腹盆腔肿瘤切除。由于卵巢癌的腹腔转移灶多为浆膜面肿瘤种植，较少侵及脏器深层或肠道黏膜，可通过仔细剥离肿瘤基底进行清除，多不需切除肠道。但如肿瘤已侵及肠管黏膜、面积较大的肠管肌层受累，或有不全或完全性肠梗阻时常需肠段切除。如肿瘤累及脾实质，可考虑脾切除。肝实质受累应视具体情况而定。其中淋巴结的切除仍有争议。卵巢癌具有较高的淋巴结转移率，初次手术应予切除。但由于多数晚期卵巢癌患者存在广泛的腹盆腔种植转移，并导致局部解剖结构明显改变，使淋巴结切除难度增大、发生并发症的风险升高。

减瘤术属于大型手术，尤其是腹盆腔广泛转移者，术前应做好充分准备。通常做好肠道、阴道清洁准备，备血充足。减瘤术切除的顺序通常遵循无菌的原则，首先探查，由上而下，手术时先行无菌手术，如大网膜切除，或上腹部需要切除的器官，然后行全子宫、双附件切除及腹膜后淋巴结切除。最后再行肠道手术，如阑尾切除、肠切除吻合术等。由于残存肿瘤是影响预后的重要因素之一，所以手术中应尽力实现满意减瘤，即残存肿瘤直径小于

1cm，最好实现无肉眼残存肿瘤。

一般认为，盆腔外没有肿瘤存在证据或盆腔外肿瘤结节的直径≤2cm 的患者，必须行双侧盆腔淋巴结和腹主动脉旁淋巴结切除。具体是切除覆盖在髂外、髂内血管上和位于二者之间的淋巴结，闭孔窝前方到闭孔神经的淋巴结，以及覆盖于髂总血管上面及其两侧的淋巴结；从腔静脉和主动脉旁剥离淋巴脂肪组织，完成主动脉旁淋巴结取样术，至少达到肠系膜下动脉水平，最好达到肾静脉水平。如盆腔外转移灶直径超过 2cm，则可进行肿大或可疑转移淋巴结切除，无需行系统的淋巴结切除术。

(吴令英 李 宁)

chūcì zhǒngliú xìbāo jiǎnmièshù

初次肿瘤细胞减灭术 (primary cytoreductive surgery)

卵巢癌初治时第一次施行的肿瘤细胞减灭术。简称初次减瘤术。对高度可疑晚期卵巢癌、经评估认为有可能满意减瘤者则可考虑直接手术。手术范围和要求见恶性卵巢上皮性肿瘤的肿瘤细胞减灭术。晚期卵巢癌的初次肿瘤细胞减灭术难度较大的原因，包括卵巢肿瘤或转移瘤与周围器官如肠管、膀胱等粘连紧密，容易损伤这些器官，且剥离面易渗血，导致出血较多。另外，大网膜肿瘤可导致网膜饼形成，通常在结肠肝曲、脾曲近肝和脾处形成癌性结节，甚至与肝脾粘连紧密，分离时容易损伤肝脾。

(吴令英 李 宁)

zhōngjiān zhǒngliú xìbāo jiǎnmièshù

中间肿瘤细胞减灭术 (interval cytoreductive surgery)

卵巢癌评估后认为难以实现满意减瘤或患者一般状况差，难以耐受手术，则可以先行新辅助化疗，待肿瘤缩小或患者一般状况改善后，再考虑手术；或初次肿瘤细胞减灭术残存较大的肿瘤组织，经化疗后再次手术治疗，此时的手术称中间肿瘤细胞减灭术或间隔肿瘤细胞减灭术。简称中间减瘤术。手术范围见初次肿瘤细胞减灭术。

如经新辅助化疗有效，肿瘤明显缩小，那么与初次肿瘤细胞减灭术相比，中间肿瘤细胞减灭术难度可降低，手术时间缩短，术中出血减少，降低需要输血的比例。因患者体质有改善，肿瘤与周围器官的粘连情况减轻，切除肿瘤时对周围器官的损伤减小，部分患者可保存器官功能，如有些直接手术可能需要肠切除者，经新辅助化疗可不行肠道手术，减少手术创伤，对患者术后恢复有益。

(吴令英 李 宁)

zàicì zhǒngliú xìbāo jiǎnmièshù

再次肿瘤细胞减灭术 (second cytoreductive surgery)

卵巢癌复发后，在一定情况下可考虑再次手术治疗。简称再次减瘤术。需符合以下条件：①患者体能状态良好，能够耐受手术。②肿瘤复发距离末次化疗间隔时间在 6 个月以上，属铂敏感复发肿瘤。③孤立的复发病灶或虽有多个复发灶，但预计复发灶可完全切除。再次肿瘤细胞减灭术可降低肿瘤负荷，对于化疗敏感者有助于提高疗效。与初次肿瘤细胞减灭术相同，再次肿瘤细胞减灭术后有无残存肿瘤也是影响预后的重要因素之一。因此，术前预计难以切净的肿瘤不适合该手术。

再次肿瘤细胞减灭术没有固定的式式，根据复发的部位、肿瘤大小及与周围器官的关系决定具体式式。如需要，可切除部分肠管、部分肝和脾，甚至部分输尿管、部分膀胱。目的是彻底切除肿瘤，同时尽量减少对周围脏器的损伤。

(吴令英 李 宁)

èxìng luǎncháo shàngpíxìng zhǒngliú gūxī shǒushù

恶性卵巢上皮性肿瘤姑息手术 (palliative surgery for malignant ovarian epithelial tumor)

晚期或复发卵巢癌患者无法治愈，或因体质弱合并较严重的内科疾病，为了缓解症状、改善生活质量或提高疗效而施行的手术。姑息手术是与根治性手术相对而言的，可仅为双附件切除术、大网膜切除术、肠造瘘术、肾盂或输尿管造瘘术等。

(吴令英 李 宁)

èxìng luǎncháo shàngpíxìng zhǒngliú huàliáo

恶性卵巢上皮性肿瘤化疗 (chemotherapy for malignant ovarian epithelial tumor)

恶性卵巢上皮性肿瘤（卵巢癌）属于化疗敏感型肿瘤。

经过了几次里程碑式的发展变化，在 20 世纪 70 年代，顺铂开始用于卵巢癌的治疗。80 年代末，环磷酰胺/顺铂±多柔比星联合治疗优于单药治疗。90 年代，发现紫杉醇对卵巢癌具有良好的治疗作用，遂替代环磷酰胺与顺铂联合。第二代铂类化合物卡铂，由于其胃肠道反应轻微，在对神经系统毒性方面与紫杉醇没有交叉，紫杉醇+卡铂、紫杉醇+顺铂作为中晚期卵巢癌一线辅助化疗的疗效相当，而前者的安全性更好，从而确定了紫杉醇+卡铂作为卵巢癌术后一线辅助化疗的地位，并应用至今。

化疗方案有紫杉醇联合卡铂、多西他赛联合卡铂。此外，美国国立综合癌症网络（NCCN）指南还提出了其他可供选择的治疗方案。根据日本 NCT 00226915 研究结果，提出紫杉醇+卡铂的剂量密集型周疗方案能提高中晚期卵巢癌的 3 年生存率。

腹腔化疗：是卵巢癌治疗的方法之一，因为卵巢癌的主要转移方式是腹盆腔种植转移，腹腔灌注给药的方式可提高腹盆腔内药物的浓度，有助于提高疗效，尤其是获得满意减瘤的患者。维持治疗是指在减瘤术+一线辅助化疗后获得完全缓解的患者继续应用化疗或生物治疗，以延长无瘤生存期，改善预后。所用药物包括单药顺铂、紫杉醇、环磷酰胺+多柔比星+顺铂联合化疗、拓扑替康和干扰素等。

新辅助化疗：指部分患者因肿瘤无法切除，或患者的一般状况较差，无法耐受手术而先行数个疗程的化疗。化疗方案与术后辅助化疗方案一致。化疗有效者在新辅助化疗后一般状况能够获得改善，肿瘤缩小，有利于手术切除，缩短手术时间，减少术中、术后并发症，部分患者可能实现脏器功能的保留。

复发癌的化疗：化疗方案的制订主要依据末次化疗结束至本次复发的时间间隔。目前将无治疗间隔小于 6 个月者定义为铂耐药，大于 6 个月者为铂敏感。治疗原则也因铂敏感性而异。多数情况下无治疗间隔越长，疗效越好。化疗方案的选择见复发性卵巢上皮性肿瘤治疗。

（吴令英 李 宁）

èxìng luǎncháo shàngpíxìng zhǒngliú quánshēn huàliáo

恶性卵巢上皮性肿瘤全身化疗（systemic chemotherapy for malignant ovarian epithelial tumor）

细胞毒药物通过静脉注射、口服或肌内注射的方式进入体内，能够到达各组织器官（脑组织除外），在全身发挥作用的化疗方法。化疗药物在肿瘤组织内的药物浓度与其他组织没有显著的差异。与此相对应的局部化疗有腹腔化疗、胸腔化疗、鞘内注射、介入化疗等局部给药方法。全身化疗是卵巢癌治疗中最常用的一种化疗方式。无论是术后辅助化疗、肿瘤复发后化疗，都需要全身化疗。

全身化疗的毒性作用较多，对全身各器官组织均可造成损害，常见的有胃肠道症状、骨髓抑制、肝肾功能损伤等。静脉给药时还要注意避免药物局部渗漏，外渗可致组织溃疡、坏死，因此最好通过深静脉给药。

通过静脉给药的药物包括紫杉醇、顺铂、卡铂、吉西他滨、环磷酰胺、多柔比星、表柔比星、多柔比星脂质体、异环磷酰胺、拓扑替康、依托泊苷、5-氟尿嘧啶、奥沙利铂、奈达铂和伊立替康等。药物的溶媒、给药速度、给药间隔等可能影响药物疗效的发挥，用药过程中应予注意。可口服给药的药物包括依托泊苷、六甲蜜胺、卡培他滨和羟基脲等。平阳霉素可肌注，但临床应用较少。

（吴令英 李 宁）

èxìng luǎncháo shàngpíxìng zhǒngliú fùqiāng huàliáo

恶性卵巢上皮性肿瘤腹腔化疗（intraperitoneal chemotherapy for malignant ovarian epithelial tumor）

将化疗药物在体外按照要求配制完毕后，在规定的时间内将药物直接注入腹腔，使药物直接与腹腔内残留的癌细胞作用，进而杀伤肿瘤的一种化疗方法。是卵巢癌常用的一种化疗方式。化疗药物腹腔灌注有高剂量给药、局部药物浓度高、维持时间长、药物和肿瘤直接接触、全身毒性小等优点。

根据卵巢癌容易在腹腔内发生播散性种植性转移的生物学特性，腹腔化疗具有一定优势。尤其对于直径小于 2cm 的肿瘤有较好的疗效。但其局限性主要有：20%~30%患者术后因腹腔粘连而致药物分布不均；术后残存肿瘤直径≥2cm 疗效差；无论是插管或采用腹腔化疗装置或腹腔穿刺的方法，都有可能可引起感染、脏器损伤等并发症。

腹腔化疗也是卵巢癌治疗的研究热点之一，因为卵巢癌的主要转移方式是腹盆腔种植转移，腹腔灌注给药的方式可提高腹盆腔内药物的浓度，可能有助于提高疗效，尤其是获得满意减瘤的患者。

常用的腹腔化疗药物为顺铂，腹腔滴注，同时进行水化利尿、止吐等对症治疗。还有一种新型化疗方法——腹腔热灌注化疗（HIPEC），对部分患者可能有助于改善生存。

（吴令英 李 宁）

èxìng luǎncháo shàngpíxìng zhǒngliú xīnfǔzhù huàliáo

恶性卵巢上皮性肿瘤新辅助化疗（neoadjuvant chemotherapy for malignant ovarian epithelial tumor）

由于各种原因在初次肿瘤细胞减灭术之前施行的化疗。化疗方案为紫杉醇联合卡铂（见恶性卵巢上皮性肿瘤化疗）。化疗有效者在新辅助化疗后一般状况获得改善，肿瘤缩小，有利于手术切除，缩短手术时间，减少术中术后并发症，部分患者可能实现脏器功能的保留。研究证明，新辅助化疗后手术者与直接手术者的总生存期相当。

新辅助化疗前需特别注意是否诊断明确，组织病理学诊断是金标准。有时难以取得组织行病理学诊断，腹水细胞学可协助诊断，但这种情况下应注意与其他器官，尤其是胃肠道来源的恶性肿瘤导致的卵巢转移瘤相鉴别。

(吴令英　李　宁)

èxìng luǎncháo shàngpíxìng zhǒngliú wéichí zhìliáo

恶性卵巢上皮性肿瘤维持治疗 (maintenance therapy for malignant ovarian epithelial tumor)

这类卵巢癌的维持治疗多采用靶向药物。靶向药物根据作用机制可分为很多种，如针对多种生长因子及其受体的单克隆抗体、受体酪氨酸激酶抑制剂、抗血管内皮生长因子的单克隆抗体、蛋白酶体抑制剂和凋亡促进剂等。既有针对单靶点，也有同时针对多靶点的抑制剂。已在卵巢癌的治疗中取得较好效果的靶向药物主要有：血管生成抑制剂贝伐珠单抗等；聚二磷酸腺苷核糖多聚酶 (PARP) 抑制剂奥拉帕利、尼拉帕利和氟唑帕利等。

贝伐珠单抗用于复发卵巢癌和术后一线辅助治疗。多中心Ⅲ期研究 (OCEANS 研究) 显示贝伐珠单抗联合化疗 (吉西他滨+卡铂+贝伐珠单抗) 有助于延长铂类敏感复发卵巢癌的无进展生存期。贝伐珠单抗用于术后一线辅助治疗中，也显示出延长无进展生存期作用。另外，应注意贝伐珠单抗的不良反应，包括高血压、蛋白尿、黏膜出血、动脉血栓和肠穿孔等，尤其是后者。

PARP 是细胞 DNA 单链断裂后碱基切除修复过程中发挥重要作用的酶，抑制肿瘤细胞的 DNA 损伤修复能力有助于促进肿瘤细胞的凋亡。奥拉帕利和尼拉帕利在Ⅲ～Ⅳ期卵巢癌一线化疗后的维持治疗中，均可使患者生存期延长。PARP 抑制剂的不良反应有乏力、贫血、血小板减少、白细胞/中性粒细胞减少和高血压等，长期应用还可导致急性髓细胞性白血病/骨髓增生异常综合征，发生率 1%～3%，用药期间应注意监测。

(吴令英　李　宁)

fùfāxìng èxìng luǎncháo shàngpíxìng zhǒngliú zhìliáo

复发性恶性卵巢上皮性肿瘤治疗 (management for recurrent malignant ovarian epithelial tumor)

多数卵巢癌患者手术和一线化疗后可获得临床缓解，但其中有 70%～80% 最终肿瘤复发。复发恶性卵巢上皮性肿瘤基本无法治愈，其治疗主要以延长生存时间、提高生活质量为目的。

治疗手段　包括手术、化疗、靶向治疗、放疗及内分泌治疗等。其中化疗是主要方法，再次减瘤术后肿瘤完全切除也应继续辅助化疗。

复发卵巢癌类型　①铂类敏感复发卵巢癌：末次化疗结束至本次复发的时间间隔大于 6 个月。②铂类耐药复发卵巢癌：末次化疗结束至本次复发的时间间隔小于 6 个月。③顽固性/难治型复发卵巢癌：化疗过程中肿瘤出现进展。这类卵巢癌的化疗疗效差，通常存在多药耐药，预后不好。

治疗时机　肿瘤复发的临床诊断主要依靠查体、血清肿瘤标志物和影像学检查。腹水细胞学、肿瘤穿刺病理学检查或再次手术切除可予以证实。复发肿瘤开始治疗的时机有争议。血清肿瘤标志物的升高早于临床查体或影像学检查可见的肿瘤 2～4 个月。有

学者主张一旦发现复发，如血清标志物检查连续两次升高即应该开始治疗，尽早遏制肿瘤的发展。也有学者主张直到查体或影像学检查发现可见的肿瘤后再开始治疗，而且延长了无治疗间隔，有助于改善患者的生活质量。一项长达 10 年的Ⅲ期随机研究证实两种治疗时机对患者生活质量及预后的影响没有差异。

治疗方案　主要依据末次化疗结束至本次复发的时间间隔 (TTR) 来制订。TTR 越长，化疗的缓解率也越高。铂类敏感复发卵巢癌可考虑能否行再次减瘤术，术后仍需辅助化疗。不能手术的铂敏感复发卵巢癌首先考虑含铂联合化疗。化疗后达到完全缓解或部分缓解的患者可应用 PARP 抑制剂维持治疗，有助于延长复发间隔。

需注意复发卵巢癌导致的肠梗阻，要根据患者的一般状况、梗阻的位置等因素决定是否手术解除梗阻。多数无法通过手术达到缓解梗阻的目的，主要是由于腹腔内广泛转移，导致肠壁增厚、肠系膜缩短、肠管之间广泛粘连而引起，因此不建议手术解除梗阻。另外，如果肿瘤位于肠系膜根部致肠系膜挛缩、肠管扭曲导致的梗阻也不建议手术解除梗阻。如果复发肿瘤位置较低，导致低位梗阻，有可能通过手术造瘘或肠切除吻合术解除梗阻。

再次减瘤术后或无法手术者均需化疗。铂类敏感者的二线化疗仍以含铂的联合方案为主。紫杉醇、多柔比星脂质体、吉西他滨或拓扑替康与铂类联合方案作为二线化疗的有效率相当，但不良反应有较大差异，可根据患者既往化疗的不良反应情况选择再次化疗的方案，如紫杉醇+卡铂、

白蛋白结合紫杉醇+卡铂、多柔比星脂质体+卡铂、异环磷酰胺+依托泊苷、卡铂+依托泊苷、吉西他滨+奈达铂、吉西他滨+卡铂、吉西他滨+顺铂、吉西他滨+依托泊苷、紫杉醇+奥沙利铂、多柔比星脂质体+顺铂、多柔比星脂质体+吉西他滨、多柔比星脂质体+奥沙利铂、奥沙利铂+吉西他滨、异环磷酰胺+紫杉醇和盐酸伊立替康+丝裂霉素。

铂类耐药复发卵巢癌不适合再次手术，化疗原则是选择与一线化疗无交叉耐药的非铂单药作为挽救治疗。一些对铂类耐药有效的非铂类药物如多柔比星脂质体、白蛋白结合紫杉醇、依托泊苷、多西他赛、吉西他滨及拓扑替康等，其有效率在 10%～25%。铂耐药复发后化疗方案的选择主要依据患者既往化疗史、临床研究结果及医师的临床经验。

靶向治疗在复发卵巢癌的治疗中取得了一定成果，主要体现在抗血管生成药物中的贝伐珠单抗和聚二磷酸腺苷核糖多聚酶（PARP）抑制剂（奥拉帕利、尼拉帕利和氟唑帕利）。

奥拉帕利、尼拉帕利和氟唑帕利在铂敏感复发卵巢癌化疗后维持治疗中，均可使患者生存期延长。靶向治疗的注意事项及不良反应见恶性卵巢上皮性肿瘤维持治疗。

（吴令英 李 宁）

èxìng luǎncháo shàngpíxìng zhǒngliú nèifēnmì zhìliáo

恶性卵巢上皮性肿瘤内分泌治疗（hormonal therapy for malignant ovarian epithelial tumor）

内分泌治疗是复发卵巢癌的治疗策略之一。主要药物包括他莫昔芬（三苯氧胺）、高效孕激素（甲地孕酮、甲羟孕酮等）和第三代芳香化酶抑制剂等。在单纯血清糖类抗原（CA）125 升高或多方案化疗失败后或者多疗程化疗后肿瘤未能完全缓解、达到相对稳定、进展缓慢时，可考虑内分泌治疗，尽量延长无化疗间隔。较常用的是他莫昔芬、高效孕激素等，有效率为 10%～15%。

（吴令英 李 宁）

èxìng luǎncháo shàngpíxìng zhǒngliú fàngshè zhìliáo

恶性卵巢上皮性肿瘤放射治疗（radiotherapy for malignant ovarian epithelial tumor）

卵巢癌属于放射敏感的肿瘤，放疗是局部治疗手段，主要通过全腹和/或盆腔体外照射、腹盆腔放射性核素灌注等，达到杀灭和控制肿瘤的目的。但由于卵巢癌转移的特点，多为腹盆腔内播散性转移，故需要照射的范围过大，因此不良反应也较大。传统放疗的治疗中断率为 15%～30%，治疗终止率为 10%～15%。导致传统放疗方式难以完成的原因主要包括由于肝肾等重要器官的存在，上腹部不能完成足够剂量的照射；骨髓抑制严重；作为远期不良反应，肠梗阻发生率可达 10%～15%，手术难以解除。同时，由于铂类联合化疗的进展，放疗基本不再用于卵巢癌术后辅助治疗，多用于复发卵巢癌的姑息治疗。

随着计算机技术、放射物理学、放射生物学及影像学的发展，产生了三维调强适形放疗（IMRT）技术。IMRT 是根据影像学所见，在三维方向对肿瘤进行定位，明确治疗靶区，通过在不同方向设置一系列不同的照射野，采用多叶光栅进行遮挡，使得高剂量区的分布在三维方向上与靶区形状高度一致，同时尽可能降低肿瘤周围正常组织的受量。由

此，复发灶较局限，但又难以切除的患者，如腹膜后肾静脉水平以上或纵隔或颈部淋巴结转移，可考虑放疗，如有条件 IMRT 更佳。另外脑转移可考虑脑部放疗。骨转移导致局部疼痛剧烈，可考虑放疗镇痛姑息治疗。放疗过程中出现的不良反应及其处理方法见子宫颈癌放射治疗。

（吴令英 李 宁）

èxìng luǎncháo shàngpíxìng zhǒngliú gūxī zhìliáo

恶性卵巢上皮性肿瘤姑息治疗（palliative care for malignant ovarian epithelial tumor）

在卵巢癌的治疗中，以缓解由于癌症进展引起的症状、提高生活质量为目的的治疗。可以是晚期复发卵巢癌患者没有治愈希望情况下的对症处理，也可以是在治疗过程中改善患者生活质量的辅助治疗。例如，大量腹水或胸腔积液，导致腹胀、胸闷、难以平卧，可穿刺引流腹水或胸腔积液，有助于缓解症状。部分肠梗阻患者行肠造瘘治疗后，有助于改善饮食状态，增强体质，可为进一步化疗等赢得机会。晚期患者出现疼痛给予镇痛也是姑息治疗的一部分。复发卵巢癌患者多数生存期较短，因此缓解症状、提高生活质量是治疗的重要目的，以期让患者更好地度过生命的最后时期。处理化疗药物的不良反应如白细胞降低、呕吐等的治疗不属于姑息治疗范畴。

（吴令英 李 宁）

jiāojièxìng luǎncháo zhǒngliú

交界性卵巢肿瘤（borderline ovarian tumor）

在病理形态学特征、生物学行为及预后方面介于良性和恶性之间的一组低度恶性潜能的卵巢肿瘤。占卵巢上皮性肿瘤的 10%～20%，发病率为

1.8/10 万～4.8/10 万。好发于年轻女性，多见于 40～50 岁，病灶常局限于卵巢，约 75% 患者初诊时为 I 期。

病理分型 常见的病理学类型为浆液性、黏液性、其他少见类型如浆黏液性交界性肿瘤、子宫内膜样肿瘤、透明细胞肿瘤及布伦纳（Brenner）瘤等，其中以浆液性及黏液性最为常见，分别占 40%～70% 和 20%～30%，二者合计可占全部交界性卵巢肿瘤的 90% 以上。肿瘤大体呈单囊或多囊状肿块，1/3 可双侧发生，囊内及表面可见密集乳头突出。病理诊断标准为 ≥10% 的肿瘤细胞出现胞核轻到中度不典型和细胞层次紊乱，可出现微乳头结构，一般无间质浸润，但少数可有微浸润。

微乳头亚型是浆液性交界性肿瘤的一种特殊类型，常伴有腹膜种植及淋巴结受累，光镜下可见融合性微乳头结构直径大于 5mm，分为浸润性种植和非浸润性种植。非浸润性种植病变常局限于器官表面，浸润性种植是指间质中出现具有丰富嗜酸性胞质的上皮细胞簇，形态学上与微乳头表面上皮细胞一致，且浸润灶最大径不超过 5mm，是影响复发和预后的主要因素，但大部分肿瘤复发仍保持原病理形态，即仍为交界性肿瘤。

临床表现 肿瘤生长速度缓慢，临床表现不典型。早期常无明显症状，可在妇科检查或超声检查时偶尔发现盆腔或腹部肿块。晚期表现为邻近器官压迫症状，如腹胀、腹痛、尿频和便秘等，极少数发生远处转移。少数可因肿瘤扭转或破裂引起急腹症而就诊。

诊断 术前诊断较为困难。

妇科检查 可扪及附件肿物，边界清晰，可活动。

肿瘤标志物 24%～61% 的患者血清糖类抗原（CA）125 升高或正常，数值介于良性与恶性肿瘤之间，无特异性，偶有 CA19-9、癌胚抗原（CEA）和人附睾蛋白 4（HE4）升高。

影像学检查 B 超是发现卵巢肿瘤的有效检查方法，但交界性肿瘤的术前超声诊断难度较大，其特征性表现为附件区囊实性肿物，囊内有分隔、囊壁厚、内部有乳头，可见血流信号。CT 对卵巢良恶性或交界性肿瘤的鉴别诊断作用有限。MRI 是最好的影像学检查，敏感度为 45.5%，特异度为 96.1%。正电子发射计算机体层成像（PET-CT）则较少作为初筛手段。

病理学检查 由于术前诊断难度大，术中必须对大体组织标本进行剖视，多囊肿瘤应仔细检查并切开所有囊并谨慎取材，对怀疑病变者应常规送快速冷冻病理学检查，必要时增加取材量，但冷冻切片诊断的准确率仅 45%～87%，最终确诊仍需术后常规病理检查。

鉴别诊断 需与卵巢良性或恶性肿瘤进行鉴别。卵巢良性肿瘤常见于年轻女性，病程长，肿物多为单侧，表面光滑，包膜完整，活动度好，可伴 CA125 正常或轻度升高，影像学检查肿物为囊性或实性，边界清晰。卵巢恶性肿瘤多见于绝经后老年女性，病程短，发展迅速，可出现腹胀、腹水和消化道不适，伴有 CA125 明显升高，影像学检查为盆腔或下腹部囊实性不规则肿物，边界不清，囊腔内可见菜花状、乳头状突起，囊壁薄厚不一，分隔不规则增厚。

治疗 手术是主要治疗方式。手术范围的选择应根据患者年龄、有无生育要求、组织病理学类型、肿瘤期别、初治或复发等进行综合评估。腹腔镜与开腹手术治疗交界性卵巢肿瘤的复发率和总生存期无显著差异。早期可行腹腔镜手术，术中注意无瘤原则；若术中发现肿瘤播散或期别升高，必要时及时中转开腹。

保留生育功能适用于任何分期。对于有生育要求者，在全面分期手术时需详细探查盆腹腔，行双侧卵巢囊肿剥除术或仅行单侧附件切除术（保留子宫和健侧卵巢），术中应仔细检查健侧卵巢，必要时剖视或楔形活检；无生育要求者，行全面分期手术或标准卵巢肿瘤细胞减灭术，包括全面的盆腹腔探查和腹腔冲洗液细胞学检查、子宫及双侧附件切除、大网膜切除、腹膜多点活检以及切除所有肉眼可见病灶；对于黏液性肿瘤应同时切除阑尾。尽管可以提高肿瘤分期，但尚无证据显示淋巴结切除能提高总体生存率，因此对于早期患者不常规行淋巴结清扫，仅对增大淋巴结行活检。

对于前次接受不全分期手术的患者，根据有无残留病灶进行后续治疗。无残留病灶者可随访。有残留病灶者根据有无生育要求进一步处理。有生育要求者，行保留生育功能的手术并切除残留病灶；无生育要求者，再次手术行全面分期术并切除残留病灶，或按照低级别浆液性卵巢癌进行治疗。

由于交界性卵巢肿瘤对以铂类为基础的化疗反应不敏感，因此，无论早期或晚期术后均无需辅助化疗，但对于有浸润性种植者，术后可行辅助化疗 3～6 个疗程或内分泌治疗，有条件者可开展药物敏感试验，有利于药物的选择。

预后 总体预后较好，5 年生存率 I 期为 95%～97%，II～IV 期为 65%～87%。

随访 远期复发是交界性卵巢肿瘤的特点，微乳头亚型且伴有浸润性种植复发率更高，需要进行长期严密随访。建议治疗结束后 2 年内每 3 个月复查 1 次，第 3～5 年每 6 个月复查 1 次，此后每年复查 1 次。随访内容包括妇科检查、血清肿瘤学标志物、B 超、CT 和 MRI 等，可根据个体化选择。

（孙　力）

luǎncháo xìngsuǒ jiānzhì zhǒngliú

卵巢性索间质肿瘤（ovarian sex cord-stromal tumor）

由来自卵巢非上皮成分和非生殖细胞的一组异质性肿瘤。相对少见，占卵巢肿瘤的 0.8%～9.0%、卵巢恶性肿瘤的 5%～7%。包括多种类型。性索间质来源于原始体腔的间叶组织，可向男女两性分化。向上皮分化形成颗粒细胞瘤或支持细胞瘤；向间质分化形成卵泡膜细胞瘤或间质细胞瘤。各型发病率不同：颗粒细胞瘤 1/10 万，占卵巢肿瘤 2%～5%，占卵巢恶性肿瘤 4.3%；卵泡膜细胞瘤为颗粒细胞瘤的 1/5～1/3，占卵巢肿瘤 0.5%～1.0%；纤维瘤占卵巢肿瘤 2%～5%，占卵巢性索间质肿瘤 75% 左右；支持-间质细胞肿瘤占卵巢肿瘤的 0.2%～0.5%；两性母细胞瘤少见；环管状性索肿瘤少见；未分类肿瘤少见。各年龄段均可发病，一般 40～54 岁，随年龄增长而缓慢增加。

分类 分五大类。①颗粒-间质细胞肿瘤：分泌雌激素为主，少数可分泌雄激素。分为颗粒细胞瘤（成人型及幼年型）、卵泡膜细胞瘤-纤维瘤（卵泡膜细胞瘤、纤维瘤、纤维肉瘤和纤维卵泡膜细胞瘤）和硬化性间质瘤。②支持-间质细胞肿瘤：主要分泌雄激素，包括支持细胞肿瘤、间质细胞肿瘤、支持-间质细胞肿瘤（高分化、中分化、低分化和网状亚型）。③两性母细胞瘤。④环管状性索肿瘤。⑤未分类的性索间质肿瘤。

病因和发病机制 病因不明。肿瘤由性腺体腔上皮向下生长而成，发育中原始性索细胞向皮质分化成颗粒-卵泡膜细胞、向间质分化成支持-间质细胞，在形成肿瘤时即成颗粒细胞瘤、卵泡膜细胞瘤、颗粒-卵泡膜细胞瘤、支持细胞瘤、间质细胞瘤、支持-间质细胞瘤。性索间质肿瘤的发病与月经、孕产、口服避孕药等无关，无遗传倾向。

分期 采用 2014 年版国际妇产科联盟（FIGO）的卵巢癌分期标准（见恶性卵巢上皮性肿瘤表 1）。临床以早期多见，I 期：61%～91%，II 期：10%～10.4%，III 期：10%～12%，IV 期：4%～8.5%。

临床表现 有多种表现。

激素刺激相关症状 60%～70% 的患者出现与激素刺激相关症状。①雌激素相关症状：因肿瘤分泌雌激素，引起子宫内膜增生，导致闭经，而肿瘤坏死、破裂引起激素水平的波动造成子宫内膜不规则脱落，发生绝经后不规则阴道出血。激素刺激引发青春期前患者出现性早熟，表现为初潮提前、乳房增大、外阴丰满、阴毛及腋毛生长。②雄激素相关症状：卵泡及间质黄素化、肿瘤将孕激素转变为睾丸酮和雄烯二酮，血液中雄激素水平高于正常水平，以致声音嘶哑、体重增加、多毛、月经稀发、闭经、乳房不发育或萎缩、阴蒂肥大。

腹部肿块 60% 左右可扪及腹块，少数患者以腹块就诊。腹块首诊者肿瘤较大。

腹痛、腹胀 22%～59% 肿瘤破裂、扭转引起腹痛。腹块、腹水引起腹胀，一般腹水不多见，原发及复发患者一般腹水不超过 500ml。纤维瘤可发生梅格斯（Meigs）综合征，出现腹水、胸腔积液。

诊断 依据临床表现、辅助检查及病理学检查可诊断。

症状及体征 出现与激素刺激相关症状，应考虑肿瘤可能。

妇科检查 发现实性肿瘤、中等大小、光滑及活动。B 超、CT 检查提示为实性或囊实性肿瘤。诊断性刮宫，病理诊断除外雌激素水平升高引起的相关疾病如内膜增生，如单纯增生、不典型增生和子宫内膜癌。

实验室检查 监测激素水平。

雌激素 部分患者血清中雌激素水平可升高，临床有男性化表现者血清睾酮及雄烯二酮水平升高，甚至高达 10 倍。监测腹水、患侧卵巢静脉血中激素水平可高于外周血中。

抑制素 由非黄素化颗粒细胞分泌的糖蛋白，正常育龄妇女卵泡期抑制素低于 250U/L，绝经后或双附件切除后低于 50U/L，卵巢颗粒细胞瘤患者血清中抑制素水平可高达 6650U/L，而随着肿瘤的消退或生长而降至正常或升高，可检测卵巢颗粒细胞瘤病情变化。抑制素水平升高，一般 1 年内复发肿瘤出现，抑制素可作为随诊检测肿瘤复发的标志物，还可用于鉴别诊断卵巢非性索间质肿瘤。

鉴别诊断 一些卵巢上皮性肿瘤具有分泌激素的功能，临床表现也有绝经后阴道出血，如黏液瘤分泌功能较明显，另有卵巢转移瘤有分泌雌激素、雄激素功能，临床可表现为女性化或男性化，需鉴别。低分化支持-间质细胞肿瘤与卵巢类癌，合并异源成分需与卵巢未成熟畸胎瘤相鉴别。检测抑制素水平、免疫组织化学染色钙网蛋白可与非性索间质肿瘤鉴别。

（张 蓉 张功逸）

luǎncháo chéngrénxíng kēlìxìbāoliú

卵巢成人型颗粒细胞瘤

（ovarian adult granular cell tumor） 仅由卵巢颗粒细胞构成的肿瘤或颗粒细胞所占比例>10%的肿瘤。是卵巢性索间质肿瘤中最常见的类型，好发年龄为40～50岁。

病理特点 肿瘤大体为圆形、卵圆形或分叶状，实性或囊实性，切面灰白略带黄色，常有小灶出血坏死。光镜下，细胞为圆形、卵圆形或角形，细胞排列成巢、小梁、弥漫状。巢中细胞松散分布，围成菊形团样的考尔-埃克斯纳（Call-Exner）小体。细胞的异型性小，核分裂少。

临床表现 表现出以分泌雌激素为主的症状。肿瘤中等大小，大多数为实性或囊实性。但部分患者无分泌雌激素为主的症状，仅以肿块就诊。

初始治疗 以手术治疗为主，化疗、放射治疗为辅。

手术治疗 对诊断腹盆腔实性或囊实性肿瘤，能手术切除者首选手术。需行全面的手术分期：首次手术时分期应该按照卵巢上皮癌的原则。行足够长的纵行切口，充分暴露腹盆腔，取腹水或行盆腔和两侧结肠旁沟等部位冲洗液行细胞学检查。仔细探查整个腹盆腔及各脏器，对任何可疑区取活检，仔细探查主动脉旁和盆腔淋巴结，如有肿大则应切除活检，行大网膜切除，腹膜多点活检，行标准手术分期。对于Ⅱ期以上颗粒细胞瘤，绝经后、无生育要求者，可行全子宫、双附件、大网膜切除及减瘤术。对于年轻、有生育要求、Ⅰ期者，可行单附件、大网膜切除及腹膜多点活检，术前需诊断性刮宫除外子宫内膜癌。淋巴结清扫或取样一直有争议。美国国立综合癌症网络（NCCN）2010年卵巢性索间质肿瘤指南明确指出初次手术时可不常规行淋巴结清扫。

术后辅助化疗 Ⅰ期术后可无辅助治疗，文献报道：Ⅰ期特别是年龄小于50岁的患者5年、10年存活率可达到97%和94%。ⅠA期有约9%的复发率，因此对Ⅰ期、肿瘤大、有丝分裂多及术前肿瘤破裂者需化疗。一般Ⅱ期以上中晚期、复发转移患者，术后接受辅助化疗。

化疗方案 有多种，但一般采用卵巢癌的化疗方案：TC方案（紫杉醇+卡铂）；也可采用卵巢生殖细胞肿瘤的BEP方案（博来霉素+依托泊苷+顺铂）。NCCN指南提出Ⅰ期肿瘤大，术前肿瘤破裂，有丝分裂多，ⅠC期和Ⅱ期以上期别需化疗，采用BEP方案或TC方案。

化疗疗程 无残存肿瘤，一般4～6疗程，有残存肿瘤治疗至肿瘤消失后巩固2～3疗程，或化疗2～3疗程，肿瘤缩小后再次手术，术后再巩固2～3疗程。

术后放疗 颗粒细胞瘤对放疗较敏感，20世纪80年代前术后常规采用放疗。早期盆腔野，晚期腹部移动条形野+盆腔野放疗。Ⅱ期以上术后常规化疗，放疗多用于化疗后腹盆腔内残存肿瘤或复发转移者，行盆腔野放疗或针对复发病灶的调强适形放疗。

内分泌治疗 部分颗粒细胞瘤分泌雌激素，并且存在孕激素受体。因此可采用孕激素治疗。

预后 早期预后好，中晚期预后不佳。Ⅰ期的5年、10年生存率为90%～100%、84%～95%；Ⅱ期为55%～86%、50%～65%；Ⅲ期为22%～50%、17%～33%；Ⅳ期5年生存率低于22%。

有利预后因素 肿瘤期别早、特别是ⅠA期预后好，年龄小于50岁、未绝经，肿瘤直径小于10cm、未破裂，满意减瘤无残存肿瘤。

不利预后因素 肿瘤直径大于10cm、破裂，DNA非整倍体比例高，核分裂高，细胞非典型性明显，P53阳性表达，不满意减瘤有残存肿瘤。

复发治疗 颗粒细胞瘤有远期复发的特点，复发率2%～52%不等。第一次复发中位时间38个月（12～120个月），17%的复发发生在10年后，报道最长复发出现在初次治疗37年后。第二次、第三次复发中位时间分别为20个月（10～51个月）、18个月（2～45个月）。复发部位盆腔内转移占30%～45%，55%～70%转移超出盆腔到腹腔，远处转移少见。复发后的治疗并无标准，腹盆腔内单个或多个肿瘤能手术者首选手术切除，目的是最大限度切除全部肉眼所见肿瘤。

（张 蓉 张功逸）

luǎncháo yòuniánxíng kēlìxìbāoliú

卵巢幼年型颗粒细胞瘤（ovarian juvenile granular cell tumor）

主要发生在儿童和年轻成人的特殊类型的卵巢性索间质肿瘤。罕见，约占全部颗粒细胞瘤的 5%，97% 发生在 30 岁之前。绝大多数为单侧，体积较大，实性或囊实性。光镜下，肿瘤细胞弥漫性、结节状、管状、条索状或排列成大小不规则的滤泡结构，滤泡间或间质内富含酸性多糖的液体，罕见考尔-埃克斯纳（Call-Exner）小体，颗粒细胞和/或卵泡膜细胞常黄素化，核染色质深，异型性相对明显，核分裂常见，有时可见异常核分裂。

青春期前发病者常伴有性早熟，临床表现为乳房增大，阴道出血，阴蒂增大等第二性征及生殖器官发育。年龄大者出现月经紊乱。非特异症状有腹胀、腹痛、盆腔包块。大部分表现为 I 期，晚期少见。

I 期可保留生育功能，行单附件切除和标准的分期手术。II 期以上应同卵巢癌一样行肿瘤细胞减灭术，尽可能切除肿瘤。术后均需化疗，化疗一般参考成人型颗粒细胞瘤的化疗方案。

该病预后与期别明确相关，I 期预后好，约 90% 的患者可长期存活。但晚期预后差，易复发，一般出现在诊断后 1 年内，复发后病情发展快，多在 13~16 个月内死亡。

（张 蓉 张功逸）

luǎncháoluǎnpàomó xìbāoliú

卵巢卵泡膜细胞瘤（ovarian thecoma）

来自卵巢间质的卵泡膜的肿瘤。常与颗粒细胞瘤混合存在，绝大多数为良性，有分泌雌激素的功能，多发生在绝经期妇女。临床表现常为雌激素增高引起的功能性表现，如月经增多、闭经或绝经后阴道出血。部分患者有男性化的表现，多毛、声音低沉、阴蒂增大。

妇科检查可发现盆腔包块，

大多数肿瘤为单侧性，实性或囊实性，肿瘤一般中等大小，少数患者有腹水，或出现梅格斯（Meigs）综合征。卵泡膜细胞瘤常与纤维瘤混合存在，为纤维泡膜瘤。因有分泌雌激素功能，可引起子宫肌瘤、子宫内膜增生、不典型增生及子宫内膜癌。

治疗以手术切除为主。年轻有生育要求者仅行肿瘤剔除或单附件切除，绝经期及以后的患者行全子宫、双附件切除。恶性卵泡膜细胞瘤按卵巢恶性肿瘤处理原则处理，手术联合化疗和/或放疗。

（张 蓉 张功逸）

luǎncháo xiānwéiliú

卵巢纤维瘤（ovarian fibroma）

来自卵巢间质的成纤维细胞的良性肿瘤。大多数为单侧，少数呈双侧。多发生于中老年妇女。肿瘤中等大小，实性，质硬，分叶状，表面光滑。一般认为卵巢纤维瘤无内分泌功能，无月经紊乱，绝经后出血。

临床表现主要是腹痛、腹胀、肿瘤压迫或扭转引起的相关症状，或无症状只是常规体检时发现。卵巢纤维瘤可伴有腹水或胸腔积液，称为梅格斯（Meigs）综合征。诊断不困难，中老年妇女、实性肿瘤（质硬、表面光滑及活动）者可考虑该病。但合并胸腔积液、腹水者需与晚期卵巢癌、卵巢泡膜细胞瘤等鉴别。治疗主要采用手术，年轻患者可行单附件切除，中老年患者行全子宫、双附件切除。术后胸腔积液、腹水即消失。

（张 蓉 张功逸）

luǎncháo zhīchí-jiānzhì xìbāoliú

卵巢支持-间质细胞瘤（ovarian Sertoli-Leydig cell tumor）

由不同比例的支持细胞和间质细

胞构成的肿瘤。又称男性母细胞瘤。来源于原始或未分化的性腺间质，组织形态上反映睾丸组织不同发育时期。在中分化和低分化者还可出现原始的性腺成分，偶尔伴异源性成分。好发年龄 11~45 岁，平均年龄 25 岁。98% 为单侧，双侧少见。

病理分型 肿瘤大小不一，大的肿瘤可很大，小的肿瘤可小到显微镜下病灶。按分化程度可分为高分化、中分化和低分化，高分化一般为良性，中和低分化为恶性。还可分两亚型。①网状型：肿瘤大呈囊性，由不规则形的小管、空间或裂隙构成。大部分属中、低分化。②含异源成分型：异源成分最常见是胃肠型上皮，其次为横纹肌或软骨，偶有肝细胞样细胞或神经外胚层成分，可为高分化（良性或恶性）。

临床期别 97.5% 为 I 期，2.5% 超出卵巢，但肿瘤常位于盆腔内，罕见肿瘤转移到上腹部。高分化者均为 I 期，低分化可表现为晚期或术中易破裂。

临床表现 最常见的表现是雄激素水平升高所引起的去女性化或男性化征。但仍有 50% 的患者无激素升高引起的症状，仅为盆腔肿物或腹胀。

诊断 结合临床症状和体征、血清雄激素水平升高，或测定腹水、患侧卵巢静脉血睾酮浓度明显高于外周血而诊断。对仅有腹胀、腹部肿瘤者可通过 B 超、CT 检查。

治疗 对年轻、要求生育的 I 期患者，行单附件切除可保留对侧附件、子宫。晚期、无生育要求，所有低分化、中分化但术中肿瘤破裂或含异源成分型需行全子宫、双附件切除。盆腔淋巴结切除是否有助于预后的改善，尚无定论。对复发、晚期、中低分化及合并异源成分型采用BEP（博来霉素+依托泊苷+顺铂）、CAP（环磷酰胺+多柔比星+顺铂）及紫杉醇+铂类方案化疗，一般3~6个疗程。

预后 高分化支持-间质细胞瘤属良性，预后好，无复发。11%的中分化、58%的低分化、19%的含异源成分型临床表现为恶性行为，因属低度恶性，总体预后好。影响该病预后的因素是临床期别、分化程度、肿瘤破裂、网状型和肿瘤大小。因肿瘤大小与分化有关，肿瘤直径平均5cm多为高分化，而大于15cm多为低分化。如出现复发，一般出现比较早，2/3发生在1年内，仅6%~7%超过5年。腹腔和腹膜后是局部复发或转移的好发部位，也可侵及对侧卵巢、肺、肝和骨。复发后可行化疗、放疗。

（张 蓉 张功逸）

luǎncháo zhīchíxìbāoliú

卵巢支持细胞瘤（ovarian Sertoli cell tumor）

由卵巢支持细胞增生形成的肿瘤。罕见，属卵巢支持-间质细胞瘤中分化良好型。多见于单侧卵巢，大小不等，表面光滑，结节或分叶状；镜下细胞具有多种排列方式，常以孔状或实性管状为主。临床表现同支持-间质细胞瘤，仅以腹盆腔肿瘤就诊，或表现为雄激素水平升高所引起的去女性化或男性化征，部分具有女性化表现，如经量增多、绝经后阴道出血等。绝大多数卵巢支持细胞瘤为良性，治疗按卵巢良性肿瘤处理。

（张 蓉 张功逸）

luǎncháo jiānzhìxìbāoliú

卵巢间质细胞瘤（ovarian Leydig cell tumor）

由纤维瘤样间质和成簇类似睾丸的间质细胞构成的卵巢良性肿瘤。罕见，大多数发生于卵巢门细胞，少数发生于卵巢间质。多见于绝经期妇女，大部分肿瘤分泌雄激素。临床表现以雄激素水平升高所引起的去女性化或男性化征。肿瘤基本为良性，治疗按卵巢良性肿瘤处理。

（张 蓉 张功逸）

luǎncháo shēng zhíxìbāo zhǒngliú

卵巢生殖细胞肿瘤（ovarian germ cell tumor，OGCT）

来源于卵巢不同分化阶段生殖细胞的一组肿瘤。具有不同的组织学特性，占卵巢肿瘤的15%~20%。发病率仅次于卵巢上皮性肿瘤，恶性程度不一。可发生在性腺，或源于性腺外（如纵隔、腹膜后和骶尾区等）。多见于儿童及年轻女性。卵巢恶性生殖细胞肿瘤在中国相对常见，占卵巢恶性肿瘤的19.2%~24.4%。

病因和发病机制 病因尚不明确，可能与几种因素相关，包括遗传、环境、激素等。

组织学分类 世界卫生组织（WHO）将生殖细胞肿瘤分为三类：原始生殖细胞肿瘤；二胚层或三胚层畸胎瘤；单胚层畸胎瘤以及与皮样囊肿相关的体细胞型肿瘤。

无性细胞瘤 国外报道无性细胞瘤占生殖细胞肿瘤之首位，中国报道仅次于卵黄囊瘤。实性、部分呈双侧性，短期内发展快，有腹胀感，但没有明显腹水。是妊娠期最常见的卵巢恶性肿瘤之一，是混合性生殖细胞肿瘤的主要成分之一。可有性腺发育不全的表现（原发闭经、第二性征发育不良）或两性畸形（睾丸女性化）。血清甲胎蛋白（AFP）阴性、绒毛膜促性腺激素（HCG）阴性或低水平升高，乳酸脱氢酶（LDH）可明显升高。单纯无性细胞瘤是恶性度低、预后最好的生殖细胞肿瘤，5年生存率可达80%~100%。对放疗、化疗均敏感。混合有无性细胞瘤的生殖细胞肿瘤，其预后由恶性度高的混合成分决定。免疫组化染色发现，OCT4蛋白和D2-40在无性细胞瘤和胚胎性癌中有表达，CD117在无性细胞瘤100%表达，而其他类型生殖细胞肿瘤不表达，可作为无性细胞瘤、胚胎性癌与其他类型的鉴别依据。

卵黄囊瘤 为中国最常见的恶性生殖细胞肿瘤。恶性度高、病程发展快，约半数患者出现症状时间不到1周。主要症状为突发腹痛伴腹部肿物、常以急腹症就诊，腹水是常见体征，其中80%为血性腹水。肿瘤出血坏死可致发热。血清AFP水平可明显升高。卵黄囊瘤在无有效方案化疗前预后极差，5年生存率仅10%左右，有效化疗方案特别是BEP方案（博来霉素+依托泊苷+顺铂）应用后5年生存率可达80%以上，但仍有部分患者对化疗无效。

胚胎性癌 是具有多种分化潜能的恶性生殖细胞肿瘤，常与其他生殖细胞成分混合存在，单纯胚胎性癌少见，该病恶性度高，预后差，转移肿瘤常是癌成分。化疗采用BEP方案。

卵巢多胚瘤 生殖细胞肿瘤中罕见类型，胚胎原始分化状态的一种肿瘤，由大量胚胎早期的胚样小体构成。好发于年轻妇女，恶性度高，腹盆腔转移常见，治疗同其他恶性生殖细胞肿瘤。

卵巢非妊娠绒毛膜癌 极为罕见，部分与卵黄囊瘤、胚胎性癌、未成熟畸胎瘤、无性细胞瘤并存为混合性生殖细胞肿瘤。血清HCG水平升高。该病恶性程度高，发展快，可广泛盆、腹腔内转移。

混合性生殖细胞瘤 混合两种或以上成分的生殖细胞肿瘤，可合并两种或以上生殖细胞成分或生殖细胞成分合并上皮或间质成分。其中以混合无性细胞瘤和卵黄囊瘤或未成熟畸胎瘤多见，其次有绒毛膜癌、胚胎性癌，也有生殖细胞混合肉瘤、性索间质成分。该病恶性程度与所含成分的恶性度相关，含卵黄囊瘤、胚胎性癌和肉瘤者恶性度高。治疗同卵黄囊瘤，强调术后标准方案及时、足量、连续化疗。

畸胎瘤 包括未成熟畸胎瘤、成熟畸胎瘤和卵巢单胚层畸胎瘤。

未成熟畸胎瘤 常以腹部囊实性肿物、腹痛就诊，60%患者有腹水。约半数血清AFP升高，但远较卵黄囊瘤低，少数患者HCG也呈低水平升高。B超、CT扫描有特殊表现。病理分级与预后明显相关。未成熟畸胎瘤有随着治疗从未成熟向成熟转化的特点。治疗原则是能手术者尽量手术切除，不能手术者先化疗。对化疗几个周期后肿瘤不再缩小者，尽量手术切除，此时肿瘤可能已转变为1级或0级。P63仅在未成熟畸胎瘤中表达，可用于鉴别未成熟畸胎瘤与其他类型生殖细胞肿瘤。

成熟畸胎瘤 可发生于任何年龄段，卵巢生殖细胞肿瘤中最常见的类型，是育龄妇女中最多见的肿瘤。分为实性和囊性两种。实性成熟性畸胎瘤较少见，肿瘤表面光滑，切面实性。大多数成熟畸胎瘤为囊性，含有外胚层来源的皮肤组织或皮样组织，又称皮样囊肿，由分化成熟的三胚层各种组织、器官样结构组成。成熟畸胎瘤可在任何年龄段发生，

临床常见表现是盆腔包块，囊实性，包膜完整，活动。B超、CT可看见脂液平面。肿瘤内可见毛发、皮脂、骨等结构。单侧多见，双侧占10%~17%。肿瘤标志物糖类抗原（CA）19-9有可能升高，因畸胎瘤有可能恶变，一旦发现需手术，可行肿瘤剔除、单附件切除，老年无生育要求者行全子宫、双附件切除等手术方式。

卵巢单胚层畸胎瘤 生殖细胞肿瘤分类中单胚层畸胎瘤以及与皮样囊肿相关的体细胞肿瘤包括甲状腺肿、类癌、神经外胚层肿瘤等。

卵巢甲状腺肿是一种单胚层高度特异性肿瘤，占成熟畸胎瘤不到3%，大部分为良性，极少部分为恶性。在成熟畸胎瘤中15%可见甲状腺组织，但全部为甲状腺组织或所含成分超过50%才能诊断卵巢甲状腺肿。发病年龄40~50岁。临床表现为盆腔包块，或伴有腹痛，约17%出现腹水或梅格斯（Meigs）综合征，可伴血清CA125升高，易误诊为卵巢癌，腹水细胞学常阴性，肿瘤切除后胸腔积液、腹水自行消退。5%左右合并甲亢，多为恶性甲状腺肿。甲状腺肿分为：单纯甲状腺肿（全部由甲状腺组织组成）、混合性甲状腺肿（含甲状腺组织外，有小于50%的其他成熟畸胎瘤成分）和恶性甲状腺肿（部分肿瘤恶变为甲状腺型乳头状癌或滤泡性癌）。良、恶性甲状腺肿的甲状腺球蛋白均可升高，可作为与其他肿瘤的鉴别点。该病术前诊断困难，常误诊为畸胎瘤、囊腺瘤、巧克力囊肿，需病理确诊。手术为主要治疗手段。年轻、有生育要求行肿瘤剔除或单附件切除，老年患者可行全子宫、双附件切除。恶性甲状腺肿因发病率低，

治疗方法无统一标准。因大部分为Ⅰ期，预后好，对年轻、有生育要求者可保留生育功能；年老、广泛转移、复发者行全子宫、双附件、大网膜、阑尾切除，术后采用BEP方案化疗。

畸胎瘤恶变 少见，恶变率0.4%~4.4%，恶变可来源于成熟畸胎瘤的各个胚层，但来源于外胚层的鳞癌变多见，占80%~90%，其次是腺癌变，其他有类癌、黑色素瘤、肉瘤等。发病年龄33~69岁，绝经后妇女占75%。临床以下腹胀痛、盆腔包块多见，另有血尿、月经不规则。肿瘤以囊性为主伴部分实性，肿瘤偏大，直径6.0~32.5cm。肿瘤内可见毛发、油脂、骨和黏液等，癌变来源于实性部分，常呈灰白色，质脆伴出血、坏死。光镜下可见残存的皮肤及皮肤附属器、脂肪组织、纤维结缔组织，可找到良性向恶性变的过渡区。按国际妇产科联盟（FIGO）的卵巢恶性肿瘤分期原则分期。肿瘤扩散方式主要是局部浸润性生长，治疗方式无定论，手术是主要治疗手段，全子宫双附件、大网膜切除和减瘤，少数行淋巴结清扫。对年轻、有生育要求的ⅠA期也有行单附件切除。术后治疗无标准方案，可采用术后化疗，放疗或放疗化疗同时进行。一般认为ⅠA期术后治疗与否对预后无影响，晚期术后大多数接受化疗，极少数采用放疗同时化疗。化疗方案以铂类为主的联合方案包括紫杉醇+铂类、BEP、BIP（博来霉素+异环磷酰胺+顺铂）、CAP（环磷酰胺+多柔比星+顺铂）等。放疗包括腹盆腔放疗。5年存活率如下：Ⅰ期84%~95%，Ⅱ期40%~80%，Ⅲ~Ⅳ期低于37%。期别是影响预后的主要因素。

分期 采用 2014 年版国际妇产科联盟（FIGO）的卵巢癌分期标准（见恶性卵巢上皮性肿瘤表 1）。

临床表现 大多为非特异性的，主要症状为腹痛伴腹、盆腔肿块，约占 85%。其次，约 10% 患者以急腹症就诊（可因肿瘤破裂、出血或扭转引起）。这些多见于卵黄囊瘤，如肿瘤位于右侧常容易误诊为急性阑尾炎。晚期可出现腹水和腹胀。恶性生殖细胞肿瘤绝大多数来源于单侧卵巢，仅无性细胞瘤有 8%～15% 为双侧。

诊断 依据临床表现、实验室检查、影像学检查和病理学检查可诊断。

实验室检查 行血清肿瘤标志物检测。各类卵巢恶性生殖细胞肿瘤有其特异标志物，如 AFP、HCG、LDH、CA19-9、CA125 和鳞癌相关抗原（SCCA）等（表 1）。肿瘤标志物既可用于诊断又可用于病情监测。

影像学检查 行 X 线胸片检查以排除肺或纵隔转移。腹、盆腔 B 超或 CT 扫描。

病理学检查 进行剖腹探查切除肿瘤，行组织病理学检查以最终确诊。

治疗 采取手术联合放化疗的综合治疗。

手术治疗 手术对卵巢恶性生殖细胞肿瘤起到明确诊断及治疗的作用。对于有手术指征并能被切除的附件肿物应首选手术治疗。

全面的手术分期 首次手术时分期应按照卵巢癌的原则。行足够长的纵行切口，充分暴露腹盆腔，取腹水或盆腔和两侧结肠旁沟等部位冲洗液行细胞学检查。仔细探查整个腹盆腔及各脏器，对任何可疑区取活检。仔细探查主动脉旁和盆腔淋巴结，如有肿大则应切除活检。行大网膜切除，腹膜多点活检。

原发肿瘤的切除 恶性生殖细胞肿瘤大多位于单侧卵巢，对早期、年轻、有生育要求者首次手术时行单侧附件切除，保留正常的对侧附件和子宫是合理的手术措施。因保留侧卵巢楔形切除有可能引起粘连和卵巢衰竭而导致不育，1998 年美国妇产科学会（ACOG）建议：如果对侧卵巢肉眼正常可不行楔形切除活检。但无性细胞瘤有 8%～15% 双侧卵巢发生率，其中近半数为显微镜下转移，因此对无性细胞瘤应剖视对侧卵巢并行楔形切除术。子宫及对侧卵巢受侵、已生育、年龄大者则行全子宫、双附件切除。

晚期手术治疗 对能行减瘤手术切除者，首选减瘤手术，原则以可行和安全为主，年轻患者仍可保留未受侵子宫及对侧卵巢，余行全子宫、双附件、大网膜、腹盆内转移肿瘤及腹膜后肿大淋巴结切除，一般不常规行淋巴清扫。肠转移瘤大者行部分肠切除手术。因为生殖细胞肿瘤对化疗敏感，残存的小量癌组织依靠术后化疗解决。

晚期患者如手术无法达到满意减瘤时，应术前化疗 1～3 周期，待肿瘤缩小后再行减瘤术。卵巢恶性生殖细胞肿瘤对化疗敏感，有敏感的血清标志物来判断疗效、预测复发，影像学诊断的准确性较高，一般不提倡行二次探查术。对未成熟畸胎瘤有残存肿瘤患者，化疗后肿瘤不再缩小，可行二次手术。

化疗 可采用 VAC（长春新碱+更生霉素+环磷酰胺）、PVB（顺铂+长春花碱+博来霉素）方案。BEP 方案已作为卵巢恶性生殖细胞肿瘤术后辅助及一线化疗的首选方案。

辅助化疗 NCCN 指南认为除 I 期无性细胞瘤和 I 期 1 级未成熟畸胎瘤患者术后无需化疗外，其他期别均需术后化疗。肿瘤已全部切净的患者术后化疗为辅助化疗。采用 BEP 方案，术后伤口愈合后尽快化疗，一般术后 7～10 天即开始。早期患者 3～4 周期，可阻止肿瘤复发，使绝大多数患者无瘤存活。但对术前肿瘤巨大，肿瘤标志物水平很高，恶性度高的组织类型如卵黄囊瘤、胚胎癌和 2、3 级未成熟畸胎瘤患者需 4～6 疗程。尽可能 21 天 1 个周期，连续 3～6 周期，或肿瘤标志物正常后巩固 2 周期。

一线化疗 晚期术后肿瘤残存或未行标准方案化疗而复发者用 BEP 方案作为一线化疗。一般用 4～6 周期，或至肿瘤消失、肿瘤标志物阴转后再巩固 2～3 周期。平阳霉素有致肺纤维化的毒

表 1 卵巢恶性生殖细胞肿瘤的血清肿瘤标志物

肿瘤类型	AFP	HCG	LDH	CA125	CA19-9	SCCA
无性细胞瘤	-	±	±	±	-	-
卵黄囊瘤	+	-	±	±	-	-
未成熟畸胎瘤	±	-	-	-	±	-
绒毛膜癌	-	+	-	-	-	-
胚胎性癌	±	+	-	-	-	-
成熟性畸胎瘤鳞癌变	-	-	-	-	±	±
混合性肿瘤	±	±	-	±	-	-

性，其终生限量不能超过 300mg，小于 300mg，肺炎发生率 3%～5%，而大于 300mg 后肺炎发生率超过 20%。

疗效的判定　每周期后测肿瘤标志物、B 超检查，2～3 周期后肿瘤标志物下降至正常，B 超检查无异常发现，或肿瘤明显缩小为治疗满意。

放疗　无性细胞瘤对放射线高度敏感，放疗可治愈。无性细胞瘤术后辅助放疗采用盆腔野、腹盆野或腹盆移动条形野加盆腔野、盆腔野加腹主动脉旁区，纵隔区等不同体外放疗方法。阴道残端复发者可行阴道容器腔内放疗。因盆腔放疗破坏卵巢功能，使患者失去生育能力，而无性细胞瘤对化疗同样高度敏感，联合化疗的应用使无性细胞瘤患者获得更高的治愈率，且无放疗所致并发症。化疗已基本取代放疗作为无性细胞瘤术后治疗。但对晚期复发患者，化疗后残存肿瘤，复发病灶采用盆腔野，或局部肿瘤野，放疗仍是最好的挽救治疗手段。其他类型生殖细胞肿瘤对放疗不敏感，一般不采用放疗。

未控或复发后二线治疗　大部分经过手术及标准一线方案化疗后都能治愈，只有极少数出现未控或复发。复发时间多在 2 年内，盆、腹腔是最常见复发部位，占总复发的 63.6%～88.2%，其次是淋巴结转移、远处转移。复发的原因与初次治疗时期别晚、术后残存肿瘤大、未按标准方案化疗、化疗时间间隔长、不同病理亚型（卵黄囊瘤、胚胎性癌、高级别未成熟畸胎瘤等）、肿瘤大和肿瘤标志物高有关。

对于复发肿瘤为单个或几个，未行标准分期，有可能达到满意减瘤患者首选手术治疗，若评价

难于达到满意减瘤患者可先行化疗 1～3 疗程，再行减瘤手术。手术切除干净患者预后好，特别是未成熟畸胎瘤复发时肿瘤有可能已为 1 级或 0 级，再次手术能达到完全切除而无需术后化疗。但其他类型肿瘤复发后术后需进一步化疗，一般未进行标准方案化疗、PVB 化疗后、BEP 方案化疗后但 BLM 未到限量都可行 BEP 方案。其他化疗方案有 FIGO 推荐的 VIP（长春新碱+异环磷酰胺+顺铂）。NCCN（2008～2013）推荐的 TIP（紫杉醇+异环磷酰胺+顺铂）；高剂量化疗；VIP；紫杉醇+吉西他滨。影响卵巢恶性生殖细胞肿瘤未控或复发患者的预后因素有病理类型、先前的化疗方案和复发后的治疗。

预后　主要与临床期别、病理类型、术后残存肿瘤大小、术后是否标准方案化疗、化疗是否足量及化疗是否及时直接相关。卵巢恶性生殖细胞肿瘤的 5 年生存率：I 期 98.1%，II 期 100%，III 期 73.3%，复发转移 64.1%。无性细胞瘤预后最好，其次为未成熟畸胎瘤、卵黄囊瘤，混合性生殖细胞瘤预后差。

（张　蓉　张功逸）

luǎncháo zhuǎnyíxìng zhǒngliú

卵巢转移性肿瘤（metastatic ovarian tumor）　原发于身体其他器官转移至卵巢的恶性肿瘤。由于卵巢有丰富的血供和淋巴，各器官的恶性肿瘤都有可能转移至卵巢，也是女性生殖系统中最常见的转移部位。占卵巢恶性肿瘤的 10%，其中由胃肠道转移来的占多数，为 20%～45%，其他原发部位较少，如乳腺、子宫等，肺、肾和子宫颈等来源的卵巢转移瘤更少见。德国医师库肯勃（Krukenberg）于 1896 年报道了一

种独特形态的卵巢转移性肿瘤，病理学上以印戒细胞癌为特征，主要原发部位为胃，又称为库肯勃瘤。

病理特征　一般发生在双侧卵巢，占 60%～80%。卵巢发生转移性肿瘤时均匀增大成肾形、长圆形或分叶状。小者可表现为显微镜下转移，大者直径常超过 10cm，可充满盆腔，局部可出现出血和坏死。卵巢表面光滑或结节状，外有完整的卵巢包膜，极少与周围组织粘连，但包膜较脆易破裂。光镜下见肿瘤基本为实性或胶质样，部分肿瘤纤维间质可呈纤维瘤样。组织学形态多样，可表现为普通腺癌，也可表现为黏液腺癌。细胞间质可致密，也可疏松，甚至呈明显的水肿。其中最典型的是印戒细胞癌，表现为结缔组织中散在或聚集成堆的黏液细胞，细胞形态大小不一。细胞核染色质浓染，核分裂象少见。胞质内充满黏液，胞质中大量的黏液将细胞核挤向一侧，过碘酸希夫（PAS）和黏液卡红染色均呈阳性反应。

临床表现　一般多发生于绝经前妇女，可能与绝经前卵巢功能旺盛、血供丰富有关。由于转移性肿瘤常是原发肿瘤晚期的表现，所以常在原发肿瘤诊断后的几年内发生卵巢转移。有时则是临床怀疑卵巢转移性肿瘤，之后发现原发病灶，也有的无法明确原发病灶。

卵巢转移瘤患者可表现原发和继发肿瘤的症状和体征。原发肿瘤症状和卵巢转移性肿瘤症状可同时存在，也可单独表现。可像其他早期卵巢癌一样没有明显症状，也可表现为盆腔肿物、腹胀、腹痛和腹水。

诊断　原发肿瘤已经确诊的

术前诊断率较高，但以卵巢肿物为首发症状者术前难诊断，约20%。为了提高诊断率，凡查到双侧实性活动的附件肿物，均应考虑到转移的可能。如患者过去有消化道、乳腺等部位的恶性肿瘤病史，则诊断基本建立。如既往无肿瘤病史，则需详细了解症状，特别是消化系统症状的发生和发展过程，以此为依据尽一切可能寻找原发病灶，必要时行胃肠造影、胃镜、肠镜、正电子发射计算机体层成像（PET-CT）检查。另外，消化道恶性肿瘤、乳腺癌患者应把术前盆腔检查或超声列为常规。

鉴别诊断　主要与卵巢原发性肿瘤进行鉴别。卵巢原发性肿瘤往往发生于单侧卵巢，而转移性卵巢肿瘤（以黏液腺癌为例）一般呈双侧性，如有原发灶存在则较易鉴别，最终确诊需要病理检查。

治疗　原则是结合原发肿瘤及全身其他转移灶的情况综合考虑，达到减轻症状、改善生存的目的。治疗方法包括手术和辅助治疗。

手术治疗　手术范围可根据患者具体情况而定。胃肠道来源的转移性卵巢肿瘤通常对化疗不敏感，手术切除可能有助于延缓复发，改善生存。如患者身体情况差或术中发现腹腔内转移广泛，可仅行双附件切除。如转移局限于盆腔，可行双附件切除及盆腔转移瘤切除。子宫是否同时切除则需综合考虑年龄、子宫及子宫颈情况、患者的意愿及原发肿瘤的状况等决定。

辅助治疗　根据原发肿瘤的部位和性质，选择抗肿瘤药物和方法进行术后辅助治疗。

预后　卵巢发生转移性肿瘤多为肿瘤的晚期，总体预后较差。与低分化的黏液性转移癌相比，高分化黏液腺癌卵巢转移的预后相对较好；原发子宫颈腺癌发生卵巢转移时，人乳头瘤病毒（HPV）相关腺癌的预后好于胃型腺癌。

(张　蓉　张功逸)

shūluǎnguǎn èxìng zhǒngliú

输卵管恶性肿瘤（malignant tumor of fallopian tube）　发生于输卵管的恶性肿瘤。包括输卵管癌、上皮间质混合性肿瘤和输卵管生殖细胞肿瘤，临床罕见。其临床特征、分期和治疗方法与卵巢恶性肿瘤相似，主要区别在于肿瘤主要位于输卵管而卵巢及腹膜的病变很少或未见。输卵管癌主要包括浆液性癌、子宫内膜样癌及癌肉瘤，其中浆液性癌约占90%。超过60%的原发性输卵管恶性肿瘤发生于绝经后妇女，发病年龄60岁左右。

病因和发病机制　病因尚不明确。可能与盆腔炎病史、结核性输卵管炎、乳腺癌病史有关，输卵管癌的发生可能与 *BRCA1/2* 基因突变相关。

病理特征　输卵管恶性肿瘤多发生于输卵管壶腹部，多呈单侧。输卵管可膨大增粗、扩张，呈腊肠状，有时仅轻度增粗。早期病变有时与慢性输卵管炎、输卵管积水或积脓难以鉴别。癌组织呈灰白色实性或囊实性结节，或呈绒毛、息肉状充填管腔，或形成溃疡性肿物侵蚀管壁，晚期肿瘤可侵出管腔或从伞端突出。高级别浆液性癌（HGSC）最常见，组织病理学特征与卵巢 HGSC 一致。非侵袭性浆液性癌又称为浆液性输卵管上皮内癌（STIC），其癌前病变称为浆液性输卵管上皮内病变（STIL）。

临床表现　阴道排液、腹痛、腹部肿块为输卵管恶性肿瘤的三联症。

阴道排液　是最常见且最具特征性的症状。排液往往呈阵发性，量不等，可呈浆液性黄水样或血水样等，一般不伴有臭味。

腹痛　一般呈钝痛，有时可呈痉挛性绞痛，当阴道排出水样或血样液体后疼痛缓解。当肿瘤增大压迫附近器官或发生盆腹腔扩散时，可出现尿频、大便困难、腹胀和疼痛等。

腹部肿块　患者可扪及下腹部肿块。妇科检查亦可扪及肿块，大小差异较大，一般位于子宫一侧或后方，即附件区，活动受限，与卵巢肿瘤难以区别。部分患者可伴有腹水，表现为移动性浊音阳性，若腹水量大还可表现为食欲减退、腹胀等。

诊断　应结合临床表现、肿瘤标志物和影像学检查。输卵管恶性肿瘤可伴有糖类抗原（CA）125 的升高，偶尔可有 CA19-9 和癌胚抗原（CEA）升高。B 超检查可以初步判断肿块部位、大小、性质及有无腹水等；盆、腹腔 CT 或 MRI 能确定肿块性质、部位和大小，并可了解盆腹腔转移及腹膜后淋巴结转移情况。最终确诊依靠病理学检查。

鉴别诊断　主要与输卵管积水相鉴别。输卵管积水时，有时可因积水量多、腔内压力过大，积水可进入宫腔自阴道流出。但输卵管积水的阴道排液清澈，妇检时肿块囊性感明显，表面光滑，活动性大。MRI 或 CT 检查提示包块为囊性病变，没有实性成分。

治疗　输卵管恶性肿瘤的分期、治疗和预后与恶性卵巢上皮性肿瘤相似。

(吴令英　李　宁)

wàiyīn shàngpí nèi liúbiàn

外阴上皮内瘤变（vulvar intra-epithelial neoplasia，VIN）

发生于外阴鳞状上皮内的细胞非典型性增生病变。是外阴癌的前期病变。根据病变的程度分为低级别 VIN（VIN Ⅰ）和高级别 VIN（VIN Ⅱ～VIN Ⅲ），VIN Ⅲ 包括鲍恩（Bowen）样型、基底样型、湿疣样型、分化或单纯型。部分患者同时合并子宫颈和/或阴道的上皮内瘤变或癌，可能是多中心性病变。

病因和发病机制 有多方面原因。

病毒感染 与人乳头瘤病毒（HPV）感染有关，特别是 HPV16、18 型是高级别 VIN 的强致病因素。

免疫缺陷 罹患人类免疫缺陷病毒（HIV）感染、慢性淋巴细胞白血病和长期服用免疫抑制剂（甾体激素和组织移植抑制剂）者 VIN 发生率明显增高。

外阴营养不良 分化型多与 HPV 感染无关，常伴有慢性外阴营养不良，特别是硬化性苔藓。以老年妇女为主，恶变机会大，部分患者在诊断时已有浸润或淋巴结转移。

性行为和烟草 吸烟、性伴侣数量的增加常与 VIN Ⅲ 的危险性增加有关。在年轻的 VIN 患者中常有 HPV 感染，并与性生活史（包括性伴侣数目，第 1 次性生活年龄）有关。

子宫颈病变 由于有相同的危险因素，VIN 与子宫颈病变相关，约 15% 的 VIN 存在子宫颈病变。

部分低度病变可以自然消退，约 10% 的 VIN 发展为浸润癌。

临床表现 最常见的症状是外阴瘙痒不适、灼痛和排尿困难（约 80%），可因排尿而加重。部分可有尖锐湿疣病史。在角化皮肤处病变可以是白色、红色或棕色的突起或丘疹，在黏膜部位则呈扁平或斑点样，可有色素减退。涂 5% 的醋酸后呈致密白色。年轻患者高级别 VIN 常为多发，可从小阴唇黏膜向外延伸至大阴唇皮肤，从阴蒂、阴阜蔓延至会阴甚至肛周，部分可达尿道、阴道和肛管等隐匿部位；老年患者的高级别 VIN 则多为单发，常累及黏膜。VIN Ⅲ 有 30%～50% 合并浸润癌，50% 的患者有外阴营养不良、苔藓样硬化和鳞状上皮增生。

诊断 需依据症状、体征而做出，组织病理学检查是确诊和与其他疾病鉴别诊断的标准。对高出皮肤表面的白色的不规则病变应高度怀疑 VIN，因为 VIN 常为多个病灶，且容易合并其他部位的上皮内瘤变。因此，治疗前应对外阴部、阴道、子宫颈和会阴体后部进行检查。①细胞学检查：虽不能取代活检，但在反复、持续 HPV 感染患者中，由于常存在持续、微弱的醋白上皮，因此此项检查可减少重复活检的次数。若细胞学检查表现为不典型性，则应行活检术。②阴道镜检查：可提高检测邻近组织病变的敏感性。VIN 原发病灶周围有不同程度的 VIN 病变。因此，对高危人群应彻底检查整个外阴。③活检及组织病理学检查：对可疑部位的病灶活检，送病理学检查，是最终确诊 VIN 的金标准。对可疑病变部位应多点取样活检，可明确上皮下扩散的深度，以指导手术的深度。若采用激光消融等无标本的治疗手段，明确诊断排除浸润则尤为重要。

治疗 首要原则是正确地诊断并排除外阴浸润癌，其次是精确地确定 VIN 病变范围，治疗方法包括手术切除、药物、电切和激光疗法等，由于患者年龄跨度大，病变范围、分布、症状多样化，治疗需个体化。

手术治疗 低级别 VIN 不需治疗，密切随诊即可；局部的高级别 VIN 可采用病灶局部浅表切除，切除范围距离病灶至少 5mm。对切缘阳性者可以密切随诊，没有必要再次手术。对怀疑浸润癌者应行局部广泛切除。对大的融合病灶或广泛的多发病灶特别是阴道镜下有早期浸润征象者，应更加广泛切除，并用植皮或皮瓣修复。对单一的高级别 VIN 病灶也可选择局麻下行子宫颈高频电圈刀环形切除术（LEEP）。

激光消融治疗 对病变广泛的年轻患者，仔细阴道镜检查除外浸润癌者可以选择 CO_2 激光消融治疗，优点是组织损伤小，并可施行多部位治疗。局麻下进行，应合理使用激光技术和模式，注意控制销蚀深度，术前或术中使外阴皮肤冷却可减轻术后疼痛和肿胀，治疗后 2 周内可有明显疼痛不适，术后给予镇痛处理，加强护理。

药物治疗 年轻患者的多发病灶常与 HPV 感染有关，可以选择局部使用免疫调节剂，如咪唑奎宁类药物，如 5% 咪喹莫特软膏外涂有一定效果。其他药物还有干扰素、视黄酸等，对年龄较大、病变较重患者可用 5% 氟尿嘧啶软膏涂于外阴病灶。药物治疗的优点在于有效保持了外阴结构的完整性及其功能。

光动力疗法（PDT） 将 10% 的 5-氨基酮戊酸（ALA）凝胶涂于 VIN 表面，2～4 小时后给予 635nm 波长、80～125J/cm^2 的激光进行治疗，治疗后局部不留瘢痕而且愈合时间短，能保持外阴外观，但在 HPV 阳性患者中疗效降低。

预后 VIN I 和 VIN II 的预后较好，较少复发，而 VIN III 行广泛性局部切除术后的复发率为 9%~17%。

（马绍康 程 敏）

wàiyīn bào'ēnbìng

外阴鲍恩病 (vulvar Bowen disease)

外阴部鳞状上皮全层异型增生不伴有间质浸润的原位病变。又称外阴原位鳞状细胞癌。是一种较少见的早期皮肤原位癌，多见于 30~60 岁。发病与病毒感染、砷剂、外伤及遗传有关。

皮损常单发，初为小片红斑，逐渐扩大呈圆形、多环形或不规则形稍隆起的暗红色斑片，表面可有鳞屑，边界清楚。多位于皮肤及黏膜交界处，白色、红色或棕色斑片，表面粗糙不平，逐渐增大。约 1/3 患者有不同程度的瘙痒，病程发展缓慢。老年患者发展成浸润性癌的危险性大。部分患者在数年后出现内脏恶性肿瘤。该病还可发生于躯干、口腔、肛门和指甲等，应与乳腺外佩吉特（Paget）病、浅表型基底细胞上皮瘤和浅表扩展性黑色素瘤等鉴别。

首选手术治疗，单纯外阴切除即可，术后不影响外阴功能及美观。其他治疗方法还有：液氮冷冻或 CO_2 激光消融，局部外用 5-氟尿嘧啶软膏和 5% 咪喹莫特软膏的保守治疗。

（马绍康 程 敏）

wàiyīn Bào'ēnyàng qiūzhěnbìng

外阴鲍恩样丘疹病 (vulvar Bowenoid papulosis)

由人乳头状瘤病毒（HPV）感染引起的外生殖器部位皮肤病。较少见。由韦德（Wade）于 1978 年正式命名，易发生于性活跃人群的会阴和肛周，发病高峰年龄为 21~30 岁，病理学为低度恶性原位癌。

典型皮损为多发性小的淡灰色、淡红棕色、淡褐色、深褐色扁平丘疹，部分表面光滑，带有光泽，直径 2~10mm，有些呈疣状甚至疣状斑块，皮损可群集，排列成线状或环状，常见于会阴及阴唇，也可发生于肛周，累及黏膜，罕见于腹股沟。可自行消退。一般无自觉症状，部分患者有瘙痒或烧灼感。应与外阴鲍恩病、外阴汗管瘤等鉴别。

该病以保守治疗为主，如果皮损少，而面积较大，可选择局部切除。

（马绍康 程 敏）

wàiyīn Pèijítèbìng

外阴佩吉特病 (vulvar Paget disease)

发生于外阴部皮肤腺上皮，呈湿疹样病损的癌前病变。占外阴恶性肿瘤的 1%~2%。20%~30% 的病变下方同时伴浸润性腺癌。40 岁以下者少见，平均发病年龄 70 岁。1874 年，英国外科医师詹姆斯·佩吉特（James Paget）首先描述了乳腺外佩吉特病；1901 年，迪布勒伊（Dubreuilh）报道累及外阴的首例病例。

分型 该病通常分 3 型。I 型（上皮内佩吉特病）：最常见，是发生于皮肤的特殊的外阴表皮内肿瘤。肉眼不易识别病变的边缘，导致手术切除不净而复发，需要术中冷冻病理检查证实完整切除，预后好。II 型（浸润型佩吉特病）：佩吉特细胞穿透基底膜，浸润至真皮及皮下组织。伴有浸润病变，尤其深度超过 1~3mm，可转移至淋巴结。III 型（佩吉特病伴腺癌）：同时伴有原发性外阴皮肤附件或非皮肤的腺癌，多为汗腺来源。部分与 VIN 相伴。外阴佩吉特病可分为原发和继发病变，原发病变发生于外阴上皮内，而继发者常继发于肛门直肠腺癌或尿道膀胱癌。

病因和发病机制 病因不明，可能与砷剂、病毒感染、局部损伤刺激及遗传等因素有关。该病可能起源于大汗腺或前庭大腺，然后沿导管到达表皮；另外，该病也可源于原位上皮干细胞。

临床表现 易发生于富有大汗腺的区域，临床表现很像湿疹。外阴瘙痒、疼痛或烧灼感是主要症状。病灶常由阴毛附着部位开始，常见于大阴唇、肛周、阴阜和腹股沟，表现为病变边界清楚的红色斑片，表面有渗出结痂或角化、脱屑，逐渐向周围扩大，经数月或数年后往往有浸润，甚至发生溃疡，可累及邻近部位的汗腺。多为双侧性，有的可累及外阴的 4 个象限，甚至可达臀部及阴道壁，如有合并附件腺癌，可触及小硬结。真皮层的受侵范围常大于表皮层可见的病灶。部分患者合并其他部位的肿瘤。转移不多见，但可局部复发。病程缓慢，不易引起重视，存在就诊延迟的现象，病灶经久不愈。15%~25% 有浸润性病变，17%~30% 合并腺癌，25% 合并其他部位恶性肿瘤如乳腺癌、基底细胞癌、直肠癌、泌尿生殖道癌和子宫颈癌等。

诊断 根据病史及检查可初步诊断，但确诊及与其他外阴病变的鉴别诊断需依靠病理学检查。应注意该病可多中心发生，病灶的实际大小比肉眼可见的红色斑块更广泛。活检组织要有足够深度和宽度，因病变常伴有腺癌，如组织取得太少，容易漏诊。正电子发射计算机体层成像（PET-CT）、皮肤镜及共聚焦显微成像技术可辅助诊断。CEA、细胞角蛋白（CK）、CXC 族趋化因子受体 4（CXCR4）等标志物可预测该病侵袭、转移风险。

鉴别诊断　应与外阴湿疹、鲍恩（Bowen）病及类湿疹样癌型原发性黑色素瘤相鉴别。

治疗　以手术切除为主。上皮内病变可选择外阴单纯切除或局部扩大切除。因病变距真皮很近，上皮脚又倾向于伸入真皮，因此切除的深度应包括表皮及其下的真皮。合并腺癌而且病变广泛累及真皮层时，由于术前对有无汗腺浸润判断困难，且病变扩散程度常超过肉眼所见，故切缘常呈阳性病理改变，术后容易复发。病变大的外阴佩吉特病行外阴广泛性切除，切除边界多点活检，行冷冻切片检查，以保证将病灶完全切除。不论采取何种术式，切除的正常皮肤边界应距离病灶 2.5cm 以上，深度以到皮肤下脂肪组织 0.5～1cm 为宜。对未发现腺癌者，选择单纯浅层皮肤的外阴切除术。如果系真皮下浸润癌，治疗方法同外阴浸润癌，行外阴根治术及腹股沟淋巴结清扫术，如切除范围较大，创面较大，常需要皮瓣移植覆盖手术创面。间质浸润型及伴有腺癌者可能存在淋巴结转移，术后可给予放射治疗。

对有严重合并症或广泛转移不能耐受手术或术后复发患者，行咪喹莫特治疗、放疗和化疗等。局部外用 5% 的咪喹莫特治疗的完全缓解率高达 75%，对初治和复发患者均有效，且对 5% 的咪喹莫特初治后复发的患者再次治疗仍有效。放疗可治愈部分患者，放疗总剂量应控制于 40～70 Gy。化疗药物可选用 FP 方案（顺铂＋5-氟尿嘧啶）、FECOM 方案（表柔比星＋卡铂＋长春新碱＋5-氟尿

嘧啶）、多西他赛等，单纯化疗疗效有限。针对常规化疗耐药或转移患者，若 Her-2 阳性，可试用曲妥珠单抗治疗，靶向治疗（拉帕替尼）可作为一种新的候选方法。

预后　具有多年后局部复发的特征，术后复发率在 11%～60%。复发灶多数仍为原位癌，可能与该病多中心性有关。影响术后复发的因素有：①术后病理切缘阳性。②浸润性病变或合并其他部位肿瘤复发风险高。③位于阴蒂及肛周的病变术后复发的风险高。④佩吉特细胞 DNA 为非二倍体复发风险高。复发患者再次治疗的效果较好，有无合并皮肤附件癌对预后有重要影响。

预防　应少用砷剂，避免用长波紫外线强烈照射。如果是多发性皮损者，应注意有无其他恶性肿瘤存在。

（马绍康　程　敏）

wàiyīn èxìng zhǒngliú

外阴恶性肿瘤（vulvar malignant tumor）

发生于外阴表皮、腺体和其他组织的恶性肿瘤。发病率占女性生殖系统恶性肿瘤的 3%～5%。多发生于绝经后妇女。肿瘤可发生于外阴的皮肤、黏膜及其附件组织，以鳞状上皮癌多见，其他还有黑色素瘤、腺癌、基底细胞癌、肉瘤和转移性癌等。外阴恶性肿瘤的发病率呈上升趋势，尤其是 75 岁及以上的老年女性，可能与外阴的硬化苔藓病变等非肿瘤性上皮病变和高龄导致上皮细胞出现非典型性增生有关。

（马绍康　程　敏）

wàiyīn jīdǐxìbāo'ái

外阴基底细胞癌（vulvar basal cell carcinoma）

来源于外阴皮肤及其附件（毛囊、汗腺等）基底细胞的恶性肿瘤。少见，占外阴恶性肿瘤的 2%～4%，生长缓

慢，多为局部扩展或区域淋巴结转移，很少有远处转移。光镜下若出现鳞状分化，称为鳞状基底细胞癌，这类肿瘤侵袭性较强；如出现腺样结构则称为腺样基底细胞癌；如含有大量色素则称为色素样基底细胞癌。

病因尚不完全明确，紫外线照射、人乳头瘤病毒（HPV）感染、*p53* 基因突变与其发生可能密切相关，而梅毒、慢性炎症、外伤、放射治疗可能也与其有关。

该病初起无明显自觉症状，此后以外阴瘙痒、烧灼感为主要症状。肿瘤常位于大阴唇前侧或会阴联合，偶见于小阴唇或阴蒂。约 60% 为结节亚型，其次为浅表型，继发感染后可形成溃疡，并有血性臭味分泌物，"鼠啃样溃疡"并有卷边是常见的表现。

外阴基底细胞癌以手术治疗为主。病灶局限可行局部切除或局部扩大切除术，尚无明确的推荐切缘，但应该考虑亚临床病灶的存在。不建议常规行腹股沟淋巴结切除术。病变范围广、浸润较深行根治性外阴切除术。若有可疑腹股沟淋巴结转移应行淋巴结活检，病理学检查证实淋巴结转移者行同侧或双侧腹股沟淋巴结切除术。基底细胞癌对化疗不敏感，彻底手术后一般不需要放疗和化疗，皮肤切缘阳性或基底切缘阳性的患者术后可补充放疗。鳞状基底细胞癌的治疗方式与外阴鳞状细胞癌相同。

该病总体预后较好，手术切除后 10%～20% 有复发或出现新的病灶。

（马绍康　程　敏）

wàiyīn línzhuàngxìbāo'ái

外阴鳞状细胞癌（vulvar squamous carcinoma）

来源于外阴皮肤表面鳞状上皮的恶性肿

瘤。简称外阴鳞癌。是外阴癌中最常见的一种，约占外阴恶性肿瘤的80%以上，一般分化较好，多数为直接发生，外阴高级别上皮内瘤变（VIN Ⅲ）若未治疗，约80%可进展为外阴浸润癌。常见于绝经期及高龄妇女，高峰年龄60~80岁，诊断时平均年龄65岁。外阴癌最常见的发生部位为大阴唇，其次为阴蒂，其他部位有小阴唇、后联合、尿道口周围等，另外有5%为多中心性。

病因和发病机制 ①慢性外阴营养不良：慢性外阴皮肤、黏膜非瘤性病变与外阴癌的发生存在一定的相关性。②人乳头瘤病毒（HPV）感染：以HPV16、18、31型较为多见，约50%的外阴癌能检测到HPV DNA。③性病：包括淋巴肉芽肿、湿疣及梅毒等。④其他：部分外阴鳞癌病因尚不明了。

分型 外阴鳞癌分两种病因完全不同的类型：一种主要见于年轻患者，与子宫颈癌的流行病学特征相似，常与HPV感染和吸烟等有关，伴有疣状或基底细胞样VIN，同时或先后伴有下生殖道其他部位的多中心病灶，预后较好；另一种常见于老年患者，与HPV感染或吸烟无关，常伴有外阴营养障碍如硬化性苔藓，一般无VIN改变，如果出现VIN则多为未分化癌，预后差。

分期 包括国际妇产科联盟（FIGO）分期和国际抗癌联盟（UICC）的TNM分期，临床多采用FIGO分期。2009年，FIGO根据肿瘤的浸润深度对淋巴结转移的影响而重新调整了分期。①Ⅰ期：肿瘤局限于外阴或会阴，无淋巴结转移。②Ⅱ期：肿瘤侵犯了下1/3尿道、下1/3阴道或肛门，无淋巴结转移。③Ⅲ期：肿瘤转移至腹股沟淋巴结。④Ⅳ期：肿瘤侵犯了上2/3尿道或阴道，或膀胱黏膜、直肠黏膜等受累，腹股沟淋巴结固定或溃疡，或有任何部位的远处转移。

临床表现 外阴瘙痒是最常见症状，甚至长达数年，部分患者有外阴营养障碍如硬化性苔藓的病史。常表现为结节、赘生物或略有疼痛，有时可有溃疡及出血，继发感染则有恶臭味，有时有排尿困难，晚期可出现疼痛、渗液和出血，少数以腹股沟肿物为首发症状。病灶可单发或多发，周围皮肤可完全正常，也可呈白色或其他色素沉着，可出现红肿、溃疡、白斑或疣状肿物。以外阴前半部多见，中线型位于阴蒂、尿道口、阴道口和后会阴联合，侧位型以大阴唇最为多见，右侧多于左侧。约10%因病灶广泛无法确定原发部位，5%为多中心性病灶。在治疗的同时或前后，有15%~30%并发其他部位的原发癌，以生殖道肿瘤特别是子宫颈癌多见，大部分是原位癌或早期浸润癌。部分患者合并糖尿病及肥胖。

淋巴结转移 与外阴区域淋巴结引流解剖特点一致。最初转移至腹股沟浅淋巴结，随后转移至腹股沟深淋巴结，最后转移至腹股沟韧带下方的腹股沟深淋巴结及盆腔淋巴结，少部分肿瘤位于阴阜、巴氏腺可直接转移至盆腔淋巴结。淋巴结总的转移率在20%~59%，单侧病灶淋巴结转移多在同侧，少数同时累及对侧，极少数仅仅转移至对侧；中线部位的病灶则可累及双侧。与淋巴结转移有关的因素有病变部位和肿瘤大小。

诊断 依据临床表现、辅助检查和病理学检查可诊断。

体格检查 注意检查浅表淋巴结（尤其是腹股沟淋巴结）有无肿大。若肿瘤转移至腹股沟淋巴结，可扪及增大、质硬、固定的淋巴结。

妇科检查 应明确外阴肿物或病变的部位、大小、质地、活动度、色素改变、形态（丘疹或斑块、结节、菜花和溃疡等）、皮下浸润深度及距外阴中线的距离等，肿瘤是否累及尿道（口）、阴道、肛门和直肠，检查外阴皮肤有无增厚、色素改变及溃疡情况。行子宫颈细胞学检查，必要时对阴道、子宫颈行阴道镜检查，特别是有HPV感染病史的年轻患者。

病理学检查 是确诊的金标准。对有多年外阴瘙痒史并伴有外阴白斑或经久不愈的糜烂、外阴结节、乳头状瘤、尖锐湿疣及溃疡等可疑病变，应及时取活体组织行组织病理学检查。必要时在阴道镜指导下行病变部位活检。肿瘤直径大于2cm的外阴癌可直接在肿瘤部位钳夹取活检，对肿瘤直径2cm及以下的早期外阴癌可在局部麻醉下行肿物完整切除活检，包括肿瘤、肿瘤周围皮肤和皮下组织，或采用Keyes活检器，经连续病理学切片检查，准确评价肿瘤的浸润深度，以指导早期外阴癌的个体化治疗。对腹股沟淋巴结肿大者可行超声指引下细针穿刺活检。

影像学检查 常规行胸部X线/CT检查排除肺转移；行外阴、腹股沟区和盆腔增强CT、MRI或正电子发射计算机体层成像（PET-CT）等检查；对于晚期外阴鳞癌，应行膀胱镜和/或结直肠镜检查，了解尿道、膀胱和直肠黏膜侵犯情况。

治疗 以手术治疗为主。早期推荐个体化手术治疗，而局部晚期癌则推荐手术联合放化疗的综合治疗。传统的根治性全外阴切除、双侧腹股沟淋巴结清扫是标准的手术方式，如果累及肛门、直肠阴道膈或远端尿道，还可进行一定形式的盆腔脏器切除，如果盆腔淋巴结转移，甚至还包括盆腔淋巴结切除。随着经验的积累及新情况的出现，如年轻患者的增加；根治性全外阴切除术后并发症多，住院时间长；术后的性心理后遗症；盆腔淋巴结清扫与不行淋巴结清扫而选择盆腔放疗的疗效基本一致，而并发症确明显增加。外阴鳞癌的手术方式进行了改良，并取得较好效果。

手术治疗　手术范围包括外阴局部肿瘤切除和腹股沟淋巴结清扫，必要时切除增大的盆腔淋巴结。外阴肿瘤切除术式包括单纯部分外阴切除术、根治性部分外阴切除术和根治性全外阴切除术；腹股沟淋巴结清扫术式包括腹股沟淋巴结根治性清扫术、前哨淋巴结活检和淋巴结活检术。

局部肿瘤的处理　I 期特别是外阴侧面或后部病灶可行根治性部分外阴切除，包括肿瘤外2cm 的正常组织，深度应达浅筋膜的尿生殖膈，如肿瘤邻近尿道，可切除外尿道 1~2cm，切除范围超过 2cm 则可能导致尿失禁。病灶较大的 II 期或累及尿道或肛门，行全外阴根治性切除；晚期外阴癌常累及肛门、直肠和尿道上段，直接手术困难，可先行放疗和化疗，肿瘤缩小后行根治性全外阴切除、双侧腹股沟淋巴结清扫术，如果不能保证充分的手术切缘，术后给予放疗。

手术切缘状态　是外阴鳞癌复发的重要预测因素。初次手术必须达到足够的手术切缘（至少1cm），以保证镜下 8mm 以上的安全切缘。为保留外阴敏感部位及维持性功能，小于 8mm 的病理阴性切缘也可以接受。初始手术时切缘靠近浸润癌者可密切随访。切缘阳性考虑再次手术切除，也可辅助性局部放疗。当切缘阳性累及尿道、肛门或阴道时，切除过多组织可能会导致较多的并发症和功能障碍，建议选择辅助放疗。另外，切缘阳性或切缘邻近病灶是否选择再次手术需考虑淋巴结状态，当合并腹股沟淋巴结转移时，术后已有需要补充外照射放疗±同期化疗的明确指征，不宜选择再次手术。

区域淋巴结处理　肿瘤浸润深度小于 1mm 不行淋巴结切除；所有间质浸润超过 1mm 均需行腹股沟浅淋巴结、股浅淋巴结切除，如果腹股沟浅淋巴结阳性，应切除股深淋巴结及柯氏淋巴结；因为单纯腹股沟浅淋巴结切除有1%~6%的治疗失败率。浸润深度大于 1mm 而小于 5mm 非中线型者，同侧腹股沟淋巴结切除，如果发现多个淋巴结阳性，需双侧淋巴结切除；凡有肿瘤直径大于2cm、中线型肿瘤、脉管瘤栓、淋巴结可疑转移、浸润深度大于5mm、低分化等高危因素者，应行双侧淋巴结切除。盆腔淋巴结转移不多见，低于 10%，多发生在腹股沟淋巴结 3 个及更多的阳性的患者。一般认为，术后双侧腹股沟区及盆腔照射的效果优于盆腔淋巴结清扫的效果，但对术前发现盆腔淋巴广泛转移者，可考虑盆腔淋巴结切除减瘤，术后放疗。

腹股沟浅淋巴结清扫术上界达腹股沟韧带上方 2cm，外至髂前上棘，内至耻骨结节，沿缝匠肌内收肌向下至股三角顶点，深达筋膜，保留皮下脂肪组织厚度约 0.5cm。既往为清扫彻底，在大隐静脉如股静脉处结扎切除大隐静脉，术后因淋巴及血液回流障碍，常出现下肢水肿甚至橡皮腿，严重影响患者生活质量，现多主张保留大隐静脉及其分支。腹股沟深淋巴结清扫则需要打开股管，清除股动静脉周围淋巴组织及柯氏淋巴结。

腹股沟前哨淋巴结大多位于耻骨联合两侧的耻骨结节旁，也称为耻骨结节旁淋巴结。前哨淋巴结检查以放射性核素或蓝染料为示踪剂，发现并识别腹股沟前哨淋巴结。早期外阴鳞癌（临床 I、II 期，肿瘤直径小于 4cm）通过切除前哨淋巴结评估腹股沟淋巴结转移的敏感性和阴性预测值均可达 90% 以上。对于外阴肿瘤直径小于 4cm 的单灶性病变、临床无腹股沟淋巴结转移证据者可采用前哨淋巴结活检术。手术前于癌灶旁注射示踪剂如亚甲蓝和/或 ^{99m}Tc（锝）、荧光等。注射亚甲蓝注射液后 20~30 分钟，切除蓝染的腹股沟前哨淋巴结送快速冷冻切片病理学检查，阳性者需采取补充治疗。前哨淋巴结阳性者，应进行患侧腹股沟淋巴结切除或切除阳性前哨淋巴结后给予腹股沟区放疗。前哨淋巴结阴性者，则不需再切除剩余的淋巴结；肿瘤累及中线时，必须进行双侧前哨淋巴结切除。如果仅在一侧检出前哨淋巴结阳性，对侧也应进行腹股沟淋巴结切除或放疗。前哨淋巴结的病理学评估要求进行超分期，应至少每 200μm 一个层面进行连续切片。为避免假阴性结果，连续切片结合细胞角蛋白免疫组化检查可降低假阴性的可能。

放射治疗　外阴鳞癌对放疗有一定的敏感性，但外阴部位潮湿、皮肤黏膜对放射线耐受较差，难以接受达到根治性治疗效果的照射剂量。因此，一般不首选放疗，而个体化放疗是治疗的关键。对于局部晚期的外阴癌，放化疗联合手术的综合治疗可以降低超广泛手术的创伤和改善患者预后。因正常器官受量较高，不推荐使用外照射、三维适形放疗（3D-CRT），而主要采取调强适形放疗（IMRT），没有化疗禁忌证者，推荐同期放化疗的治疗模式。

适应证 ①年老体弱不能耐受手术或有严重合并症不宜手术者。②病变广泛不能手术者。③不能耐受大范围手术、临床及影像学未发现腹股沟淋巴结转移者，腹股沟区域放疗可替代腹股沟淋巴结手术切除。④局部肿瘤巨大不能手术切除或肿瘤累及尿道、肛门等重要器官，直接手术可导致功能损伤者，可考虑术前放疗。⑤术后辅助放疗。⑥术后局部或区域性复发。

根治性放疗 主要适用于：①不可切除的局部晚期肿瘤，包括部分Ⅱ期（肿瘤直径大于4cm或肿瘤侵及阴道、尿道和肛门）和Ⅲ～ⅣA期肿瘤。②手术有可能造成严重并发症或有严重伴发疾病不能接受手术的早期患者。

建议使用IMRT技术，残留肿瘤或瘤床区域局部推量照射使用的放疗技术要根据肿瘤位置、周围器官受照射剂量限制等因素考虑：如果肿瘤位置表浅，可以使用电子线垂直照射；如果残留肿瘤适合进行近距离治疗，也可以使用近距离后装插植技术给予推量照射。放化疗结束后对肿瘤反应进行评估，如果原发病灶、转移淋巴结有肿瘤残留，可以通过多学科协作团队（MDT）讨论确定能否手术切除。

术前照射 外阴局部肿瘤巨大或明显累及尿道、肛门、直肠等，直接手术创面大，并发症多，甚至影响排尿、排便功能。为此，可选择术前照射，使肿瘤缩小后再行根治手术，达到缩小创面、保留功能的目的。术前照射指征：①预期手术切缘不充分（≤1cm）。②保护尿道、肛门和阴蒂等功能。③腹股沟淋巴结肿大固定、融合，侵犯皮肤并破溃。

照射野包括肿瘤边界外2cm左右，针对肿瘤灶垂直照射，部分患者可结合腔内或组织间插植照射以缩小肿瘤。研究发现术前放疗与化疗联合的效果优于单纯放疗。术前放疗联合手术治疗有一定的风险：因肿瘤对放射及化疗不敏感导致肿瘤继续增大而彻底丧失手术的机会，治疗效果差；外阴组织接受照射后生长能力差，术后伤口愈合能力差，可能出现长期不愈合等，增加并发症。

术后照射 术后放疗指征：①切缘阳性或切缘不充分（小于5mm）。②肿瘤基底残存。③淋巴脉管间隙浸润（LVSI）。④腹股沟淋巴结阳性和/或盆腔淋巴结转移。

对切缘及肿瘤基底镜下阳性的患者，针对瘤床进行垂直照射40～50Gy，可明显减少复发的机会。对腹股沟浅淋巴结阳性患者，照射一般选择^{60}Co（钴）γ射线照射或加速器高能X线联合6～10MeV电子线照射60～70Gy。照射野一般沿腹股沟韧带内至耻骨结节，外至髂前上棘，宽8cm，注意两侧照射野间距应该在2cm以上，以免局部剂量高导致皮肤严重损伤。如果腹股沟深淋巴结阳性，照射区域应该包括股三角的区域，同时应该行盆腔CT检查，了解是否有盆腔淋巴结转移，如果有转移，则应对盆腔及腹股

沟区同时照射，照射野上界与子宫颈癌盆腔照射的上界相同，下界应该包括腹股沟区域，再针对腹股沟区补充电子线照射，电子线照射时应选择能达到一定深度（达股血管）的高能电子线。盆腔淋巴结转移可采用调强照射。

姑息性的放化疗 适用于肿瘤晚期、复发手术困难或不能耐受手术的患者。外阴肿瘤及区域淋巴结的照射剂量60～70Gy，腹股沟区的照射剂量与方式同上述，如果发现盆腔淋巴结转移，应包括盆腔照射，同时控制股骨颈的剂量。为减少正常组织的损伤，可采用超分割照射方法。针对复发转移病灶给予局部照射，照射剂量分割模式及总照射剂量根据治疗目的及周围危及器官耐受剂量确定。放疗结合5-氟尿嘧啶或以铂类为主的化疗能取得较好效果。外阴癌单纯姑息放疗和化疗的疗效较差，腹股沟淋巴结区域的放疗效果也没有腹股沟淋巴结切除的效果好，如果发现有手术机会应及时手术。晚期或复发及转移性外阴癌全身治疗方案如下（表1）。

外阴癌复发 外阴癌复发率在8%～26.5%。分两种情况：第一种是术后2年内复发，可能是首次手术镜下切缘不净所致，肿瘤生长快，恶性程度高；另一种是复发间隔时间较长（3～13年），病程发展较缓慢，不一定是真正的复发，有可能是新出现的肿瘤，又称为再发，预后相对较好。约20%的患者可出现远处转移。外阴癌复发与腹股沟淋巴结转移数目密切相关，淋巴结转移少于3个，特别是镜下转移者复发少，而淋巴结转移3个及以上者，局部、区域和全身性复发率明显升高。肿瘤复发部位是影响预后的

表1 晚期或复发、转移性外阴癌治疗方案

首选	其他推荐药物	某些情况下使用
顺铂	紫杉醇	
卡铂	顺铂+长春瑞滨	
顺铂+紫杉醇	厄洛替尼	派姆单抗（TMB-H、PD-L1 阳性或 MSI-H/dMMR 外阴癌的二线治疗）
卡铂+紫杉醇	顺铂+吉西他滨	纳武单抗用于 HPV 相关的晚期或复发/转移外阴癌
顺铂+紫杉醇+贝伐珠单抗或其生物类似物	卡铂+紫杉醇+贝伐珠单抗或其生物类似物	拉罗替尼或恩曲替尼用于 NTRK 基因融合阳性患者

重要因素，复发部位分为原发肿瘤部位包括外阴切除术后瘢痕外 2cm、皮肤桥部位复发及原发灶外的远处复发。在原发灶部位复发者预后稍好，而远离局部的复发预后差。

若临床怀疑复发，需先行影像学检查了解复发或转移灶情况，并尽可能经病理学证实，复发分局部复发和远处转移。单纯外阴局部复发经再次手术，生存率可达 60%，而腹股沟、盆腔等外阴以外的复发转移者预后很差。能再次手术者首选手术切除，不能手术者可选择放疗，针对局部肿瘤可以选择组织间插植照射。如果考虑选择手术与放疗相结合，宜先实施放疗，照射 45~50Gy 后行复发肿瘤的局部切除。有远处转移者只能选择对鳞癌有效的药物如顺铂、紫杉醇、博来霉素和丝裂霉素等姑息化疗，但有效率低、有效持续时间短。

预后及影响因素 外阴鳞癌的 5 年生存率为 52~85%。影响预后的因素有：①肿瘤分期，随着肿瘤期别的增加，生存率明显下降。Ⅰ期 71.9%~100%，Ⅱ期 54.3%~89.5%，Ⅲ期 36%~83.3%，Ⅳ期 19%~39%。②腹股沟淋巴结转移情况，无淋巴结转移者生存率高，淋巴结阳性者生存率低，而且与淋巴结转移个数及包膜外是否浸润有关，有淋巴结转移者 5 年生存率为 40%~60%，无淋巴结转移者生存率在 90% 以上，有盆腔淋巴结转移者生存率仅为 11%。③脉管瘤栓，即使是临床Ⅰ期有脉管瘤栓者，病死率达 31.6%。其他影响预后的因素有肿瘤大小、肿瘤部位、病理分化级别、肿瘤细胞 DNA 倍体和治疗方法等。

（马绍康 程 敏）

wàiyīn yóuzhuàng'ái

外阴疣状癌（vulvar verrucous carcinoma）

发生于外阴部的高分化鳞状细胞癌。是外阴鳞状细胞癌的一种特殊亚型。少见。1948 年由阿克曼（Ackerman LV）首先报道。多发于绝经后妇女，多见于女性外阴、肛周，也见于男性龟头、包皮及肛周。生殖器、肛门部位的疣状癌又称布－勒（Buschke-Lowenstein）巨大湿疣。

疣状癌的发生多数与人乳头瘤病毒（HPV）感染有关，以 HPV16 型多见。临床可无症状或有外阴瘙痒，病程一般较长。表现为外阴皮肤或黏膜有较大的疣状、乳头状或菜花状肿物，质地一般较外阴癌软，基底较固定，表面常有溃疡，常合并外阴尖锐湿疣。肿瘤生长缓慢但可局部浸润，甚至可侵及骨组织。

首选手术治疗，广泛性局部切除可达到满意治疗效果，因为一般不发生转移，淋巴结多为反应性增大。如发现可疑腹股沟淋巴结转移，可行细针穿刺或活检确诊，若有淋巴结转移，至少行同侧腹股沟深和浅淋巴结切除。该病不适合放射治疗，放疗可诱导恶性变并增加区域性或远处转移的风险。复发患者也以手术切除为主，甚至可考虑不同形式的除脏术。部分患者可采用化疗。外阴疣状癌具有生长缓慢、易复发但很少转移的特点，手术治疗后预后较好。

（马绍康 程 敏）

wàiyīn xiàn'ái

外阴腺癌（vulvar adenocarcinoma）

起源于外阴部位腺上皮的恶性肿瘤。占外阴癌的 5%。可来源于皮肤附件、小前庭腺、尿道旁腺、前庭大腺、乳腺样组织或其他异位组织。多见于中老年妇女，表现为大阴唇后部的深在肿物。组织学类型主要包括前庭大腺癌、尿道旁腺癌和汗腺癌。以前庭大腺癌多见，肿瘤内常有残留的前庭大腺导管或腺泡，尿道旁腺癌和汗腺癌十分少见。

（马绍康 程 敏）

wàiyīn qiántíngdàxiàn'ái

外阴前庭大腺癌（carcinoma of greater vestibular gland）

发生于外阴前庭大腺的恶性肿瘤。又称外阴巴氏腺癌，占所有外阴恶性肿瘤的 7.7%。发病平均年龄 57 岁。鳞癌和腺癌是主要的病理学类型，约占 80%。少见类型有腺鳞癌、移行细胞癌、腺样囊性癌和小细胞癌等，其中腺样囊性癌是一种特殊类型，生物学行为独特。

病因尚不清楚，可能与前庭大腺囊肿感染有关。肿瘤生长缓慢，有局部浸润和神经周围浸润的特点，常在肿瘤出现前有很长时间的瘙痒及烧灼痛的病史。多数表现为外阴前庭大腺部位表面光滑的肿物，少数继发感染者肿瘤表面可溃烂，呈溃疡型。对存在多年的前庭大腺囊肿近期持续增大，应警惕前庭大腺癌的可能。

确诊依据肿瘤的组织病理学检查和前庭大腺的特殊解剖部位，要求达到 Honan 标准：肿瘤位于正确解剖部位即后外侧，肿瘤位于大阴唇深部，覆盖上皮完整，有可辨认的正常腺体。可检测癌胚抗原（CEA）、酸性和中性黏蛋白、过碘酸希夫（PAS）染色和 P53 等免疫组化及特殊染色标志物进行诊断及鉴别诊断。治疗前应做外阴、腹盆腔 CT 或 MRI 检查，了解肿瘤与周围器官（直肠、阴道等）的关系、有无腹股沟及盆腔、腹腔淋巴结转移等。

治疗采用根治性外阴切除及双侧腹股沟淋巴结清扫，也可采用半外阴切除或根治性局部切除。如果肿瘤固定于耻骨下支或肛门括约肌或直肠，可术前放化疗，术后放疗可减少局部复发；腺样囊性癌可选择根治性局部切除同侧腹股沟深浅淋巴结。如果同侧腹股沟区淋巴结阳性，行双侧腹股沟区及盆腔放疗可以减少区域性肿瘤复发。病理检查若发现切缘阳性或周围神经侵及，术后辅助放疗。

预后与同期别鳞癌的预后相似。腺样囊性癌很少有淋巴结转移，预后较好；腺鳞癌恶性程度高，倾向于周围神经侵犯、淋巴结转移和局部复发。

(马绍康 程 敏)

wàiyīn hēisèsùliú

外阴黑色素瘤（malignant melanoma of the vulva）

发生于外阴皮肤黑色素细胞的高度恶性肿瘤。约 10%不产生黑色素称为无色素的黑色素瘤。外阴黑色素瘤占皮肤黑色素瘤的 1.5%～2%，为外阴第二常见恶性肿瘤，仅次于鳞状细胞癌，占外阴恶性肿瘤的 7%～10%。多发生于成年人，很少发生于青春期前的儿童，高峰发病年龄为 60～70 岁。

病因和发病机制　病因不清，与其组织特异性及环境因素如病毒等有关，存在不典型黑色素痣、免疫功能低下及家族或个人的皮肤黑色素瘤病史也是危险因素，部分患者可能有染色体或基因变异。扁平无毛发的交界痣容易恶变。

分期　与外阴黑色素瘤有关的手术及显微镜下分期有 Clark、Chung 和 Breslow 等分期方法及标准（表1），也可采用美国癌症联合委员会（AJCC）的 TNM 分期（表2）。

临床表现　多数无症状，少数可有瘙痒、疼痛。外阴黑色素瘤可发生于外阴任何部位，以光滑黏膜如大阴唇内侧、小阴唇、阴蒂和阴道口等部位多见，其次是毛发区皮肤与黏膜的交界处，常有外阴黑痣病史，可恶变者约 10%。表现为外阴部结节或局部色素沉着，一般呈棕褐色或蓝黑色，有的出现隆起、乳突状或息肉状，部分有出血甚至溃疡，原黑痣扩大，周围可出现卫星灶。以表浅扩散型、黏膜斑点型及结节型多见，结节型常有深部浸润和广泛转移，肿瘤转移时以腹股沟淋巴结受累最常见。约 10%的

患者病灶无色素沉着称为无色素恶性黑色素瘤。

诊断　除根据病史和临床特征外，主要依靠组织病理学检查确诊。应选择切除活检，深达脂肪组织，最好将病灶完整切除，切缘距肿瘤边缘至少 1cm。避免采用钳取局部组织活检方式。HMB-45、S-100 蛋白和神经元特异性烯醇化酶（NSE）、酪氨酸酶、T 细胞识别黑色素瘤抗原 1（MART-1）等标志物进行免疫组化染色可作为诊断和鉴别诊断依据，对无色素的恶性黑色素瘤尤其重要。

鉴别诊断　应与外阴原位癌、色素痣、乳头状瘤、外阴佩吉特病等鉴别。同时还应注意远处转移的可能性，行盆腹腔、胸部 CT 和 MRI 等影像学检查。

治疗　采用手术、化疗、放疗及生物治疗等相结合的综合治疗方式。

手术　传统采用根治性外阴切除加腹股沟淋巴结清扫，对于外阴中部的肿瘤可切除部分或全部尿道、阴道或直肠。应根据肿瘤浸润深度及其生长范围，选择恰当的手术，肿瘤切缘应该包括至少 2cm 的正常组织，切缘阴性对减少复发至关重要。肿瘤厚度小于 1mm 淋巴结转移率很低，而厚度大于 1mm，淋巴结转移率在 20%左右。对于肿瘤侵犯深度小于 3mm、无溃疡、临床无可疑淋巴结转移可考虑不行腹股沟淋巴

表 1　外阴黑色素瘤的微分期

分级	Clark	Chung	Breslow
I	表皮内	表皮内	<0.76mm
II	达真皮乳头	从粒细胞层≤1.0mm	0.76～1.50mm
III	充满真皮乳头	从粒细胞层 1.1～2.0mm	1.51～2.25mm
IV	达真皮网状层	从粒细胞层>2.0mm	2.26～3.00mm
V	达皮下脂肪	达皮下脂肪	>3.00mm

表 2 黑色素瘤的 TNM 分期（AJCC，2017）

原发肿瘤（T）分期	区域淋巴结（N）分期	远处转移（M）分期
T_X 原发肿瘤厚度无法评估	N_X 区域淋巴结无法评估	
T_0 无原发肿瘤证据	N_0 无区域淋巴结转移	M_0
T_{is} 原位黑色素瘤		
T_1 厚度≤1.0mm	N_1 1 个淋巴结转移或无淋巴结转移，但出现以下转移：移行转移，卫星结节和/或微卫星转移	M_1 有远处转移
T_{1a} 厚度 < 0.8mm 且无溃疡	N_{1a} 1 个临床隐匿淋巴结转移（镜下转移，如经前哨淋巴结活检诊断）	M_{1a} 转移至皮肤、软组织（包括肌肉）和/或非区域淋巴结转移
		$M_{1a(0)}$ LDH 正常
		$M_{1a(1)}$ LDH 升高
T_{1b} 厚度 < 0.8mm 且有溃疡 0.8~1.0mm	N_{1b} 1 个临床显性淋巴结转移	M_{1b} 转移至肺伴或 M_{1a} 转移
	N_{1c} 无区域淋巴结转移，但出现以下转移：移行转移，卫星转移和/或微卫星转移	M_{1c} 非中枢神经系统的其他内脏转移伴或不伴 M_{1a} 或 M_{1b} 转移
		M_{1d} 转移至中枢神经系统的其他内脏转移伴或不伴 M_{1a} 或 M_{1b} 或 M_{1c} 转移
T_2 1.0mm<厚度<2.0mm	N_2 2~3 个淋巴结转移或 1 个淋巴结伴有移行转移，卫星转移和/或微卫星转移	
T_{2a} 无溃疡	N_{2a} 2~3 个隐匿淋巴结转移（镜下转移，如经前哨淋巴结活检诊断）	
T_{2b} 有溃疡	N_{2b} 2~3 个淋巴结转移中至少 1 个临床显性淋巴结转移	
	N_{2c} 至少 1 个临床显性淋巴结转移伴有移行转移，卫星转移和/或微卫星转移	
T_3 2.0mm<厚度<4.0mm	N_3 4 个及以上淋巴结；或 2 个以上淋巴结转移伴有移行转移，卫星转移和/或微卫星转移；边界不清的淋巴结，无论是否伴有移行转移，卫星转移和/或微卫星转移	
T_{3a} 无溃疡	N_{3a} 4 个及以上临床隐匿淋巴结（镜下转移，如经前哨淋巴结活检诊断）	
T_{3b} 有溃疡	N_{3b} 4 个淋巴结转移中至少 1 个临床显性淋巴结转移或可见边界不清的淋巴结	
	N_{3c} 2 个及以上临床隐匿淋巴结或临床显性淋巴结转移伴有移行转移，卫星转移和/或微卫星转移	
T_4 厚度>4.0mm		
T_{4a} 无溃疡		
T_{4b} 有溃疡		

注：LDH. 乳酸脱氢酶

结清扫；对肿瘤侵犯深度大于 3mm、有溃疡、临床可疑淋巴结转移等高危患者应该行腹股沟淋巴结清扫。对肿瘤厚度小于 1mm 但有不良因素如溃疡、卫星病灶、脉管瘤栓及有丝分裂多以及肿瘤厚度 1~4mm 但没有可触及淋巴结的患者，可在手术时在原发肿瘤部位注射有机蓝染料或放射性胶体定位前哨淋巴结并进行活检，前哨淋巴结阳性者行淋巴结清扫；肿瘤厚度大于 4mm，远处转移率高，预后差，常规行根治性外阴切除及双腹股沟深浅淋巴结清扫。

盆腔淋巴结转移者预后极差，是否切除盆腔淋巴结意义不大。对原发灶行根治性局部切除，切缘 1~2cm，临床无可疑腹股沟淋巴结转移而冷冻有转移者，至少行同侧腹股沟深浅淋巴结切除。

化疗 对黑色素瘤有效的药

物有达卡巴嗪、替莫唑胺、紫杉醇、白蛋白结合型紫杉醇、多柔比星、异环磷酰胺、长春新碱、顺铂和放线菌素 D 等。达卡巴嗪为首选的化疗药物，首选化疗方案推荐达卡巴嗪和替莫唑胺为主的联合化疗方案（如顺铂或福莫司汀）或紫杉醇联合卡铂方案，适用于晚期患者。其他化疗方案有 BDPT 方案（卡莫司汀+达卡巴嗪+顺铂）、PVD 方案（顺铂+达卡巴嗪+长春花碱）和 CPD 方案（洛莫司汀+丙卡巴肼+放线菌素 D）。

联合治疗　对于不可切除或远处转移黑色素瘤，免疫治疗和靶向治疗是首选，无法使用免疫治疗和靶向治疗时才考虑化疗。转移性黑色素瘤的治疗可选用达卡巴嗪或替莫唑胺、顺铂或卡铂、联合或不联合长春花碱或亚硝基脲、程序性死亡受体 1（PD-1）抑制剂或细胞毒性 T 淋巴细胞相关抗原 4（CTLA-4）抑制剂治疗。

推荐达拉非尼联合曲美替尼作为Ⅲ期 BRAF 突变阳性患者术后辅助治疗。另外，伊匹单抗可用于区域淋巴结转移或直径大于 1mm 微转移的黑色素瘤术后辅助治疗。BRAF 突变阴性者可选用 PD-1 抑制剂。纳武单抗也可用于术后辅助治疗。

生物反应调节剂治疗　生物治疗在黑色素瘤的治疗中占有重要地位，且生物治疗联合化疗的有效率明显高于单纯化疗和单纯生物治疗。沙利度胺是谷氨酸衍生物，有抗血管生成及免疫调节作用，与替莫唑胺联合效果更好。其他药物包括 IL-2、重组干扰素（IFN-α）、粒细胞-巨噬细胞集落刺激因子（GM-CSF）等。生物治疗联合化疗的有效率明显高于单纯化疗和单纯生物治疗。分子靶向药物联合化疗应用于治疗晚期和复发性黑色素瘤的药物有索拉非尼、贝伐珠单抗等联合替莫唑胺。外阴黑色素瘤的治疗可借鉴皮肤黑色素瘤的治疗方案。

放射治疗　黑色素瘤对放疗不敏感，但可作为姑息治疗的手段之一，照射方法与外阴癌相同。

预后　5 年生存率为 14%~60%，FIGO 分期Ⅰ期为 58%~71%，Ⅱ期 33.7%~63%，Ⅲ期低于 37.0%，Ⅳ期 0%。影响预后的因素有淋巴结转移及数目、肿瘤生长行为与扩散方式、溃疡形成、肿瘤直径、脉管瘤栓、初次手术是否彻底以及患者年龄等。另有研究发现，肉眼可见的黑色素缺失及色痣史可减少生存的机会。

复发　复发及转移多见，约 50%。复发时间平均 1 年，复发部位以外阴中部（小阴唇、阴蒂、尿道和阴道）多见，可远处转移至肺、肝、脑、胃和腹膜后等各个部位。复发患者能再次手术首选再次手术，但多为姑息性治疗，包括放疗和化疗。

（马绍康　程　敏）

wàiyīn ròuliú

外阴肉瘤（vulvar sarcoma）

来源于外阴间叶组织的恶性肿瘤。占外阴恶性肿瘤的 1%~3%。组织学类型包括平滑肌肉瘤、横纹肌肉瘤、未分化肉瘤和皮肤纤维肉瘤等。其中外阴平滑肌肉瘤常见，符合下列指标中至少 3 项者诊断为平滑肌肉瘤：直径≥5cm，核分裂数≥5/10HPF，边缘浸润性生长和中-重度细胞异型性。

外阴肉瘤多见于老年妇女，平均年龄 56 岁。横纹肌肉瘤发病年龄较早，可见于幼女。神经纤维肉瘤及纤维肉瘤发病年龄更早些。其播散途径有直接浸润、淋巴管或血行播散，50% 有肺转移。局部症状有疼痛，部分肿瘤可破溃出血，但以皮下结节多见，少数为外生型赘生物，晚期肿瘤可固定于筋膜。肿瘤出现部位有 1/2 在大阴唇，1/4 在小阴唇，其他 1/4 在阴蒂及会阴体。横纹肌肉瘤是最常见的儿童软组织肉瘤，20% 累及盆腔和泌尿生殖道。未分化肉瘤侵蚀力强，易侵犯皮下脂肪、筋膜及盆底肌肉；横纹肌肉瘤恶性程度高，即使局部病灶很小也可出现淋巴结及血行转移；皮肤纤维肉瘤恶性程度较低，可局部侵犯或复发，但远处转移不多见。

临床采用手术、化疗及放疗等综合治疗方法。手术范围根据患者的具体情况而定，如年轻患者、恶性程度低的皮肤纤维肉瘤可选择局部广泛切除，一般采用外阴广泛切除及双侧腹股沟淋巴结清扫术。化疗选择多柔比星、顺铂、达卡巴嗪、异环磷酰胺和长春新碱的药物联合化疗，部分患者局部及区域淋巴结照射有一定的益处。

不同病理类型的肉瘤预后不同，低度恶性的皮肤纤维肉瘤若手术彻底，即使复发也多为局部复发，可再次手术，预后好。其他肉瘤易发生血行转移，预后差，而横纹肌肉瘤预后最差。

（马绍康　程　敏）

yīndào ròuliú

阴道肉瘤（vaginal sarcoma）

为来源于阴道间叶组织的恶性肿瘤。罕见，占阴道恶性肿瘤的 2% 以下。包括平滑肌肉瘤、横纹肌肉瘤、癌肉瘤、内膜间质肉瘤和血管肉瘤等。平滑肌肉瘤占阴道肉瘤的 50%~65%，好发于 40~50 岁成年女性，是最常见的病理类型；婴幼儿常见的多为横纹肌肉瘤，其中胚胎型横纹肌肉瘤最常见。其他较少见的有阴道癌肉瘤、内膜间质肉瘤和血管肉瘤等。

病因和发病机制 病因尚不清楚。

临床表现 如下所述。

症状 临床表现无特异性，早期为黏膜下的小硬结，一般无症状，部分患者因自己扪及而就诊。肿瘤呈弥漫性浸润性发展，通常表现为阴道疼痛，阴道堵塞下坠、压迫不适感。部分可伴有阴道不规则出血或性交出血，白带增多，为脓性或血性分泌物，可有恶臭。晚期可出现阴道大出血，并因压迫、浸润膀胱、尿道和直肠产生尿频、尿急、排尿中断、排便不畅或便秘等症状，约半数有阴道、直肠疼痛。

体征 肿瘤常见部位为阴道后壁上段，其次为后壁下段，其他各壁也可出现。肿块常呈局部性生长，可有假包膜。阴道检查可触及较硬结节状肿块或浸润性硬块，表面可伴有出血、溃疡、阴道壁变硬、狭窄。晚期则可出现淋巴和血行转移，以及肺、肝等远处器官转移。

诊断 阴道平滑肌肉瘤因缺乏典型症状和体征，诊断较难，多为术后病理学检查确诊。术前可进行活检，一是为明确诊断，二是为制订手术方案。并行胸部X线检查以明确是否有肺转移，行盆腔或腹腔CT或MRI检查以确定肿瘤局部侵犯范围及是否有盆腹腔转移，必要时行乙状结肠镜或膀胱镜检查，排除是否有直肠及膀胱受侵。

病理诊断主要依靠细胞的异型性及核分裂象，可根据免疫组化染色与其他阴道恶性肿瘤相鉴别，其中波形蛋白（vimentin）、结蛋白（desmin）、平滑肌肌动蛋白（SMA）可呈阳性或强阳性反应。

治疗 尚无统一的标准，多采用综合治疗的方法。主要为手术治疗。对于没有局部浸润和远处转移的患者，应行肿物局部扩大切除并保证切缘阴性。推荐对肿瘤直径大于3cm、界限不清、细胞异型性明显及核分裂象>5/10HPF的患者行阴道肿瘤局部扩大切除术。早期（Ⅰ～Ⅱ期）的年轻患者，初始手术治疗较化疗或放疗预后好。盆腔廓清术是一种治疗手段，可以提高生存率。因此，对于肿瘤仍局限于盆腔，但证实膀胱或直肠受侵的患者可以选择，或倾向于考虑行廓清术。

对于术后是否辅以放化疗仍有争议，对于肿瘤已有远处转移者，术后宜辅助放化疗，化疗药物主要有多柔比星、吉西他滨、多西他赛、异环磷酰胺、达卡巴嗪和顺铂等，最常用的方案是多柔比星或吉西他滨+多西他赛。

预后 阴道平滑肌肉瘤易早期发生血行转移，并易出现局部复发，且复发多发生在初次治疗后2年内，复发部位取决于病理类型和病理分级。

（袁光文）

yīndào pēitāixíng héngwénjī ròuliú

阴道胚胎型横纹肌肉瘤（vaginal embryonal rhabdomyosarcoma）

发生于阴道，中胚叶起源的恶性肿瘤。恶性程度极高。其好发部位与年龄有关，婴幼儿多见于阴道，中青年多发生于子宫颈，老年则多发生于子宫体。横纹肌肉瘤包括3种组织亚型：胚胎性、腺泡状和多形性。阴道胚胎性横纹肌肉瘤多发生于婴幼儿，2/3病例小于2岁，90%的病例小于5岁。

病理特征 大体见：肿瘤多位于黏膜表面，呈息肉状或葡萄状，质软可有蒂，远端膨大为圆形水泡状物，形如一串葡萄凸向阴道，甚至突出于阴道口外，因此也称为葡萄状肉瘤。肿瘤呈淡红色或紫红色，质软，切面呈灰白色或半透明黏液状，可有出血及坏死。光镜下见：肿瘤表面被覆正常阴道上皮，肿瘤以卵圆形或梭形小瘤细胞为主，偶见具备横纹的带状或球拍状瘤细胞，囊内偶有嗜酸性物质或软骨。病理上具有诊断意义的重要特征是瘤细胞在鳞状上皮下排列成团或索状，与黏膜平行、形成独特的上皮下致密层，称为形成层；血管周围区域有肿瘤细胞散在，称为围血管现象；一些细胞有明显的嗜伊红胞质，其中可见纵纹和横纹，提示向横纹肌母细胞分化。形成层、围血管现象和横纹肌母细胞分化的组织染色，可用于与其他类似疾病的鉴别。免疫组化染色：特异表达表皮生长因子（EGF）、原纤蛋白（fibrillin-2），阳性表达波形蛋白（vimentin）、结蛋白（desmin）、HF35、肌红蛋白（myoglobin）及肌动蛋白。

临床表现 女婴或女童出现阴道分泌物增多和阴道出血，且常在哭闹时出现，当阴道口有组织物脱出时，才被婴儿父母发现而就诊。如肿瘤侵犯膀胱或尿道时可出现尿急、尿频、排尿困难或血尿。肿瘤好发于阴道前壁的上皮下层，极易穿过前壁下筋膜侵及膀胱后壁，故应警惕膀胱区浸润及输尿管压迫。

由于此病多发生于婴幼儿，阴道检查困难，可行一指检查，必要时可行轻度麻醉，用气管镜、尿道镜等做阴道检查，可见肿物呈息肉状凸向阴道，或达阴道口外，肿瘤状如葡萄，表面光滑，淡红色，质软。直肠指检可了解阴道情况及阴道周围受侵情况。晚期可有肺或其他部位的远处转移。

诊断 根据发病年龄和临床特点，应考虑该病。为达到早期诊断目的，凡遇婴幼儿阴道出血，尤其伴有息肉样肿物脱出阴道口者，应在麻醉下仔细检查，并做活体组织检查以确诊。CT、MRI和骨显像等技术可协助判断肿瘤分期性质及浸润范围。鉴别诊断主要与阴道炎性息肉、良性横纹肌瘤及卵黄囊瘤相鉴别。

分期 采用 TNM 分期系统和美国横纹肌肉瘤研究组（IRSG）临床风险分组系统（表1，表2）。

治疗 以手术为主并结合化疗、放疗和生物治疗的综合治疗，术后可根据分期及有无复发情况决定再次手术和放化疗。

手术 强调初始手术的彻底性，尽可能减少复发。20 世纪 70 年代前主要采用前后盆腔或全盆腔脏器清扫术加盆腔淋巴结清扫术，1975 开始使用全子宫和全阴道切除术结合放疗和化疗，不仅保留了膀胱和直肠功能，而且生存期较除脏术延长。

IRSG 对 RMS 的治疗进行了Ⅳ项系列研究。① IRS-Ⅰ期（1972～1978 年）：在根治性的切除后行化疗，联合或不联合放疗。②IRS-Ⅱ期（1978～1984 年）：初始联合化疗以减小肿瘤的体积，减少手术的必要性，目的为提高生存的同时保留器官的功能。对于术后有残存肿瘤的患者行放疗。③IRS-Ⅲ期（1984～1988 年）：认为多柔比星和顺铂联合化疗不但可使患者的生存率提高，且可减少手术并保留生育功能，因此建议对儿童阴道横纹肌肉瘤可先行

化疗，再根据情况行保守性手术，必要时再考虑放疗。④IRS-Ⅳ期（1991～1997 年）：认为化疗方案 VAC（长春新碱+放线菌素 D+环磷酰胺）、VAI（长春新碱+放线菌素 D+异环磷酰胺）、VIE（长春新碱+异环磷酰胺+依托泊苷）对局部或区域性横纹肌肉瘤有同等效果，尤其对胚胎性肉瘤更为有效。在 IRSG 系列研究中，考虑阴道 RMS 治愈后的正常发育问题，尤其是内分泌和女性性征的发育问题，所以手术范围以对术前化疗的反应及保留阴道和卵巢功能而定，对于化疗有完全反应者不行局部的手术和放疗。另外，横纹肌肉瘤化疗后使用阴道镜不仅可以确定肿瘤的浸润范围和分期，还可以通过使用双极电刀精确地切除肿物。

化疗 采用术前多种药物化疗以减少彻底性切除的手术，术后继续化疗。IRSG 报道 20%的女性生殖道横纹肌肉瘤仅用化疗治愈，国际儿童肿瘤协会（SIOP）的研究中 33%无远处转移的女性生殖道横纹肌肉瘤仅用化疗治愈，未行局部治疗。化疗方案：Ⅰ期，VA（长春新碱+放线菌素 D）；Ⅱ期、Ⅲ期，VAC（长春新碱+放线菌素 D+环磷酰胺）；Ⅳ期，IE（异环磷酰胺+依托泊苷）化疗 12 周后，同时美司钠解毒后再用 VAC 方案。

放疗 未行放疗的女性生殖道横纹肌肉瘤的局部复发率高，但最终的治愈率仍高，故可推迟使用放疗。放疗同时联合 VAC 化疗 2 年与 VAC 化疗 2 年相比并不能提高Ⅰ期患者的生存率和局部肿块控制率。对Ⅰ期无必要放疗；对Ⅱ～Ⅳ期，如果诱导化疗加再次手术后无残留病灶，亦无需放疗。

表 1 RMS 治疗前 TNM 分期系统

分期	部位	T	大小	N	M
1	眼眶，头颈（不包括软脑膜），泌尿生殖系统（不包括膀胱和前列腺），胆管	T_1, T_2	a 或 b	N_0, N_1, N_2	M_0
2	膀胱，前列腺，四肢，软脑膜，脑，其他（包括躯干、后腹膜等）	T_1, T_2	a	N_0, N_X	M_0
3	膀胱，前列腺，四肢，软脑膜，脑，其他（包括躯干、后腹膜等）	T_1, T_2	a	N_1	M_0
			b	N_0, N_1, N_X	
4	任何	T_1, T_2	a 或 b	N_0, N_1	M_1

表 2 IRSG 的临床风险分组系统

分组	特点
Ⅰ组	肿瘤局限，完整切除，无淋巴结受侵
	A. 局限于原发部位
	B. 原发部位邻近组织受侵，手术切缘阴性
Ⅱ组	大体肿物切除，切缘受侵
	A. 完整大体肿物切除，切缘阳性
	B. 完整切除肿物，局部淋巴结阳性
	C. 局部淋巴结阳性和切缘阳性
Ⅲ组	手术切除不完整，有大块残存肿瘤
Ⅳ组	初次就诊时有远处转移

基因免疫治疗 一种新兴治疗方法。同种异体干细胞移植的细胞毒杀伤细胞 NKG2D 可诱导释放细胞凋亡因子受体 TRAIL，进而激动凋亡过程中起主要作用的凋亡蛋白酶-3，从而致使 ERMS 细胞凋亡。此外，还有变异性 P53 蛋白产物多肽免疫治疗、抗血管生成治疗等。

预后 较好，5 年生存率为 82%。与预后相关的因素包括：①诊断时的年龄，1～9 岁较 1 岁以下和 9 岁以上的患者预后好。②肿瘤大小，肿瘤直径小于 5cm 预后好。③肿瘤生长方式，外生型息肉样 10 年生存率达 92%，内生型弥散型为 68%。④淋巴结无受累者预后佳。⑤远处转移，就诊时有远处转移者预后明显差于无远处转移者。⑥DNA 倍性，超二倍体的胚胎型横纹肌肉瘤较二倍体的预后佳。⑦治疗方式。⑧化疗后完全缓解的时间：IV 期患者在 3 个周期的化疗前即 18 周前，获得完全缓解者其 3 年总生存率明显高于 3 个周期的化疗后获得完全缓解者。

（袁光文）

yīndào hēisèsùliú

阴道黑色素瘤（vaginal melanoma） 来自阴道壁散在的黑色素细胞的高度恶性肿瘤。较少见，占女性生殖器黑色素瘤的 2%～21%。多见于高龄女性，平均年龄 60 岁。可发生于阴道内任何部位，以位于阴道下 1/3 的前和侧壁居多。

最常见的临床症状为阴道出血，其他还有阴道血性分泌物、肿块、疼痛等。阴道内可见黏膜隆起，可呈息肉状、乳突状、结节状或蕈状；可有蒂。肿瘤直径可小于 1cm，也可充满阴道腔。肿瘤呈褐、蓝或蓝黑色，亦有无色素者。

手术是主要的治疗方法。最大限度地切除肿瘤及区域淋巴结、必要时手术应扩大：完全切除阴道黏膜与其周围组织包括黏膜下结缔组织；腹股沟淋巴结切除。手术还应包括相应的阴道淋巴引流区：阴道上 1/3 浸润者除阴道切除外，应行盆腔淋巴结清扫术以及全子宫切除术，阴道下段或下 1/3 浸润者行外阴切除。若肿瘤侵犯周围器官，则也应考虑前盆、后盆或全盆脏器清除术。局部或区域淋巴结复发，可再行切除术。关于区域淋巴结的处理，如临床未发现可疑淋巴结可选择前哨淋巴结切除，如淋巴结有转移则应行淋巴结切除术。

化疗多用于晚期患者的姑息性治疗。主要药物有达卡巴嗪、羟基脲和洛莫司汀等。术后辅助放疗能够改善肿瘤的局部控制率，但尚无高级别循证医学证据证实术后辅助放疗能够延长生存。免疫治疗也有一定作用，术后辅助替莫唑胺联合顺铂化疗和干扰素治疗能够改善生存。PD-1 单抗治疗已经在皮肤黑色素瘤中得到了验证，但在黏膜黑色素瘤中的效果仍然有限。靶向药，如针对 *BRAF* 突变的维莫非尼，针对 *C-KIT* 的伊马替尼均已被初步证实了疗效。

阴道黑色素瘤恶性程度高，预后差。

（袁光文）

pútáotāi

葡萄胎（hydatidiform mole） 以绒毛间质水肿和滋养细胞不同程度增生为特征，外观呈现许多水泡聚集如葡萄状的疾病。又称水泡状胎块。属良性滋养细胞疾病。特点是病变局限于子宫腔内，不侵入肌层，也不发生远处转移。

葡萄胎的发生率在不同国家与地区差异较大，在欧美各国较少见，而在亚洲，尤其是东南亚国家则较多见。中国流行病学调查表明，葡萄胎发生率以千次妊娠计算为 0.81‰，如以多次妊娠中一次葡萄胎计算为 1∶1238。

分型 根据肉眼标本及显微镜下特点、染色体核型分析及临床表现，可将葡萄胎分为完全性葡萄胎及部分性葡萄胎两种类型。

病因和发病机制 ①种族因素：葡萄胎多见于亚洲各国，东方人占 72%，白种人仅占 14%，因而认为滋养细胞疾病的发生存在着种族倾向性。②营养因素：叶酸及组胺酸的摄入不足以及饮食中胡萝卜素及动物脂肪的缺乏导致葡萄胎的发生率增加。③感染因素：与病毒感染有关，从葡萄胎及绒癌组织中可分离出一种滤过性病毒，又称亲绒毛病毒。④内分泌失调：雌激素不足可能是引起葡萄胎的原因之一。⑤遗传因素：完全性葡萄胎为 46，XX，是由 1 个精子（23X）与 1 个空卵受精后核内 DNA 自身复制而成。46，XY 葡萄胎是由 1 个空卵与 2 个精子同时受精而成。另外，少数三倍体和四倍体完全性葡萄胎也有报道，其发生机制可能是正常单倍体卵子通过 3 个精子或 2 个精子（其中之一是二倍体）而受精。部分性葡萄胎：通常是三倍体，有 69 条染色体，额外的单倍体是父系来源。这可能产生于双精入卵（2 个独立的精子使 1 个正常卵子受精）或第一次减数分裂失败的精子使正常卵子受精。在后一种情况，父源染色体没有经过配子形成过程中的减数分裂，形成了 46，XY 精子。而正常精子与 46，XX 卵子受精不会产生葡萄胎。

病理特征 完全性葡萄胎宫腔内全部为大小不等之水泡所填充，水泡小的如米粒大小，大的直径可达 1~2cm，水泡间有细蒂相连，形如葡萄样外观。而部分性葡萄胎除不等量的水泡之外，还可见正常绒毛，此外尚可见胚胎组织，如脐带、羊膜囊等。光镜下有以下特征：绒毛不同程度的水肿扩张；间质血管稀少或消失；滋养细胞增生。部分性葡萄胎一般与胎儿存在有关。当胎儿死亡并发生退化时，较难确认胎儿结构，而含有有核红细胞的绒毛毛细血管的存在是胎儿发育的象征。部分性葡萄胎以多种绒毛形态为特征，滋养细胞增生呈局灶性表现。

临床表现 阴道出血是最常见的症状，常发生于闭经后 1~2 个月，妊娠剧吐和妊娠期高血压疾病也是较常见的表现。极少数病例可出现甲状腺功能亢进症状，可能与葡萄胎组织产生游离促甲状腺激素有关，也可能是极高水平 HCG 的结果。由于葡萄胎的迅速增长及宫腔内出血，几乎半数的完全性葡萄胎的子宫大于相应的孕龄。由于大量 HCG 刺激，可发生一侧或双侧卵巢黄素化囊肿，发生率为 30%~40%。

诊断 综合病史及多种检查可诊断。

绒毛膜促性腺激素（HCG）测定 患者血清 HCG 测定值常远高于正常妊娠，且持续不降，临床可疑葡萄胎时，应连续测定血清 HCG，结合临床表现及其他诊断方法，才能及时诊断。应用与黄体生成素（LH）无交叉的 β-HCG 亚单位作为指标，更为敏感与专一。

超声检查 B 型超声是诊断葡萄胎的重要手段之一。B 超可见子宫内充满无数小的低回声及无回声区，形如雪花纷飞，称为雪花征。无胎体和胎盘反射。B 超诊断葡萄胎可提早到妊娠 11~13 周，阴道探头的应用，又可使葡萄胎的诊断提早到妊娠 8 周左右。

治疗 葡萄胎确诊后，应进行血清 HCG 定量测定和 X 线胸片检查。后者是为排除转移和为将来随访建立基础。如在 X 线胸片上已发现转移，则应按转移性妊娠滋养细胞肿瘤进行处理。

葡萄胎妊娠的清除 葡萄胎一经诊断，应尽快予以清除。清除葡萄胎时应注意预防出血过多、穿孔及感染的发生，并应尽可能减少以后恶变的机会。在清宫时，如果子宫较大，并不要求一次彻底吸净，常在第一次清宫后 1 周左右行第二次清宫术。一般不主张进行第三次清宫，除非高度疑有残存葡萄胎必须再次清宫。对子宫大小小于妊娠 12 周者，应争取一次清宫干净。清宫后要仔细检查清出物的数量、出血量、葡萄粒的大小，观察术后阴道出血情况。将宫腔内吸出物与宫壁刮出物分别送病理检查，以了解滋养细胞增生程度。

黄素化囊肿的处理 葡萄胎清除后，大多数黄素化囊肿均能自然消退，无需处理。如发生卵巢黄素化囊肿扭转，则需及时手术探查。如术中见卵巢外观无明显变化，血供尚未发生障碍，可将各房囊内液穿刺吸出，使囊肿缩小自然复位，不需手术切除。如血供已发生障碍，卵巢已有变色坏死，则应切除病侧卵巢而保留健侧卵巢。

预防性化疗 大多数葡萄胎可经清宫治愈，但仍有部分可发展为侵蚀性葡萄胎。完全性葡萄胎恶变率约 20%，当存在某些高危因素时，恶变率将明显增加。如当血人绒毛膜促性腺激素（HCG）>10⁶mIU/ml、子宫体积明显大于停经月份或并发黄素化囊肿（直径大于 6cm）时，恶变率可高达 40%~50%。随着年龄的增长，恶变率也将增加。重复性葡萄胎患者，其恶变机会也将增加 3~4 倍。部分性葡萄胎的恶变率为 1%~10%。对有恶变高危因素的葡萄胎患者需进行预防性化疗。预防性化疗以单药方案为宜，可选用 5-氟尿嘧啶（5-FU）、放线菌素 D 或甲氨蝶呤，用药剂量和方法与正规化疗相同。化疗尽可能在清宫前 2~3 天开始。如 1 个疗程后 HCG 尚未恢复正常，应重复至完全正常为止。

预后和预防 葡萄胎清除后，血清 HCG 效价呈对数下降，正常情况下 8~12 周恢复正常。患者应每周进行定量血清 HCG 监测，直至获得 3~4 次正常效价。在得到至少 3 次正常值以后，应每月监测一次血 HCG 至少 6 个月。此后，患者应采取可靠的避孕措施。如果在 HCG 持续正常后，又发现效价上升，应作盆腔超声检查以除外再次妊娠。重复葡萄胎的发生率为 2% 左右，而有两次葡萄胎妊娠者发生第三次葡萄胎妊娠的机会则达 28%。

（向 阳 雷呈志）

qīnshíxìng pútáotāi

侵蚀性葡萄胎（invasive hydatidiform mole） 葡萄胎组织侵入肌层或转移至近处/远处器官的滋养细胞疾病。又称恶性葡萄胎。良性葡萄胎的病变局限于子宫腔内，而恶性葡萄胎的病变则已侵入肌层，继续发展可穿破子宫壁，引起腹腔内大出血，也可侵入阔韧带内形成宫旁肿物。经血供可转移至阴道、肺甚至脑部而造成不良预后。

病因和发病机制 理论上，侵蚀性葡萄胎均应继发于良性葡萄胎，但临床上亦可因病史不详，或流产标本未作详细检查，而未发现葡萄胎。侵蚀性葡萄胎多发生于良性葡萄胎排出后 1 年以内，故其发病年龄与良性葡萄胎相似。葡萄胎转变为侵蚀性葡萄胎可能与两方面的因素有关。①母体免疫力降低：免疫力低下的患者排斥异体细胞的能力减弱。患者年龄较大易出现免疫力的下降。②葡萄胎滋养细胞的侵蚀能力增强：如子宫明显大于停经月份，血绒毛膜促性腺激素（HCG）效价过高以及病理以小葡萄为主者等均提示葡萄胎滋养细胞侵蚀力的增强。

病理特征 葡萄胎组织侵蚀子宫肌层或其他部位。肌层侵蚀可以是浅表的，也可以蔓延到子宫壁，导致穿孔并累及韧带和附件。由于这种病变的破坏性较强且绒毛较小，肉眼观并不总能看到葡萄状囊泡。当绒毛和滋养细胞造成子宫肌层和子宫外组织器官的破坏性侵犯时，组织病理学诊断即可成立。侵蚀性葡萄胎的水肿性绒毛比非侵蚀性葡萄胎小，其直径为 2~4mm。侵蚀性葡萄胎可累及子宫外器官，以阴道、外阴和肺最为常见。如果在任何被检查的部位（子宫或子宫外）不能确切辨认绒毛，则诊断绒毛膜癌才是恰当的，但为了避免病变错误归类，应用连续切片方法采取标本以尽可能确认绒毛。

临床表现 主要有以下表现。

阴道出血 为侵蚀性葡萄胎最常见的症状。葡萄胎清宫后持续不规则出血时应高度警惕侵蚀性葡萄胎的可能。

腹痛及腹部包块 子宫病灶增大明显时，可出现下腹疼痛及腹部包块。若病灶穿出子宫浆膜层时可引起腹痛加重，甚至穿孔后内出血致休克。

其他症状 血 HCG 过高者，可伴有妊娠期高血压疾病；若出现痰中带血或咯血，应警惕肺转移的发生；脑转移患者可有剧烈头痛、恶心呕吐，甚至偏瘫等神经系统症状；膀胱转移者可出现血尿。

诊断 典型的侵蚀性葡萄胎，诊断一般不太困难。如葡萄胎排出后，阴道不规则出血持续不断，血 HCG 持续 8~12 周仍不能恢复至正常值，或一度正常后又转阳性，在除外残余葡萄胎后，即可诊为侵蚀性葡萄胎。如 X 线胸片已出现肺内转移结节影或阴道出现转移结节，则诊断更加明确。病理诊断标准为肉眼或镜下可见到葡萄胎组织侵入子宫肌层或血管，或转移灶中见到葡萄胎组织。

血 HCG 测定 葡萄胎完全清除后，血 HCG 水平将逐渐下降。正常情况下，血 HCG 水平一般在葡萄胎清除术后 8~12 周降至正常范围，如超过 12 周未降至正常，或下降后又上升，此时在除外残余葡萄胎的情况下，即应考虑到发生恶变的可能。不同成分HCG 的含量高低亦可作为预后判断的指标。葡萄胎患者中，如果血清游离 β-hCG/HCG 比值较高，恶变的可能性明显增加。

超声检查 20 世纪 80 年代起，超声显像开始用于滋养细胞肿瘤子宫病灶的诊断。特别是阴道超声的介入及彩色多普勒血流显像（CDFI）与脉冲多普勒的应用与发展，对早期确定滋养细胞疾病的性质、判断化疗效果及预测病变转归均有十分重要的价值。

侵蚀性葡萄胎具有亲血管性特点，一旦病灶侵蚀子宫肌层，超声检查常可发现广泛的肌层内肿瘤血管浸润及低阻性血流频谱，故虽然葡萄胎清宫术后未到 2 个月，而超声检查已出现特征性子宫肌层病变时，即可早期作出恶变的诊断以便及时治疗。

盆腔动脉造影 该病多表现为葡萄胎组织侵入子宫肌层，破坏血管，并在肌壁间形成较大的血窦。故盆腔动脉造影时常可表现为其特殊的征象，该技术可清楚地了解病灶部位及侵蚀程度，不仅有利于疾病的早期诊断，还可以判断化疗效果及预测病变转归。

鉴别诊断 应与胎盘植入异常如植入胎盘、超常胎盘部位反应、残余葡萄胎以及绒毛膜癌相鉴别。①植入胎盘：主要特征是缺乏底蜕膜，绒毛直接黏附于子宫肌层，且绒毛没有侵蚀性葡萄胎特有的水肿性变化特征。②超常胎盘部位反应：与侵蚀性葡萄胎有时难以区别，尤其是当侵蚀性葡萄胎绒毛很少时不易识别，超常胎盘部位反应的特征为由中间型滋养细胞和合体滋养细胞对子宫内膜和子宫肌层形成广泛的滋养层侵蚀。③残余葡萄胎：葡萄胎清宫不全可导致子宫复旧不佳及持续不规则阴道出血，超声检查及再次刮宫有助于鉴别早期侵蚀性葡萄胎及残余葡萄胎。

治疗 见绒毛膜癌。

预后 在发现有效化疗药物之前，侵蚀性葡萄胎的病死率可达25%，自 20 世纪 50 年代后期证实，大剂量甲氨蝶呤能有效治疗该肿瘤以及随后发现了一系列有效化疗药物之后，侵蚀性葡萄胎患者已基本无死亡。患者年龄、发病潜伏期、血 HCG 效价及临床期别均是影响其预后的重要因素。

（向　阳　雷呈志）

rôngmáomó'ái

绒毛膜癌 （choriocarcinoma）

滋养细胞失去了原来绒毛或葡萄胎的结构，散在地侵入子宫肌层，不仅造成局部严重破坏，并可转移至身体其他部位的高度恶性滋养细胞肿瘤。简称绒癌。绝大多数绒癌继发于正常或不正常的妊娠之后，称为妊娠性绒癌。主要发生于育龄妇女，少数发生于未婚或绝经后妇女，甚至男性，此类常和卵巢或睾丸恶性肿瘤（如卵黄囊瘤、未成熟畸胎瘤等）同时存在，称为非妊娠性绒癌或原发绒癌。从组织来源角度看，妊娠性绒癌来自下一代的滋养细胞，含有男方成分在内的异体肿瘤具有更多的抗原性，故对化疗敏感。而原发绒癌系来自自身一代的滋养细胞，和其他肿瘤一样是自体肿瘤，具有较低的抗原性。临床常见的为妊娠性绒癌，原发绒癌极为少见。

病因和发病机制　绒癌在欧美发病者极为罕见，一般认为每15万次分娩中有一次发病。而在中国及东南亚国家发病率较高，大多数妊娠性绒癌继发于葡萄胎妊娠之后。其先行妊娠为葡萄胎者占57%，继发于流产者占17%，发生于正常妊娠之后者占26%，亦有极个别绒癌与异位妊娠有关。绒癌的发病机制尚不清楚。因为恶性细胞常有染色体变异的存在，所以绒癌的核型分析也多有变异。这些异常包括染色体数目变化、染色体结构部分缺失、插入或重排等。应用限制性片段长度多态性（RFLP）DNA 分析有助于阐明绒癌的发病机制，同时也能区别妊娠性与非妊娠性绒癌。应用 RFLP 技术，来源于葡萄胎的绒癌仅含有父源性 DNA，而来源于正常妊娠的绒癌则含有父源和母源两者的 DNA，当只含有母源性 DNA 时，则可认为是非妊娠性绒癌或原发绒癌。

滋养细胞肿瘤分类与分期

20 世纪 70 年代，美国国立卫生研究所（NIH）根据滋养细胞肿瘤的发生与临床发展过程，将滋养细胞肿瘤分为良性与恶性两大类。良性滋养细胞肿瘤包括完全性葡萄胎和部分性葡萄胎。恶性滋养细胞肿瘤又分为未转移性和转移性两类，转移性滋养细胞肿瘤又根据高危因素的存在与否分为许多亚类。但由于滋养细胞肿瘤有极强的亲血管性，可发生全身各脏器转移，该分类方法并不能全面准确地反映许多患者的具体情况与预后，因而并未被临床广泛应用。

为探讨和制订滋养细胞肿瘤的临床分期，中国宋鸿钊根据该肿瘤的发展过程，于 1962 年即提出了解剖临床分期法（表 1）。从期别上可看出病变发展的情况。分期愈高，病变发展愈晚，预后也愈差。该分期法于 1983 年经由世界卫生组织（WHO）推荐，被 FIGO 采纳作为临床解剖分期标准的基本框架，稍微修改并附加高危因素后，于 1992 年正式提出了宋式分期法修改后的 FIGO 滋养细胞肿瘤临床分期标准。由于滋养细胞肿瘤的 WHO 预后评分标准和 FIGO 在 1992 年提出的临床分期在实际使用过程中有其局限性，分期与评分系统之间尚存在一定程度的脱节，临床应用中不能有机地将其结合起来。所以 FIGO 于 2000 年审定并通过了新的分期及预后评分系统（表 2），该标准基本能反映疾病的发展规律和预后。

滋养细胞肿瘤预后评分

1976 年，英国学者巴格肖（Bagshawe）首先提出了主要与肿瘤负荷有关的预后评价指标。这些指标包括了 13 个影响预后的因素，即年龄、孕产次、前次妊娠史、组织学诊断、发病至化疗开始的

表 1　滋养细胞肿瘤临床解剖分期（宋鸿钊）

分期	临床意义
I 期	病灶局限于子宫
II 期	病变超出子宫但局限于生殖器官
IIa 期	转移至宫旁组织或附件
IIb 期	转移至阴道
III 期	病变转移至肺，伴或不伴有生殖道转移
IIIa 期	转移瘤直径<3cm 或片状阴影不超过一侧肺的一半
IIIb 期	转移灶超过上述范围
IV 期	病变转移至脑、肝、肠、肾等其他器官

表 2　滋养细胞肿瘤临床分期（FIGO，2000 年）

分期	临床意义
I 期	病灶局限于子宫
II 期	病变超出子宫但局限于生殖器官（子宫旁、附件及阴道）
III 期	病变转移至肺，伴或不伴有生殖道转移
IV 期	病变转移至脑、肝、肠、肾等其他器官

间隔时间、血人绒毛膜促性腺激素（HCG）水平、患者及其配偶的 ABO 血型、转移灶数量、转移部位、最大肿瘤直径、淋巴浸润与否、患者免疫状况以及化疗后再次复发。1983 年，WHO 对巴格肖的评分标准进行修改后，提出了改良的预后评分系统，并根据累加总分将患者分为低危、中危或高危三组。依此指导化疗方案的选择及进行预后判断（表 3）。

1998 年国际滋养细胞疾病学会（ISSTD）提出建立新的滋养细胞肿瘤分期与预后评分标准，并将修改意见提交 FIGO 讨论。FIGO 于 2000 年审定并通过了新的分期及预后评分系统（表 2，表 4）。该分期标准基本框架仍按宋鸿钊提出的解剖分期标准。仍分为 I、II、III 和 IV 期，删除了 a、b、c 亚期，但以修改后的 FIGO 评分替代。修改后的评分系统与原 WHO 评分标准的区别为：ABO 血型作为危险因素被去掉，肝转移的记分由原来的 2 分上升至 4 分。总记分≤6 分者为低危，≥7 分者为高危，删除了原来 WHO 评分系统中的中危记分，因为中危患者亦需要进行联合化疗，故中危因素不再单独列出。临床诊断患者时应结合解剖分期与预后记分，如患者为绒癌肝转移，预后评分为 16 分，诊断时则应注明为 IV：16。该分期与评分系统更加客观地反映了滋养细胞肿瘤患者的实际情况。而且在疾病诊断的同时，更加简明地指出了患者除分期之外的病情轻重及预后危险因素。一些期别较早的患者可能存在较高的高危因素，而一些期别较晚的患者可能仍属于低危组，该分期与评分系统更有利于患者治疗方案的选择及对预后的评估。

病理特征 子宫病灶多为出血、坏死的不规则表面粗糙的肿块，伴明显的子宫肌层浸润破坏。子宫外转移一般有较明显的边界并有出血。绒癌中滋养细胞的生长方式重现了植入囊胚的原始滋养细胞的各个阶段。典型的组织学形式为伴有岛状和片状的细胞滋养细胞，其间散在合体滋养细胞和分散的中间滋养细胞。绒癌通常没有固有的血管间质，肿瘤生长迅速，侵犯周围组织，并由此获得宿主的血液供应。在绒癌中所见的三种滋养细胞类型可以表现出不同程度的细胞异型。核的多形性和着色过深从轻度到重度变化不一。核仁也从不明显到显著变化不一。滋养细胞的典型表现也可由于细胞毒药物的治疗而有所改变，合体滋养细胞常变小及核固缩。而经过化疗的细胞滋养细胞多界限不清，并有不规则核仁。免疫细胞化学检测 HCG 和胎盘催乳素（HPL）有助于识别细胞成分的组成。合体滋养细胞多表现为 HCG 强阳性，HPL 弱阳性；而中间型滋养细胞 HCG 和 HPL 均表现出不同程度阳性；细

表 3 滋养细胞肿瘤预后评分标准（WHO）

预后因素	评 分			
	0	1	2	4
年龄（岁）	<39	>39		
末次妊娠	葡萄胎	流产	足月产	
妊娠中止至化疗开始的间隔（月）	<4	4~6	7~12	>12
HCG（IU/L）	$<10^3$	$<10^4$	$<10^5$	$>10^5$
ABO 血型		O 或 A	B 或 AB	
肿瘤最大直径（cm）	<3	3~5	>5	
转移部位		脾、肾	胃肠道、肝	脑
转移瘤数目		1~3	4~8	>8
曾否化疗			单药化疗	多药化疗

总计分：0~4 分，低危；5~7 分，中危；≥8 分，高危

表 4 滋养细胞肿瘤预后评分标准（FIGO，2000 年）

预后因素	评 分			
	0	1	2	4
年龄（岁）	<40	≥40		
末次妊娠	葡萄胎	流产	足月产	
妊娠中止至化疗开始的间隔（月）	<4	4~6	7~12	>12
HCG（IU/L）	$<10^3$	$10^3~10^4$	$10^4~10^5$	$>10^5$
肿瘤最大直径（cm）		3~5	>5	
转移部位	肺	脾、肾	胃肠道	脑、肝
转移瘤数目*		1~4	5~8	>8
曾否化疗			单药化疗	多药化疗

总计分：0~6 分，低危；≥7 分，高危

注：*肺内转移瘤超过 3cm 者予以计数。

胞滋养细胞则多无 HCG 或 HPL 染色。由于该肿瘤多有广泛出血和坏死的倾向，故只有在肿瘤周边容易找到肿瘤细胞，如寻找具有诊断性的滋养细胞需多次切片。

临床表现 绒癌可继发于正常或不正常妊娠之后，故前次妊娠史可为葡萄胎，也可为流产、足月产或异位妊娠。前次妊娠后至发病，其间隔时间不定，有的妊娠开始即可发生绒癌，中间无间隔期，也有报道间隔可长达 18 年者。

常见症状为葡萄胎、流产或足月产后出现阴道持续不规则出血，有时也可出现一段时间正常月经之后再闭经，然后发生阴道出血。绒癌出现远处转移后，则因转移部位不同而发生不同的症状，如阴道转移瘤破裂可发生阴道大出血；发生肺转移者，可出现咯血、胸痛及憋气等症状；发生脑转移后可表现出头痛、呕吐、抽搐、偏瘫甚至昏迷等。长期阴道出血者可发生严重贫血，肿瘤在体内破坏及大量消耗，也可使患者极度衰弱，出现恶病质。

妇科检查时可发现阴道有暗红色分泌物，子宫增大、柔软、形状不规则，有时可发现宫旁两侧子宫动脉有明显搏动，并可触到像猫喘样的血流旋涡感觉，该征象是因为宫旁组织内有转移瘤或动静脉瘘的形成。

诊断与鉴别诊断 凡是产后、流产后，尤其是葡萄胎后阴道出现持续性不规则出血，子宫复旧不佳，且血 HCG 持续异常，就应想到绒癌的可能。上述情况下，胸部 X 线或 CT 检查发现肺部转移阴影或出现其他脏器转移者，基本可做出绒癌诊断。

血 HCG 测定 一般足月产或流产后血 HCG 在 1 个月内转为阴性，葡萄胎完全排出后 2 个月 HCG 亦应转阴。如超过上述时间，血 HCG 仍未正常，或一度正常后又转为阳性，在除外胎盘残留、不全流产或残余葡萄胎的情况下，应考虑绒癌可能。

盆腔动脉造影异常 ①子宫动脉扩张、扭曲，子宫肌壁血管丰富，病灶部位出现多血管区。②子宫肌层动静脉瘘出现。③造影剂大量溢出血管外，形成边缘整齐均匀的"肿瘤湖"征象。④造影剂滞留，呈头发团样充盈，又称肿瘤着色。

彩色多普勒超声显像 滋养细胞肿瘤具有极强的亲血管性特点，一旦病灶侵蚀子宫肌层，彩超常可发现广泛的肌层内肿瘤血管浸润及低阻性血流频谱。该技术不仅对早期确定滋养细胞疾病的性质，而且对判断化疗效果及预测病变转归均有重要意义。

病理诊断标准 在子宫肌层或其他切除的器官可见有大片坏死和出血，在其周围可见大片生长活跃的滋养细胞，并且肉眼及镜下均找不到绒毛结构，并以此作为鉴别绒癌与侵蚀性葡萄胎的标准。

在得不到子宫或其他转移器官的标本供病理检查时，临床可根据以下两点初步鉴别绒癌和侵蚀性葡萄胎：①根据末次妊娠性质，凡是继发于流产或足月产后发生恶变的，临床诊断为绒癌。②根据葡萄胎排出的时间，凡葡萄胎排出后在 1 年之内者诊断为侵蚀性葡萄胎，超过 1 年者，均诊断为绒癌。

治疗 在发现有效化疗药物之前，一旦诊断为绒癌均采用子宫切除的方法治疗，但疗效极差，除少数病变局限于子宫的患者能存活外，凡有转移者几乎全部难

以治愈。自 20 世纪 50 年代首先证实大剂量甲氨蝶呤能有效治疗恶性滋养细胞肿瘤，随后又发现了一系列有效化疗药物，其治愈率得到明显提高，并开创了以化疗为主、手术及放疗为辅治疗绒癌的新纪元。

化疗 绒癌在应用有效化疗药物之前的病死率超过 90%，经过多年的努力后成为人类第一个通过化疗得到根治的肿瘤。

常用化疗药物 甲氨蝶呤、6-巯基嘌呤、5-氟尿嘧啶（5-FU）、放线菌素 D、消瘤芥（AT-1258）。单药或联合应用均可取得明显疗效。

单药化疗 主要用于病灶局限于子宫及低危转移性滋养细胞肿瘤患者。常用 5-FU、放线菌素 D、甲氨蝶呤-四氢叶酸方案。

联合化疗 对肿瘤出现多处转移或 WHO 预后评分为中高危患者，应采用两种或两种以上的药物联合化疗。以 5-FU 为主的联合化疗方案可作为首选联合方案。1984 年，巴格肖首先提出了 EMA/CO 方案（依托泊苷+甲氨蝶呤+放线菌素 D/环磷酰胺+长春新碱）用于治疗高危及耐药的滋养细胞肿瘤患者，对于高危及耐药患者，采用 EMA/CO 治疗的完全缓解率可达 60%~80%。

手术治疗 手术虽居于治疗的次要地位，但在某些情况下仍十分重要。

适应证 ①当原发病灶或转移瘤大出血（如子宫穿孔、肝脾转移瘤破裂出血等），如其他措施无效，常需立即手术切除出血器官，以挽救患者生命。②对年龄较大且无生育要求的患者，为缩短治疗时间，经几个疗程化疗，病情稳定后，可考虑进行子宫切除术。③对于子宫或肺部病灶较

大，经多疗程化疗后，血 HCG 已正常，而病变消退不满意者，亦可考虑手术切除。④对于一些耐药病灶，如果病灶局限（如局限于子宫或局限于一叶肺内），亦可考虑在化疗的同时辅以手术切除。

为防止手术操作导致肿瘤细胞扩散，手术应与化疗联合进行。对具有手术指征的患者，在手术前 2~3 天即应开始化疗，然后手术。手术后再继续用药至完成 1 个疗程。其缺点是由于化疗药物阻碍了纤维细胞的生长，因而延迟伤口的愈合，拆线过早可发生伤口裂开。在这种情况下，拆线时间需延迟至术后第 11 天必要时，腹壁缝合可用张力线加固。

放射治疗 在应用有效化疗药物之前，放射治疗也常用来治疗绒癌的肺或阴道转移。然而随着化学药物治疗的进展，放射治疗对该肿瘤的应用价值已日渐局限。但在某些情况下，放射治疗仍有一定的作用，特别是对顽固性耐药病灶的治疗、预防转移灶出血及减轻疼痛等方面效果尚可。有文献报道，对脑转移及肝转移患者，采用全脑或全肝照射，约有 50% 的患者可获痊愈。

选择性动脉插管介入治疗 随着介入性放射技术的不断发展，选择性动脉插管灌注化疗或动脉栓塞治疗已应用于滋养细胞肿瘤的治疗。由动脉内注入化疗药物，药物直接进入肿瘤供血动脉，肿瘤内药物浓度比周围静脉给药高得多，从而可明显提高疗效，尤其是对于肿瘤细胞增殖周期较快的滋养细胞肿瘤，采用保留动脉插管持续灌注的方法，能有效提高时间依从性抗代谢药物的疗效。特别是对于需要保留生育功能的患者疗效显著。

选择性动脉栓塞术可用于治疗滋养细胞肿瘤导致腹腔内出血或子宫出血。动脉造影能很快明确出血部位，选择性动脉栓塞术可准确地阻断出血部位血供达到止血目的。该手术操作时间短，创伤小，对绒癌子宫出血患者在保守疗法无效时，可考虑进行子宫动脉栓塞术而达到保留生育功能的目的。对肝脾转移瘤破裂大出血患者也是一种有效的应急措施，使某些无法承受手术的患者可能获得治疗机会。

转移瘤的特殊治疗 有以下内容。

外阴阴道转移瘤 多为子宫原发灶瘤细胞沿宫旁静脉逆行至阴道静脉丛，并经生长和繁殖即可在阴道内形成转移瘤，其中 90% 位于阴道下段，约 10% 发生于阴道穹隆部，大多数为单发，少数为多发，多位于阴道黏膜下。一旦发生破溃，常发生大出血。一般均采用静脉点滴 5-FU，1~2 个疗程后均可完全消失。如转移瘤破溃出血，可采用阴道纱布填塞止血，并且同时予以静脉 5-FU 化疗。在某些情况下，对位于阴道下段的转移瘤，如化疗效果不好且转移瘤较小（直径小于 2cm）时，亦可考虑手术切除及缝合。

宫旁转移瘤 其发生率为 5%~10%，多数是因为子宫内病灶的瘤细胞经宫壁肌层的血窦向外扩散而成。用 5-FU 静脉化疗 1~3 个疗程后常可使多数转移瘤消失，少数疗效不佳者可采用盆腔内局部注射 5-FU 或选择性子宫动脉插管局部灌注化疗以提高疗效，有动静脉瘘形成者亦可采用放射介入法行动静脉瘘栓塞术。对无生育要求的患者，可考虑化疗的同时进行手术。但手术时机必须选择在化疗已基本将病情控制的情况下进行。输尿管下段常

包裹于转移瘤中，在游离输尿管时常易使周围瘤体破裂，出血很多，易发生输尿管损伤。

肺转移瘤 最常见，发生率 60% 以上。绝大多数经正规化疗后，转移瘤可完全消失。对少数经治疗后消失不满意或发生耐药的患者，亦可进行支气管肺动脉插管局部灌注化疗，而对于病灶已局限于一叶肺的患者，化疗的同时进行肺叶切除是最佳治疗方法。如转移瘤侵及胸膜破溃形成血胸，则需在全身化疗的同时，行胸腔穿刺抽液并胸腔内灌注 5-FU。如邻近支气管的转移瘤破裂出血，则可发生大咯血，首先应清理呼吸道，保持气道通畅，并采用静脉点滴垂体后叶素来止血。如能确定出血部位，在病情稳定的情况下，亦可考虑手术切除出血肺叶。

脑转移瘤 发生率约 20%，而侵蚀性葡萄胎仅 2% 出现脑转移。一般有脑转移者基本上均有肺转移，且脑转移发生时约有 2/3 的患者合并有肝、脾、肾等其他器官的转移。脑转移的发展过程可分为瘤栓期、脑瘤期和终末期三个阶段。脑转移的预后自以 5-FU 为主的联合化疗有效之后，已得到明显改善。①全身化疗：脑转移同时合并其他脏器的转移，需全身多药联合化疗。②局部用药：鞘内给药可直接将药物注入脑脊液，常用的药物为甲氨蝶呤。鞘内给药常与全身化疗联合应用。③应急治疗：脑转移瘤并发脑水肿及脑出血，可导致颅内压急剧升高，为防止发生脑疝，应积极降颅压。常用的脱水剂有甘露醇、山梨醇及地塞米松等。效果不佳时可考虑急诊进行开颅去骨瓣减压术。

肝、脾及胃肠道转移瘤 发生率为 2%~20%。一旦出现肝转

移，预后较差，其治愈率只有30%~60%。北京协和医院对绒癌肝转移除采用以 5-FU 为主的化疗方案外，还应用 EMA/CO 化疗或选择性肝动脉插管化疗以及栓塞止血治疗，治愈率达 37.5%。EMA/CO 或 PEA 方案（顺铂+依托泊苷+放线菌素 D）对绒癌肝转移的治疗是安全有效的。脾转移极少有临床症状，但由于肝脾转移常同时存在，故凡出现肝转移，即应想到脾转移的可能。治疗仍以化疗为主，但如发生脾转移破裂出血，则宜手术切除脾，且术后及时辅以化疗。胃肠道转移在早期很少有症状，多数至晚期出现呕血或便血时才予以诊断，处理原则也以化疗为主，但如发生转移瘤破裂出血，应进行手术治疗。

肾和膀胱转移瘤 既往肾转移一经确诊，均采取手术切除患肾，自从证明 5-FU 对泌尿系统转移有较好疗效后，对出血不严重者均采用单纯化疗，多数均能治愈且肾功能不受影响。膀胱转移的治疗首选 5-FU 和放线菌素 D，也可在膀胱内灌注 5-FU。对膀胱转移瘤大出血的患者，在积极化疗的同时，可进行超选择性子宫动脉和膀胱上动脉栓塞止血，以获得最佳治疗效果。

预后及预防 自有效的化疗应用后，绒癌的预后发生了根本性改变，病死率由过去的 90% 以上逐步降至不足 10%，使其成为可治愈的肿瘤。以下因素仍对预后有十分重要的影响。①患者年龄：年龄大于 40 岁预后比小于 40 岁的患者差。②末次妊娠性质：来自于葡萄胎者，其预后好于来自于流产及足月产者。③发病至确诊的间隔时间：诊断越早，治疗开始越及时，预后越好。④血 HCG 水平：HCG 水平越高，说明肿瘤细胞增殖分裂越活跃，侵蚀能力越强，恶性程度越高。⑤肿瘤病灶大小：无论原发灶还是转移灶，直径越大，预后越差。⑥转移瘤部位及数目：发生脑、肝转移者预后最差，其次是胃肠道及脾、肾的转移。转移瘤数目越多，疗效越不佳。⑦是否曾化疗：接受过化疗者发生耐药的可能性较大，对预后也产生不良影响。

（向 阳 雷呈志）

tāipán bùwèi zīyǎngxìbāo zhǒngliú

胎盘部位滋养细胞肿瘤（placental site trophobiastic tumor, PSTT） 由中间型滋养细胞组成，有典型的细胞滋养细胞与合体滋养细胞而无绒毛结构的滋养细胞肿瘤。又称胎盘原位绒癌。罕见。1981 年，斯库里利（Scully）等首先对其进行了报道并予以命名。一般均发生于生育年龄，但有报道最小年龄 18 岁，最大年龄为 56 岁。多数为经产妇。可继发于流产、足月产或葡萄胎之后。

病因和发病机制 尚不清楚。它主要由中间型滋养细胞构成，通常跟随着一个良性过程，但有成为高度恶性的潜在可能。在胚胎早期，随着绒毛形成，原先均匀分布的绒毛前滋养层分化成覆盖于绒毛表面的绒毛滋养层和位于绒毛以外的绒毛外滋养层两部分。在绒毛外滋养层中，细胞滋养细胞先经中间型滋养细胞再分化为合体滋养细胞，但大多数中间型滋养细胞常中止于此阶段而不再继续分化。正常妊娠时，这类中间型滋养细胞可侵入底蜕膜或浅肌层。但发生恶性转化时，则向深肌层侵犯，甚至子宫外转移，形成 PSTT。

临床表现 主要表现为闭经和不规则阴道出血，多数发生于前次妊娠终止月经恢复正常之后，闭经时间从 1 个月至 1 年不等。阴道出血多为少量连续出血，少数出血较多。盆腔检查可有子宫增大，如发生血行远处转移，则可出现转移灶相应的症状与体征。

诊断 多数病例血人绒毛膜促性腺激素（HCG）水平不高或轻度升高，胎盘催乳素（HPL）的分泌量常明显增加，而且部分病例还可出现催乳素（PRL）的升高，此两种激素水平的测定有助于 PSTT 的诊断。如果继发于流产、足月产或葡萄胎之后出现不规则阴道出血，而 HCG 水平不高，B 超声提示子宫肌层内多个囊性结构或类似子宫肌瘤回声，应考虑 PSTT 可能。其他辅助检查：彩超显示子宫和病灶血流丰富，多普勒检查表现为低阻性血流图像。磁共振成像（MRI）多显示病灶部位呈匐行的血管扩张和血流增加。

PSTT 的确诊需依据病理诊断，特征如下：无绒毛结构，主要为中间型滋养细胞组成；常见不到典型的细胞滋养细胞和合体滋养细胞；病理切片免疫组化染色显示，多数瘤细胞人胎盘催乳素（HPL）呈阳性，仅少数细胞 HCG 阳性。某些情况下，可通过刮宫标本作出诊断，但要全面准确判断 PSTT 侵蚀子宫肌层的深度和范围则需依靠子宫切除标本。

鉴别诊断 需与绒毛膜癌、合体细胞子宫内膜炎等相鉴别。①绒毛膜癌：主要由中间型滋养细胞组成，只有极少散在的合体滋养细胞。PSTT 有典型的细胞滋养细胞和合体滋养细胞及大量的出血坏死，血 HCG 水平较高，且极易经血供发生远处转移。采用免疫组化染色观察 HPL 和 HCG 分布，亦可有助于鉴别。②合体细胞子宫内膜炎：可发生于足月产、流产及葡萄胎妊娠之后，亦可表现为产后阴道淋漓出血。病理特征为胎盘部位浅肌层有合体滋养细胞浸润，并混有不等量的炎症细胞，曾被认为是绒癌的一种早期表现，实际上仅是一种局部组织反应，不属于滋养细胞肿瘤的范畴。③其他：少数情况下，PSTT 组织学上类似于上皮样的平滑肌肉瘤或子宫颈、子宫内膜的透明细胞癌。此时，采用免疫细胞化学技术可鉴别。

治疗 以手术治疗为主，根据情况辅以化疗和放疗

手术治疗 子宫切除是首选治疗方法。对于年轻患者，如术中未见卵巢转移，手术范围选择全子宫及双输卵管切除即可。亦可术中获取腹膜冲洗液和盆腔及主动脉旁淋巴结标本以更好地了解这种病变。曾经刮宫作为治疗 PSTT 的方法，但并不可取。即使病灶呈息肉状突向宫腔，虽可通过刮宫去除部分病灶组织，但大多数 PSTT 均有中间型细胞在肌纤维索间侵蚀生长，甚至达子宫浆膜层，而这些均非通过刮宫可治愈的。

化疗 PSTT 对化疗远不如绒癌和侵蚀性葡萄胎敏感，但仍应作为手术治疗后的辅助治疗，特别是对于已发生远处转移的患者仍有十分重要的作用。多主张采用 EMA/CO（依托泊苷+甲氨蝶呤+放线菌素 D/环磷酰胺及长春新碱）方案或 EMA/EP（依托泊苷+甲氨蝶呤+放线菌素 D/依托泊苷+顺铂）方案。

放疗 PSTT 对放疗不敏感，只能用于局部控制和缓解症状。

预后 PSTT 通常呈良性临床经过，绝大多数预后良好，仅少数死于子宫外转移。与其他类型滋养细胞肿瘤一样，治疗前后应

密切监测病情，定期随访。转移可以迟至原始诊断后 10 年再发生，由于肿瘤分泌少量 HCG，因而当发现血清 β-HCG 首次升高时，就可能已存在一个大的肿瘤负荷。积极化疗后，手术切除局部转移灶可取得满意效果。

（向 阳 雷呈志）

shàngpíyàng zīyǎngxìbāo zhǒngliú

上皮样滋养细胞肿瘤（epithelioid trophoblastic tumor，ETT）

由中间型滋养细胞组成的单相性肿瘤。是一种不同于胎盘部位滋养细胞肿瘤和绒毛膜癌，但类似癌的独特而罕见的滋养细胞肿瘤。曾称不典型绒毛膜癌。1998 年由施（Shih IM）和库尔曼（Kurman RJ）首先报道并给予命名。比胎盘部位滋养细胞肿瘤（PSTT）少见，可继发于各种妊娠，人绒毛膜促性腺激素（HCG）低水平升高。ETT 主要见于育龄妇女，年龄 15~48 岁，平均 36 岁，但亦有发生于 66 岁绝经后患者的报道。

病因和发病机制 发病机制尚不清楚。滋养细胞分为细胞滋养细胞、合体滋养细胞和中间型滋养细胞。细胞滋养细胞作为干细胞，经两条途径分别分化成合体滋养细胞和中间型滋养细胞。后者根据解剖部位又分为绒毛型、种植型和绒毛膜型三种亚型。ETT 来源于绒毛膜型中间型滋养细胞，绒毛膜型中间型滋养细胞位于绒毛膜板中，细胞间相互黏着，排列成层状。细胞呈多边形，形态一致，体积小于种植型中间型滋养细胞，但大于细胞滋养细胞。ETT 最常发生在正常妊娠或非葡萄胎流产后，仅有 5%~8% 的患者具有完全性葡萄胎的病史。

临床表现 绝大多数伴有流产、足月妊娠、葡萄胎及绒毛膜

癌史，其中发生于肺者，多因患葡萄胎或绒毛膜癌接受化疗诱发所致。文献报道，67% 继发于足月分娩，16% 继发于自然流产，16% 继发于葡萄胎妊娠，前次妊娠至 ETT 诊断的时间间隔为 1~18 年，平均 6.2 年。不正常的阴道出血是最常见的症状，可伴下腹部疼痛，少数以转移症状为自发症状，多数由诊断性刮宫而确诊。尽管与绒毛膜癌相比，血清 HCG 水平较低（<2500mIU/ml），但在诊断时几乎都有血清 HCG 水平的升高。

病理特点 病灶呈分散或孤立的膨胀性结节，位于子宫肌层内层、子宫下段或子宫颈管，甚至可转移至阴道。大者直径可达 5cm，并可突向子宫腔。肿瘤切面为实性、囊性或囊实性相兼，典型的呈浅或深棕色，颜色的深浅与出血量和坏死的多少有关。镜下见：肿瘤境界清楚，但周围组织中可有灶性瘤细胞浸润。肿瘤细胞由高度异型的单核细胞组成，形态一致，细胞境界清楚，胞质嗜酸性或透明，核较圆，染色质细，核仁不明显，核分裂象（0~9）/10HPF。典型的病灶为滋养细胞岛被广泛坏死区及玻璃样基质围绕，呈地图样外观。典型者小血管位于细胞巢中央。免疫组化染色，细胞角蛋白（CK）、上皮膜抗原（EMA）、上皮钙黏蛋白（E-cad）及表皮生长因子（EGF）呈阳性表达。滋养细胞标志物人胎盘催乳素（HPL）、HCG 和黑色素瘤黏附分子（Mel-CAM）局部阳性，HLA-G 呈强阳性表达，可作为中间型滋养细胞的标志物。

诊断 ETT 起源于绒毛膜型中间型滋养细胞，大多数病例血 HCG 水平不高或表现出轻度升高，依赖于 HCG 诊断易误诊。且滋养

细胞的标志物在非滋养细胞肿瘤中也常有表达，单靠这些不足以除外其他肿瘤。因此，需根据临床病史、形态特征、病理学检查确诊。尽管刷子宫内膜进行细胞学检查不能确诊 ETT，但却能为 ETF 的诊断提供重要线索。

鉴别诊断 需与 PSTT、胎盘部位结节、绒毛膜癌、上皮性平滑肌肿瘤和子宫颈的角化型鳞状细胞癌等鉴别。

治疗 手术是主要治疗手段。经病理确诊后，应立即进行子宫切除术，年轻患者酌情保留双侧附件，如患者有强烈生育要求，病变局限于子宫，尤其是突向宫腔的息肉型，如各项预后指标提示无高危因素，可行刮宫或局部病灶剔除术而保留子宫。如 HCG 不能迅速下降，则宜切除子宫。术后宜辅以化疗（放线菌素 D、依托泊苷和甲氨蝶呤等）。ETT 对治疗妊娠滋养细胞疾病的常规化疗并不敏感，子宫切除和肺切除能够成功地治疗局部的病灶。

预后 尚无长期的随诊资料。ETT 一般呈良性临床经过，视为潜在低度恶性，转移率有 25%，病死率 10%。

（向 阳 雷呈志）

索　引

条 目 标 题 汉 字 笔 画 索 引

说　明

一、本索引供读者按条目标题的汉字笔画查检条目。

二、条目标题按第一字的笔画由少到多的顺序排列，按画数和起笔笔形横（一）、竖（丨）、撇（丿）、点（、）、折（乛，包括丁乚く等）的顺序排列。笔画数和起笔笔形相同的字，按字形结构排列，先左右形字，再上下形字，后整体字。第一字相同的，依次按后面各字的笔画数和起笔笔形顺序排列。

三、以拉丁字母、希腊字母和阿拉伯数字、罗马数字开头的条目标题，依次排在汉字条目标题的后面。

四　画

五　画

八　画

十 画

拉丁字母

条 目 外 文 标 题 索 引

内 容 索 引

说 明

一、本索引是本卷条目和条目内容的主题分析索引。索引款目按汉语拼音字母顺序并辅以汉字笔画、起笔笔形顺序排列。同音时，按汉字笔画由少到多的顺序排列，笔画数相同的按起笔笔形横（一）、竖（丨）、撇（丿）、点（丶）、折（乛，包括丁乚㇏等）的顺序排列。第一字相同时，按第二字，余类推。索引标目中夹有拉丁字母、希腊字母、阿拉伯数字和罗马数字的，依次排在相应的汉字索引款目之后。标点符号不作为排序单元。

a	c	e
b	d	f

二、设有条目的款目用黑体字，未设条目的款目用宋体字。

三、不同概念（含人物）具有同一标目名称时，分别设置索引款目；未设条目的同名索引标目后括注简单说明或所属类别，以利检索。

四、索引标目之后的阿拉伯数字是标目内容所在的页码，数字之后的小写拉丁字母表示索引内容所在的版面区域。本书正文的版面区域划分如右图。

T

拉丁字母

罗马数字

本卷主要编辑、出版人员

责任编辑　孙文欣

索引编辑　王小红

名词术语编辑　王晓霞

汉语拼音编辑　潘博闻

外文编辑　顾　颖

参见编辑　周艳华

绘　　图　兰亭数码图文制作有限公司

责任校对　张　麓

责任印制　卢运霞

装帧设计　雅昌设计中心·北京